写真でわかる VISUAL TEXTBOOK OF TRAUMA CARE
外傷基本手技

【監修】
日本医科大学千葉北総病院救命救急センター
教授 **益子邦洋** 准教授 **松本 尚**

インターメディカ

序 文

　救命救急センターに搬送され、死亡した症例の約4割弱は防ぎ得た外傷死亡（Preventable Trauma Death；PTD）であったことが、2000年の厚生労働科学研究で明らかにされ、わが国にも外傷診療体制を整備する機運が高まった。Japan Prehospital Trauma Evaluation and Care（JPTEC）、ドクターヘリ、Japan Advanced Trauma Evaluation and Care（JATEC）、外傷登録制度などが次々と整備された結果、平成20年中の交通事故死者数は5,155人まで減少し、平成22年までに交通事故死者数を5,500人以下とする第8次交通安全基本計画の目標を2年前倒しで達成した。

　平成21年1月には「今後10年間を目途にさらに交通事故死者数を半減させる」との内閣総理大臣の談話が明らかにされたが、この目標達成のためには、外傷診療に関わる者になおいっそうの取り組み強化が求められている。

　医療機関においてはJATECに準じて、primary surveyと蘇生、secondary survey、根本治療、tertiary survey、転院の判断または医師の応援要請が、時機を失することなく適切に実施される必要がある。しかしながら、外傷初療は豊富な知識のみで遂行しうるものでは決してなく、手技を安全確実に行うためのノウハウがどうしても必要である。負傷者の病状が重篤であればあるほど、正確な手技が求められることは言うまでもなく、緊張性気胸に対する胸腔ドレナージのように、たった1つの手技で死の淵に瀕した命を劇的に救うことも可能である。その一方で、不適切な手技により患者の回復可能性を阻害してしまうことも決して稀ではない。

　そこで今回、医療機関において外傷診療に従事する者のための外傷基本手技解説書を上梓した。各項目の執筆者は、数多くの外傷症例を経験している医師であり、従来の成書には見られない、細かな手技のコツが随所に盛り込まれている。また、鮮明な写真を多用することにより、あたかも実際に処置しているかのような感覚で、必要な手技を習得できるよう配慮した。

　外傷診療に関わる救急医、外科医、脳神経外科医、整形外科医、麻酔科医、集中治療医をはじめ、多くの臨床研修医や看護師の諸君に活用され、わが国の外傷診療の質の向上に寄与することができれば、編者らの喜びこれに勝るものはない。

　最後に、本書出版にひとかたならぬご尽力を賜った赤土正幸氏、小沢ひとみ氏に心からの感謝を申し上げたい。

平成21年10月

日本医科大学
千葉北総病院救命救急センター
益子邦洋　松本　尚

執筆者一覧

【監修】

益子 邦洋	日本医科大学千葉北総病院 救命救急センター 教授
松本 尚	日本医科大学千葉北総病院 救命救急センター 准教授

【執筆】 掲載順

武井 健吉	日本医科大学千葉北総病院 救命救急センター
齋藤 伸行	日本医科大学千葉北総病院 救命救急センター
阪本 雄一郎	日本医科大学千葉北総病院 救命救急センター
金丸 勝弘	日本医科大学千葉北総病院 救命救急センター
朽方 規喜	日本医科大学千葉北総病院 救命救急センター
松本 尚	日本医科大学千葉北総病院 救命救急センター 准教授
嶺 貴彦	日本医科大学付属病院 放射線科
原 義明	日本医科大学千葉北総病院 救命救急センター 医局長
上西 蔵人	日本医科大学千葉北総病院 救命救急センター
富田 祥輝	日本医科大学千葉北総病院 救命救急センター
飯田 浩章	日本医科大学千葉北総病院 救命救急センター
鉄 慎一郎	日本医科大学千葉北総病院 救命救急センター
八木 貴典	日本医科大学千葉北総病院 救命救急センター
小網 博之	社会医療法人 仁愛会 浦添総合病院 外科

写真でわかる VISUAL TEXTBOOK OF TRAUMA CARE
外傷基本手技

CONTENTS

序　文 ……………………………………………………………… 益子邦洋・松本　尚　3
執筆者一覧 ………………………………………………………………………………… 5

第1章
気道確保に関する手技

1-①	用手気道確保・マスク換気	武井健吉	8
1-②	経口気管挿管法	齋藤伸行	13
1-③	経鼻気管挿管法	齋藤伸行	24
1-④	気管支ファイバーガイド下気管挿管法	齋藤伸行	28
1-⑤	輪状甲状靱帯穿刺法	武井健吉	32
1-⑥	気管切開法	武井健吉	34
1-⑦	胃管挿入法	阪本雄一郎	39

第2章
循環管理の手技

2-①	静脈路確保	金丸勝弘	46
2-②	急速輸液・輸血法	金丸勝弘	55
2-③	動脈路確保	金丸勝弘	61
2-④	FAST	武井健吉	72
2-⑤	経皮的大動脈遮断	朽方規喜	78
2-⑥	蘇生のための開胸	松本　尚	82
2-⑦	経皮的心肺補助	朽方規喜	92
2-⑧	導尿法	金丸勝弘	100

第3章
体幹外傷に対する手技

- 3-① 胸腔ドレナージ法 ……………………………… 阪本雄一郎 108
- 3-② 心嚢穿刺法 ……………………………………… 松本　尚 119
- 3-③ 診断的腹腔洗浄法 ……………………………… 阪本雄一郎 124
- 3-④ 経カテーテル的動脈塞栓術 …………………… 嶺　貴彦 131
- 3-⑤ 骨盤創外固定法 ………………………………… 原　義明 140
- 3-⑥ ログロール ……………………………………… 武井健吉 148

第4章
四肢外傷に対する手技

- 4-① 副子固定法 ……………………………………… 上西蔵人 150
- 4-② プラスチックギプス固定法 …………………… 原　義明 153
- 4-③ ギプスカット …………………………………… 原　義明 161
- 4-④ ギプスシャーレ法 ……………………………… 原　義明 167
- 4-⑤ 三角巾固定法 …………………………………… 上西蔵人 172
- 4-⑥ 牽引法 …………………………………………… 富田祥輝 174
- 4-⑦ 切断・断端形成 ………………………………… 飯田浩章 183
- 4-⑧ コンパートメント症候群に対する減張切開法 ……… 原　義明 190

第5章
創傷に対する手技

- 5-① 止血法 …………………………………………… 鉄慎一郎 200
- 5-② 浸潤麻酔法 ……………………………………… 八木貴典 207
- 5-③ オベルスト法 …………………………………… 八木貴典 211
- 5-④ 創傷処置法 ……………………………………… 小網博之 216
- 5-⑤ 創部消毒・ドレッシング法 …………………… 飯田浩章 236
- 5-⑥ 陰圧閉鎖療法 …………………………………… 朽方規喜 242
- 5-⑦ 熱傷処置・植皮術 ……………………………… 飯田浩章 247

索　引 …………………………………………………………………… 256

1-① 用手気道確保・マスク換気

　意識のない患者は、舌または上気道の筋弛緩による気道閉塞を起こしやすい。この場合、一般的な用手気道確保法は頭部後屈あご先挙上法であるが、外傷患者の場合は頸椎・頸髄損傷が潜在していることがあり、同法により損傷を増悪させる可能性がある。したがって、外傷患者で頸椎・頸髄損傷の存在を否定できない場合は、下顎挙上法による気道確保を行う。

　マスク換気は、救急蘇生の現場では頻繁に登場し、その重要性は外傷初期治療の現場においても同様である。あまりに一般的な手技であるため、軽視されるきらいがあるが、正しい人工呼吸を行うためには気道確保やマスク保持の正確な知識と技術が必要である。正確な手技でなければ、効果が得られないばかりか有害となることもあるため、すべての医師が一度は自分の手技を確認しておくべきである。

適応

【用手気道確保】
- 意識のない患者。
- 気道確保が必要であるが、頸椎・頸髄損傷を否定できない外傷患者は下顎挙上法を行う。

【マスク換気】
- 呼吸停止、あるいは呼吸の異常（浅い、速い、遅いなど）があり、自発呼吸が十分でない場合。

気道の解剖と気道閉塞

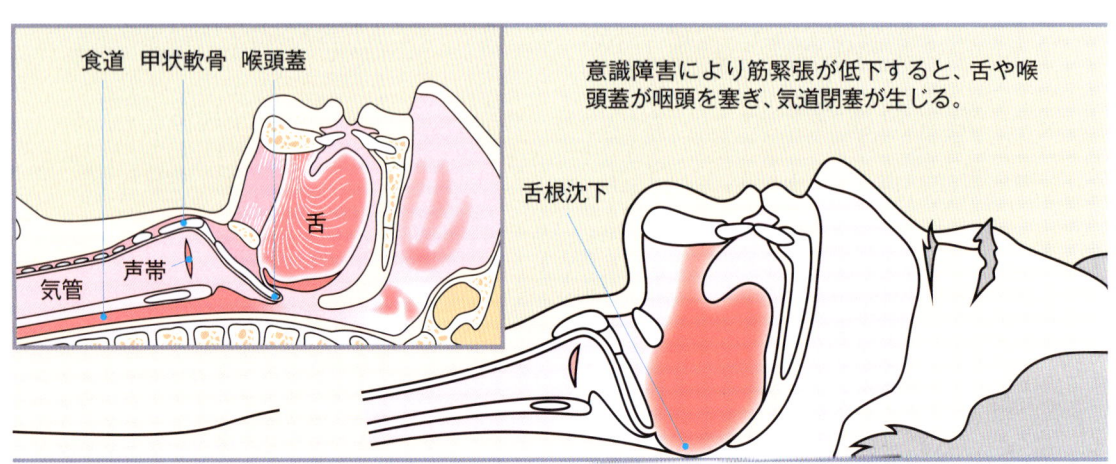

意識障害により筋緊張が低下すると、舌や喉頭蓋が咽頭を塞ぎ、気道閉塞が生じる。

用手気道確保の手技

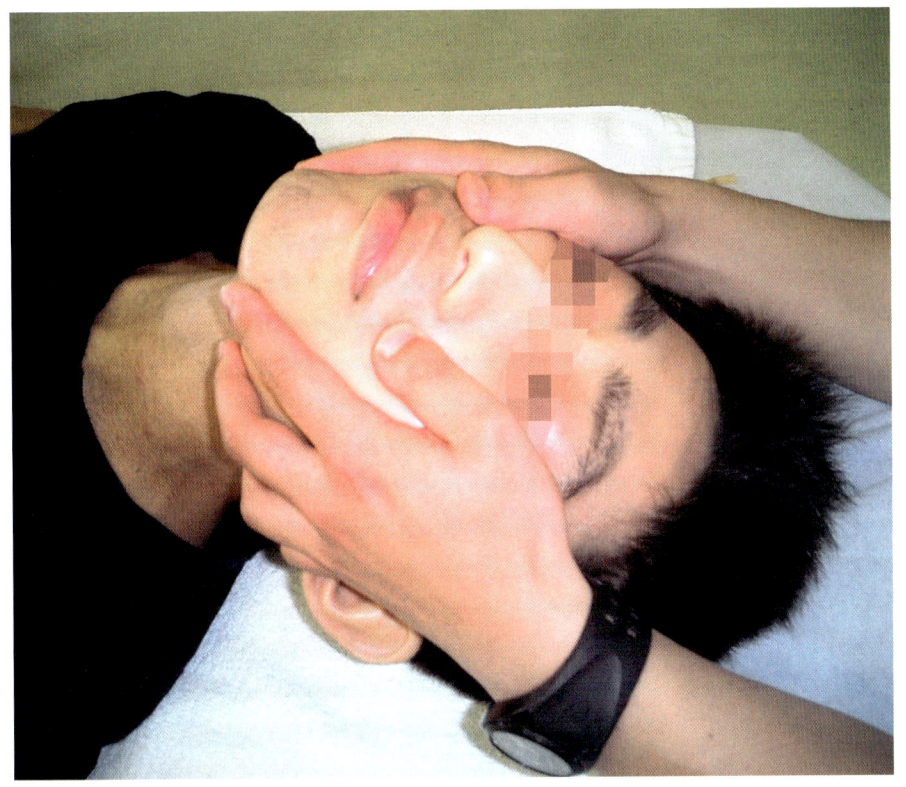

下顎挙上法

両手掌で患者の頬部を挟み込むように保持し、頭囲を正中位に固定する。
次に、患者の下顎に当てた拇指で開口させながら、環指と小指を用いて下顎角を前方に押し上げる。
頭部後屈あご先挙上法による気道確保に比べ、頸椎の過伸展を回避でき、正中中間位が保たれている。

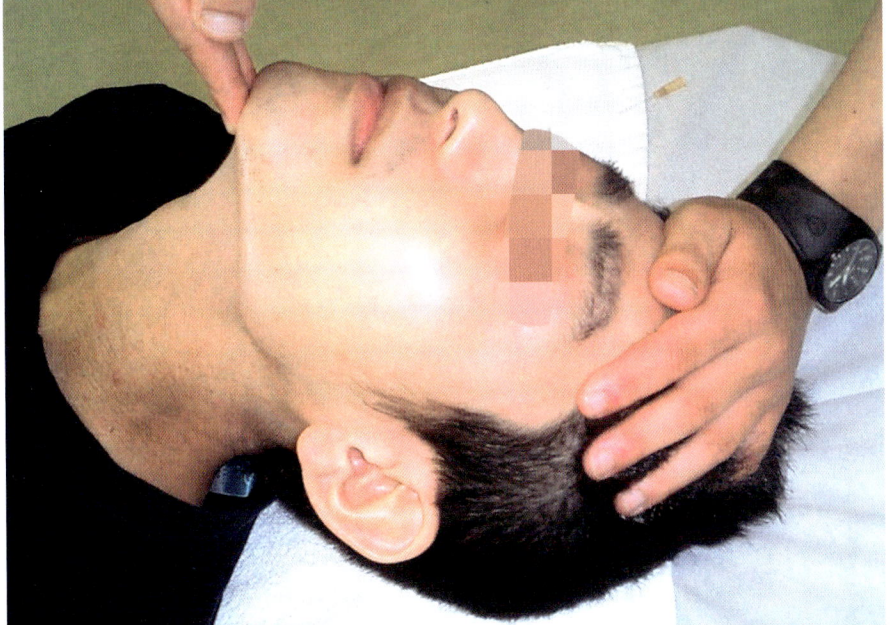

頭部後屈あご先挙上法

片手を前額部に置き、もう片方の手の示指・中指をあご先の骨の部分に当て、あごを持ち上げる。

表1 下顎挙上法による気道確保の特徴

手　技	特　徴
●頭囲を正中位に固定し、下顎角を前方に押し上げる	●頭部後屈あご先挙上法に比べ、頸椎の正中中間位が保たれる ●頸椎の過伸展を回避できる

マスク換気の手技

❶ マスクには成人用、小児用、新生児用がある。下顎から眼窩下縁までを覆うサイズを選択する。口と鼻を完全に覆うことができ、かつ眼球を圧迫しないことが大切である。

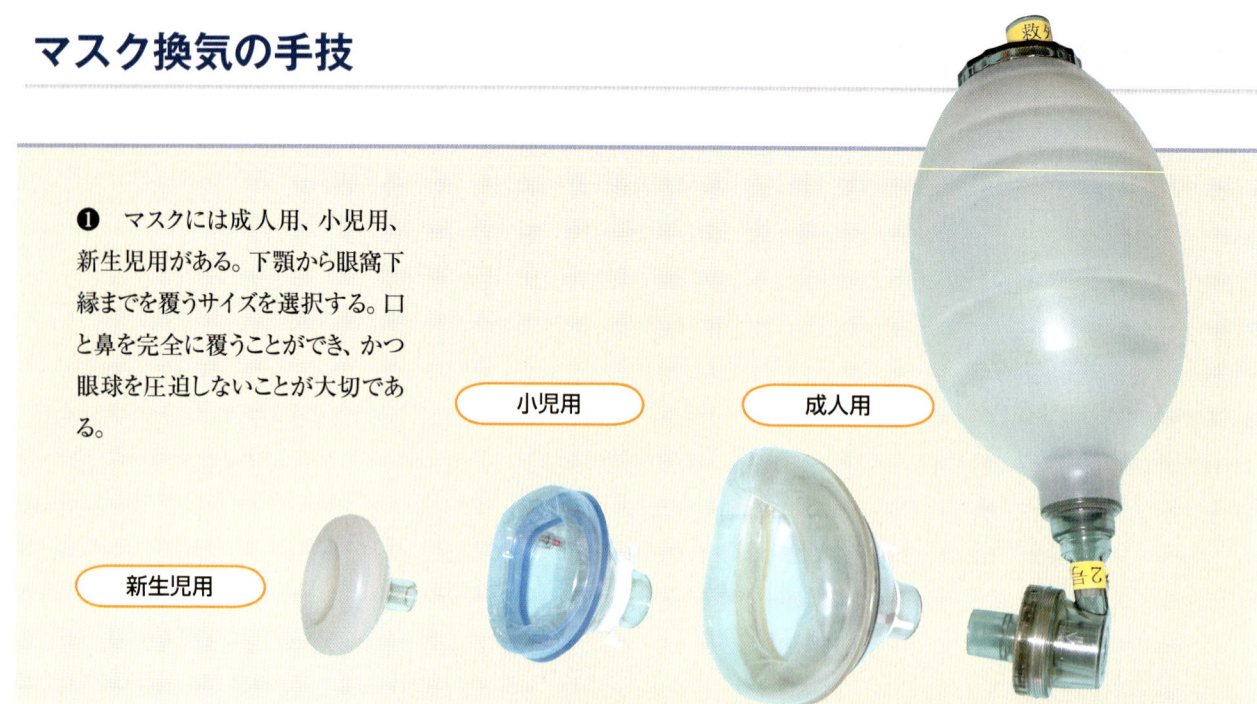

新生児用　小児用　成人用

❷ 患者は仰臥位とし、術者は患者の頭側に立つ。
頸椎・頸髄損傷が否定できる場合は頭部後屈あご先挙上法で、否定できない場合は下顎挙上法にて気道を確保する。
気道確保が困難な症例では、エアウェイなどを利用する。
術者の第1・2指でアルファベットのCの形を作ってマスクを保持し、患者の顔面に密着させる。第3・4指を患者の下顎に添え、第5指を下顎角にかける。
第3・4・5指はアルファベットのEの形になり、第1・2指の形とあわせてECテクニックと呼ばれる。

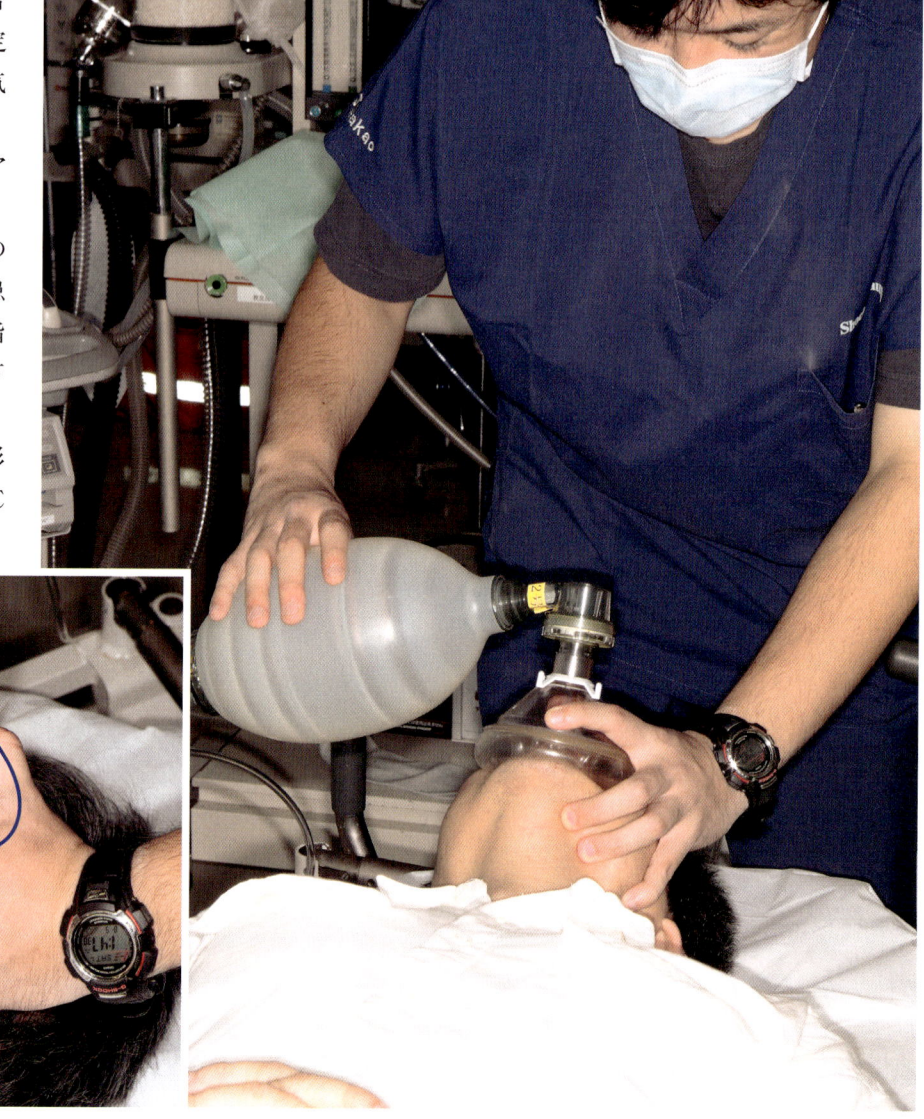

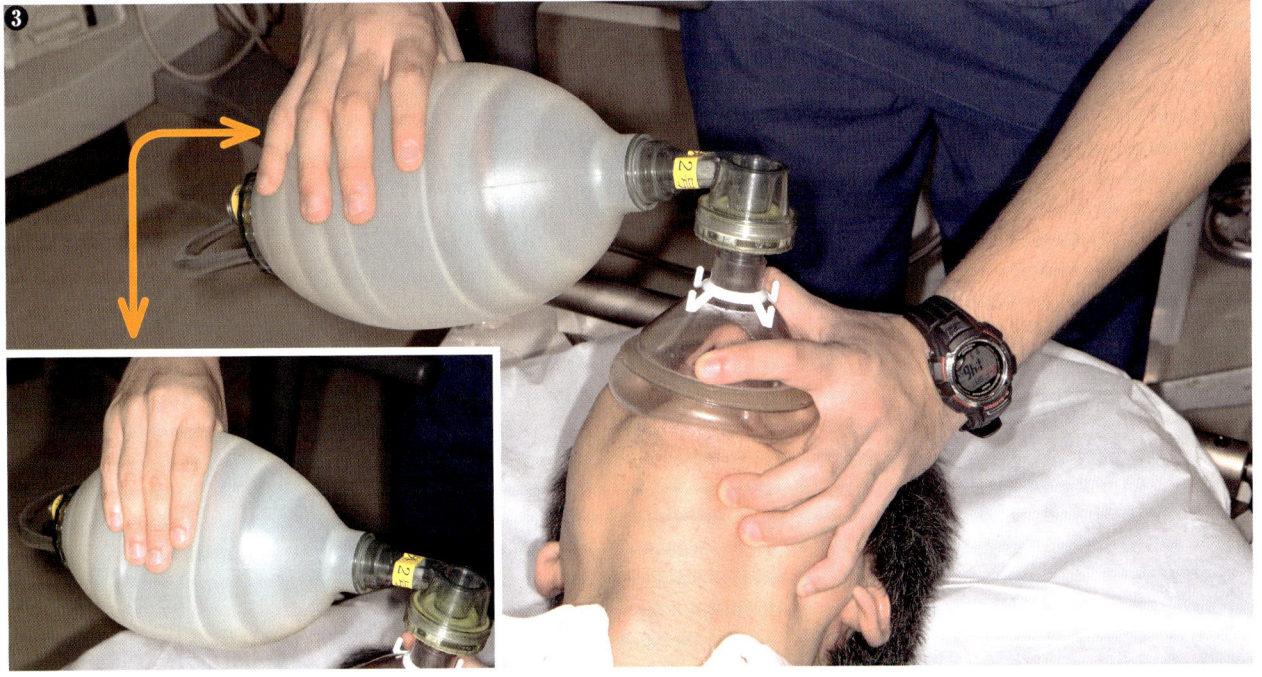

❸ マスクを保持する側と反対の手でバッグを押し、患者に送気を行う。1秒間かけ、「胸郭が挙上するのがわかる程度」までバッグを押す。

自発呼吸が残存している場合は、患者自身の吸気にタイミングを合わせて送気する。

マスクからの送気漏れは、マスクを保持する手の反対側（左でマスクを保持している場合は、患者の右口角）からであることが多い。マスク保持側の反対側のマスクの密着を意識しながら行うとよい。

表2　マスク換気時の注意点

胃内送気	◆気道確保が不十分：胃内送気となり、嘔吐の誘発による気道閉塞、胃膨満による横隔膜運動制限の原因となる。 ◆過剰な送気：胃内送気が生じる。
緊張性気胸	◆外傷患者に人工呼吸を行う場合、緊張性気胸を惹起する可能性がある。
下顎挙上	◆下顎にかけた第3・4・5指が深くなりすぎると、口腔底の軟部組織を圧迫し、気道閉塞につながる。特に、小児の場合に注意する。
高齢者	◆頬がこけている：マスク内の空気量を調節したり、口腔にガーゼを挿入して、マスクが密着するよう工夫する。 ◆義歯：誤嚥防止のため、事前除去が基本。固定がよく脱落の危険がなければ、外さないほうがマスクの密着がよいこともある。
乳幼児・新生児	◆頸椎が柔軟であるため、いつのまにか頸部過伸展となり、かえって気道を閉塞する場合がある。常に、体位調節を行い、有効な換気が行われていることをチェックする。

2人法の場合

1人でのマスク保持では適切な気道確保やマスクの密着が得られず、有効な人工呼吸にならない場合がある。この場合は、頭側にマスク保持者、その横にバッグ加圧者が立ち、2人法で人工呼吸を行う。頸椎・頸髄損傷が否定できず、下顎挙上法による気道確保が必要な場合は、1人法は困難であるため、必ず2人法で行う。

マスク保持者が両手でマスクを保持することで、確実な気道確保およびマスクの密着が得られる。

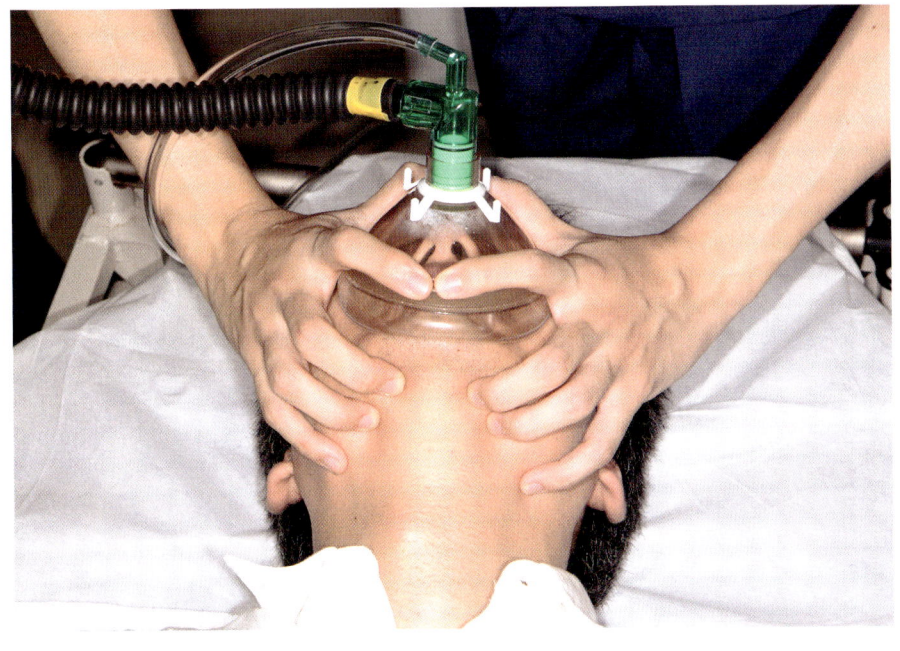

バッグバルブマスク、ジャクソン・リース回路による人工呼吸法

バッグバルブマスクあるいはジャクソン・リース回路を用いた人工呼吸は、救急蘇生の現場で頻繁に登場し、その重要性は外傷初期治療の現場においても同様である。特にバッグバルブマスクは、どこにでもある器具のために使用法が軽視されがちであるが、ぜひ長所・短所を再確認してほしい。

バッグバルブマスクの構造

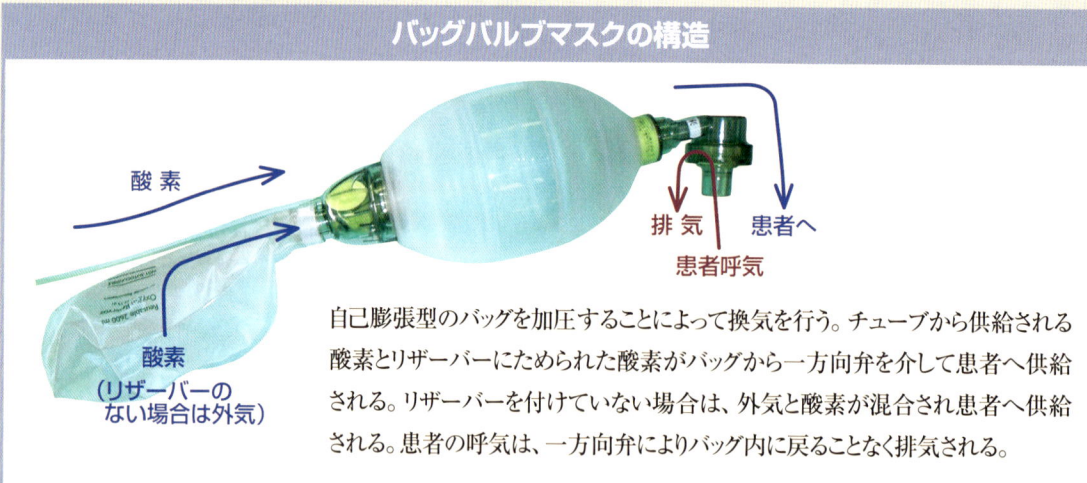

自己膨張型のバッグを加圧することによって換気を行う。チューブから供給される酸素とリザーバーにためられた酸素がバッグから一方向弁を介して患者へ供給される。リザーバーを付けていない場合は、外気と酸素が混合され患者へ供給される。患者の呼気は、一方向弁によりバッグ内に戻ることなく排気される。

ジャクソン・リース回路の構造

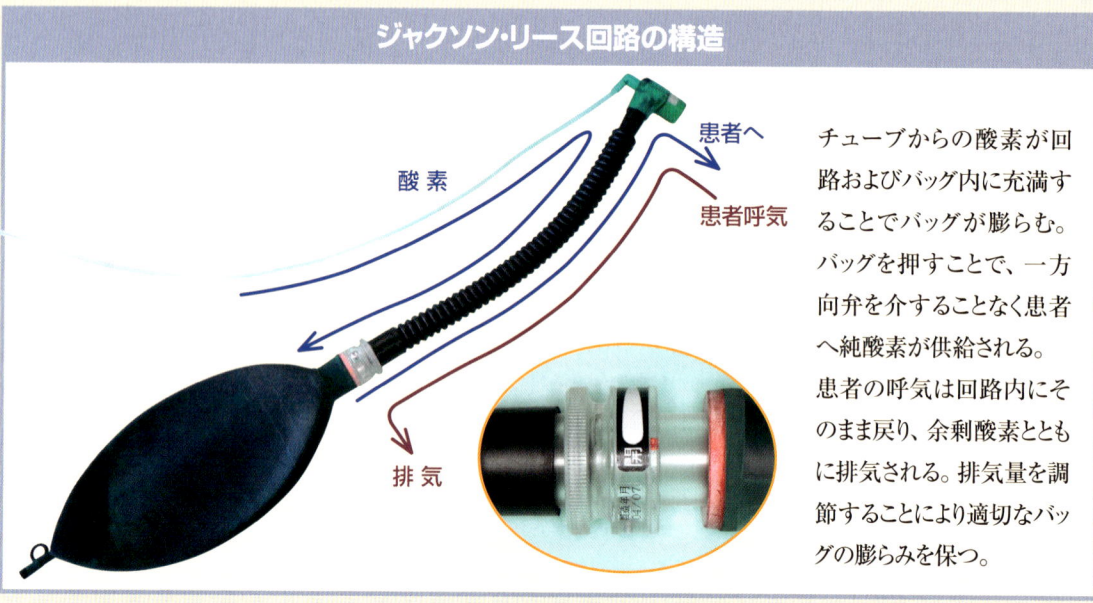

チューブからの酸素が回路およびバッグ内に充満することでバッグが膨らむ。バッグを押すことで、一方向弁を介することなく患者へ純酸素が供給される。患者の呼気は回路内にそのまま戻り、余剰酸素とともに排気される。排気量を調節することにより適切なバッグの膨らみを保つ。

バッグバルブマスク、ジャクソン・リース回路それぞれの長所・短所

	長　所	短　所
バッグバルブマスク	◆自己膨張式であるため、酸素供給は必須ではない。 ◆ジャクソン・リース回路ほどの熟練を要さない。	◆送気の抵抗を感じることが難しく、送気が過剰になりやすい。 ◆リザーバーのない状態では、酸素を10L/min投与しても、約50％の濃度にしかならない。
ジャクソン・リース回路	◆100％酸素を投与することができる。 ◆自発呼吸のある患者に、酸素を中断することなく吸入させることができる。 ◆患者の肺コンプライアンスを直接、感じることができる。	◆酸素の供給がないとバッグが膨らまない。 ◆バッグバルブマスクよりも熟練を要する。

1-② 経口気管挿管法

　経口気管挿管法を実施するにあたっては、患者を速やかに観察し、気道確保困難例かどうかを判断する。気道損傷、頸髄損傷、頭部外傷、呼吸障害、潜在的な循環血液量減少の徴候を身体所見から速やかに把握する。鈍的外傷患者においては、頸椎損傷が明らかに否定されないかぎり、あるものとみなし、頸椎固定を行いながら挿管操作を行う。

　迅速挿管法による経口気管挿管は、外傷患者に対する最も一般的な気道確保手段である。外傷の部位や程度と循環動態を考慮に入れた診療方針に従い、個々の症例に応じた気道管理法を選択する。外傷初療時の混乱した状況においては、冷静沈着、論理的思考、意思疎通とリーダーシップの発揮こそ救命の鍵となる。患者の気道管理を担当する医師は、その指令塔の役割も担う。

　頭部外傷患者の初療では、中枢神経系への適切な血液灌流と酸素化の維持に最大の関心を払う。

　気道損傷患者に対しては、迅速挿管法が不成功に終わった場合に備えて、輪状甲状靱帯切開など外科的気道確保の準備も行っておく。

　迅速挿管施行時に使用される薬剤（特にベンゾジアゼピンとバルビツレート）は、循環血液量が減少している患者では容易に血圧低下をきたすことに留意しなければならない。

適応　緊急気道確保の目的は、患者を誤嚥と気道閉塞の危険性から保護し、適切な酸素化と換気を確保することである。　●気道確保および気道保護　●調節呼吸が必要な場合　●窒息・誤嚥防止および気道の清浄化　●全身麻酔を必要とする場合

禁忌　●基本的に禁忌は存在しない。　●経口気管挿管時に喉頭損傷を確認した場合、チューブの挿入に難渋する場合は気管切開術を選択する。頸部（刺創）損傷で気管が露出している場合は、経口ではなく気管へ直接チューブを挿入する。

相対禁忌　●外傷患者、特に高エネルギー外傷では頸椎保護に常に配慮して気管挿管を行う。　●すでに四肢麻痺や神経障害を呈している場合では経口気管挿管法ではなく、気管支ファイバーガイド下気管挿管法を選択する。

必要物品
- 気管チューブ（サイズ：男性ID8.0・女性ID7.0）
- 喉頭鏡
- スタイレット
- バイトブロック
- 潤滑剤（キシロカインゼリー®、KYゼリー®）
- 聴診器
- モニター（心電図、血圧、オキシメトリ、カプノメーター）

小児気管チューブのサイズ選択と挿入距離

年齢	気管チューブ内径(mm)	口唇からの挿入距離(cm)
未熟児	2.5	10
満期産新生児	3.0	11
1〜6か月	3.5	11
6〜12か月	4.0	12
2歳	4.5	13
4歳	5.0	14
6歳	5.5	15〜16
8歳	6.0	16〜17

気道の評価法：喉頭展開困難評価法

重症外傷患者において気道確保は、もっとも重要でありかつ迅速に評価しなければならない。期を逸すると致命的となる。その気道確保において、基本となるのが気管挿管である。高エネルギー外傷患者では、重症度にかかわらず気道に障害があるリスクをもっており、以下のことを念頭において初期診療にあたる必要がある。

外傷で気道確保のための気管挿管を行う場合、緊急であることがほとんどであり、喉頭展開困難を評価している余裕はない。しかし、手技開始後に換気困難、挿管困難（CVCI：cannot ventilation, cannot intubation）へ陥った場合には、いかに早く次の一手が打てるかが重要となる。

外傷では、頸椎評価前には、頸椎保護を目的に頸椎カラーによりその可動を制限する。緊急挿管や意識障害を呈している場合では、頸椎保持を行いながら頸椎の可動をできる限り回避し挿管しなければならない。そのため喉頭展開が難しいことが多く、準備を十分に行う必要がある。

次の一手を準備するために、煩雑な救急外来でも簡便な評価法によりリスクを確認したうえで挿管手技を行うことが勧められる。簡便な挿管困難予測法には以下のものが挙げられる。

表1　喉頭展開、気管挿管を困難にする因子

- ◆開口度
- ◆上顎前歯の突出度
- ◆口腔咽頭に占める舌の割合
- ◆下顎のスペース
- ◆頸部後屈度

表2　Wilson risk score

1 ── 肥満
2 ── 頭頸部の可動性
3 ── 顎の可動性
4 ── 後退した下顎
5 ── 歯の突出　　の有無

それぞれを0, 1, 2の3段階で点数化し、その合計が2点以上で喉頭展開困難のリスクが高いと定義する

図1　マランパチーの分類（Mallanmpati Classification）

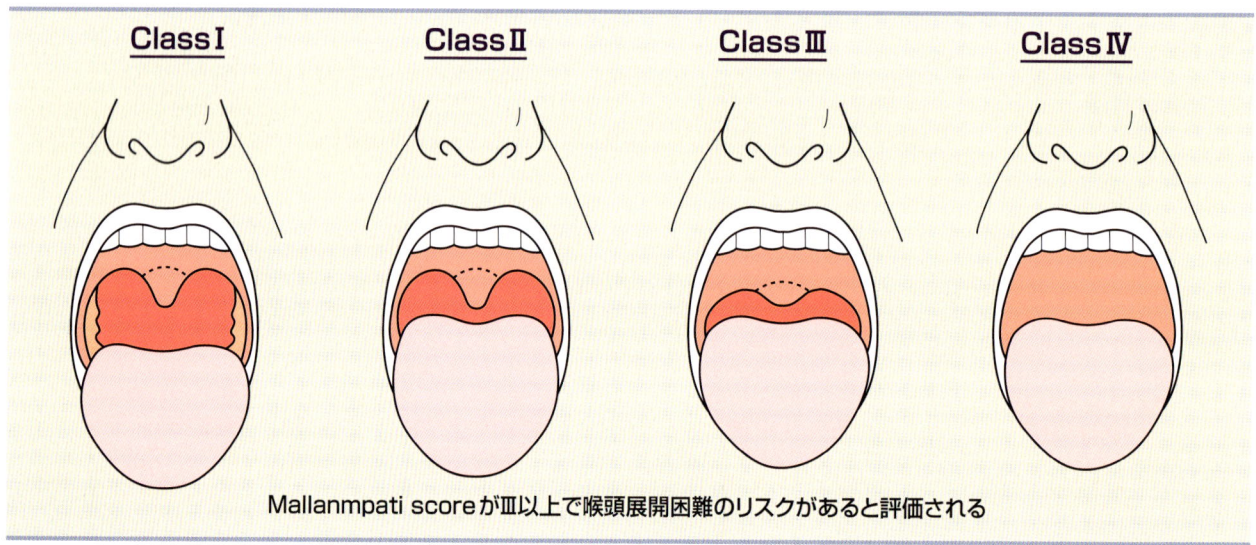

Mallanmpati scoreがⅢ以上で喉頭展開困難のリスクがあると評価される

表3　開口度（mouth opening）

- ◆患者の口があまり開かなければ、挿管は難しいことが予想される。
- ◆通常、開口3横指を基準とすることが多い。
- ◆口がしっかり開くということは、側頭下顎関節の動きが正常であることを意味する。
- ◆口があまり開かないことは大きな問題であるが、これだけで喉頭展開が難しいということはない。

迅速挿管：RSI（Rapid Sequence Intubation）

Rapid sequence intubation（RSI：迅速挿管）とは、強力な鎮静薬を投与し、引き続き即効性の筋弛緩薬を直ちに投与することにより、意識消失と筋弛緩を得て気管挿管する手技である。これは胃内容物の逆流、誤嚥の危険があることを念頭においた手技である。薬物投与から気管挿管までの間に換気補助を行わず、この間、無呼吸でも安全であるように挿管操作前に十分に酸素投与を行っておく。

RSIは、緊急気道管理の基本手技である。その他の手技と比較して、成功率、合併症発症率、および合併症への対処のしやすさの面で優れていることから、救急外来における気管挿管法の第1選択である。

RSIを行う際の患者評価の基本は、気管挿管が確実にできるかどうか、できなくても換気可能かどうかの判断である。挿管困難自体は禁忌ではないが、挿管できない場合にどうするか、どのように換気をするかを事前に考えておく。

RSIの実施方法

1 準備

◆ 挿管困難に備えて、ガムエラスティックブジーや気管支ファイバーも使用可能にしておく。また、外科的気道確保への切り替えも直ちに行えるようにしておく。

◆ 静脈路は2本確保しておくことが望ましい。使用する薬剤を決定し、正しくラベルされたシリンジに吸っておく。器具類はすべてテストしておく。

2 酸素化

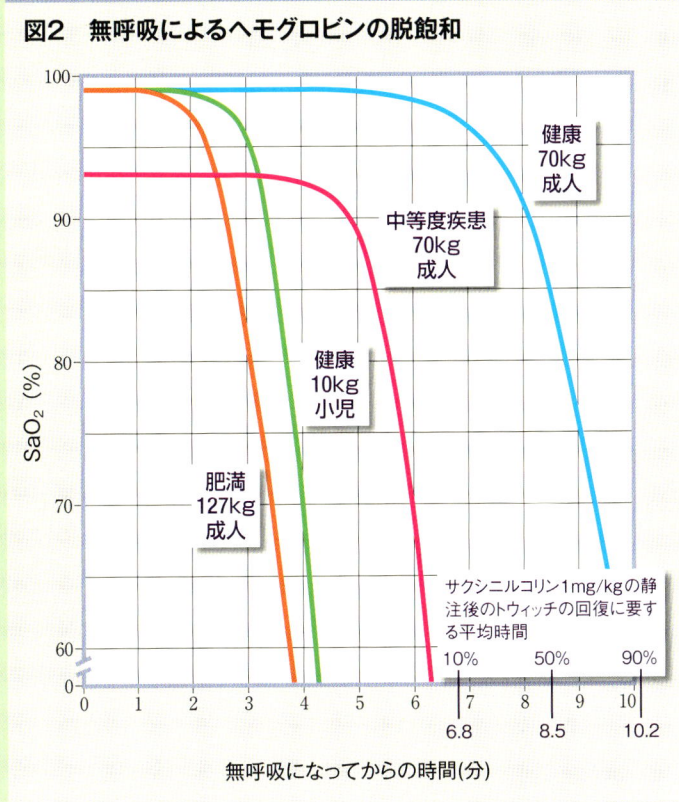

図2　無呼吸によるヘモグロビンの脱飽和

挿管手技前に酸素を投与しておくことはRSIでは必須である。100％酸素を5分間は投与する。自発呼吸が消失していない限り、気道閉塞が切迫している場合でも十分な酸素化を事前に行うことは、気管挿管手技の時間的余裕を確保するうえで重要である。

5分間の100％酸素投与により、肺の機能的残気が窒素から酸素へと置き換えられ、酸素飽和度が90％以下となるまでに数分間の猶予が得られる。100％酸素投与はフェイスマスクをしっかりとフィットさせることにより達成する。

3 前投薬

◆ 前投薬の目的は、挿管によって起こる有害作用を軽減することである。挿管3分前にリドカイン1.5mg/kgを静脈内投与することにより、気道過敏や頭蓋内圧上昇を軽減する。また、フェンタニル1～2μg/kgを静脈内投与し、交感神経緊張を抑制する。

◆ 小児であれば有害反射を抑制するため、アトロピン0.02～0.04mg/kgを静脈内投与しておく。

◆ 脱分極型筋弛緩薬（サクシニルコリン）が使用できないような状況であれば、非脱分極型筋弛緩薬を少量投与し、その後、大量に非脱分極型筋弛緩薬を投与する変法もあるが、挿管可能となるまでの時間は1～2分延長し、低酸素血症や誤嚥の危険が高まる。

4 薬剤投与

◆ すべての準備が整い、前投薬を終えて3分経過した後に鎮静薬と筋弛緩薬の投与を行う。投与量はあらかじめ決定しておき、介助者に静脈内投与してもらう。

◆ まず、速やかな意識消失を得るためにチオペンタール3mg/kg、もしくはプロポフォール1～2mg/kgを急速静注する。血圧低下がある場合や高齢者では、ミダゾラム0.1～0.2mg/kgを選択してもよい。（睫毛反射の消失を確認した後）引き続き、脱分極型筋弛緩薬（サクシニルコリン：1～2mg/kg）を急速静注する。

◆ これらの導入薬の使用により、副作用、特に血圧低下などが起こり、重篤となることもしばしば経験する。これに対しては急速輸液、昇圧薬（エフェドリン、フェニレフリン）投与により対処する。

◆ RSIの目的は、確実な気道確保を意識消失、筋弛緩のうえで成功させることである。したがって、導入薬、次いでサクシニルコリンの急速静注を行う。これで数秒以内に患者は、意識を失い始め、呼吸が抑制されてくる。

5 気道保護

◆ 20～30秒すると無呼吸になる。患者が意識を失い始めたら直ちに胃内容物が受動的に逆流してくるのを防止するために、輪状軟骨部を強く圧迫し、押し下げる（Sellick法）。

◆ 輪状軟骨部の圧迫は、挿管手技が終了し、気管チューブのカフを膨らませるまで解除しない。気管挿管前から低酸素血症（酸素飽和度90%以下）を呈する場合は、補助換気を必要とする場合がある。

◆ バッグバルブマスク換気が必要な場合でも、胃の拡張や逆流・誤嚥の危険を防止するためにSellick法を実施する。

6 チューブ留置と確認

◆ サクシニルコリン投与45秒後、患者の顎関節が軟弱になったかどうかを調べて、挿管操作を開始する。

◆ 事前の酸素化で数分間は無呼吸でも安全であるので、あわてずに開口し、正確な操作で声帯開口部を直視して、チューブを気管へ挿入する。

◆ 次いでスタイレットを抜去し、カフを膨らませた後、気管チューブの留置の確認を行う。最後に術者の指示に従ってSellick法を解除する。

外傷部位による気道管理の特徴と留意点

頸椎損傷・頸髄損傷

頸椎損傷が明確に否定されるまでは、鈍的外傷患者ではすべて潜在的にそのリスクがあると考える。頸椎損傷時の経口気管挿管の安全性に関しては、いまだに定まった見解はない。気管挿管時の外力は、頸椎に不安定性をもたらす恐れがあり、喉頭鏡操作により頸髄損傷を悪化させる可能性がある。しかし、盲目的経鼻挿管や輪状甲状靱帯切開と比較した研究は存在しない。頸椎・頸髄損傷時の経口気管挿管は、以下のことに留意して行わなければならない。

- 喉頭鏡展開、挿管手技が愛護的であること。この点で気道確保が迅速で喉頭展開時に患者を動かす危険性がないRSIが好ましい。

- 一連の挿管手技を通して頸部固定が継続されていること。このためには、頸椎固定の専任にあたる介助者が必要である。

経口挿管が困難と判断される場合は、別の手段を考慮する（気管支ファイバー併用挿管、エアウェイスコープ（AWS）使用、ガムエラスティックブジー使用、輪状甲状靱帯切開など）。

緊急の意識下気管支ファイバースコープガイド下挿管は、頸部の操作は少ないが、気道の分泌物や出血、急速な酸素飽和度の低下、患者の協力が得られないことなどにより難しく技術を要する。したがって、頸椎の不安定性が明らかに確認されている患者に限るのが適切である。

ショック

重症外傷患者は、多くの要因により血圧低下をきたす。鈍的多発外傷では特にその危険性は高い。ショックの原因としては、出血性ショック、閉塞性ショック（心タンポナーデ、緊張性気胸）、神経原性ショック（脊髄損傷）があり、その原因検索を速やかに行う。特に若年症例では、循環虚脱に陥るぎりぎりまで"見かけの"血圧が維持されることがあるため、注意が必要である。

挿管時に使用される薬物は、心抑制ないし血管拡張作用を有し、循環血液量が減少している場合にはショックを助長させる恐れがある。特にバルビツレート（例：チオペンタール）やプロポフォールでは顕著である。また、麻薬（フェンタニル、モルヒネなど）は一般的には循環に対しては安定的な優れた薬剤であるが、交感神経遮断作用を有するため、ショックが助長される可能性は常に存在する。

RSIを行う場合、導入薬としては少量のベンゾジアゼピン（ミダゾラム）もしくは、頭蓋内圧亢進がなければケタミンを併用すると循環変動を最小限に抑えることができる。

頭部外傷

重症頭部外傷患者に対する初期治療においては、脳組織の酸素化と脳灌流圧の維持が主要な目標である。低酸素血症や低血圧は2次的脳損傷をきたし、予後を悪化させるため、絶対に避けなければならない。確実な気道確保と積極的な循環動態の維持が、初期治療の最重要点である。

JATEC™ではGCS≦8で、気管挿管による気道確保を推奨している。重症頭部外傷があり、脳自動制御能が障害されている場合は、喉頭鏡操作による気道刺激は頭蓋内圧亢進を増悪させる。そのため鎮静・鎮痛薬、筋弛緩薬を用いた迅速導入法による気管挿管のよい適応となる。

気道損傷

顔面外傷により気道の解剖学的構造が損傷された場合は、より緊急性が高まる。気管挿管が必須であると同時に、挿管困難である可能性もある。

気道の直接損傷は、以下によって起こる。

- ●顔面外傷
- ●前頸部の鈍的ないし穿通性外傷
- ●気道熱傷
- ●腐食性薬品の嚥下

気道損傷がある場合には、致命的危機に陥るリスクは絶対に回避しなければならない。経過観察を考えても、いったん気道障害が生じれば速やかに完全閉塞に陥るため厳重な注意が必要である。

また、深頸部血腫の増大は臨床的に明らかでないことも多い。経過中に窒息の切迫徴候（喘鳴、流涎、呼吸不全、頸部の腫脹など）がみられたら、筋弛緩薬は使用せず、自発呼吸を残した軽度鎮静による意識下気管挿管を選択する。

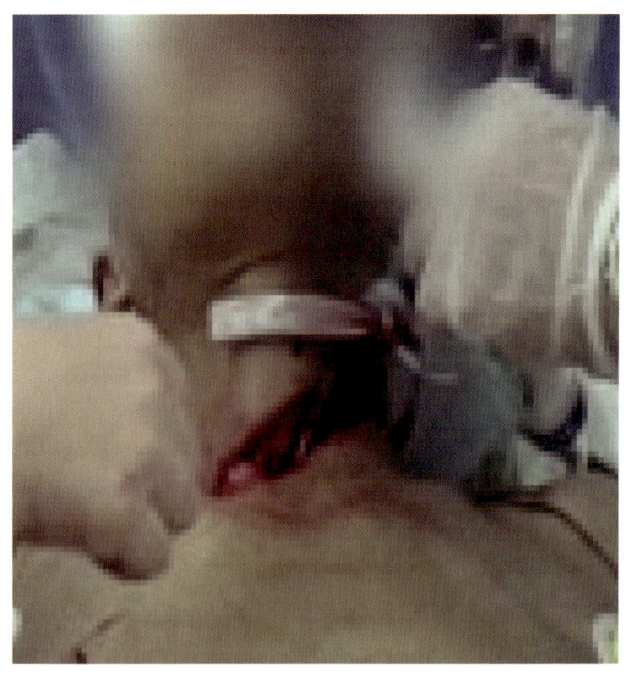

胸部外傷

胸部外傷は、換気不全や酸素化障害をきたす。病態としては気胸、血胸、フレイルチェスト、肺挫傷、開放性胸部外傷が挙げられる。これらの患者では、あらかじめ十分な酸素化を得ることは難しく、また急速に換気障害に陥る。さらに気管挿管後、陽圧換気により緊張性気胸を起こすこともありうる。したがって、気胸が疑われた場合は、臨床的状況が許せば、RSIの前に胸腔ドレナージを行う。

緊急気管挿管が必要な場合では、とりあえず胸腔穿刺によって脱気させ、気管挿管後に迅速に胸腔ドレナージを行う。

緊急気道管理

American Society of Anesthesiologists (ASA) の気道確保困難アルゴリズム (difficult airway management algorithm) は救急外来でも、手術室でも有用である。

適切なモニターと薬剤を使用して行う緊急気管挿管は、救急外来であっても手術室内と相違なく施行可能である。

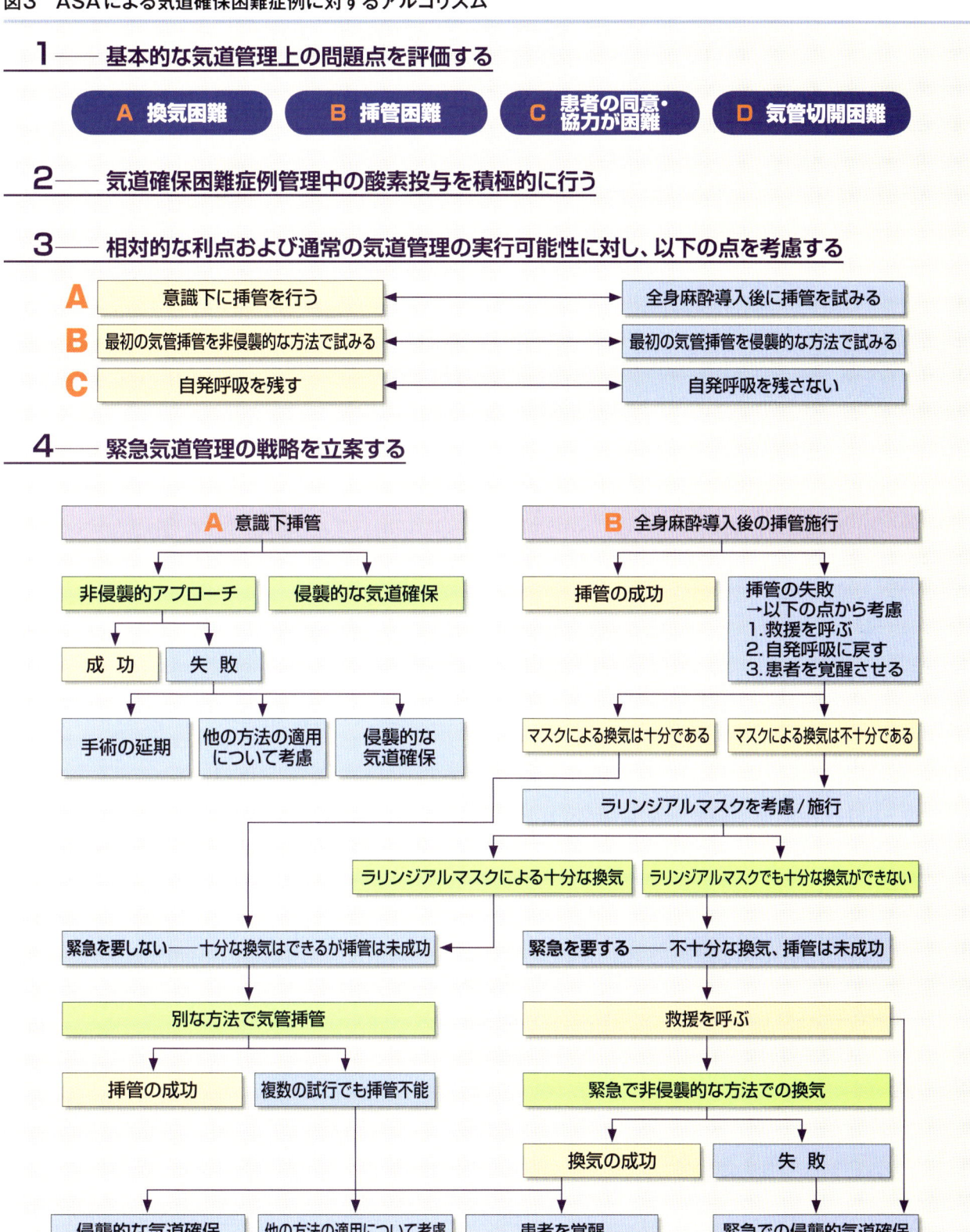

図3　ASAによる気道確保困難症例に対するアルゴリズム

図4 日本医科大学千葉北総病院救命救急センターでの緊急気道確保アルゴリズム簡易版

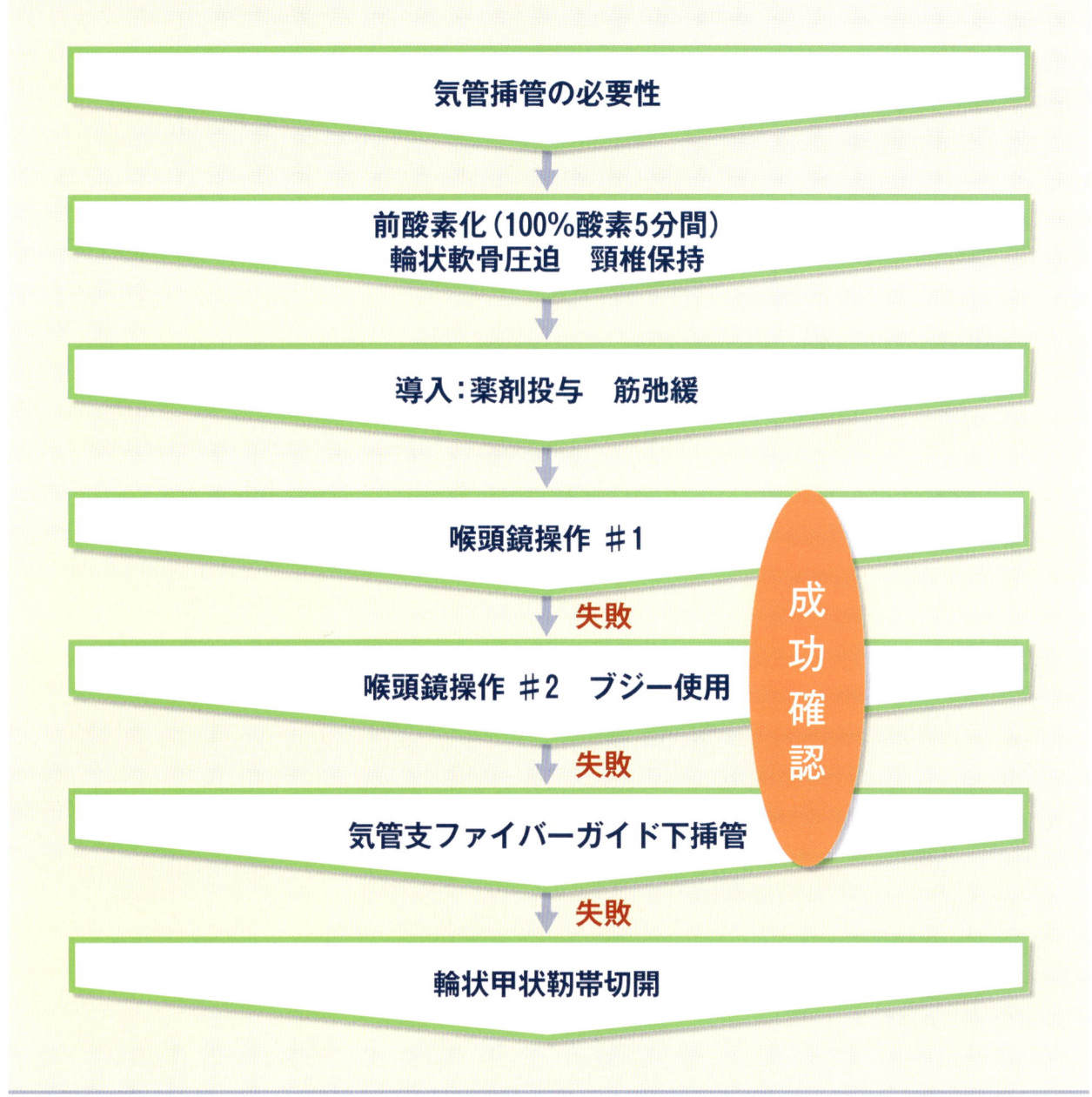

合併症

経口気管挿管時には、挿入に伴う外傷、チューブの位置異常、
呼吸器系、心・血管系の異常など、合併症の可能性がある。

表4 経口気管挿管法に伴う合併症

外傷	◆歯牙・口唇・舌損傷　◆気管損傷　◆喉頭損傷　◆頸髄損傷
チューブの位置	◆食道挿管　◆気管支挿管
呼吸器系	◆誤嚥　◆喉頭痙攣　◆気管支痙攣　◆低酸素血症　◆高二酸化炭素血症
心・血管系	◆高血圧　◆頻脈　◆不整脈　◆心筋虚血

経口気管挿管法の手技

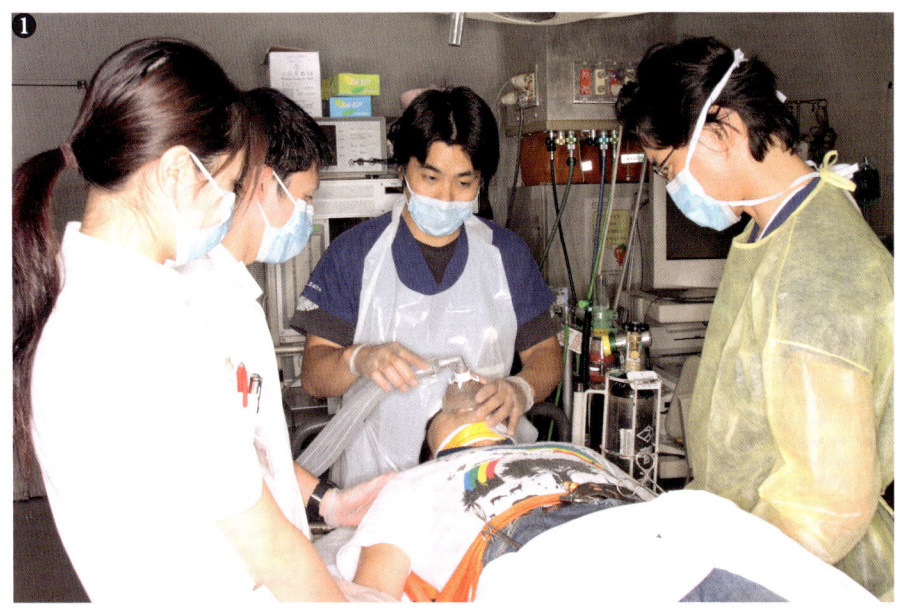

❶ 頸椎カラーを外し、介助者は尾側から頸椎保持を行う。
口腔内吸引が迅速に行えるように確保しておく。誤嚥の予防としてSellick法を行う。
自発呼吸がある場合は、フェイスマスクを密着させ100%酸素投与を行い、5分間前酸素化する。
補助換気が必要な場合は、陽圧換気を行うが、過剰な陽圧により胃膨満をきたさないように調節する。酸素化の後、RSIを行うが、薬物は患者の状態により選択される。

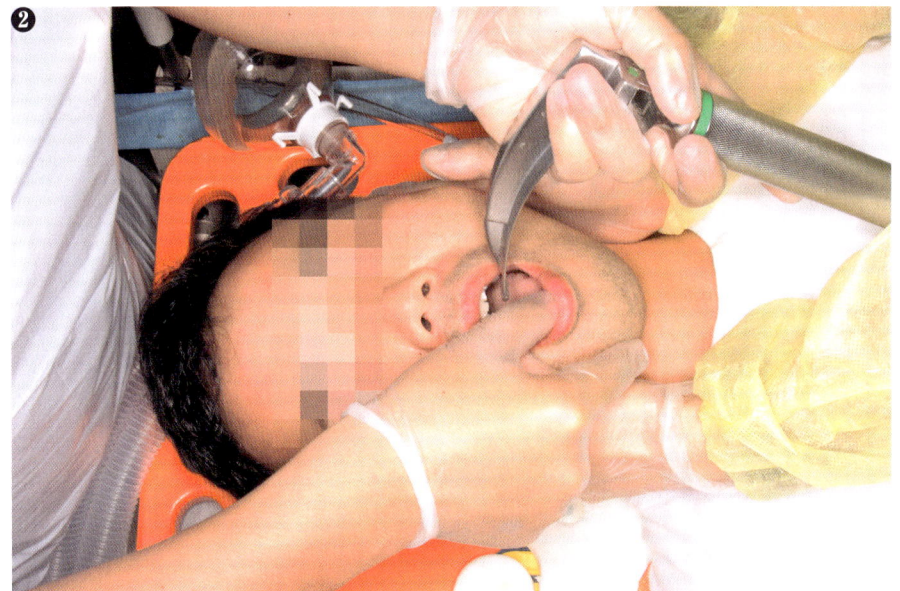

❷ クロスフィンガー法（右第1指と第2指を交差させる）もしくは両手を使って、できるだけ大きく開口させる。
ショック状態で鎮静薬が少量しか使用できない覚醒下気管挿管の場合は、安易に口腔内へ指を入れると、噛まれることがあり、喉頭鏡を挿入してから開口を行う。

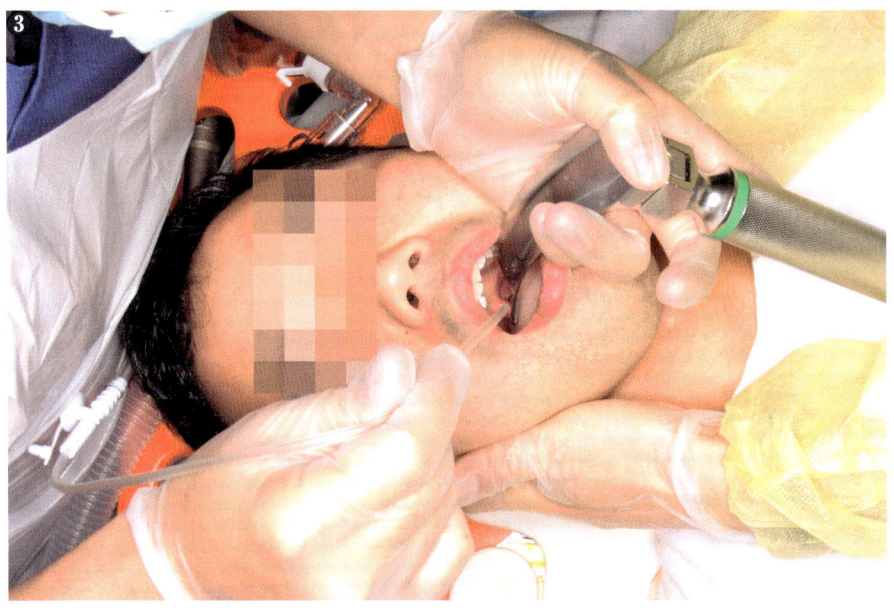

❸ 左手で喉頭鏡を受け取り（ハンドルとブレードの接合部付近を把持）、右口角から舌を左によけながらブレードを挿入する。
喉頭蓋を確認した後に、先端を喉頭蓋谷へ進め、ハンドルを前上方へ動かす（持ち上げる）。喉頭蓋が引き上げられ、声門を確認する。外傷患者ではsniffing positionをとることができないため、声門を直視できないこともしばしばある。あわてずに喉頭鏡を微調整し、いちばんよい視野を得るようにする。視野が得られないようであれば、喉頭鏡を抜き、補助換気により再度酸素化を行う。

❹　気管チューブを右手でペンシルホールドし、右口角から斜めに挿入し、先端が声門を越えたところで介助者にスタイレットを抜いてもらう。

チューブをカフ末端が1〜2cm通り越したところまで進める。直ちにカフを膨らませ、気管チューブを蛇管などに接続する。

覚醒下気管挿管の場合は、喉頭鏡を口腔内へ残し、チューブが噛まれないようにしてバイトブロックを挿入した後に、喉頭鏡を抜くようにする。チューブを固定するまでは気を緩めず、口角部でチューブを把持しておく。スタイレットの角度は、準備段階で調整し、最も適切な角度にしておくことも成功のポイントである。

❺　バッグを加圧し、両側胸郭の均等な上下運動、両肺の均等な呼吸音を確認する。

その他、呼気中のCO_2（カプノメーター）などでも確認する。確認中は左手で気管チューブを保持する。

挿管後の管理

❻　挿管が確認されたら、気管チューブをテープやチューブホルダーで固定する。

挿管後の徐脈は、完全に否定されるまで、食道挿管のための低酸素血症によるものであることを念頭におく。聴診で判断できないこともあるため、すぐに胸部レントゲン写真で気管チューブの位置の確認を行う。

挿管後に血圧上昇する場合は、鎮静が不十分であることが多い。

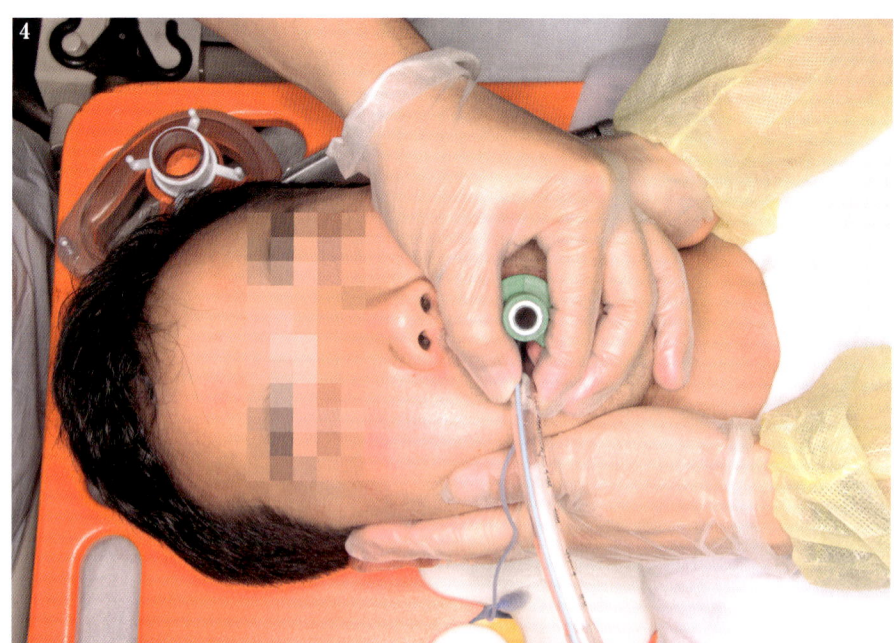

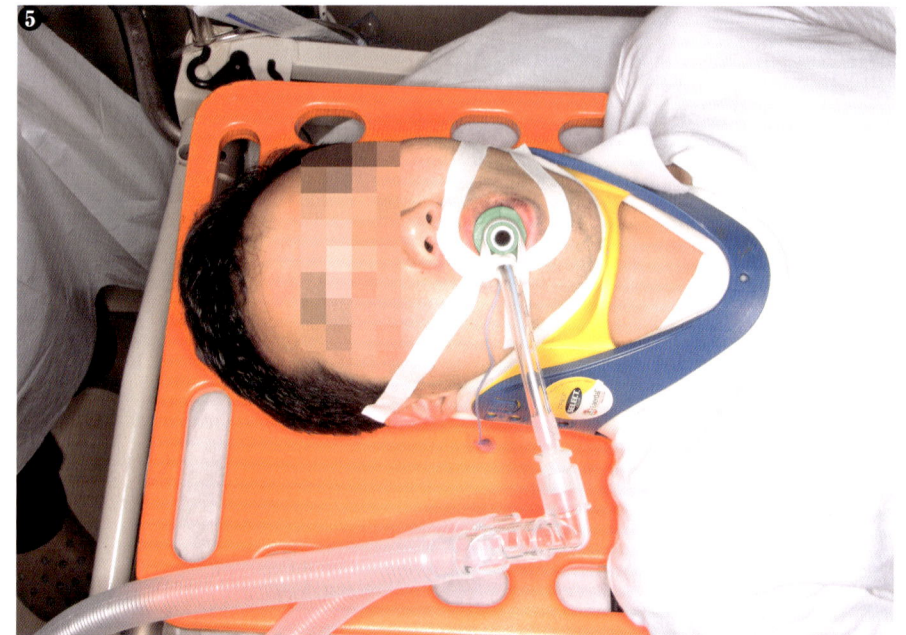

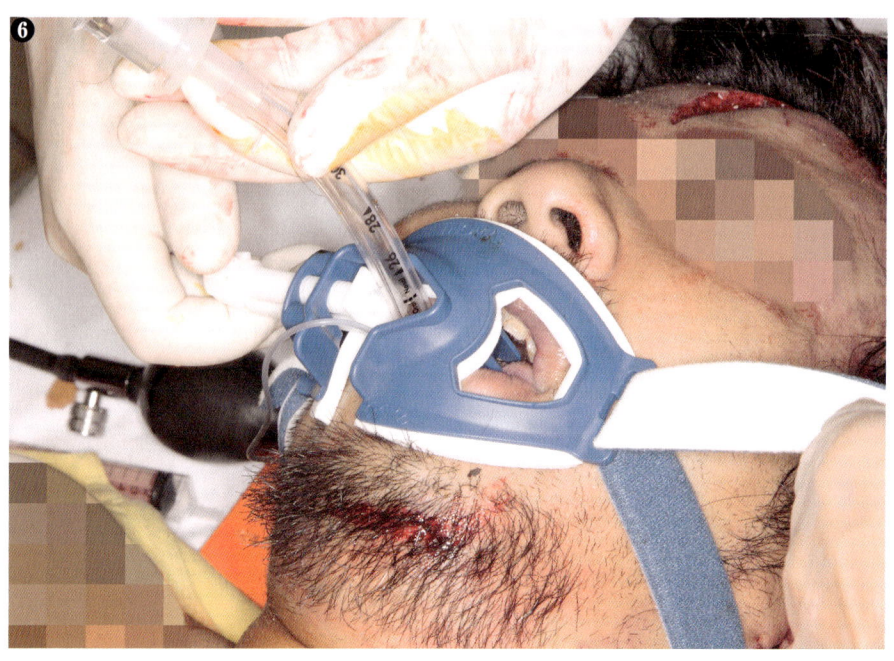

気管内吸引法

　気管内吸引法は、気管切開、気管挿管などの人工気道を用いており、患者自身で効果的な気道内分泌物の喀出ができない場合に行う。

　吸引前には十分に酸素化を行い、低酸素血症を予防する。吸引手技は10秒以内にとどめ、低酸素血症や無気肺とならないように心がける。気管内分泌物が増加している場合には、気管内吸引により酸素化が左右されるため、適切な手技をマスターする。

相対的禁忌

- 低酸素血症
- 出血傾向、気管内出血
- 低心機能・心不全
- 頭蓋内圧亢進状態
- 気道の過敏性が亢進している状態、吸引刺激で気管支痙攣が起こりやすい場合
- 吸引刺激により病態悪化の可能性がある場合　　　　　　　　　　など

合併症

外傷	鼻腔、気管支粘膜などの損傷や出血
呼吸	低酸素症・低酸素血症　呼吸停止　上気道のスパズム　無気肺　気胸
循環	不整脈・心停止　徐脈　血圧変動
頭部疾患	頭蓋内圧上昇　脳出血　脳浮腫
その他	嘔吐　不快感・疼痛　院内感染

気管内吸引の手技

1　挿入のタイミング
自発呼吸のある患者では、吸気時にタイミングを合わせて挿入する。

2　挿入の深さ
吸引カテーテルをゆっくり挿入し、カテーテル先端が気管分岐部に当たらない位置まで挿入する。挿入中は吸引を止めておく。

3　吸引操作
陰圧をかけながら、吸引カテーテルをゆっくり引き戻す。分泌物がある場所ではカテーテルを引き戻す操作を少しの間止める。

4　挿入時間
1回の吸引操作で10秒以上吸引をしない。1回の挿入開始から終了までの時間は20秒以内にする。低酸素血症を予防、または最小限にとどめるためにも、1回の操作は短時間で終了する。

5　陰圧の強さ
推奨される吸引圧は最大で20kPa(150mmHg)であり、これを超えないように設定する。吸引圧の設定はカテーテルを完全閉塞させた状態で行う。

6　吸引カテーテルの取り扱い
1連の吸引の中で行われる複数の吸引中、1回吸引ごとにカテーテル外側をアルコール綿でふき取り、内腔は滅菌水を吸引させて、内腔の分泌物をできる限り除去してから次の吸引を行う。洗浄水は滅菌水を使用する。洗浄水は滅菌コップに入れて使用し、再利用しない。

経鼻気管挿管法

　気管挿管では施行者がもっとも熟練している方法をとるべきであり、その第1選択手技は、経口気管挿管である。一般に、緊急であれば経鼻挿管よりも経口挿管のほうが好ましい。しかし、状況によって、経鼻気管挿管法がもっとも確実な方法であれば行うべきである。

　頭蓋底や篩骨骨折のある患者では、鼻からのチューブ挿入により直接的に脳損傷を起こす危険性がある。鼻出血、耳出血など頭蓋底骨折を疑う所見があれば経鼻挿管は控える。

　さらに、経鼻挿管で24時間以上人工呼吸管理を行う場合は、副鼻腔炎の危険が生じる。患者の状態が安定してきたら、経口チューブに変更する。

適応
- 自発呼吸はあるが確実な気道確保が必要で、挿管困難が予想される場合（通常の喉頭展開が困難な場合や開口制限のある場合）

絶対禁忌
- 気道緊急
- 頭蓋底骨折
- 顔面骨骨折（特に鼻骨・篩骨骨折）
- 出血傾向がある場合

相対禁忌
- 頭部・顔面外傷が疑われる場合

必要物品
- らせんチューブあるいは経鼻挿管チューブ
- マギール鉗子
- 0.025%塩化ベンザルコニウム液（ザルコニン®）5mL
- 0.5%フェニレフリン（ネオシネジン®コーワ2号）1mL
- 4%リドカイン液（キシロカイン®）5mL
- シャーレ
- 清潔綿棒：数本
- 通常の気管挿管の準備

合併症
- 経口気管挿管法と同様
- もっとも多い合併症は、鼻出血

経鼻気管挿管法の手技

	前処置	
1	鼻腔内の消毒	ザルコニン®を十分にしみこませて、鼻孔から垂直に鼻腔内へ挿入する。2回行う。
2	鼻腔内の止血	綿棒にネオシネジン®を十分にしみこませて同様に2回、鼻腔内に塗布する。
3	鼻腔内の麻酔	4%キシロカイン®を十分にしみこませて同様に2回、鼻腔内に塗布する。

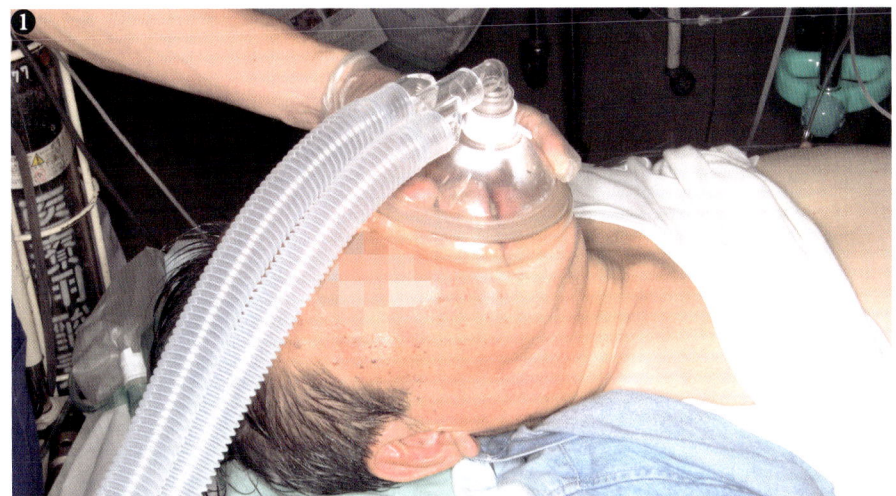

❶ 経口気管挿管と同様の薬剤投与法で迅速導入法を行う。挿管手技の前には、十分に酸素投与を行う。

❷ 鼻孔から気管チューブを15cm程度挿入する。

❸ 喉頭鏡を挿入して、咽頭に気管チューブを視認する。

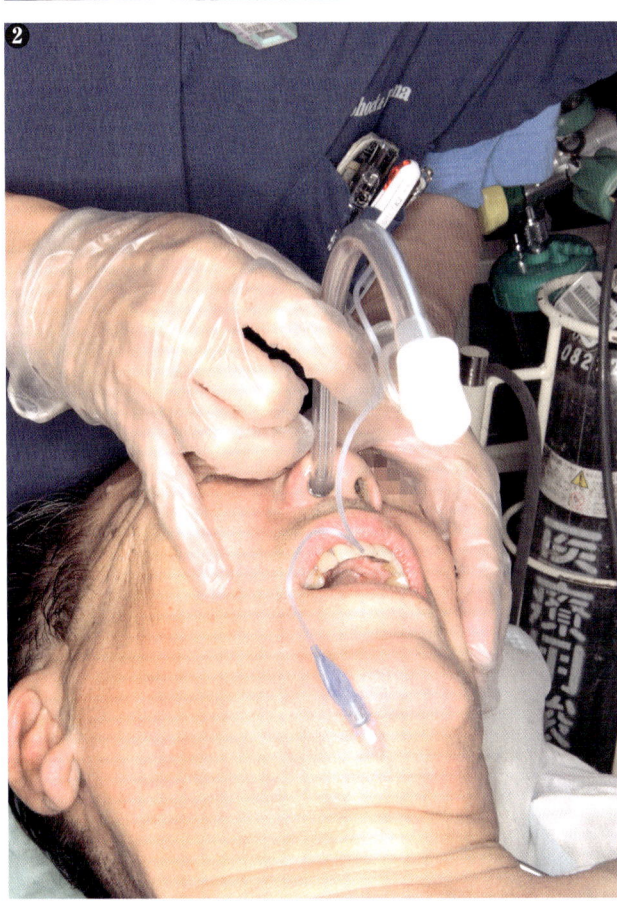

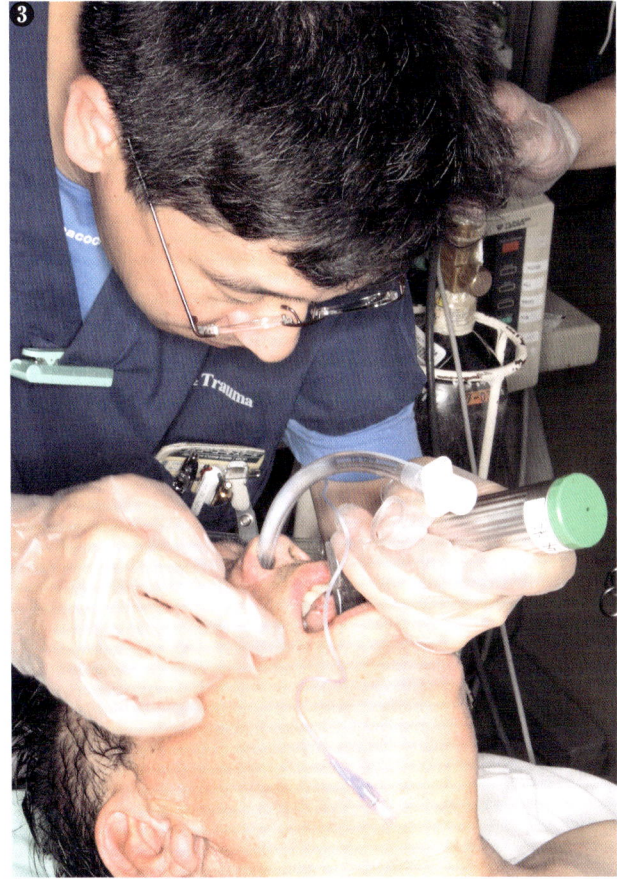

❹❺ 経口挿管と同様に、声門を確認する。
マギール鉗子を用いて、気管チューブ先端と声門の位置を確認しながら、チューブを気管に誘導する。合図により介助者がチューブを挿入する。この際、マギール鉗子でカフを損傷させないように注意する。
カフが声門を越えたことを確認し、さらに2cm進める。

❻ 喉頭鏡を抜き、左手でチューブを保持する。呼吸回路につないで換気可能なことを確認する。

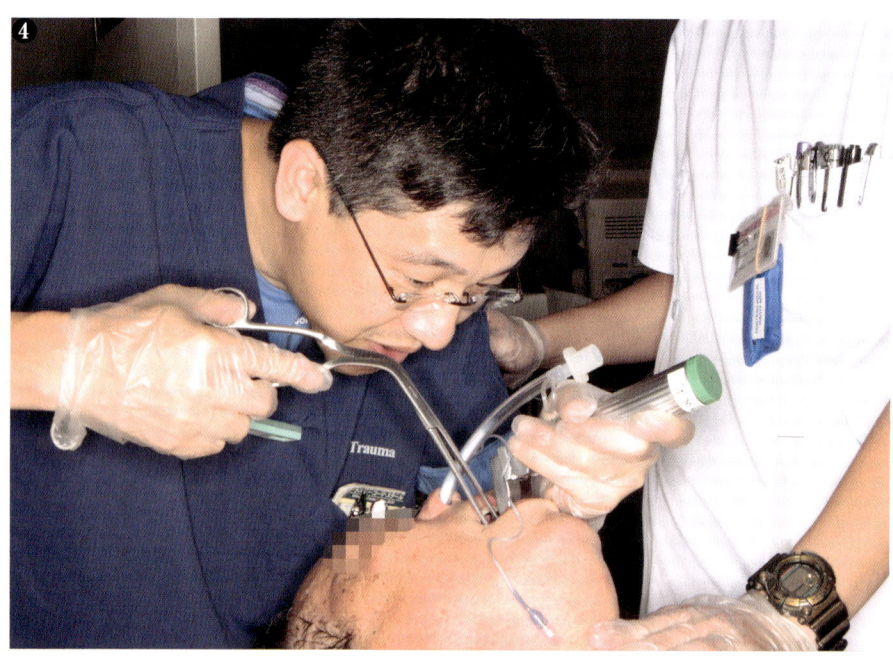

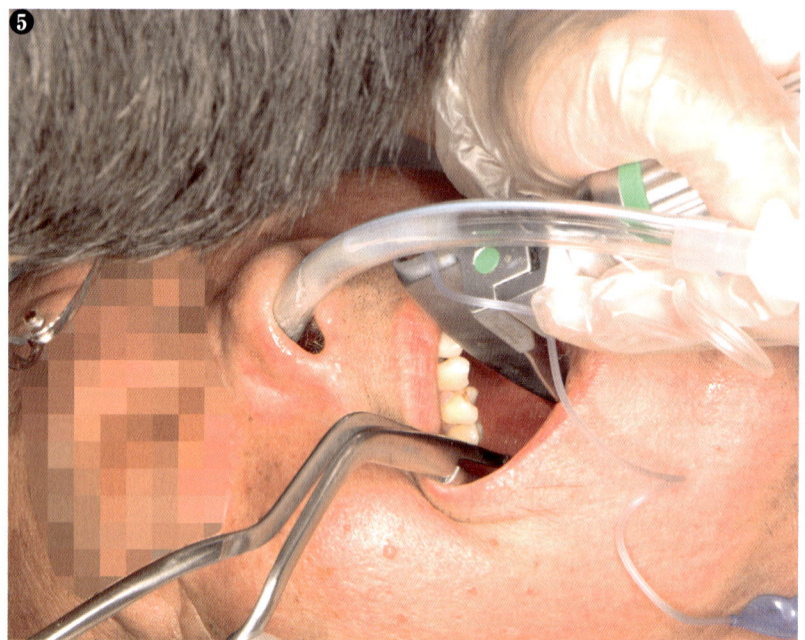

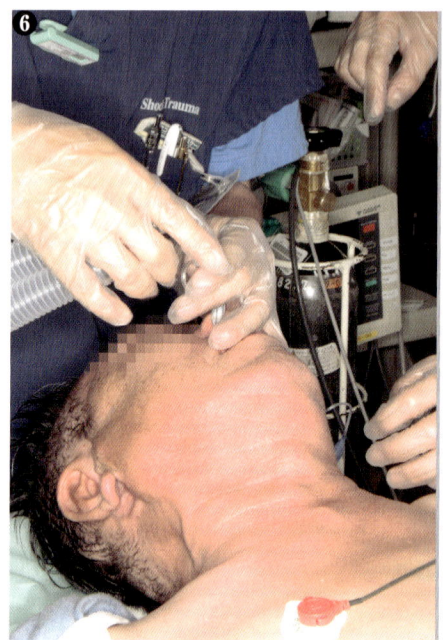

盲目的経鼻挿管法

盲目的経鼻挿管法は、気管支ファイバー併用挿管の代替として行うことが多い。

気管チューブは、経鼻挿管用のチューブ先端を挙上できるフックがついているものを用いる。鼻腔内を十分に消毒・止血、麻酔をして、鼻孔から17cm程度まで気管チューブを進める。

チューブに耳を近づけて呼吸音を聞きながら喉頭まで進めていく。チューブ先端の位置が声門直上の時に呼吸音が最大となるので、ここでチューブ先端を挙上するためフックを引きながら、患者の吸気に合わせてチューブを進め挿管する。

チューブが抵抗なく進み、咳嗽反射やチューブ内に呼気の曇りが確認されれば挿管は成功である。抵抗がある場合は、呼吸音が確認できる位置まで引き戻してからやり直す。カプノメーターを接続するとモニター監視下に行うことができる。

オブチュレータを用いた気管チューブ交換法

前処置

1 準備 あらかじめ胸部レントゲン写真により、気管チューブの先端の位置を確認しておく。

2 酸素化 チューブ交換前に5分間100%酸素投与を行い、十分に酸素化を行う。

3 鎮静鎮痛 チューブ交換前に鎮静薬をボーラス投与し、鎮静を深める。可能であればフェンタニルの投与を行う。チューブ交換は挿管手技と同等の侵襲刺激であるため十分な鎮静、有害反射の抑制が手技の成功につながる。

4 吸引 喉頭鏡を使用して口腔内を可能な限り吸引し、誤嚥の予防を行う。

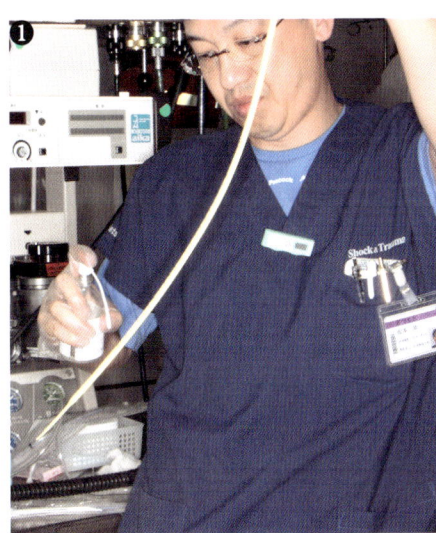
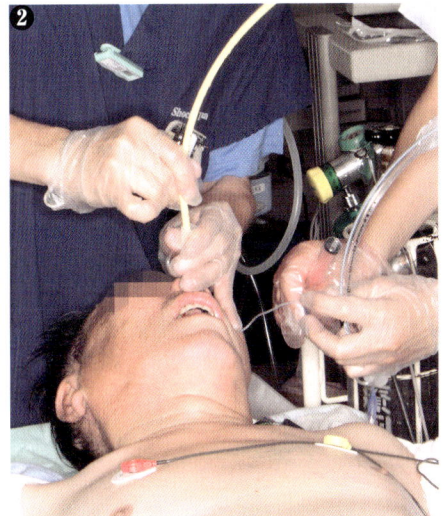
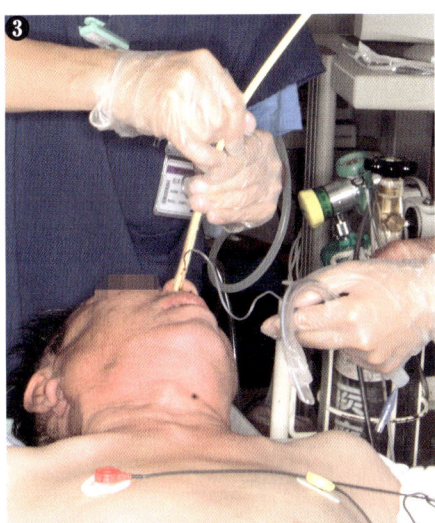
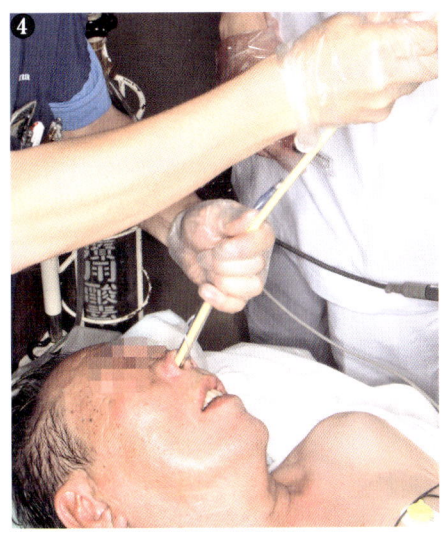

❶ オブチュレータに潤滑剤・局所麻酔薬をつける。

❷ オブチュレータをゆっくり気管チューブへ挿入し、先端が気管分岐部に当たらない位置まで挿入する。

❸ 気管チューブのカフをしぼませて、オブチュレータを残したまま気管チューブを抜去する。

❹ 新しい気管チューブをオブチュレータに通して、同じ深さまで進める。抵抗を感じる場合は無理をせず、いったん引いて、気管チューブを少し回転して再度挿入する。この際、オブチュレータの位置が変わらないように、介助者に押さえておくように指示する。
新しい気管チューブが同程度の深さまで挿入できたら、カフを膨らまして、オブチュレータを慎重に抜去する。気管チューブに回路を接続し、位置の確認を行う。
チューブ交換に失敗した場合は、直ちに直視下経口気管挿管に切り替える。

表1 オブチュレータを用いた気管チューブ交換にあたっての注意点

外科的気道確保	相対的禁忌	合併症	
・再挿管が困難であることが予想される場合は、気管切開を行うことを推奨する。	・低酸素血症	外傷	・気管損傷　・喉頭損傷
	・出血傾向、気管内出血	チューブの位置	・気管支挿管
	・低心機能・心不全		
・時間的余裕がない場合でも、外科的気道確保の準備を行っておく。	・頭蓋内圧亢進状態	呼吸器系	・誤嚥　・喉頭痙攣　・気管支痙攣 ・低酸素血症　・高二酸化炭素血症
	・気道の過敏性が亢進している状態、刺激で気管支痙攣が起こりやすい場合	心・血管系	・高血圧　・頻脈 ・不整脈　・心筋虚血
	・口腔内出血や分泌物が著しい場合		

気管支ファイバーガイド下気管挿管法

　気管支ファイバーガイド下気管挿管法は、挿管困難が予想される場合の第1選択として用いられる。

　挿管にあたっては、自発呼吸下では気道麻酔を十分に行う。経口・経鼻どちらでも施行可能であるが、経口で行う場合では特殊なエアウェイを使用すると喉頭蓋付近まで容易に到達可能である。咳嗽反射が残っている場合では、経鼻を選択する。

　喉頭蓋確認が挿管成功の鍵となり、視野が悪い場合はいったん、ファイバースコープを引き戻す。

適応
- 不安定性頸椎骨折
- 頸髄損傷
- 通常の経口気管挿管に失敗した場合
- 経口気管挿管が困難な場合
- 開口障害のある場合

絶対禁忌
- 口腔内出血や喉頭浮腫によりファイバーでの視野が得られない場合
- 経鼻挿管では、頭蓋底骨折や顔面骨骨折が明らかな場合には禁忌
- 気道緊急

相対禁忌
- 低酸素血症
- 出血傾向・気管内出血
- 低心機能・心不全
- 頭蓋内圧亢進状態
- 気道の過敏性が亢進している状態、吸引刺激で気管支痙攣が起こりやすい場合

必要物品
- 気管支ファイバースコープ（出血や分泌物吸引のため、サイズは3～5mm径で太めのものを使用する）
- 通常の気管挿管の準備

【経口挿管の場合】
- Ovassapianエアウェイ®・Berman intubatingエアウェイ®

【経鼻挿管の場合】
- 鼻腔内の消毒、局所麻酔薬を準備（経鼻気管挿管法参照）

合併症
- 外傷：歯牙・口唇・舌損傷、気管損傷、喉頭損傷などや頸髄損傷・鼻出血
- チューブの位置：食道挿管・気管支挿管
- 呼吸器系：誤嚥・喉頭痙攣・気管支痙攣・低酸素血症・高二酸化炭素血症
- 心・血管系：高血圧・頻脈・不整脈・心筋虚血

気管支ファイバーガイド下気管挿管法の手技

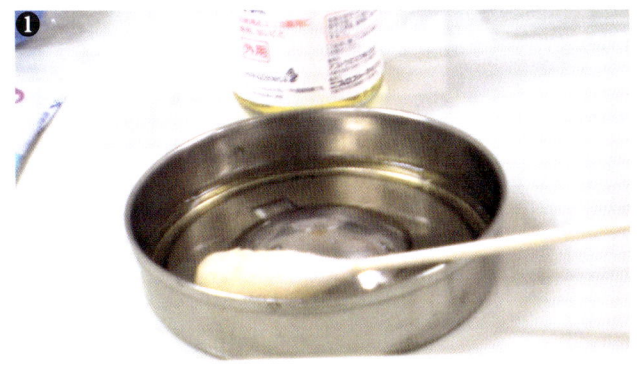
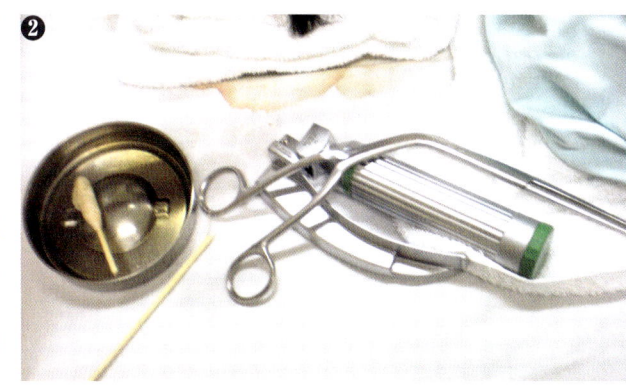

❶❷ 鼻腔内の消毒・局所麻酔薬を準備し、直視下挿管法になった場合に備え、喉頭鏡とマギール鉗子を準備する。

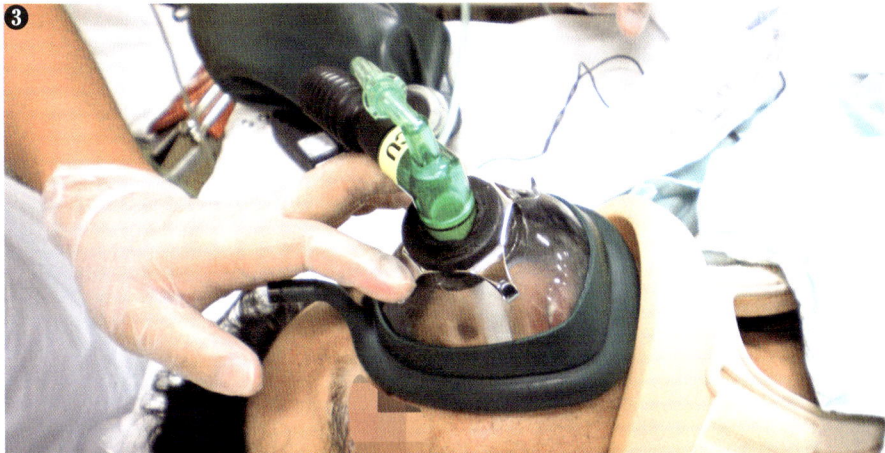

❸ 気管挿管に先立ち、十分な酸素化を行う。

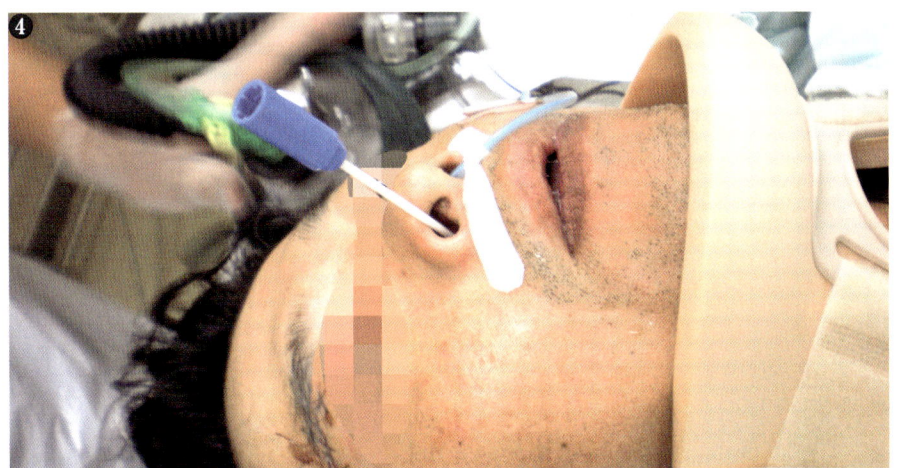

❹ 出血すると視野がとれなくなるため、特に経鼻挿管の場合はフェニレフリン加生理食塩水で出血しないように処置しておく。
また、意識下挿管を選択する場合は、局所麻酔薬のスプレーなどで十分な気道麻酔を行う。

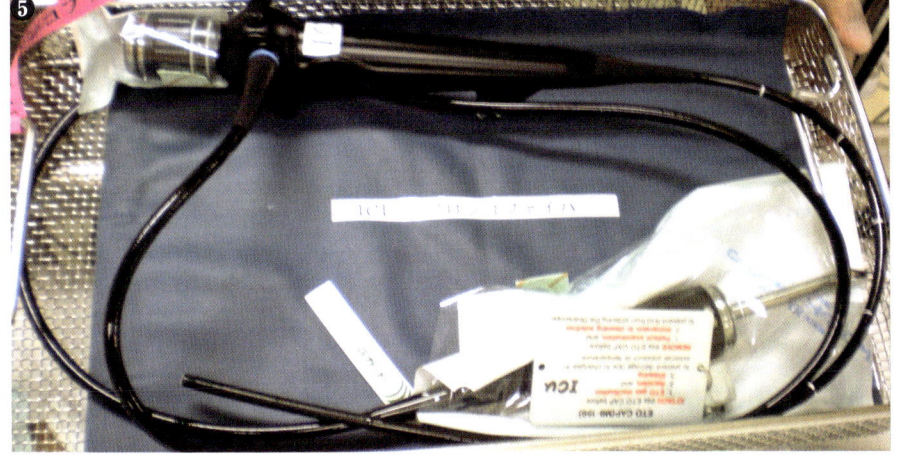

❺ 気管支ファイバースコープを準備する。

❻ 経鼻の場合は、気管チューブを15cm程度進めておく。
経口の場合は、前述のエアウェイを挿入しておく。

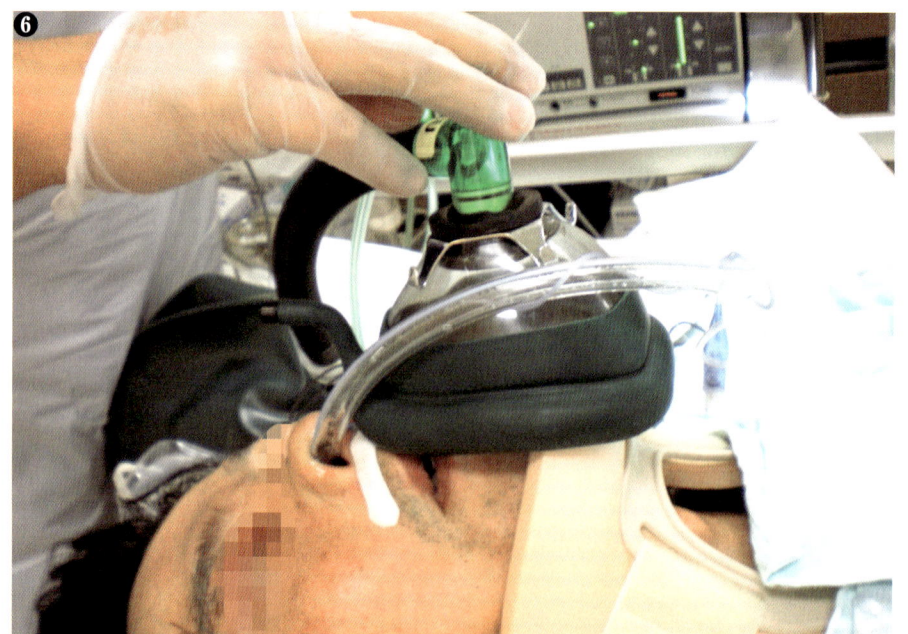

❼❽ 気管チューブの内腔にファイバースコープを通し、左手でコントロールレバーを操作し、右手でファイバースコープの出し入れを行う。この際、気管チューブを介助者に保持してもらうと操作しやすい。必要に応じて吸引口から酸素を10〜15L/min流しておくと良好な視野を保つことができる。
まず、ファイバースコープから得られる視野で位置を確認する。喉頭蓋を確認できるようにファイバースコープを進める。
喉頭蓋がみえない時はファイバースコープの先端が深すぎるか、咽頭壁に当たっていることが多い。気管チューブやエアウェイを動かして喉頭蓋を確認する。視野不良となり、位置がわからなくなれば、いったん口咽頭までファイバースコープを引き抜く。
経口であればエアウェイが正中に位置していることを確認して、再試行する。
経鼻の場合は深さや出血が問題となることが多いため、対処したうえで再試行する。

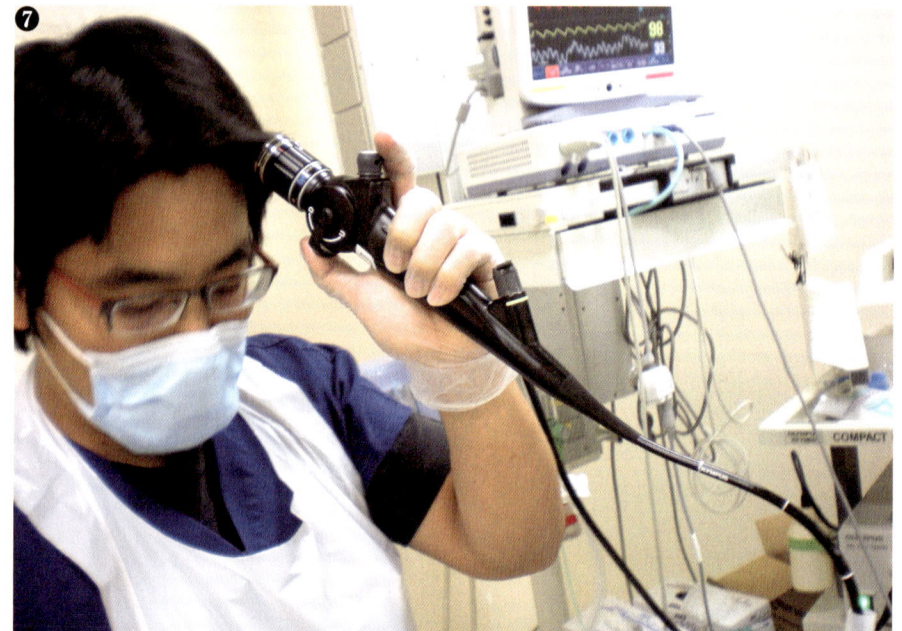

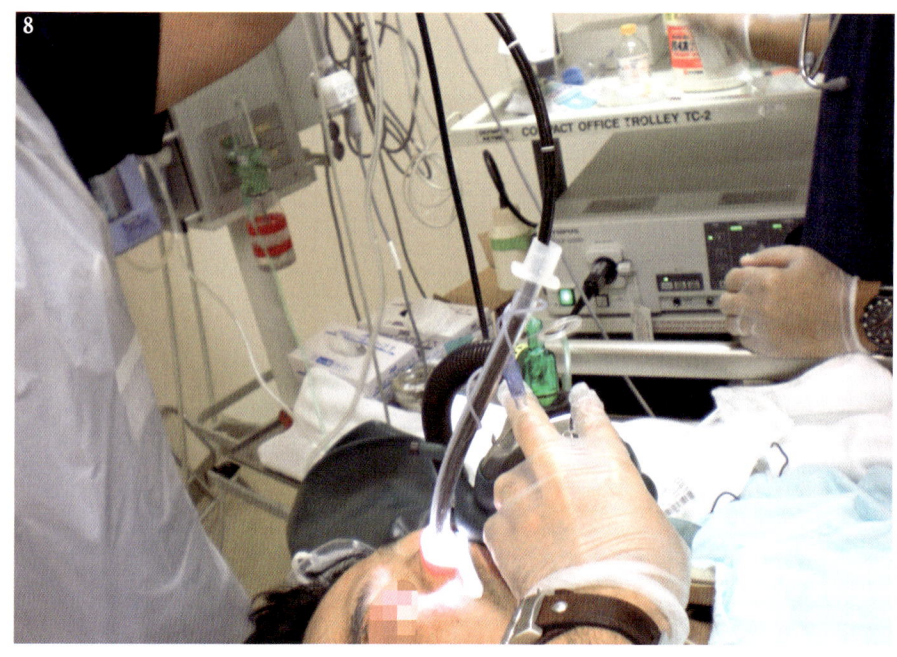

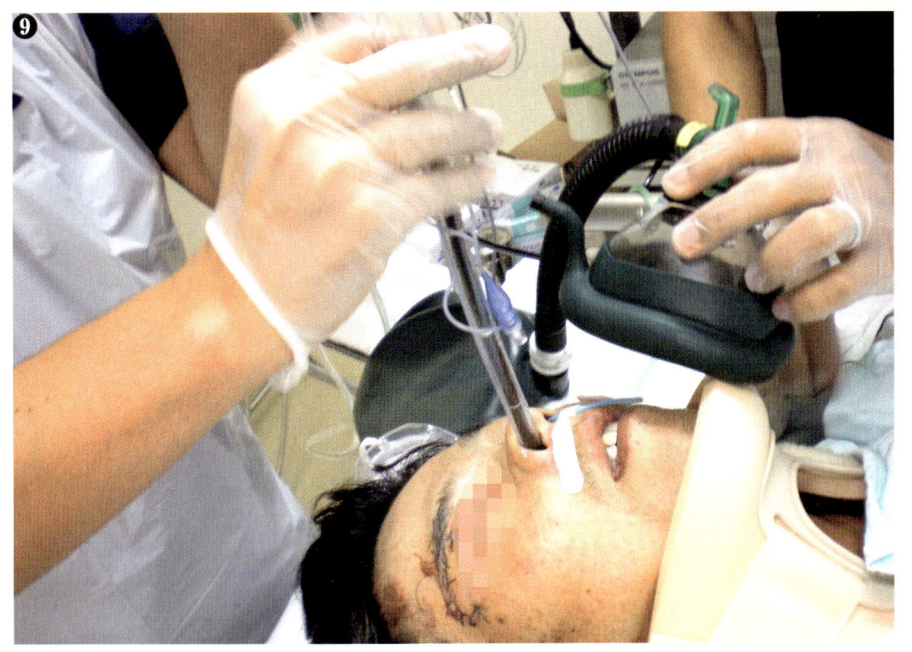

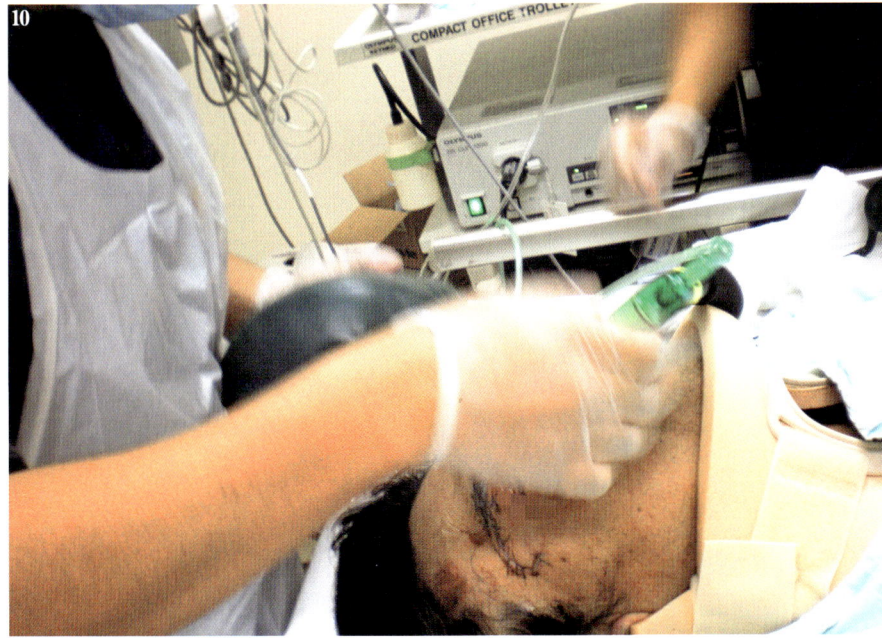

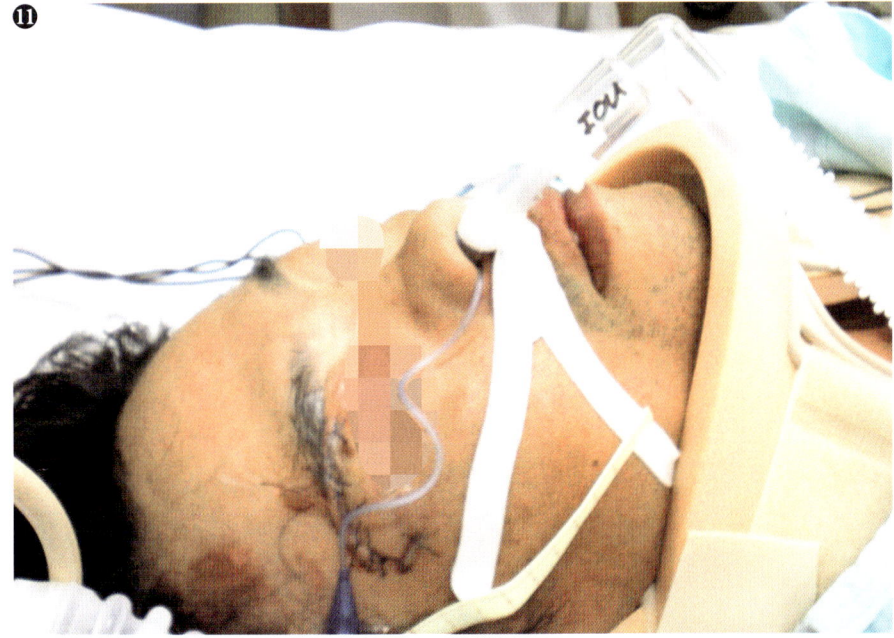

❾❿⓫ 喉頭蓋を確認した後、さらにファイバースコープを進める。喉頭蓋の下をくぐると、声帯が確認される。

必要に応じて、声帯に局所麻酔液（4%リドカイン液2〜4mL）を噴霧し、咳嗽反射や声帯閉鎖反射を抑制する。

声帯の奥へファイバースコープを進め、気管軟骨を確認し、ファイバースコープが抜けないように保持しながら気管チューブを挿入する。

気管チューブ先端が気管分岐部から約3cm手前になるように留置する。気管チューブのカフを膨らまし、左手でチューブを保持する。呼吸回路につないで換気可能なことを確認する。

1-⑤ 輪状甲状靭帯穿刺法

　輪状甲状靭帯穿刺法は、外科的気道確保のひとつである。高度の顔面外傷や熱傷の声門浮腫による上気道閉塞などで、通常の経口気管挿管が不可能な場合の緊急気道確保として行う。
　この方法により最低限の酸素化は得られるが、換気についてはほとんど期待できないと考えたほうがよい。輪状甲状靭帯切開や緊急気管切開などの確実な気道確保を実施するまでの緊急避難的処置である。

適応
- 確実な気道確保が必要であるにもかかわらず、通常の気管挿管が不可能な症例。

禁忌
- 輪状甲状靭帯穿刺は救命のための緊急処置であり、原則禁忌はない。しかし、より低侵襲な気道確保法がある場合は、そちらを選択すべきである。

喉頭の解剖

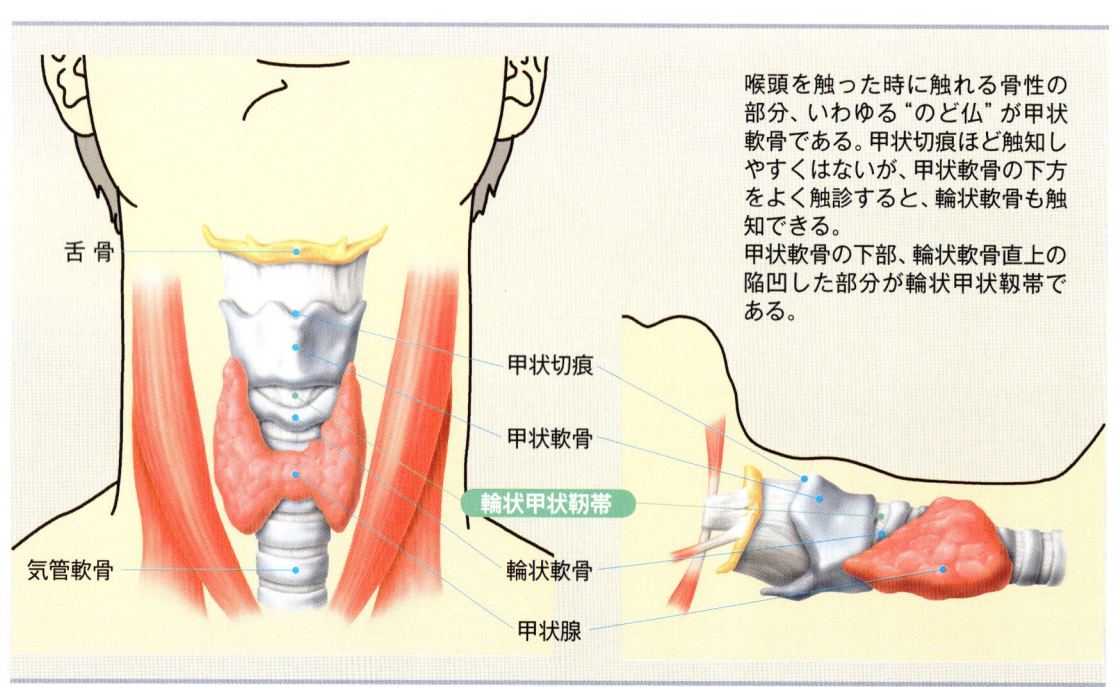

喉頭を触った時に触れる骨性の部分、いわゆる"のど仏"が甲状軟骨である。甲状切痕ほど触知しやすくはないが、甲状軟骨の下方をよく触診すると、輪状軟骨も触知できる。
甲状軟骨の下部、輪状軟骨直上の陥凹した部分が輪状甲状靭帯である。

輪状甲状靭帯穿刺法の手技

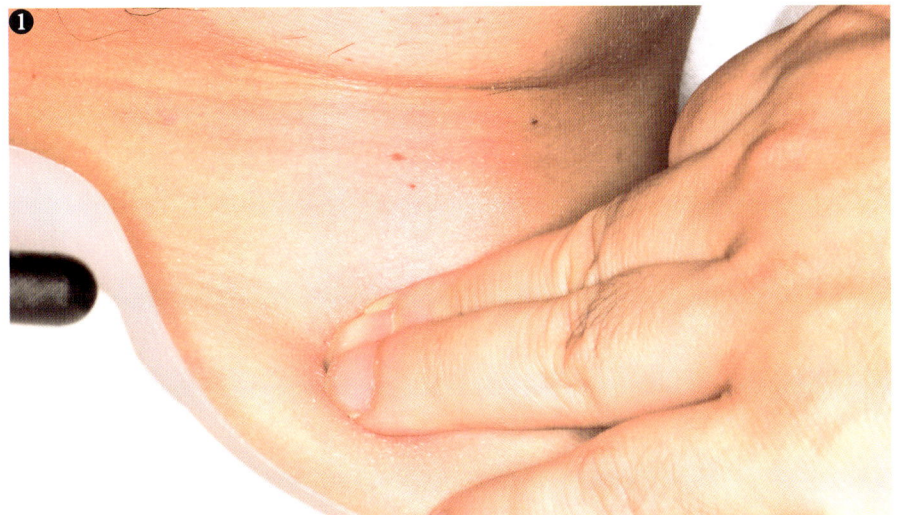

❶

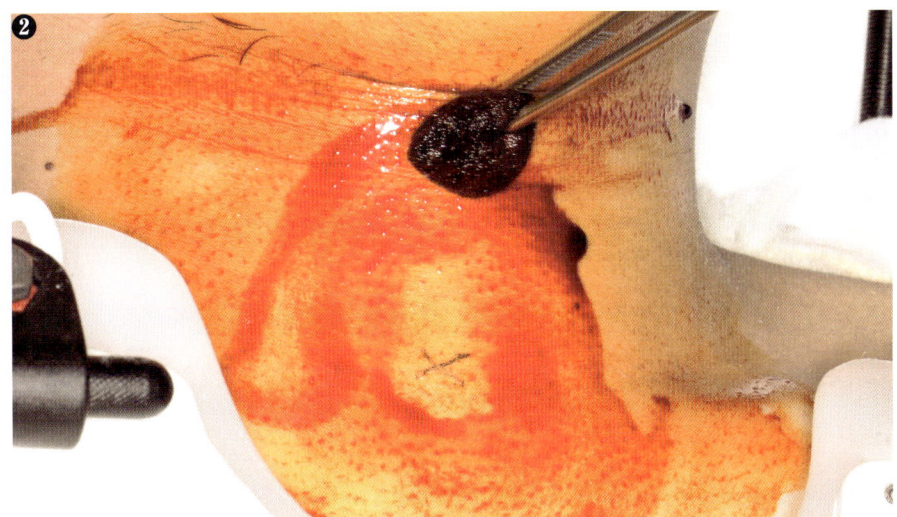

❷

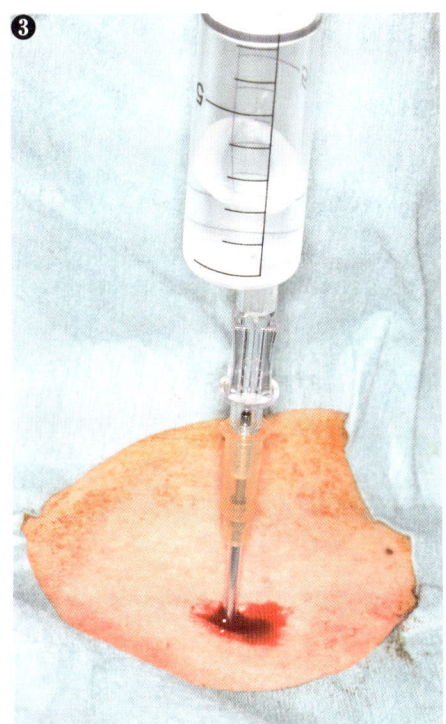

❸

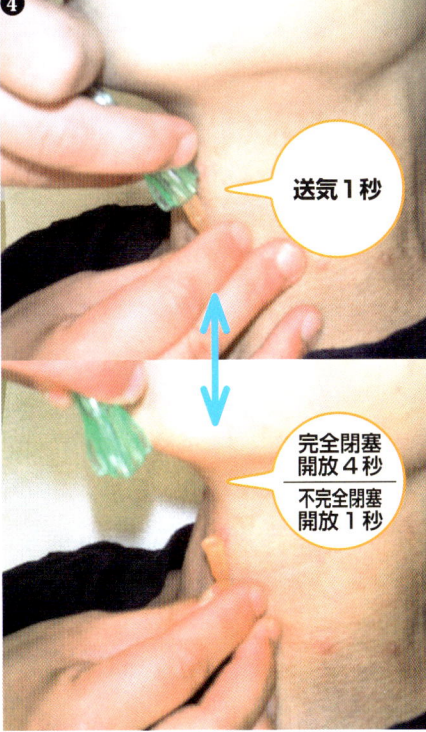

❹

送気1秒

完全閉塞
開放4秒
不完全閉塞
開放1秒

❶ 触診にて甲状軟骨とその下の輪状軟骨を同定する。輪状軟骨の直上が輪状甲状靭帯である。

❷ 穿刺部位を決定したら、マーキングし、その部位を中心に広く消毒する。以後は清潔操作で行う。

❸ 一方の手で甲状軟骨を固定しつつ、もう一方の手で10mL程度の注射器につけた14Gの血管留置針をマーキング部位に刺す。注射器には少量の生理食塩水を入れておく。
穿刺針を約45度尾側方向へ向け、注射器に陰圧をかけながら徐々に針を進めていく。針先が気管内に達すると、注射器に気泡が引ける。針先が気管内に入ったことが確認できたら、外筒だけをゆっくりと進め、内筒を抜去する。
外筒に酸素チューブを接続する。

❹ 本法では気管内吸引が不可能で、誤嚥を防止できない。穿刺後、酸素チューブを介して10〜15 L/minの高流量酸素の送気と開放を間欠的に繰り返す。
上気道が完全閉塞している場合は送気1秒、開放4秒、完全閉塞していない場合は送気1秒、開放1秒の割合で行う。

表1 輪状甲状靭帯穿刺法による合併症

- 血液・気道分泌物・吐物などの誤嚥
- 食道損傷
- 気管後壁損傷
- 皮下気腫、縦隔気腫、心嚢気腫、気胸、緊張性気胸
- 甲状腺穿刺
- 空気塞栓症

1-⑥ 気管切開法

　気道確保が必要であるにもかかわらず、通常の経口・経鼻気管挿管が不可能あるいは適切でないと判断された場合、外科的気道確保が必要となる。

　高度の顔面外傷や熱傷による声門浮腫などで気管挿管が不可能な場合は、気道緊急でなければ気管切開法を行わなければならない。

　外傷初期治療における緊急時の外科的気道確保には、輪状甲状靱帯穿刺法あるいは輪状甲状靱帯切開法があるが、これらの方法で気道確保を行った場合には、初期治療後に改めて気管挿管もしくは気管切開法にて気道確保をし直す必要がある。

　気管切開法には、従来の外科的切開による方法と経皮的穿刺による方法があるが、本稿ではより簡便で迅速にできる経皮的穿刺法を紹介する。

適応
- 経口・経鼻気管挿管が不可能であり、気管切開による気道確保が必要な症例（緊急を要さない場合）。
- 意識障害や高度の胸部外傷がある場合で、長期の人工呼吸管理を余儀なくされることが確実な症例。

絶対禁忌
- 小児
- 気管切開口に感染症がある患者
- 気管切開口に悪性腫瘍がある患者
- 解剖学的ランドマークを確認できない患者

相対禁忌
- 甲状腺が肥大している患者
- 気管切開を行う部位に手術痕のある患者
- 出血傾向のある患者

必要物品

❶ガイドワイヤー・ダイレーティング鉗子
❷メス
❸14G静脈留置針
❹10mLシリンジ
❺ガイドワイヤー
❻ダイレーター
❼カフ付き気管切開チューブ

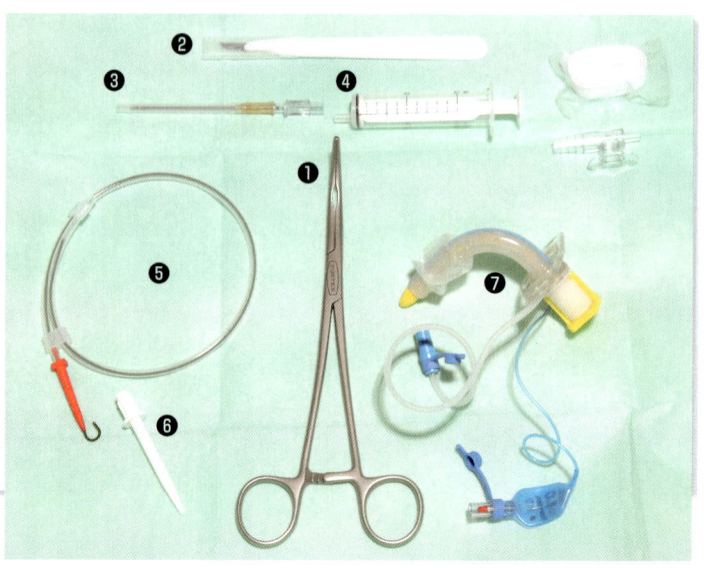

気管切開法の手技

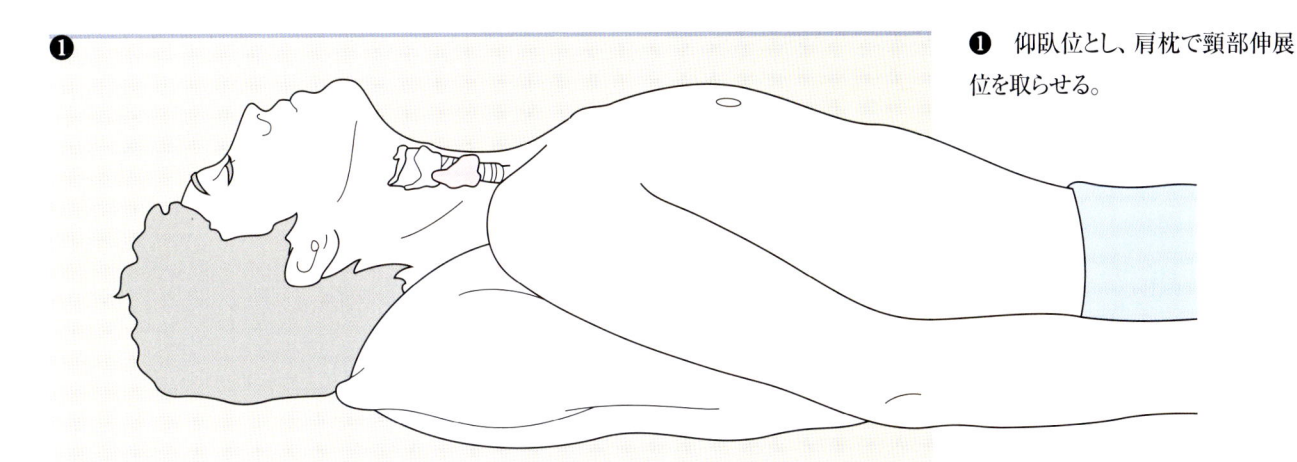

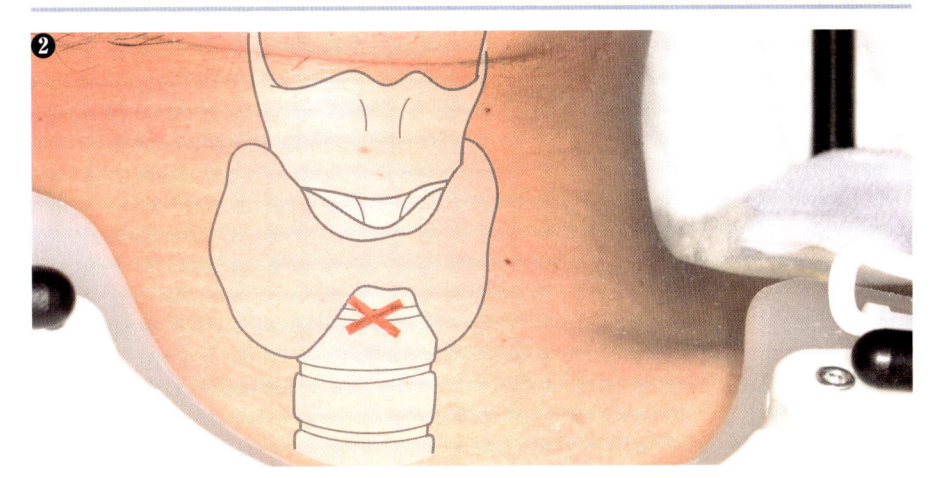

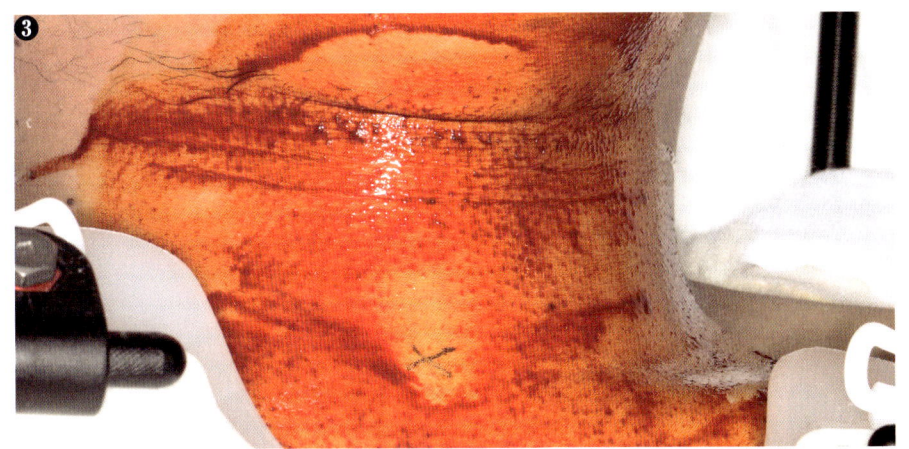

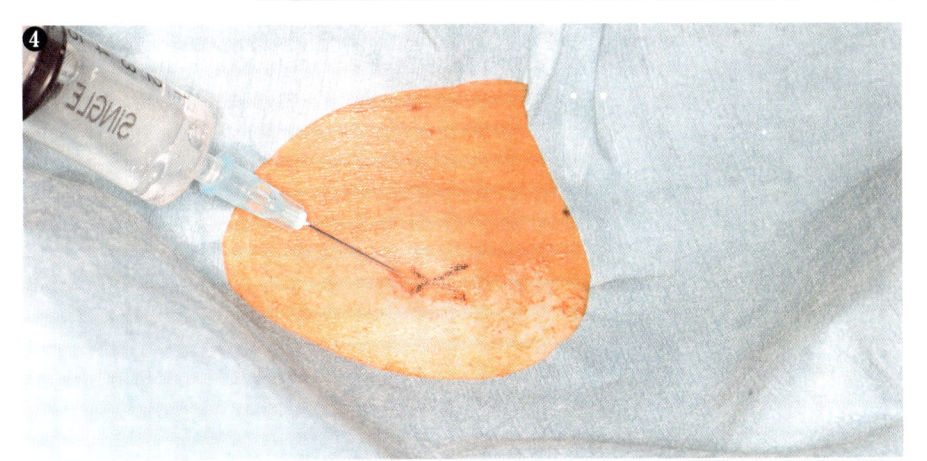

❶ 仰臥位とし、肩枕で頸部伸展位を取らせる。

❷ 触診にて甲状軟骨、輪状軟骨を探し、その下部にある第1・2気管軟骨間もしくは第2・3気管軟骨間に×印をマークする。

すでに気管内チューブが挿入されている場合は、いったんカフ内の空気を抜き、声門付近まで注意深く引き抜いたところで再度、空気を注入する。

これは、本手技による気管チューブ挿入の妨げとならないようにしつつ、気道確保を維持するための処置である。

❸ ×印のマークを中心に、十分皮膚を消毒する。

❹ 滅菌ドレープで覆う。
×印を中心に局所麻酔を行う。アドレナリン含有の局所麻酔薬を使用することで、切開部位の出血を抑制できる。

❺ メスを用いて水平方向に2cm程度の皮膚切開を加える。

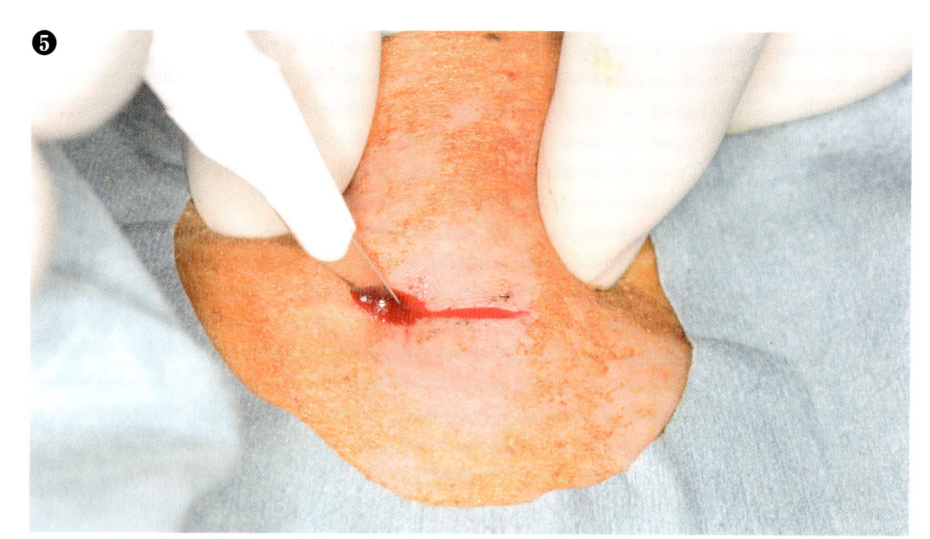

❻ 頸部正中位を維持しながら、ペアン鉗子にて、皮下組織の鈍的剥離を十分に行う。

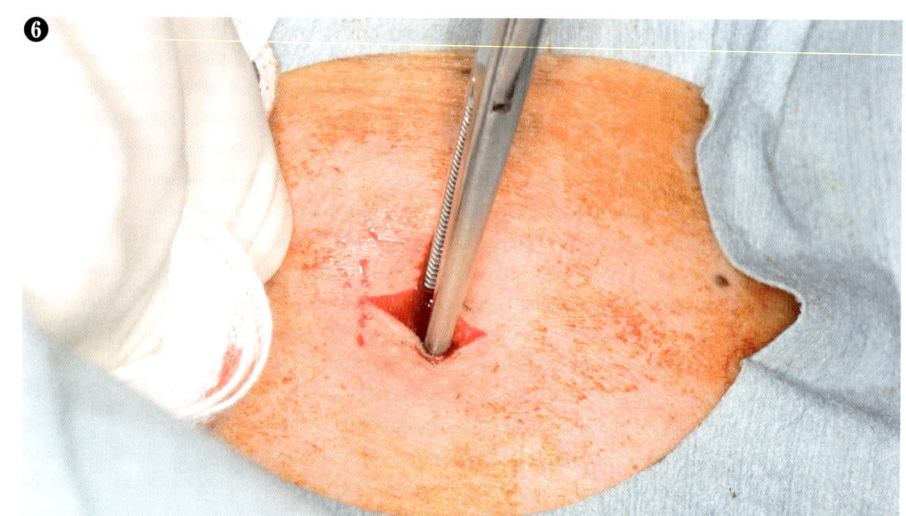

❼ 少量の生理食塩水を入れたシリンジに静脈留置針を取り付け、切開部位から穿刺する。この時、続いて挿入するガイドワイヤーが頭側に迷入しないように、やや尾側に向けて穿刺する。
軽く陰圧をかけながら穿刺針を進めると、留置針が気管内に到達した時点でシリンジ内の生理食塩水から気泡が引けるようになる。
気泡が引けるようになった時点より、もう数mm穿刺針を進めてから外筒を残して、内針とシリンジを抜去する。
シリンジを外筒に装着し吸引してみる。空気が抵抗なく逆流してくることで、外筒が気管内に留置されていることを確認できる。

❽ 外筒を通じて、ガイドワイヤーを気管内に挿入する。ガイドワイヤーを10cm以上気管内に留置する。

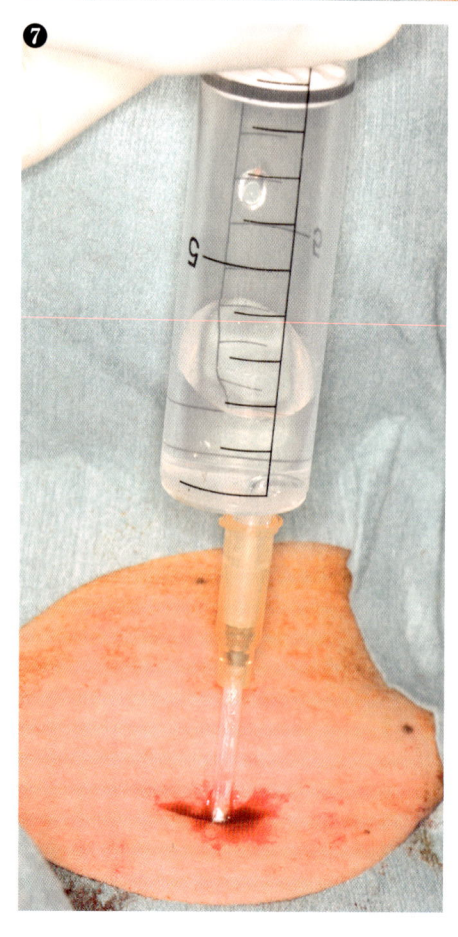

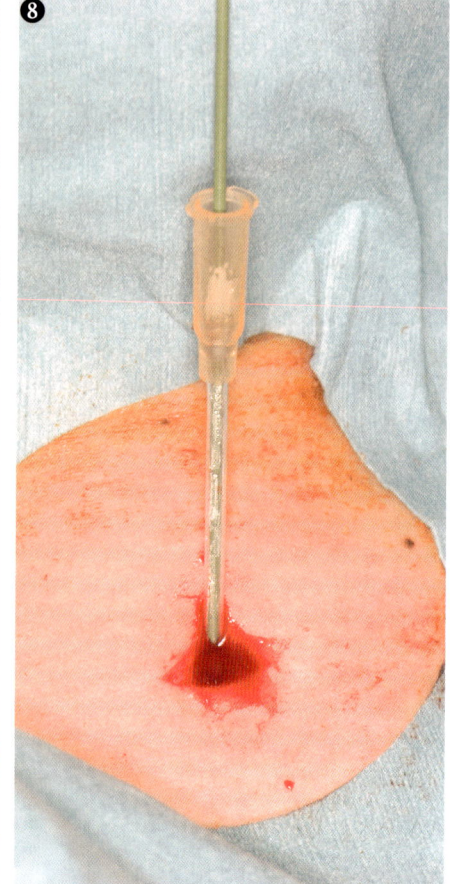

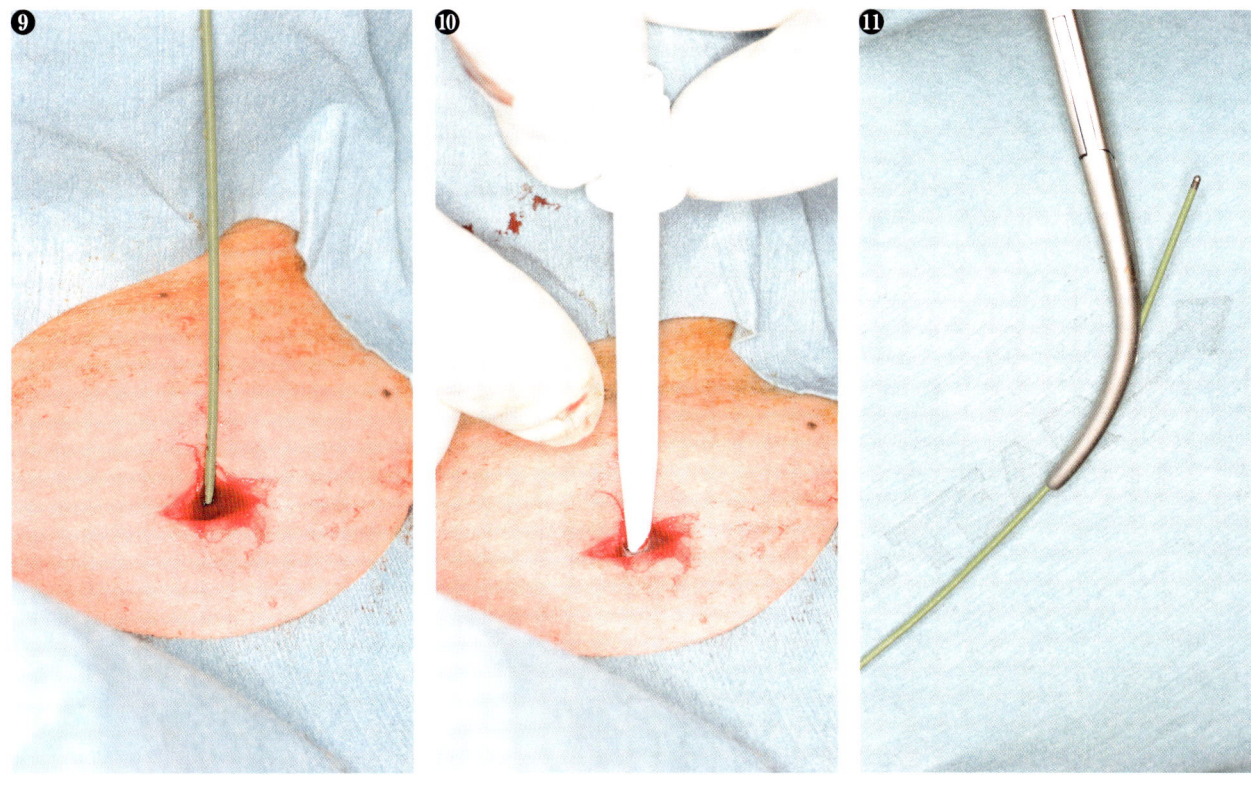

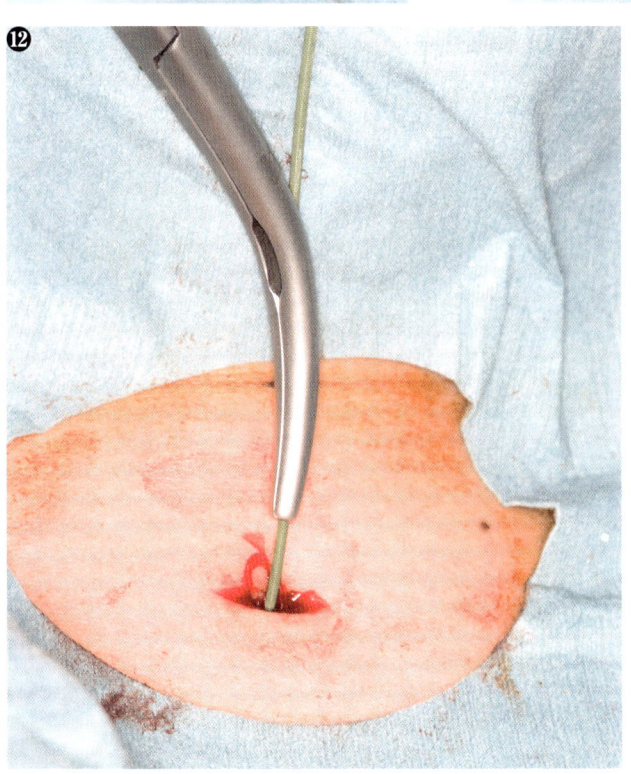

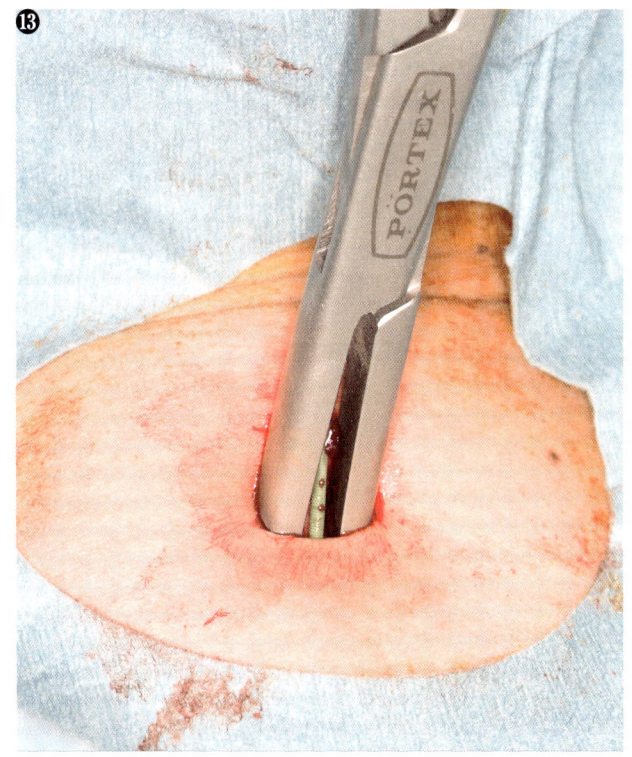

❾ ガイドワイヤーを残して、外筒を抜去する。

❿ ダイレーターをガイドワイヤーに通し、気管前壁を貫通する感触が得られるまで進める。
気管前壁を貫通した後、ダイレーターを正中方向に動かし、皮下組織および気管壁を十分に拡張する。
ガイドワイヤーが抜けないように注意しながら、ダイレーターのみ抜去する。

⓫ ガイドワイヤー・ダイレーティング鉗子を閉じた状態で、ガイドワイヤーに通す。

⓬⓭ ガイドワイヤー・ダイレーティング鉗子をガイドワイヤーに沿って進め、鈍的剥離操作によって皮下組織および気管前壁を十分に広げる。

鈍的剥離操作の際は、必ず正中に沿って上下方向に広げ、左右方向にはあまり広げないようにする。
乱暴に左右に広げると、頸部を縦走している動静脈を傷つけ、大出血することがある。
気管前壁を十分拡張するために、鉗子は両手を使って大きく開く必要がある。

写真でわかる 外傷基本手技 **37**

⓮ 気管切開チューブのオブチュレータ先端からガイドワイヤーを通す。

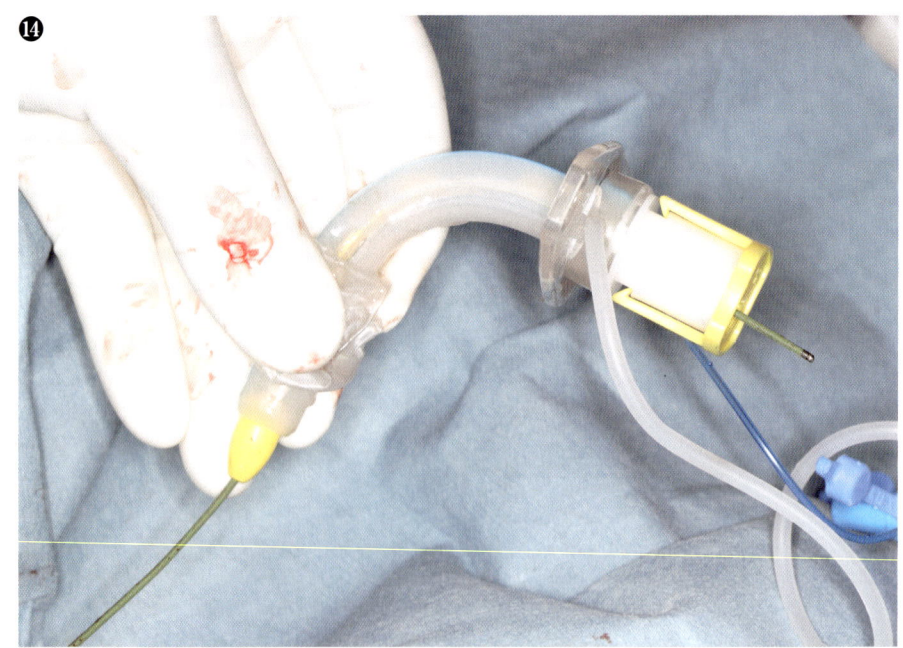

⓯ ガイドワイヤーを通して、気管切開チューブを気管内に挿入する。

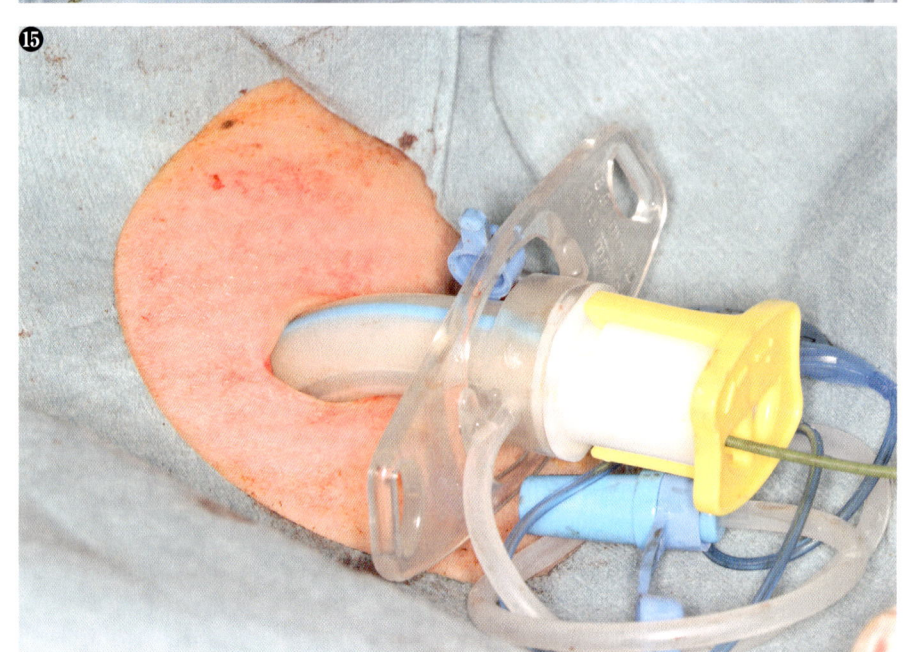

⓰ オブチュレータとガイドワイヤーを抜去する。気管切開チューブのカフに空気を注入し、呼吸回路につなげる。
出血のないことを確認する。

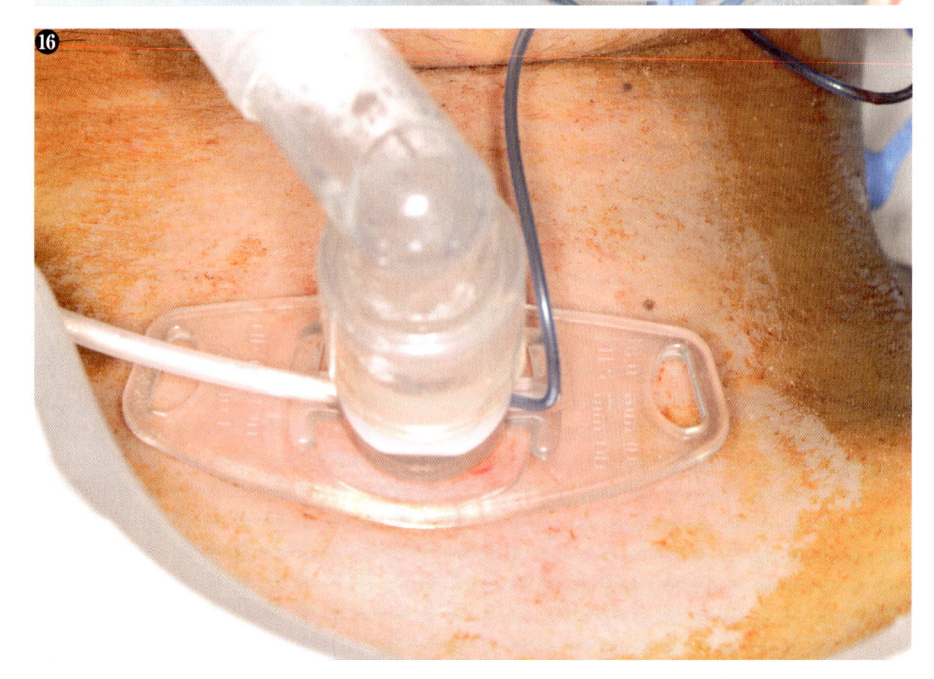

1-⑦ 胃管挿入法

　胃内に貯留した胃液や食物残渣は、嘔吐すると誤嚥性肺炎や窒息の原因となる。また、緊急手術が必要な外傷症例の場合には、気管挿管時の嘔吐予防や開腹手術時の上腹部の視野確保のため、胃内を空虚にしておくことは重要である。

　現在、胃管として用いられるチューブには、single lumen の Levin tube と、double lumen の sump tube の2種類がある。大量の胃内容物を吸引する際や胃内の洗浄を行う際には、空気孔から空気が入り、吸引に際して粘膜をチューブの孔に引き込む危険が少ない sump tube が望ましい。ただし、注意して使用すれば Levin tube で吸引、洗浄することも十分可能である。

　胃管の留置自体が誤嚥の危険性を増すため、必要性がなくなりしだい抜去する。

適　応
- 消化管出血や口腔内出血症例に対する診断・治療
- 緊急手術の術前処置　●術後の腸管運動麻痺
- イレウス　●経腸栄養投与　●胃内洗浄

禁　忌
- 頭部・顔面外傷症例に対しての経鼻挿入

注　意
- 意識障害をきたしており、胃管挿入によって嘔吐を誘発する可能性が高い場合には、気管挿管の後に胃管を挿入する。

必要物品
- 胃管チューブ　●塗布用局所麻酔薬（キシロカインゼリー®など）
- カテーテルチップ型シリンジ

※カテーテルなどに連結し、医薬品などを注入するために、筒先が太くなっている。

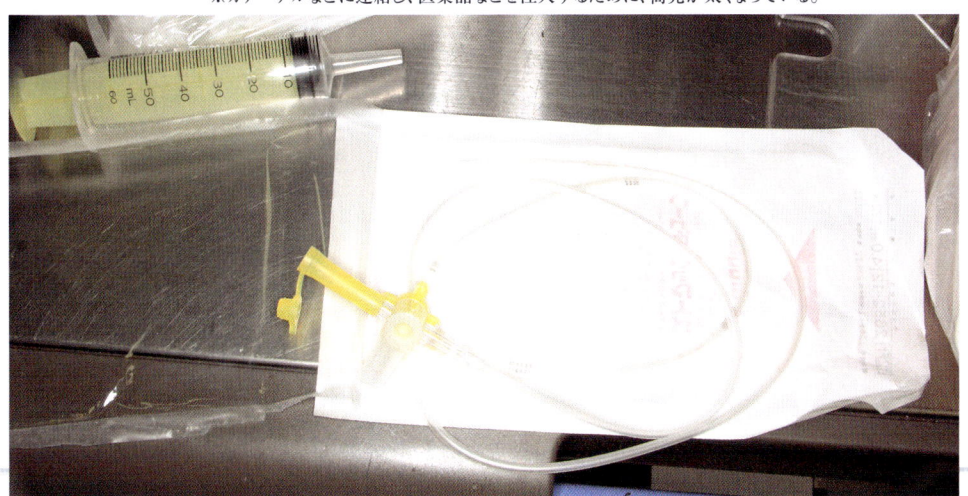

胃管挿入法

❶ 体位は半座位もしくは仰臥位として、胃管の先端から10cm付近までと患者の鼻孔に塗布用局所麻酔薬を塗る。意識がある場合には胃管挿入の必要性を十分説明し、義歯があればあらかじめ外しておく。

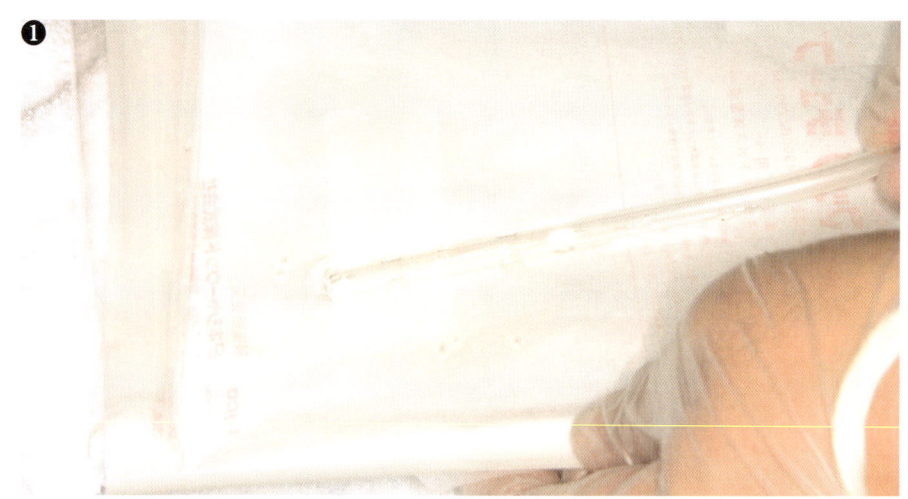

❷ 胃管を鼻孔よりゆっくりと垂直に、背側に向かって挿入する。
途中で抵抗がある場合には、無理に挿入せず、反対側の鼻孔からの挿入を試みる。

❸❹❺ 約10cm挿入し抵抗が感じられる箇所が喉頭部となるため、患者に唾液を飲み込んでもらい嚥下とともに胃管を進める。
慌てて進めると口腔内で胃管がとぐろを巻くので、ゆっくりと進めるのがよい。
気管に胃管が入ると、激しい咳嗽反射が誘発されるため、注意を要する。

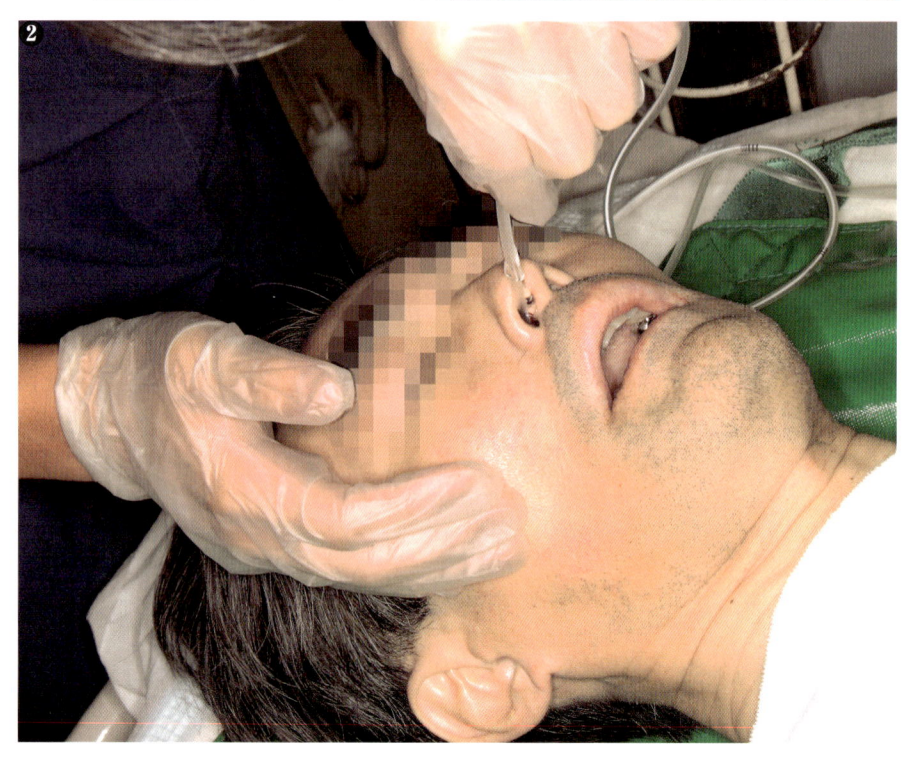

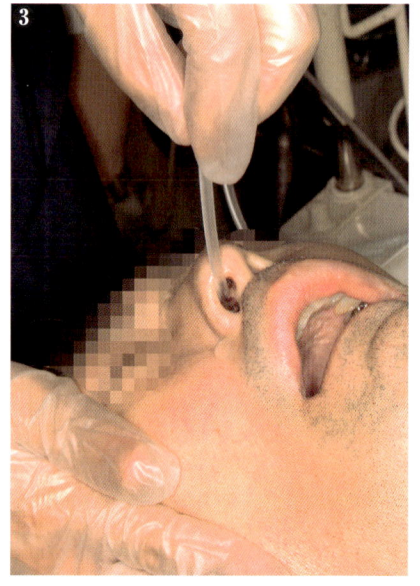

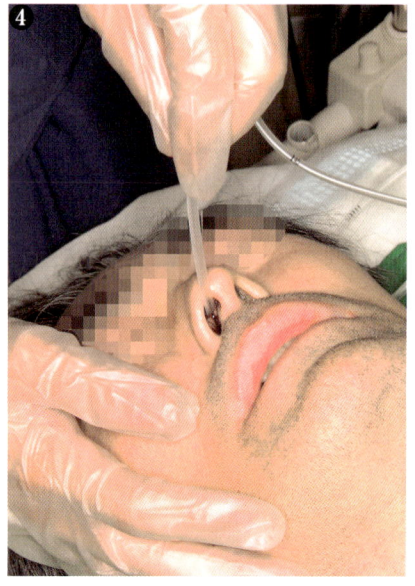

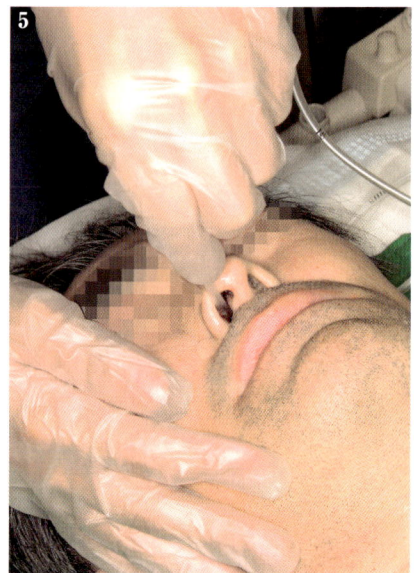

気管挿管されている場合

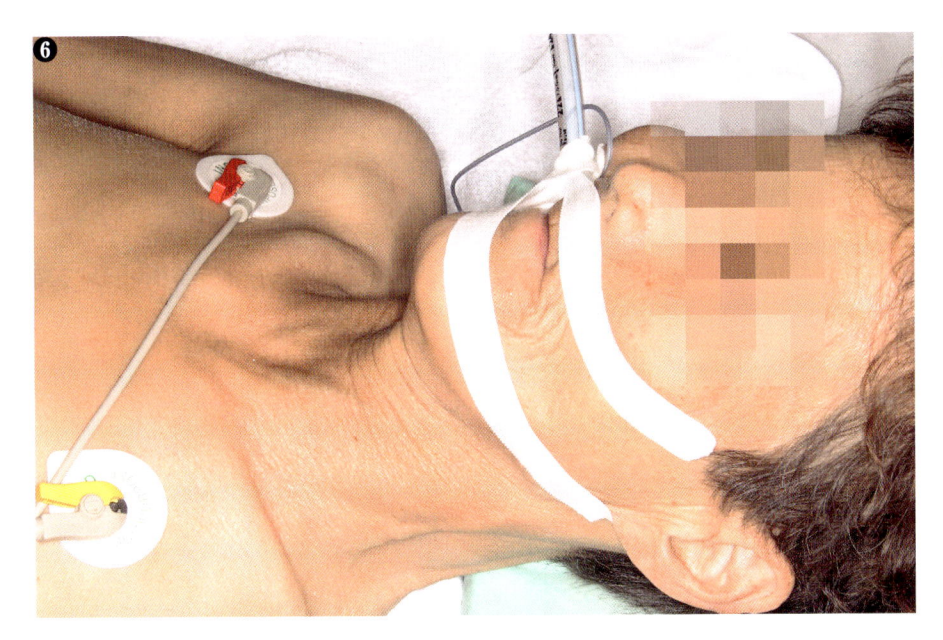

❻❼❽ 気管挿管されている場合にも、同様に鼻孔から垂直に胃管を挿入する。

噴門までの長さには体格差がある。経口胃管を挿入する際は、門歯列から胃内に約5cm入る平均的な長さにする(**表1**)。

経鼻胃管の際には、約5cm足した長さとなる。

図1 気管チューブ留置時における気管と食道の位置関係

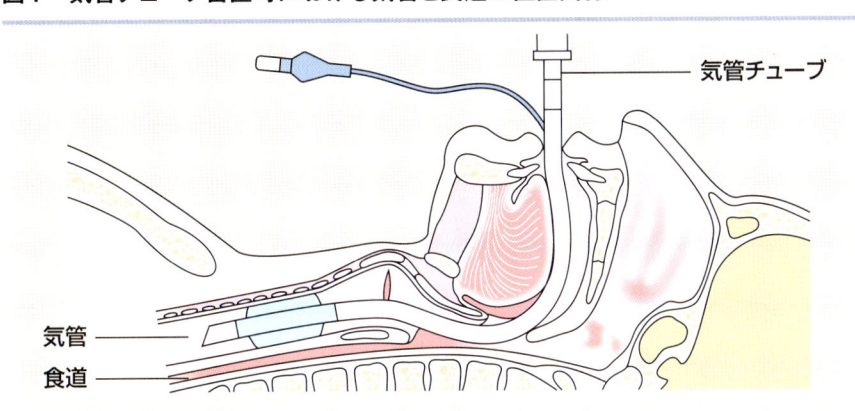

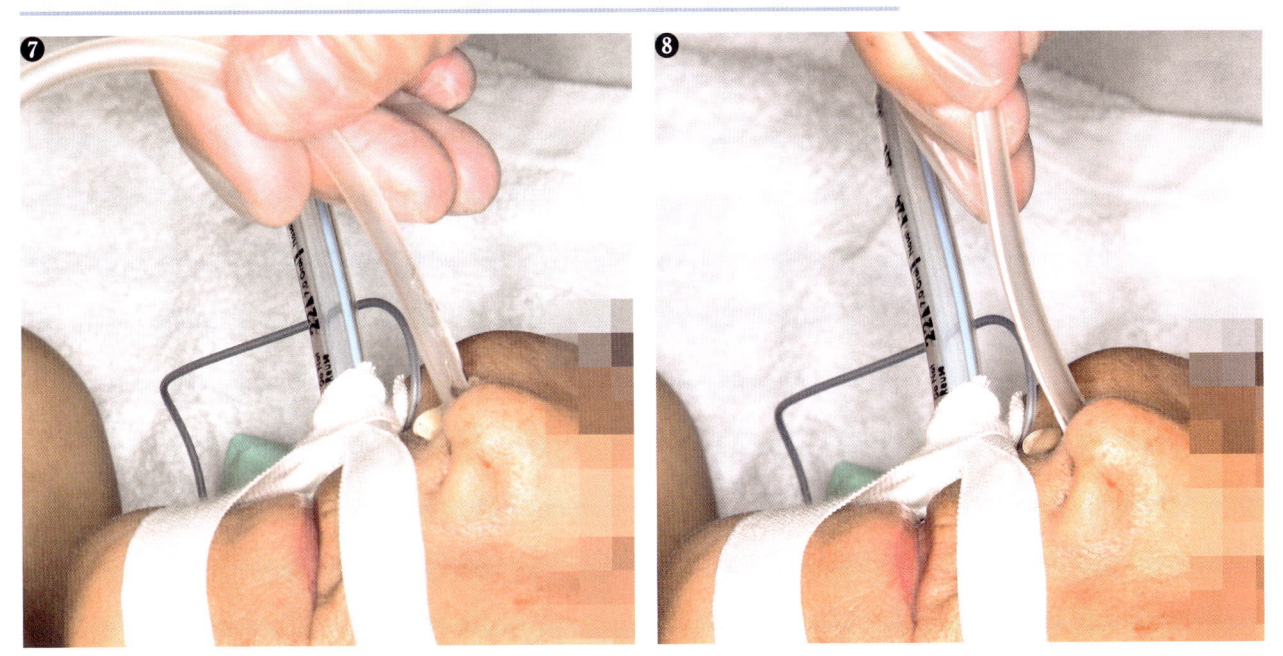

表1 経口胃管が門歯列から胃内に約5cm入る平均的な長さ

身長(cm)	60	70	80	90	100	110	120	130	140	150	160	170	180
長さ(cm)	25	27	30	32	34	36	39	41	43	46	48	50	52

経鼻胃管の際には、約5cm足した長さとなる

Scalzo AJ, et al: J Emerg Med, 1992. 一部改変

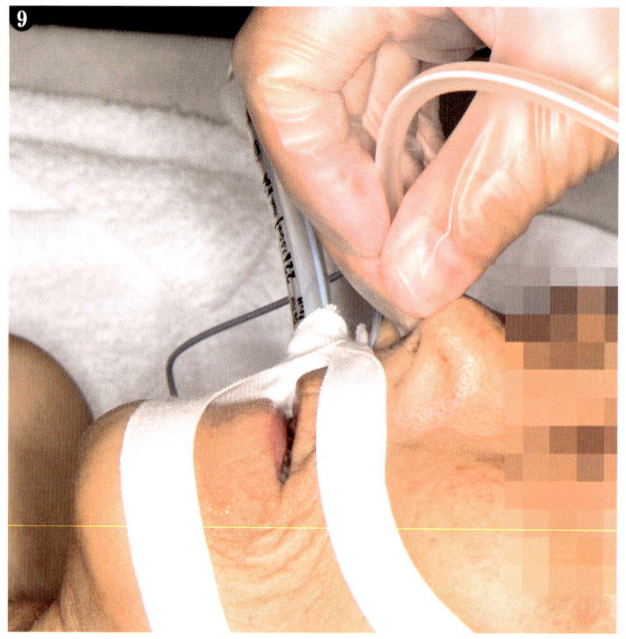

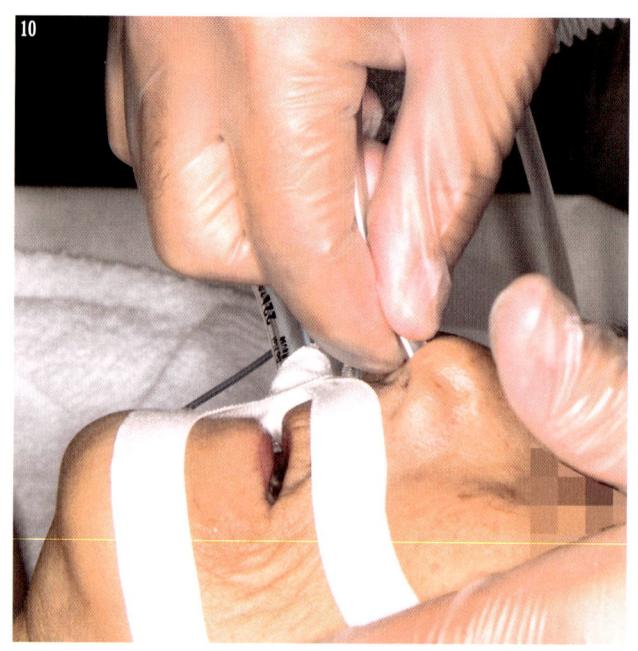

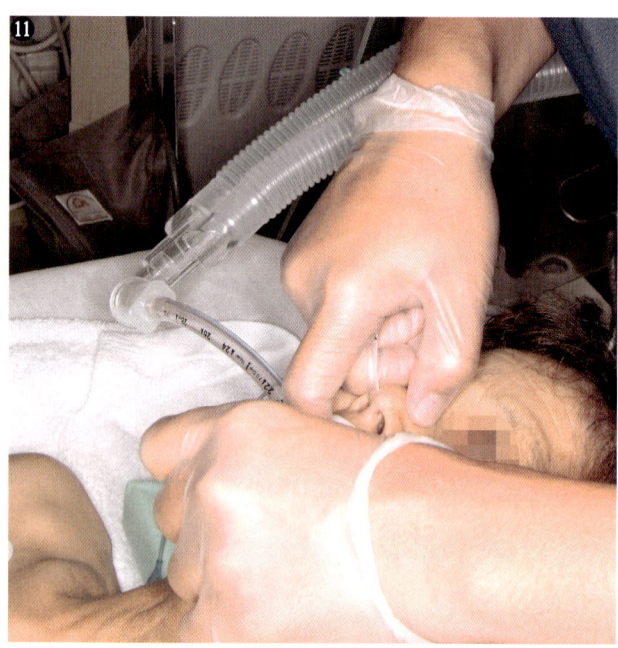

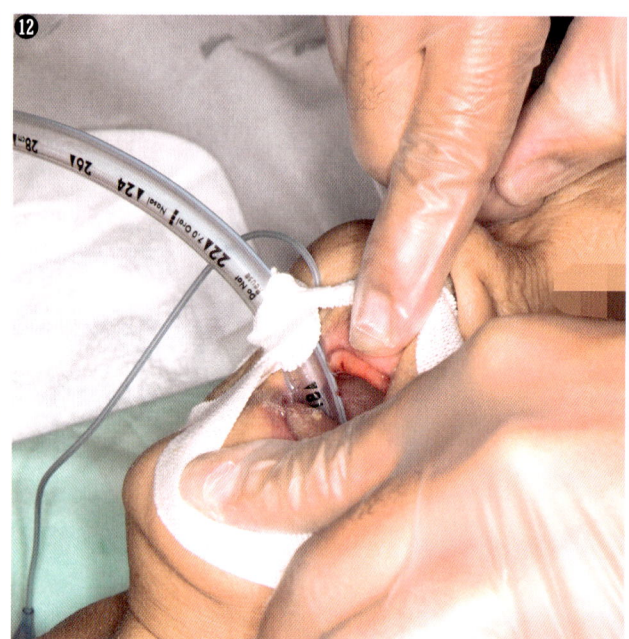

❾❿⓫⓬⓭　約45〜55cm挿入したところで、口を開けて口腔内で胃管がとぐろを巻いていないか確認し、シリンジで吸引する。
胃内容物が吸引されないときには、さらに胃管を数cm挿入、もしくは抜去して再度吸引を試みる。

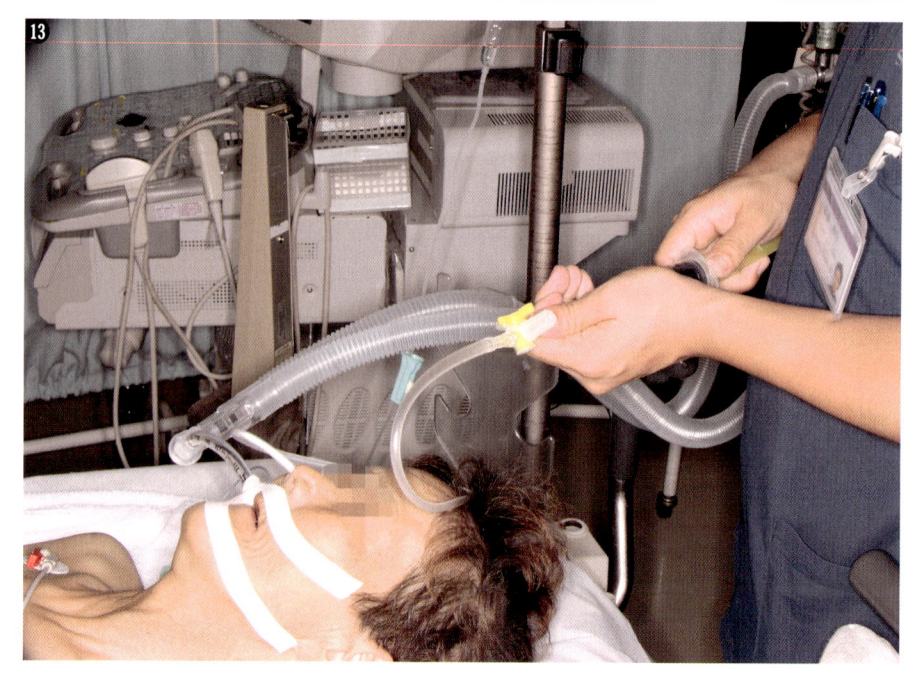

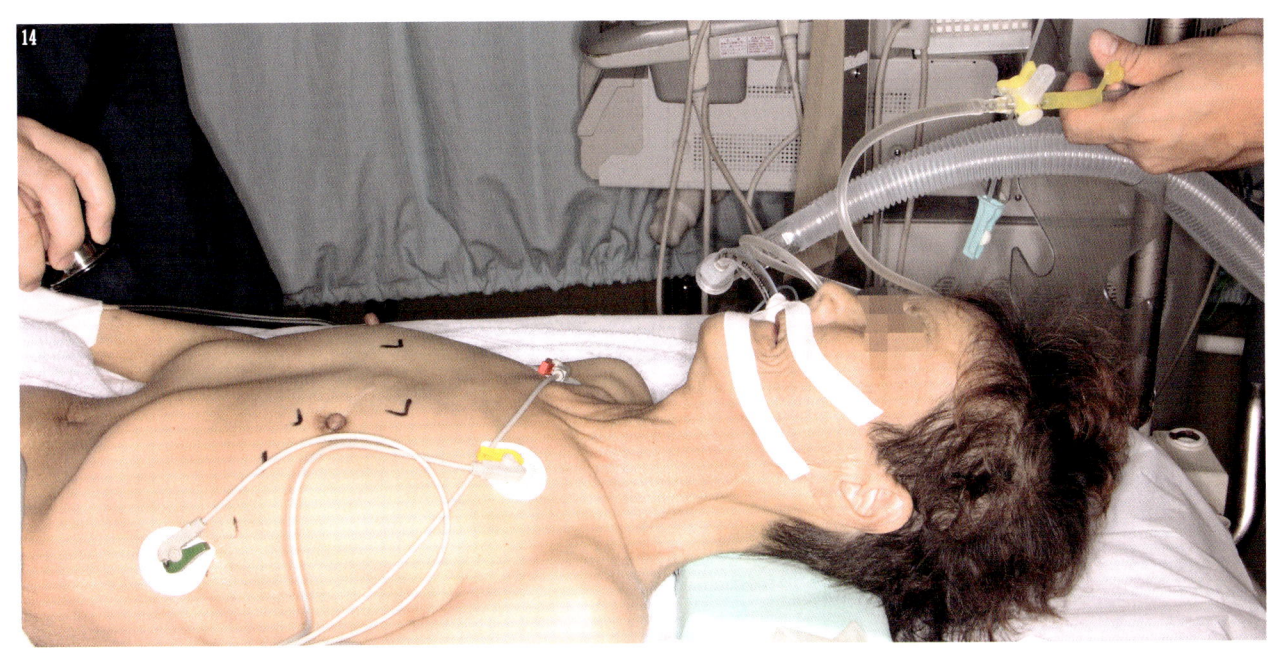

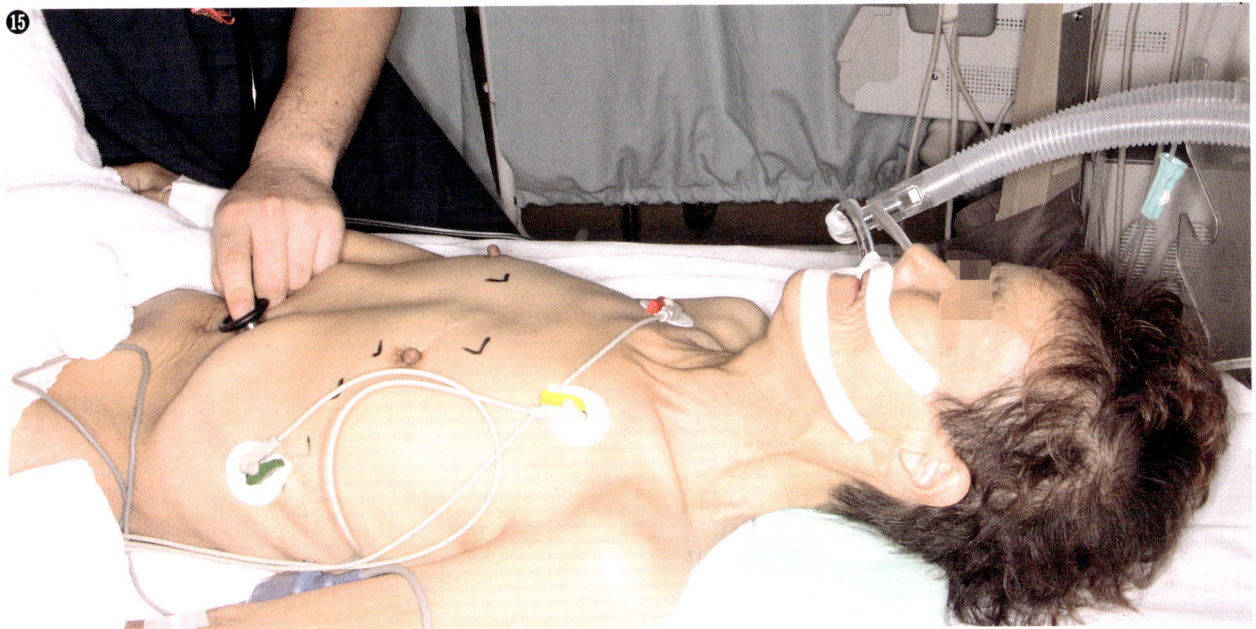

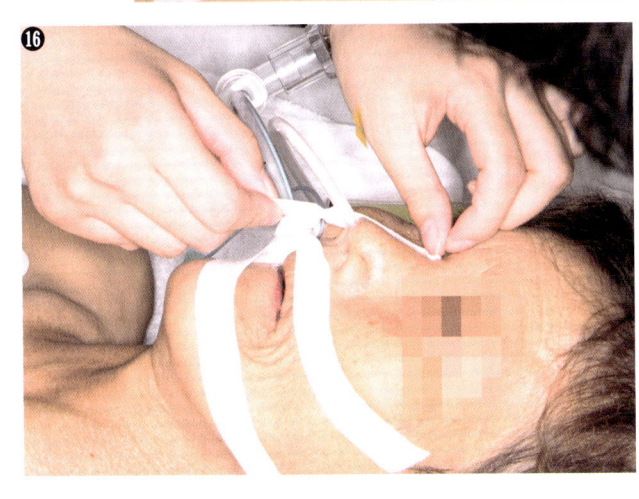

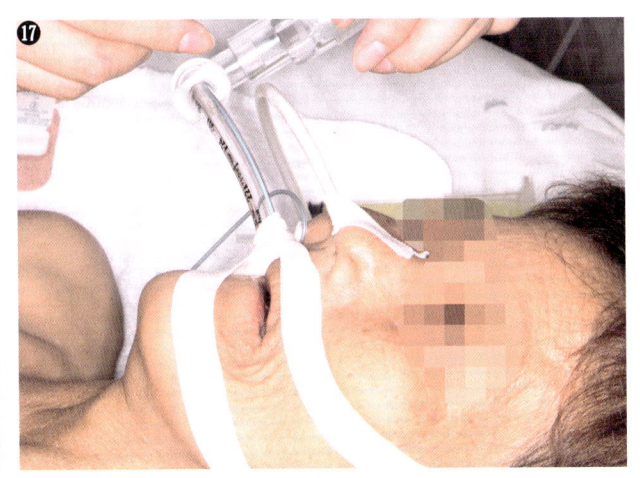

❹❺ シリンジにて空気を10mLほど急速注入し、心窩部に当てた聴診器で水泡音が聞こえるか確認する。
先端が胃内に留置されているかはっきりしない場合には、レントゲン検査によって確認する。

❻❼ 鼻翼を圧迫しないように、胃管を固定する。
特に、疼痛を訴えられない意識障害の患者に対しては、注意を要する。

頭部外傷患者に対する胃管挿入法

❶ 頭部外傷患者で頭蓋底骨折の可能性がある場合には、頭蓋内への胃管挿入の危険性がある。このため、原則的には経口挿入が望ましい。

挿入に際しては、経鼻挿入と同様に、胃管の先端から10cmほどまで塗布用局所麻酔薬を塗る。

（経口挿入の際に酸素マスクを外す場合には、SpO₂モニターなどによって呼吸状態をモニタリングしながら行う。）

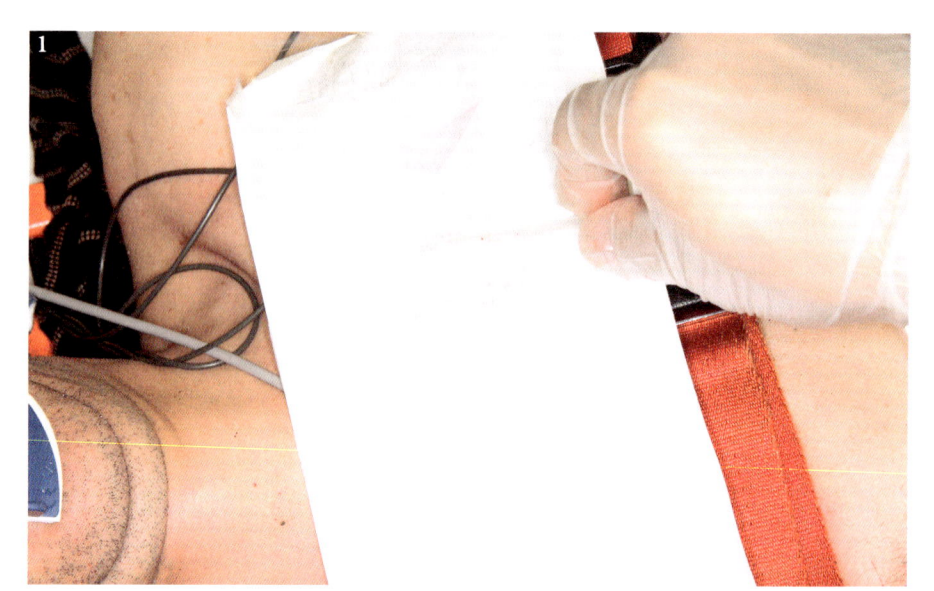

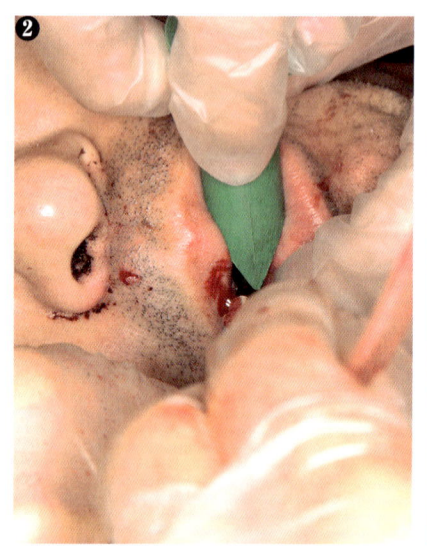

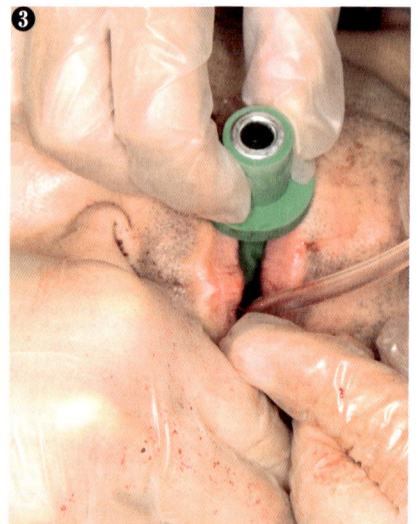

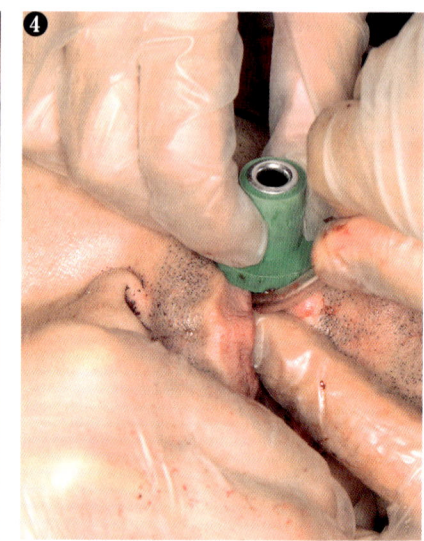

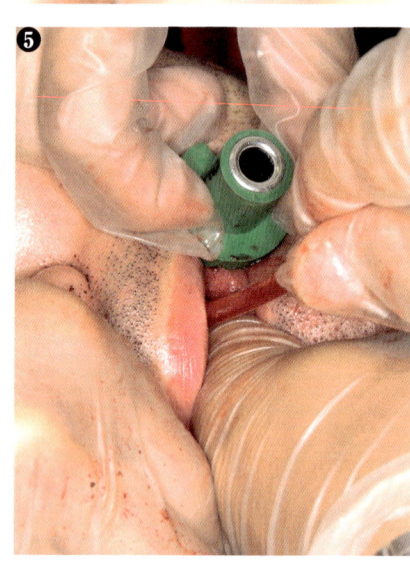

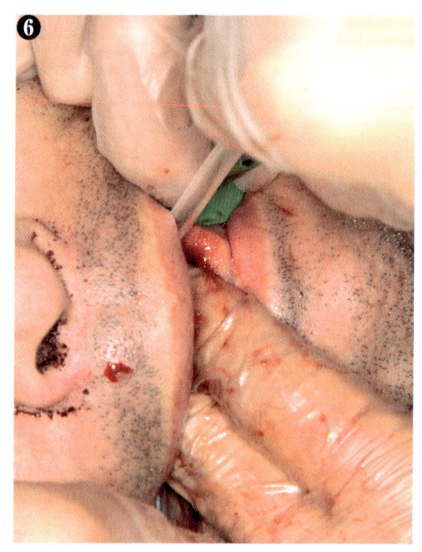

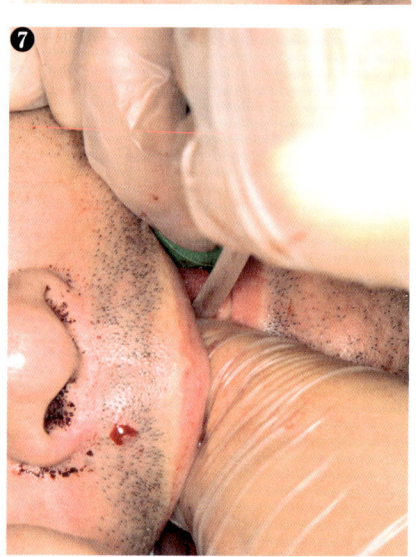

❷❸ 胃管や術者の指が噛まれるのを防ぐため、バイトブロックを上下歯列間に留置する。

❹❺ 胃管が咽頭部を越えるように、示指をガイドとして少しずつ挿入する。

❻❼ 挿入が困難な場合には、示指と中指で胃管を挟むようにして、喉頭の先に胃管を挿入する。

顎顔面外傷患者に対する胃管挿入法

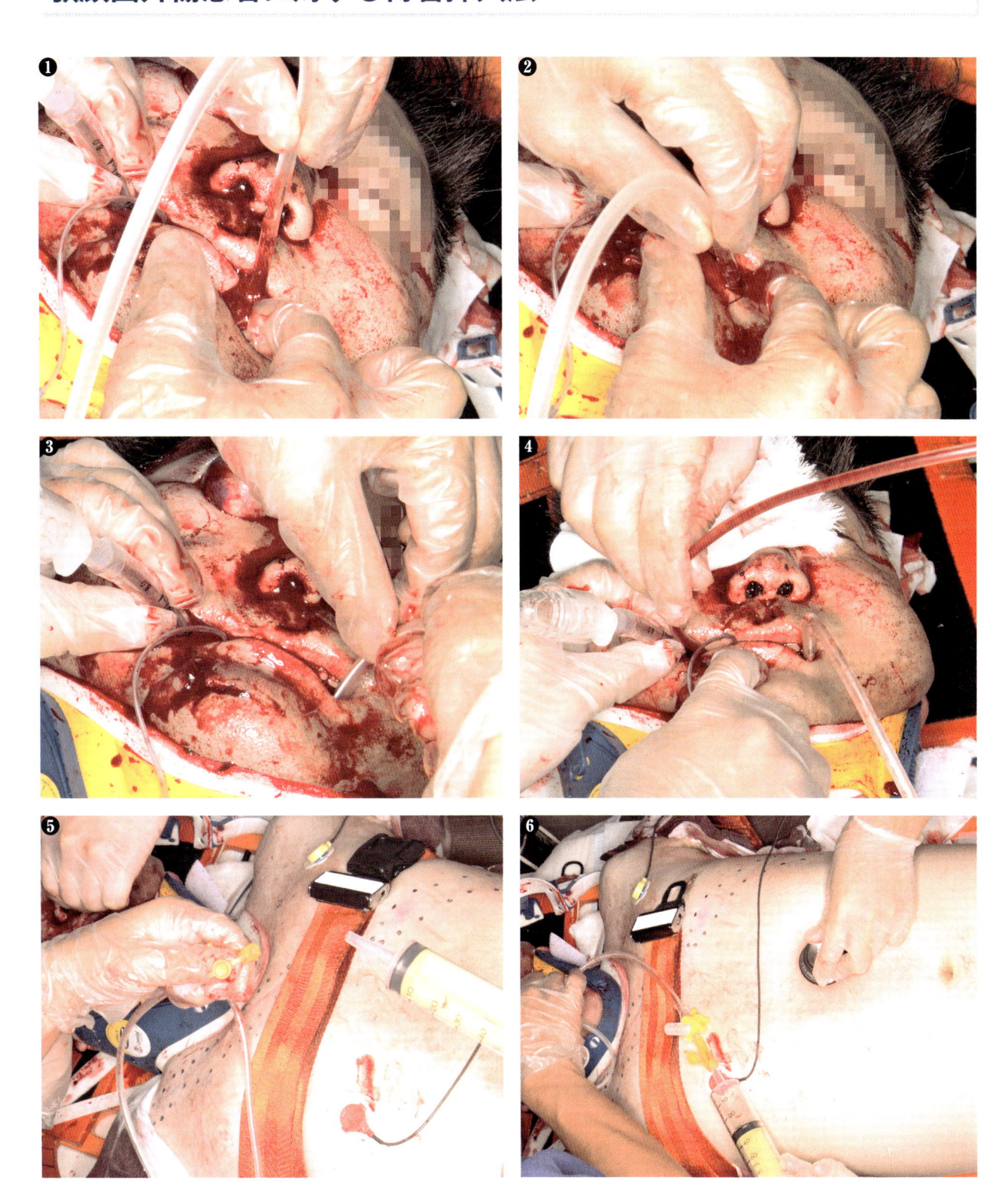

❶❷❸ 顎顔面外傷患者においても、経鼻胃管挿入は禁忌であるため、経口挿入とする。気管チューブなどが抜けないよう十分注意して把持しておく。

❹ 顎顔面外傷患者においては、損傷部からの出血を大量に嚥下している可能性があり、胃内に挿入されたチューブから血液が吸引されることがある。また、挿入時に嘔吐する可能性があるため、注意が必要である。

❺❻ 経鼻挿入と同様、シリンジにて空気を10mLほど急速注入し、心窩部に当てた聴診器で水泡音が聞こえるか確認する。特に意識障害患者の場合、音の有無のみでは、気管内に誤挿入された胃管からの音と聞き誤ることもあるため、音の性状や部位、大きさなどを慎重に聴取する。

2-① 静脈路確保

　静脈路確保は、もっとも基本的な救急処置のひとつである。末梢静脈路確保、中心静脈路確保、静脈切開法（cut down）の3通りに大別される。静脈切開法は、骨髄輸液と中心静脈路確保の普及によって昨今は必要性が低下している。

　外傷患者の皮膚所見に湿潤と冷感がみられ、弱く速い脈であればショックと判定される。ショックを呈する多発外傷患者の90％以上が出血性ショックである。この時、直ちに18G以上の太さの静脈路を2本以上確保し、加温した輸液（乳酸または酢酸リンゲル液）を全開で投与する。これを外傷初期輸液療法と呼ぶが、輸液療法に反応せずショックが遷延する場合は、気管挿管と輸血を開始し、決定的な緊急止血術を行わなければ救命は困難となる。このようなショック症例にあっては、急速輸液や急速輸血が必要であり、末梢静脈路確保が最優先の処置のひとつとなる。中心静脈路確保に固執する必要はない。

適応
- 外傷患者ほぼ全例

禁忌
- 穿刺部の骨折および軟部組織挫滅
- 穿刺部の高度汚染

相対禁忌
- 穿刺部より中枢側に骨折や血管破綻を認める場合
  （例えば、骨盤骨折あるいは腹腔内損傷で下大静脈系の損傷が疑われる場合の下肢からの静脈路確保、など）
- 高度の出血傾向を有する患者への中心静脈路確保
- 片側の外傷性気胸を有する患者への健側の鎖骨下静脈アプローチでの中心静脈路確保
- シャント血管への静脈路確保

必要物品

【末梢静脈路確保】
- 消毒用アルコール綿・駆血帯
- 輸液セット・三方活栓・延長チューブ
- 静脈留置針（成人例：18G以上）
- 固定用テープ・固定用シーネ（小児例）

【中心静脈路確保】
- 消毒液・局所麻酔薬
- 24G注射針と注射器
- 清潔手袋・マスク・滅菌ガウン・滅菌穴あき覆布
- 縫合セット
- 静脈留置カテーテル
- 固定のためのテープ類
- ヘパリン加生理食塩水

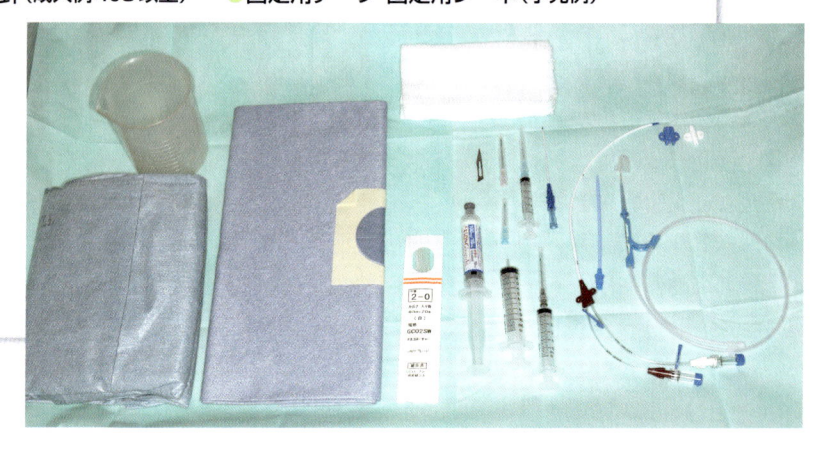

末梢静脈路の確保

末梢静脈路確保は、外傷患者における急速輸液や急速輸血の必要性から、上肢アプローチでは❶肘正中皮静脈、❷前腕橈側皮静脈、❸前腕正中皮静脈、❹上腕橈側皮静脈が選択される。相対禁忌から外れれば、下肢の❺大伏在静脈も穿刺部位として使用できる。

余裕があれば、麻痺側や利き腕を使用しない配慮を行う。成功のポイントは、比較的蛇行の少ない血管を選択することと、静脈の合流部を狙うことである（※）。合流部は穿刺時の静脈の移動が少なく静脈内腔をとらえやすい。

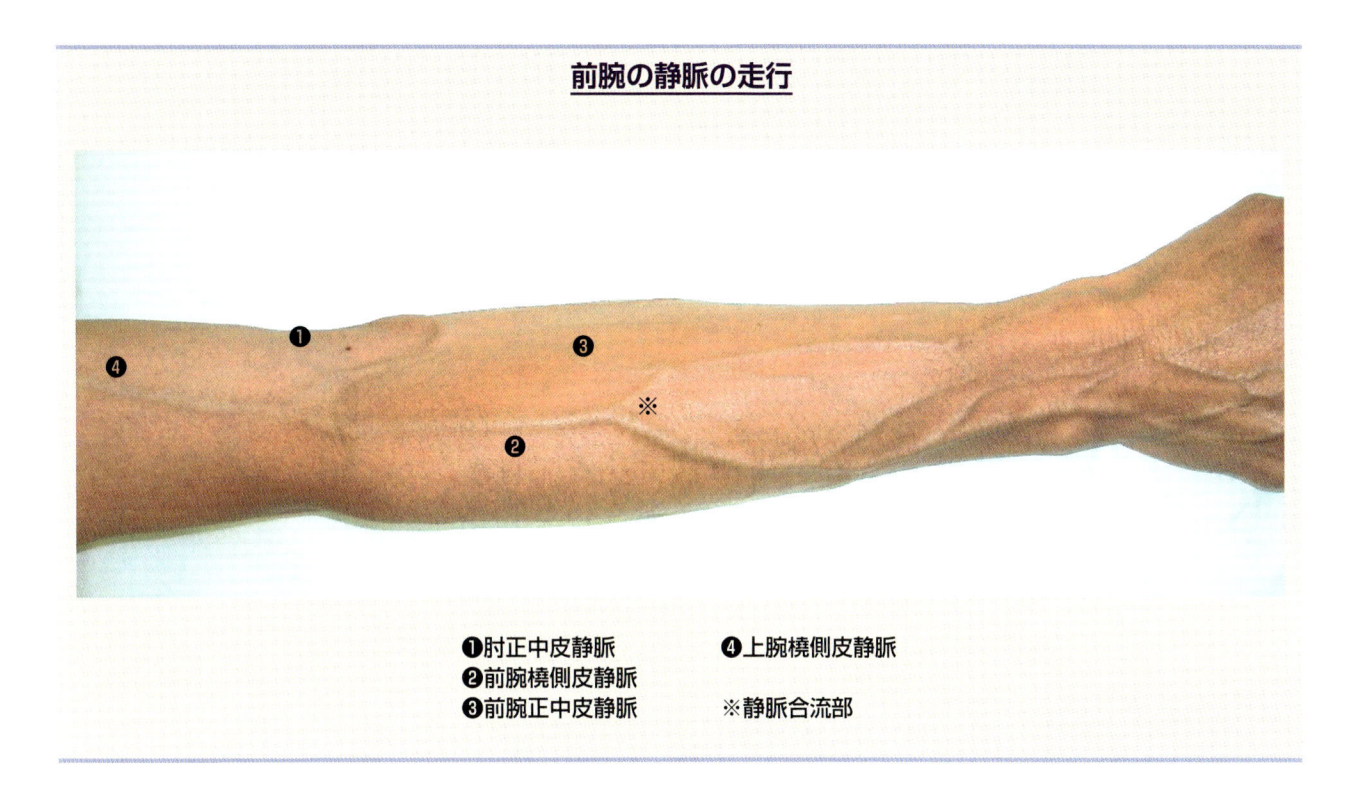

前腕の静脈の走行

❶肘正中皮静脈　❹上腕橈側皮静脈
❷前腕橈側皮静脈
❸前腕正中皮静脈　※静脈合流部

中心静脈路の確保

中心静脈路のアプローチには、内頸静脈・鎖骨下静脈・大腿静脈の3部位がある。

外傷患者は深部静脈血栓症のhigh riskであり、中心静脈カテーテル留置では大腿静脈＞内頸静脈＞鎖骨下静脈の順に発生が多いことや挿入に伴う合併症（**表1**）にかんがみ、（右）内頸静脈アプローチがもっとも安全と思われる。

表1 中心静脈路確保におけるアプローチ別合併症発生頻度

	内頸静脈	鎖骨下静脈	大腿静脈
動脈穿刺	6.3-9.4	3.1-4.9	9.0-15.0
血　腫	<0.1-2.2	1.2-2.1	3.8-4.4
血　胸	NA	0.4-0.6	NA
気　胸	<0.1-0.2	1.5-3.1	NA
合　計	6.3-11.8	6.2-10.7	12.8-19.4

David C, McGee MD, Michael K, et al：Preventing complications of central venous catheterization. N Engl J Med 348：1123-1133, 2003より改変.

前腕橈側皮静脈確保

❶ 穿刺部位より中枢を駆血帯で駆血し、穿刺部位を消毒する。
穿刺部位より末梢側を軽く引き、皮膚を緊張させる。この操作で皮下の静脈が固定される。
皮膚と20～30度の角度で、静脈留置針を穿刺する。

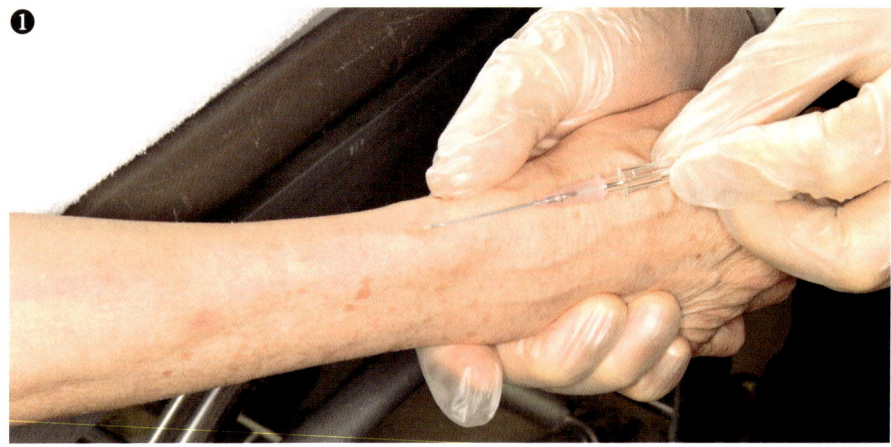

❷ 静脈留置針先端が血管内に進入すると、バックフローがみられる。
この時点では内筒のみが血管内に位置するため、そのまま血管の走行に沿って2～3mmほど留置針を慎重に進める。

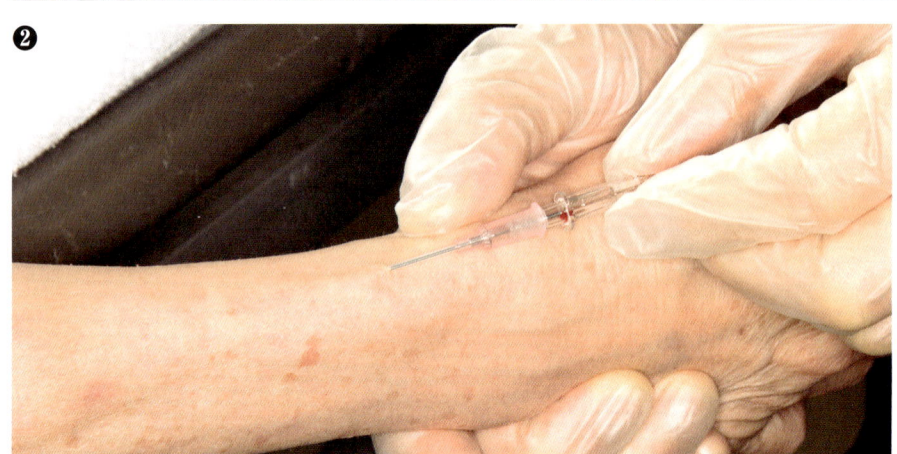

❸ 静脈留置針の内筒を保持したまま、外筒のみを静脈内に押し進める。

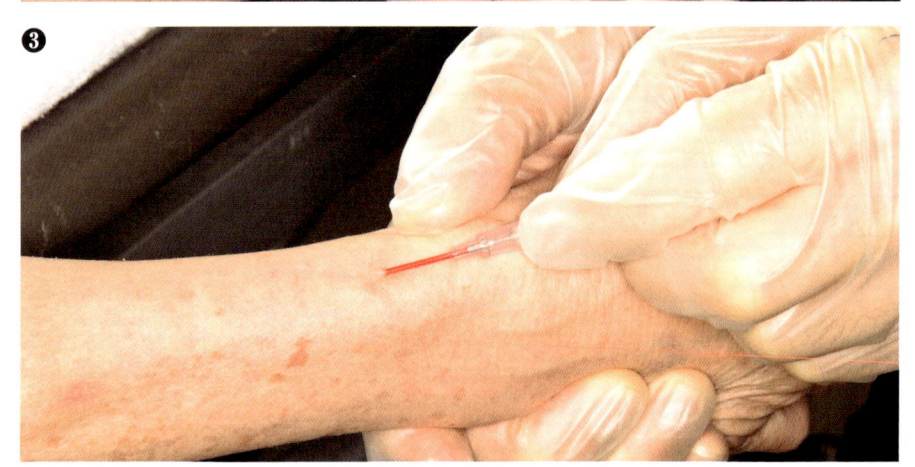

❹ 駆血帯を除去し、静脈内に留置された外筒の先端付近を圧迫止血しつつ、内筒を抜去する。
輸液ルートを接続し、クランプを開放して、滴下が良好であることと穿刺部の腫脹がないことを確認し、テープで固定する。

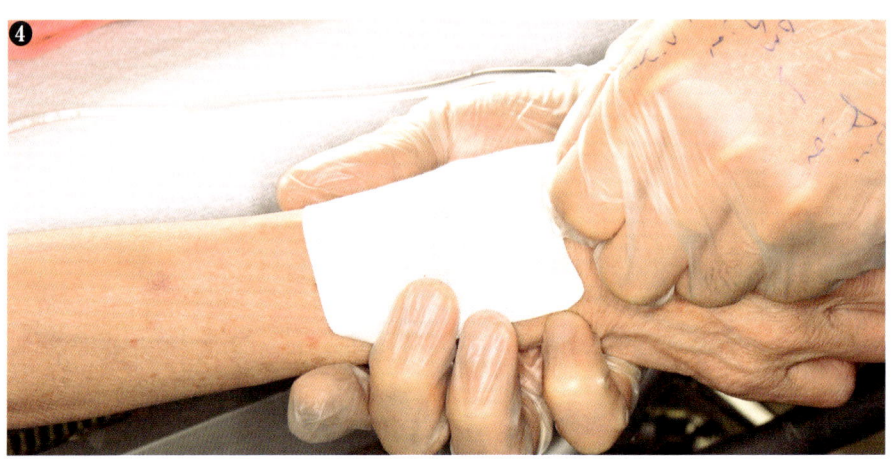

（右）内頸静脈確保

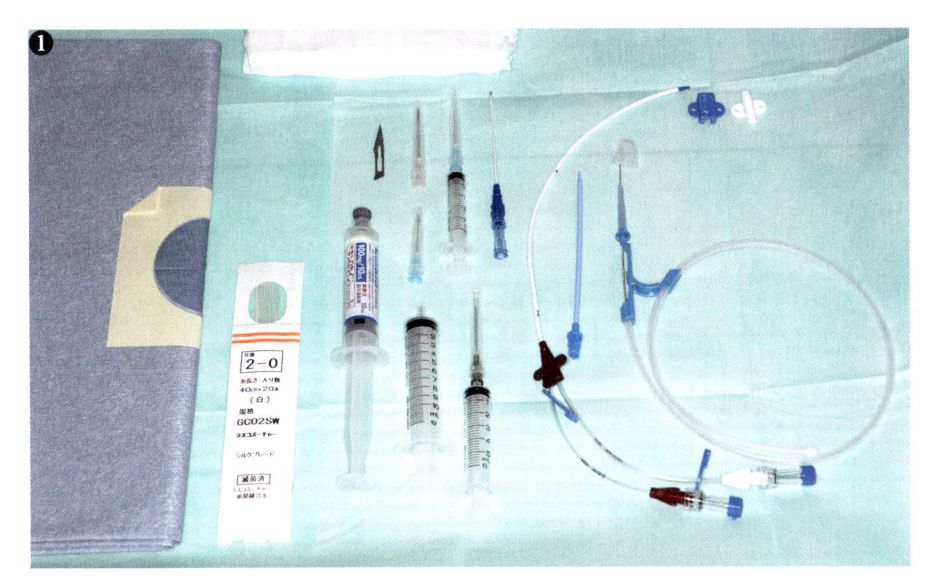

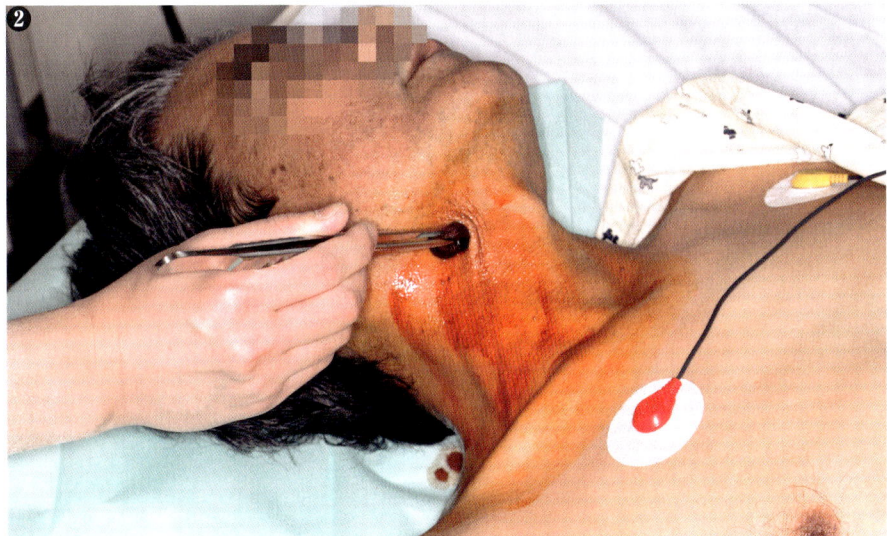

❶ 外傷に起因するショックで内頸静脈の虚脱がある場合は、末梢静脈より十分な輸液を投与したのちに施行する。
また、頭蓋内損傷が否定されれば、内頸静脈の拡張を促すために10〜20度のTrendelenburg体位にする。超音波ガイド下穿刺法が推奨される。
すべて清潔扱いとして物品を準備する。術者はマキシマムプリコーションを行う。

❷ 患者の意識がある場合は、穿刺側と反対側の左側を向かせる。下顎から鎖骨下までの頸部右側面を広範囲に消毒する。
滅菌穴あき覆布を用いて清潔野を確保する。

❸❹ ヘパリン加生理食塩水でカテーテルの各ルーメン内を満たし、空気を除去する。
さらに、ヘパリン加生理食塩水でガイドワイヤーシース内をフラッシュしておくと、ガイドワイヤーの操作がスムーズとなる。

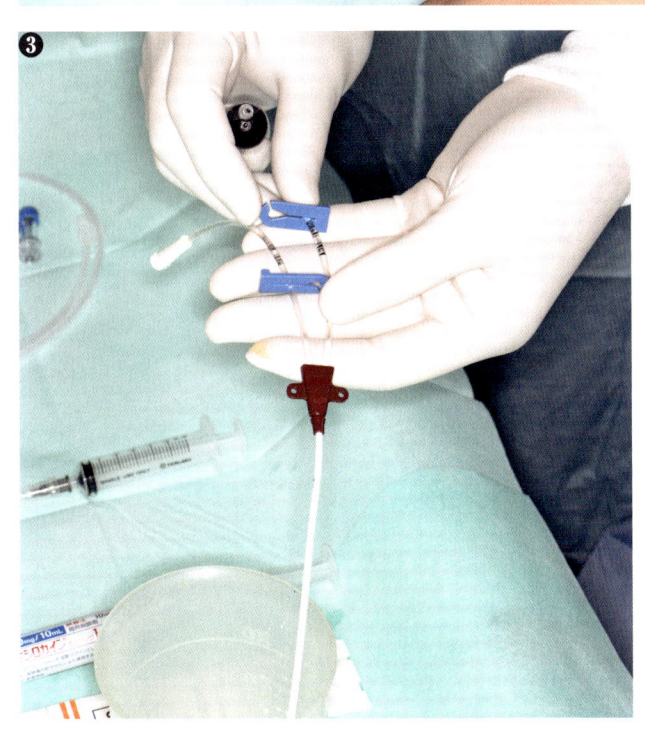

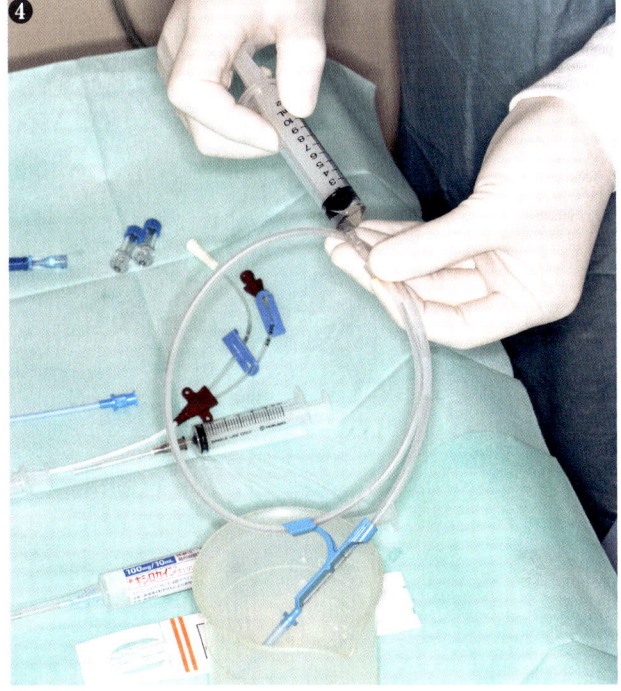

❺ 胸鎖乳突筋の鎖骨枝、胸骨枝と鎖骨で形成される三角形の頭側の頂点が皮膚穿刺点となる。その部位に十分に局所麻酔を行う。

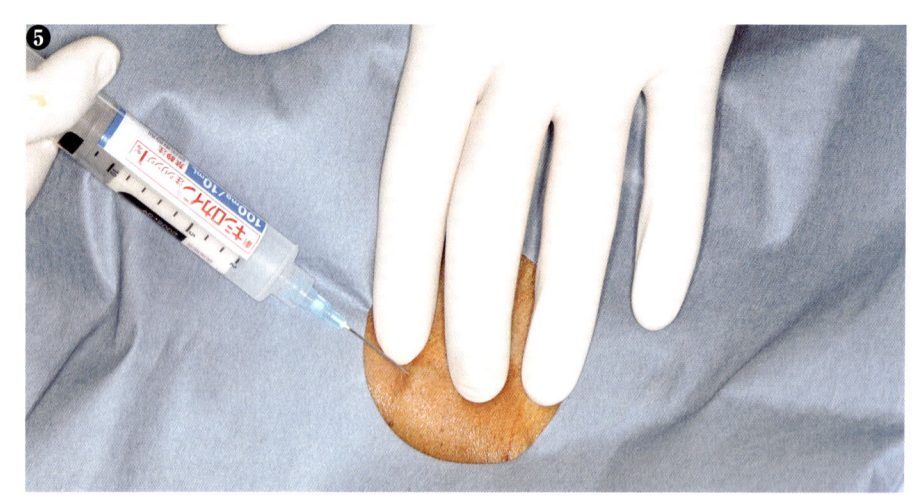

❻ 試験穿刺を行う。24Gの針をつけたシリンジで、穿刺点から同側の乳頭に向かって、背側に約30〜40度の角度で刺入する。
通常、浅い部位で血管に到達するため、カテラン針は不要である。

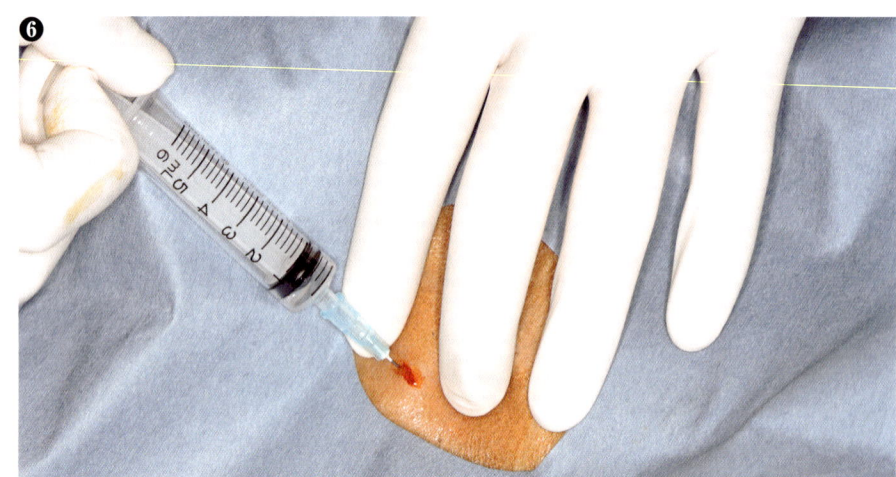

❼ シリンジに陰圧をかけつつ針を進める。血管に到達するとバックフローが得られる。
穿刺の方向や深さを確認したのちに抜去する。

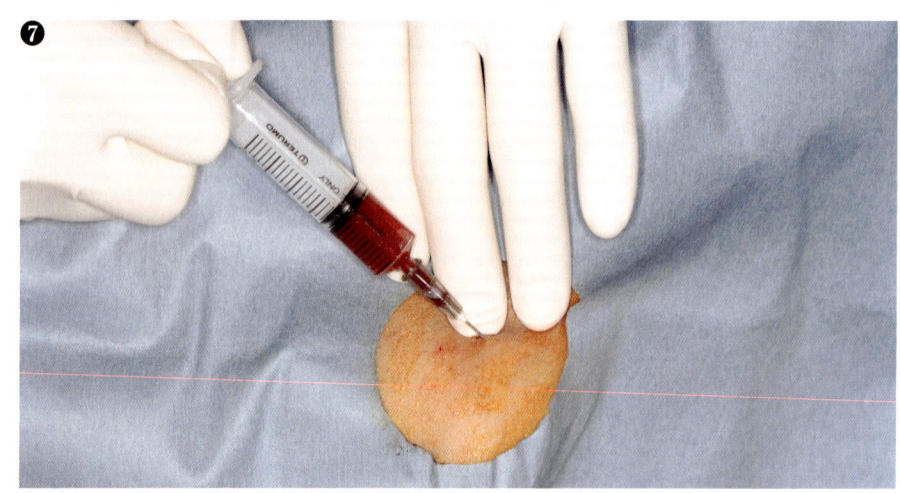

❽ 試験穿刺での方向と深さをイメージしながら本穿刺を行う。
付属のシリンジ付外筒型穿刺針を用いる。

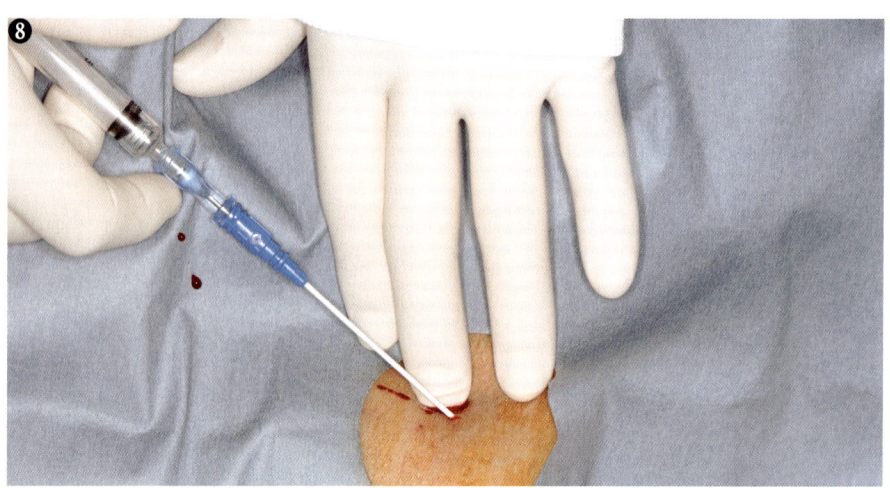

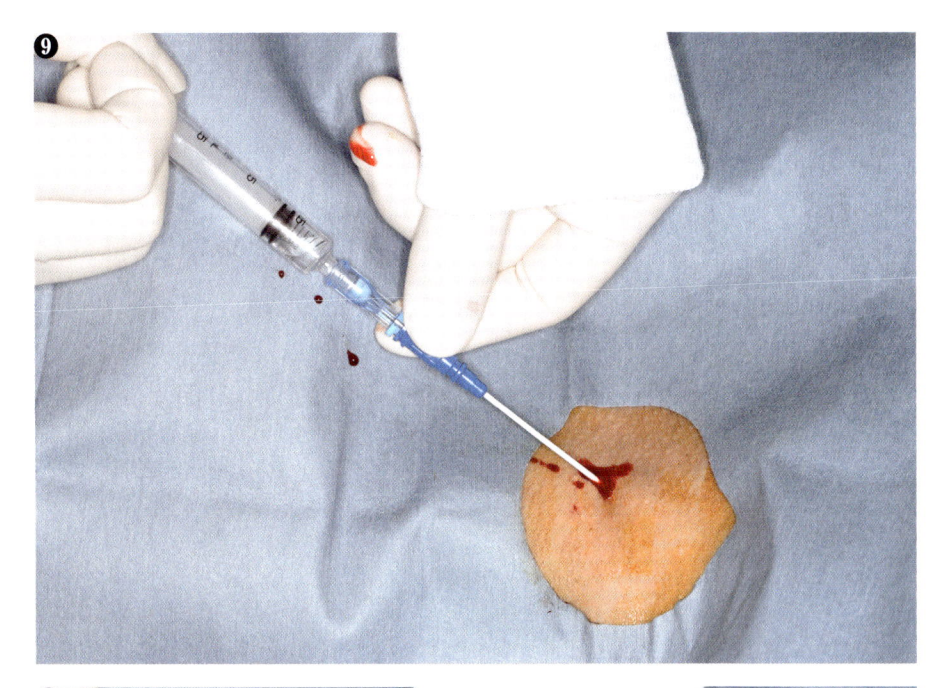

❾ 陰圧をかけつつ、穿刺針を慎重に進める。

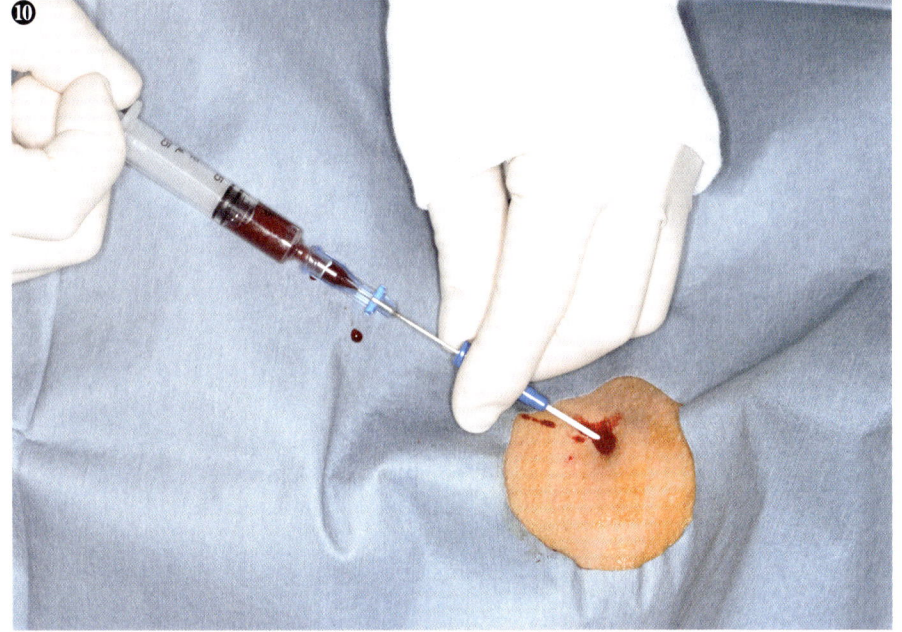

❿ バックフローを確認して、さらに3〜5mm進める。
シリンジに接続された内筒を保持したまま、外筒のみを静脈内に押し進める。

⓫ 空気の混入を防ぐために、患者の呼気にタイミングを合わせてシリンジごと内筒を抜去し、ガイドワイヤーを挿入する。
挿入しすぎると、ガイドワイヤーの先端が右心房に到達し、不整脈や心タンポナーデを発生させる可能性があるため注意する。
ガイドワイヤー挿入のタイミングが合わなければ、外筒の入り口を指で塞いで空気の流入を防ぐ。

⓬ ガイドワイヤーの脱落に注意しながら、外筒を抜去する。

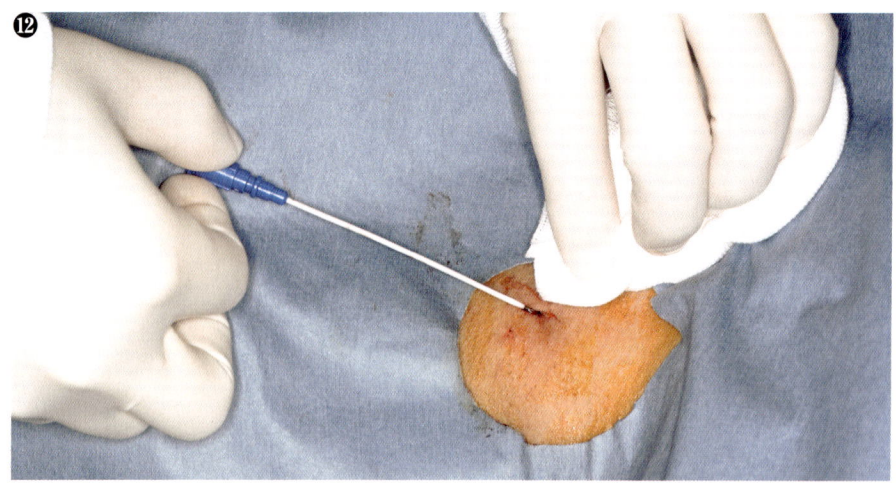

⓭ ガイドワイヤーを傷つけないよう注意して、刺入点にメスで小切開を入れる。

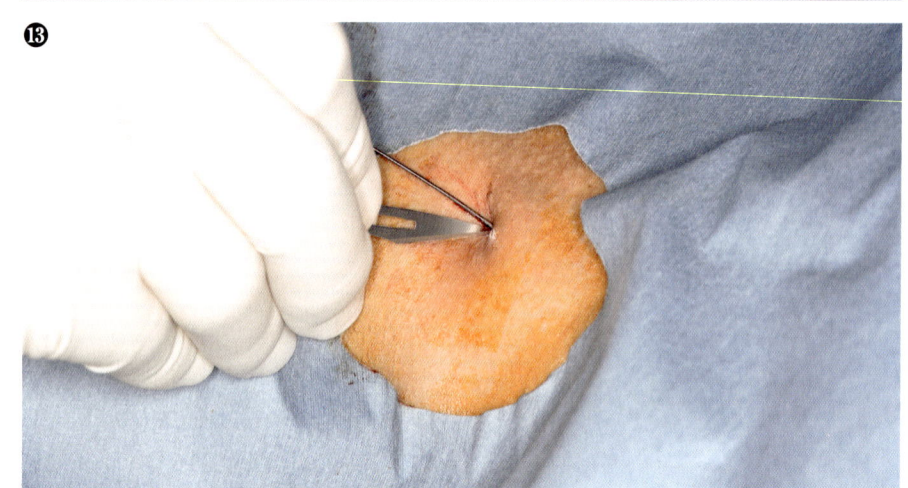

⓮⓯ 挿入部を拡張するため、ガイドワイヤーを介してダイレーターを挿入する。
この時、ダイレーターの皮膚に近い部位を持ちかえながら送り進めると、ガイドワイヤーの変形による血管外への迷入を回避できる。
ダイレーター挿入が困難な場合は、刺入部の切開が不十分であることが原因である。

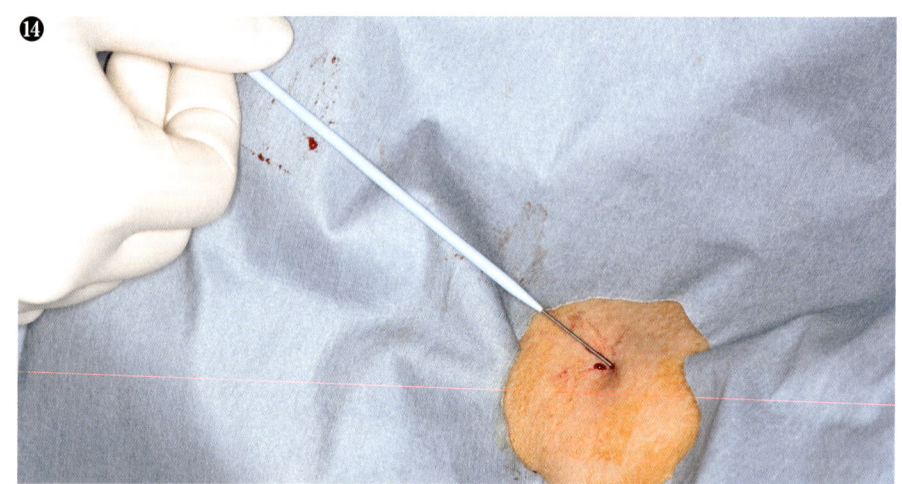

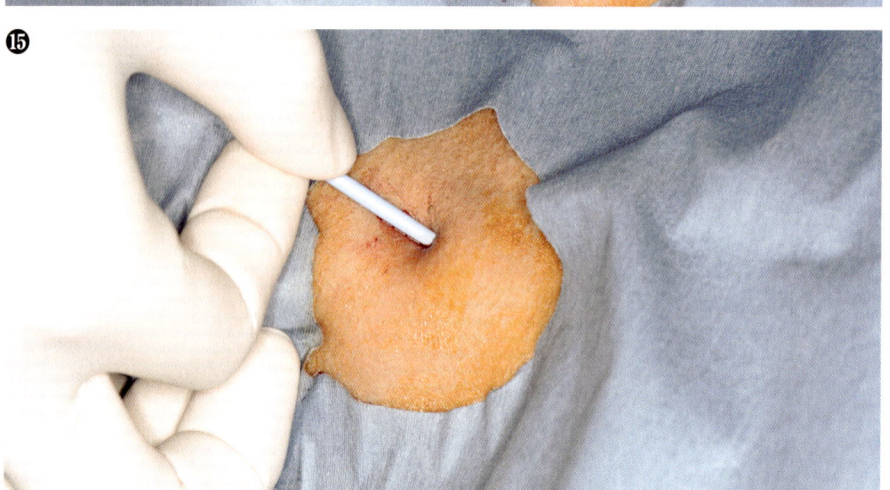

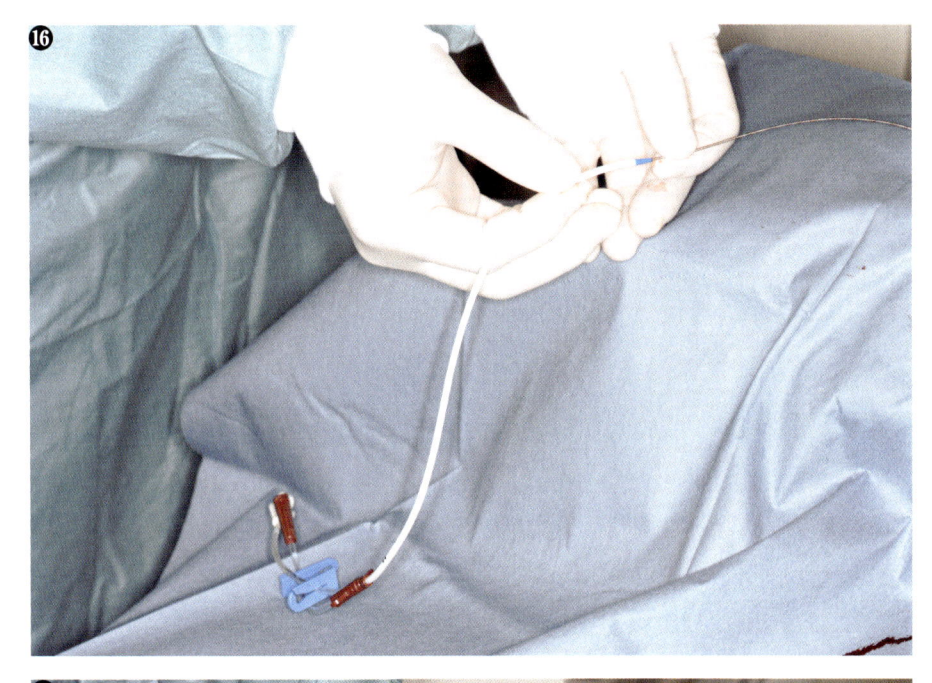

❶❻ ガイドワイヤーを留置した状態でダイレーターを引き抜き、カテーテルをガイドワイヤーを介して挿入する。

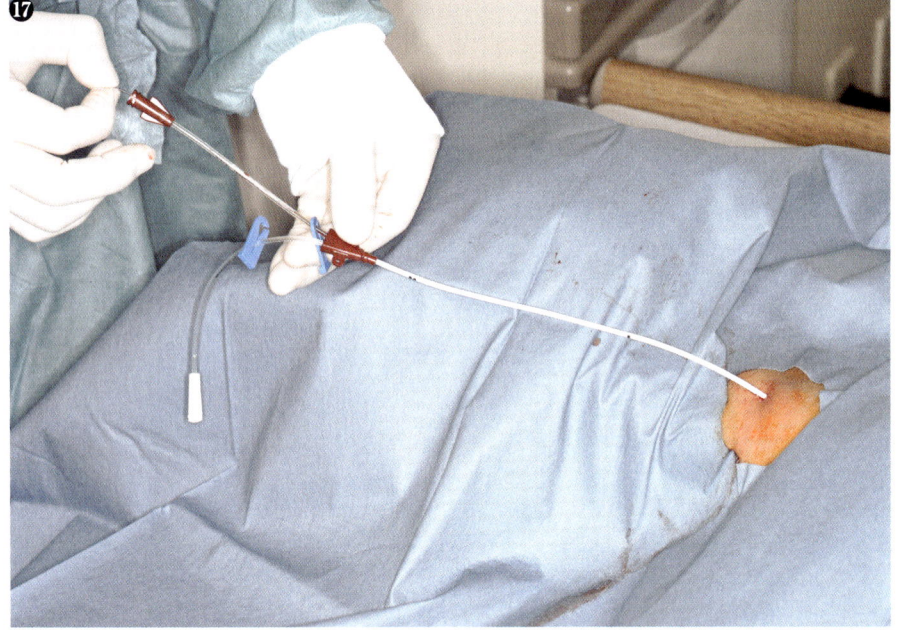

❶❼ カテーテルの尾側から出たガイドワイヤーの尾側を把持して、カテーテルを適切な位置まで挿入する。
患者の体格にもよるが、成人で右内頸静脈アプローチの場合、約13〜15cmが挿入深度の目安となる。

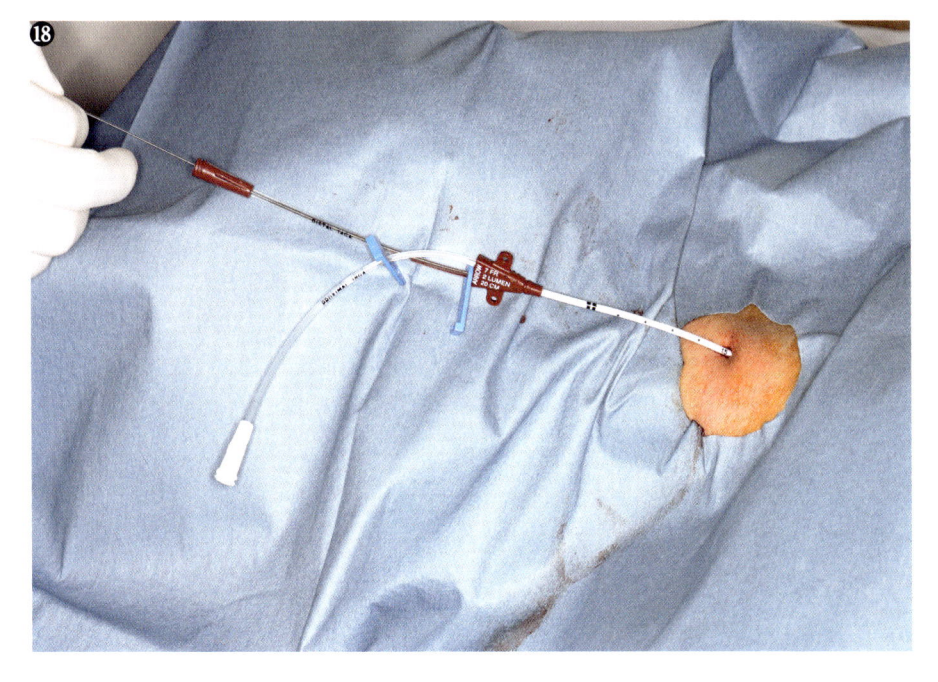

❶❽ カテーテルのルーメン内壁を傷つけないよう、ゆっくりとガイドワイヤーを引き抜く。

⓳ シリンジを接続して、スムーズに血液が吸引できることを確認する。カテーテル内の血液凝固を防ぐため、ヘパリン加生理食塩水でルーメン内を満たしておく。

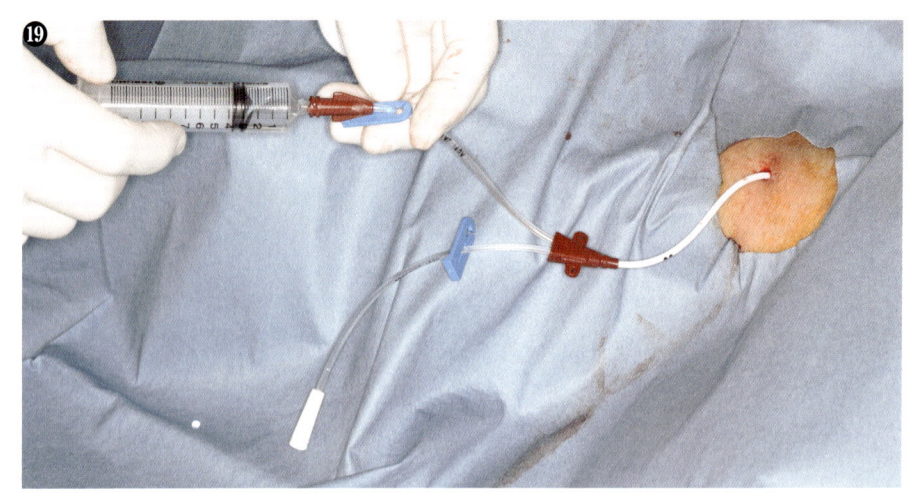

⓴㉑ 付属の固定具を用いて、皮膚とカテーテルを縫合固定する。

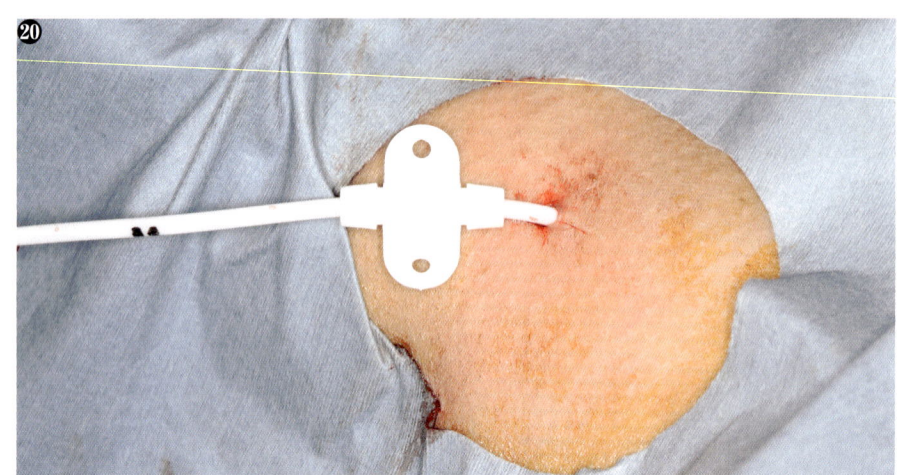

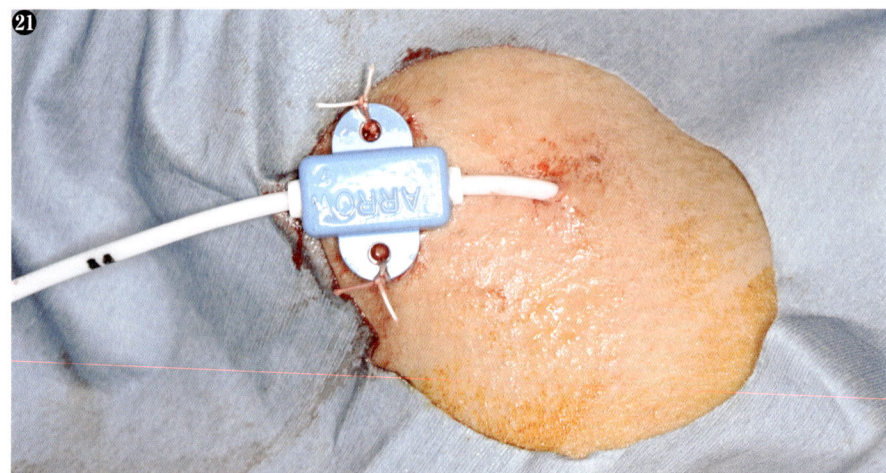

㉒ 消毒後、穿刺部にバイオパッチをのせ、フィルムドレッシングで保護する。
胸部単純X線撮影を施行し、カテーテルの走行と先端の位置を確認するとともに、気胸の合併の有無を確認する。

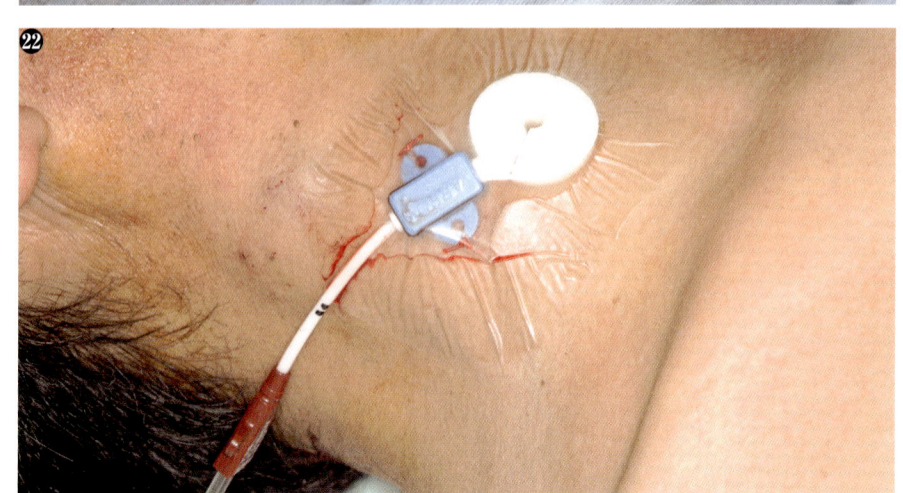

2-② 急速輸液・輸血法

　外傷におけるショックは、その90％以上を出血性ショックが占める。そのため、出血により失われた循環血液量を急速に補充することが、止血操作と同様に大変重要となる。18G以上の太い静脈留置針で静脈路を確保し、LEVEL1 SYSTEM1000を用いて急速輸液を行う。

　患者の循環異常の重症度判断が可能な輸液総投与量は、成人で1～2Lとされるが、本システムではその投与が約5分で可能となる。さらに、加温機能も装備されており、急速輸液あるいは急速輸血施行時の低体温予防にも有効である。

適　応	●出血性ショック

相対禁忌	●穿刺血管の上流に血管破綻が疑われる場合

併用禁忌	●空気の入った状態の輸液、または輸血バッグの使用

必要物品	●末梢静脈路確保用物品（p46参照） ●LEVEL1 SYSTEM1000 ●SYSTEM1000加温チューブ ●乳酸もしくは酢酸リンゲル液1000mL/袋、または生理食塩水1000mL/袋

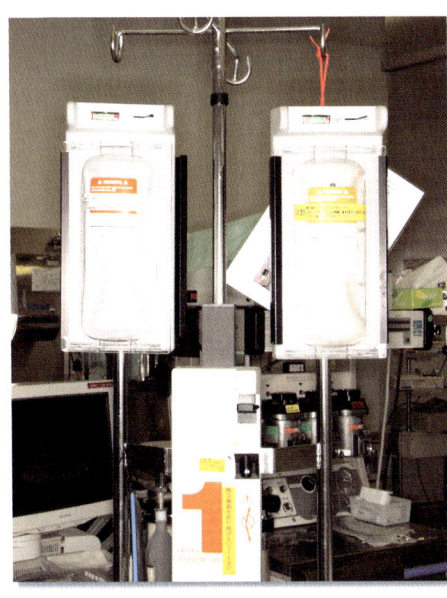

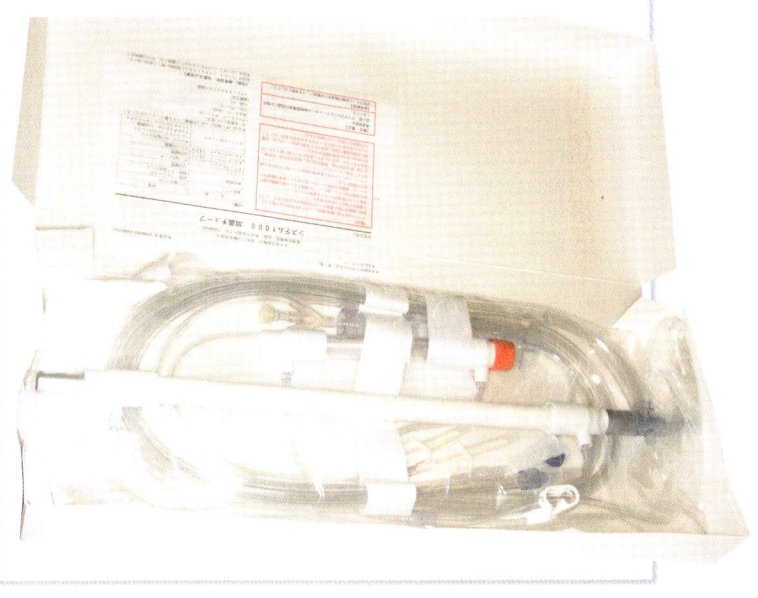

出血性ショックの急速輸液・輸血法

　出血性ショックにおける急速輸液は、単に不足する循環血液量を補うだけでなく、その後の治療方針を決定する意味合いも持つ。急速輸液による循環の反応をみることによって、出血の重症度を推定することができ、緊急手術の適応の判断に役立つ。このことは外傷初期診療ガイドライン（JATEC™）にも強調して記載されており、急速輸液のことを「初期輸液療法」と称している。

　出血性ショックの患者に投与する初期輸液療法は成人で1～2Lとされ、点滴ルートを全開で投与しても15～20分を要する。しかし、LEVEL1 SYSTEM1000では、最高530mL/minでの投与が可能で、実際約5分で急速輸液が可能である。これにより、治療方針の決断をより早く行うことができる。

　初期輸液療法に反応せず循環動態が不安定であれば、持続する出血量が相当量に及ぶことが予想される。その場合、輸血を開始するとともに緊急止血術を行わなければ救命のチャンスを失する。

　輸血は、事前に輸血部と相談し、緊急時の供給体制を整えておくことが望ましい（**表1**）。大量輸血が必要な致死的出血によるショックが疑われれば、患者の病院到着前に血液型不明として輸血（O型赤血球濃厚液、AB型新鮮凍結血漿）を準備しておく。ただし、検査の不完全な状態で輸血を行う危険性と、輸血をしないことによる生命の危機を十分に検討したうえでO型輸血の投与を判断する。

　JATEC™では、輸液総投与量が3Lを超える前までに輸血を開始することを勧めている。また、O型血液は供給体制から必然的にRh因子（+）となるが、出産可能な年齢の女性にはRh不適合を避けるためにRh因子（−）のO型赤血球の投与が望ましい。

　LEVEL1 SYSTEM1000は、輸血バッグの装着も可能で、輸液同様に加温して輸血を急速に投与することができる。ただし、保存血に含まれるクエン酸のクリアランスが不十分な場合、イオン化カルシウムの低下から心機能低下をきたす可能性がある。急速輸血中にはイオン化カルシウムの変動に注意し、カルシウム製剤の補充にも配慮する必要がある。

表1 日本医科大学千葉北総病院での緊急輸血の取り決め

緊急度	準備血の内容	輸血部の所要時間
緊急度1	未交差O型濃厚赤血球液	即時出庫可
緊急度2	患者同型濃厚赤血球液（血液型確認のみで出庫。交差適合試験は輸血中に生食法・クームス法・ブロメリン法を施行）	10分後出庫可
緊急度3	患者同型濃厚赤血球液（タイプ&スクリーン済みの場合。交差適合試験は輸血中に生食法・クームス法・ブロメリン法を施行）	10分後出庫可
緊急度4	患者同型濃厚赤血球液（交差適合試験は生食法・クームス法・ブロメリン法を実施後出庫）	30分後出庫可

＊患者の状況と初期輸液療法の反応、および輸血部の所要時間とを考慮して、緊急度を決定

SYSTEM1000の加温の基礎

　熱交換器は二重管構造で、外管は患者ルートとして輸液や輸血が流れ、内管は循環水ルートで加温された温水が流れる。患者ラインは3ルーメン構造で外管は循環水ルートで内管が患者ルートであり、患者へ流入する直前まで加温が可能である（**図1**）。

取り扱い上の注意
【添付文書より】
＊熱交換器の内管はアルミニウム管であるため、変形すると熱交換器が破損する可能性がある。変形した場合、循環水が患者側ルート内に混入する危険性があるため取扱いに注意する。
＊3時間を超えての使用は避ける。ガスベント付フィルタの疎水膜の劣化で液漏れの発生や投与流量の低下、気泡の効果的な除去ができなくなる可能性がある。

図1 LEVEL1 SYSTEM1000

（加圧スイッチ、加圧インフューザー、上部ソケット「2」、ガイド、下部ソケット「1」、循環水タンク、ガスベント付フィルタホルダ、患者ライン、スパイクキャップ、クランプA、クランプB、ドリップチャンバー、ローラークランプC、熱交換器、ガスベント付フィルタ、患者ラインの3ルーメン構造）

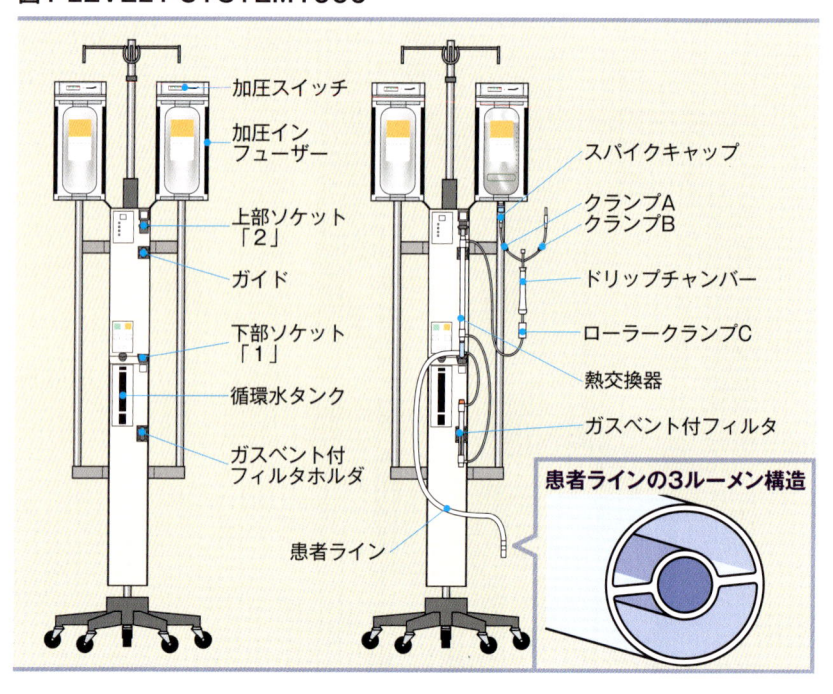

急速輸液・輸血法の手技

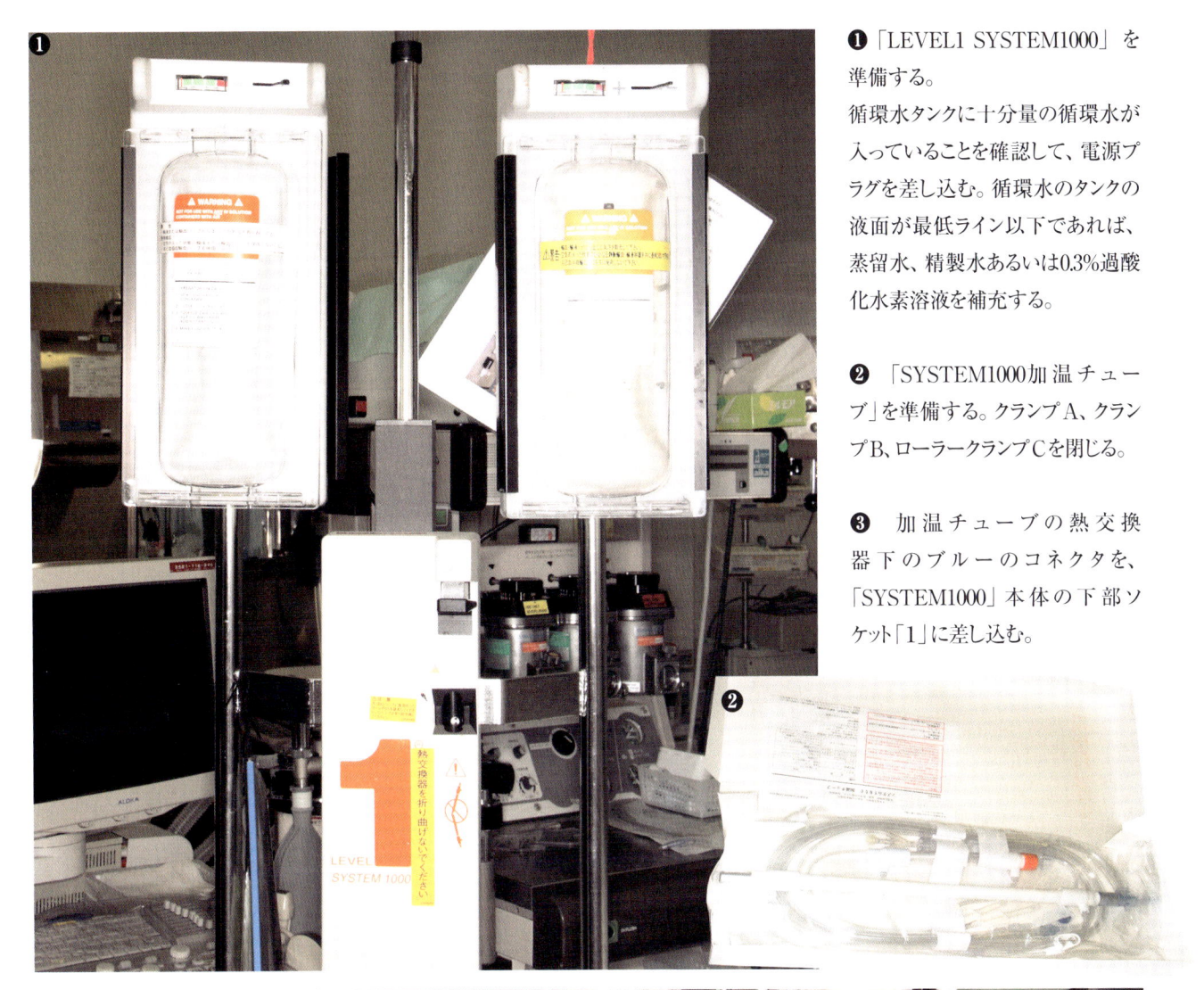

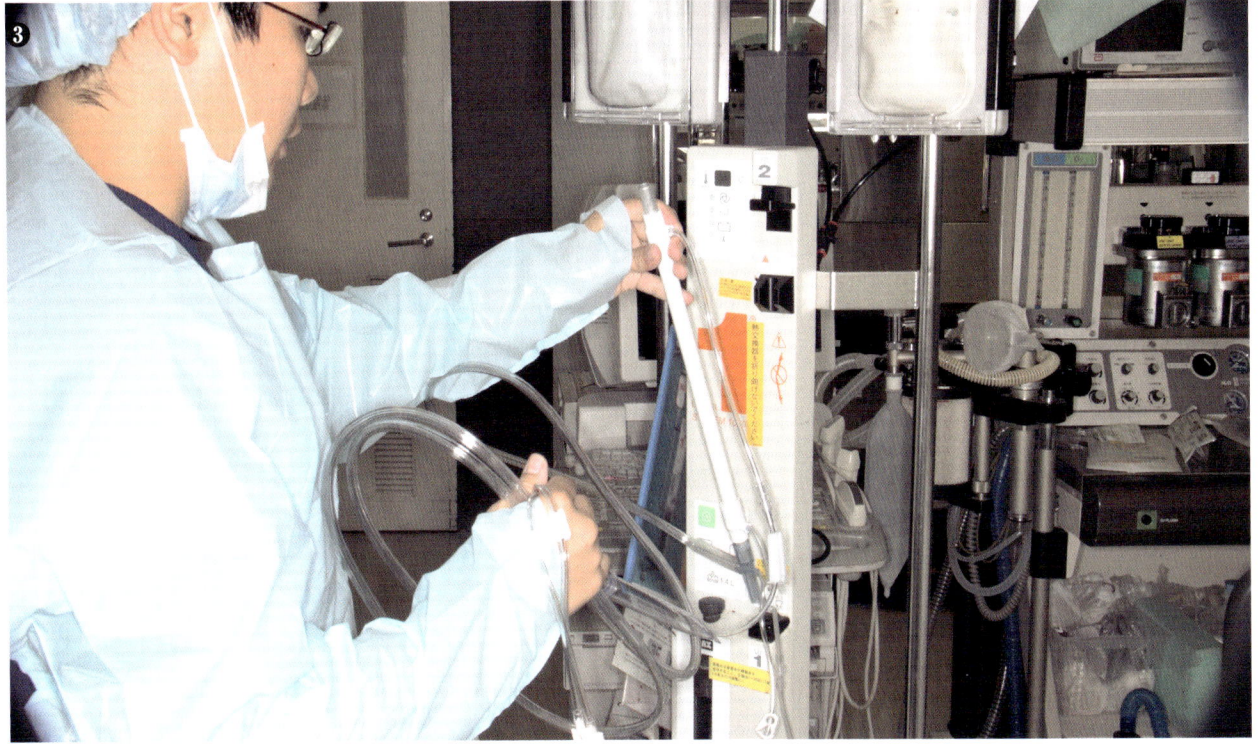

❶ 「LEVEL1 SYSTEM1000」を準備する。
循環水タンクに十分量の循環水が入っていることを確認して、電源プラグを差し込む。循環水のタンクの液面が最低ライン以下であれば、蒸留水、精製水あるいは0.3%過酸化水素溶液を補充する。

❷ 「SYSTEM1000加温チューブ」を準備する。クランプA、クランプB、ローラークランプCを閉じる。

❸ 加温チューブの熱交換器下のブルーのコネクタを、「SYSTEM1000」本体の下部ソケット「1」に差し込む。

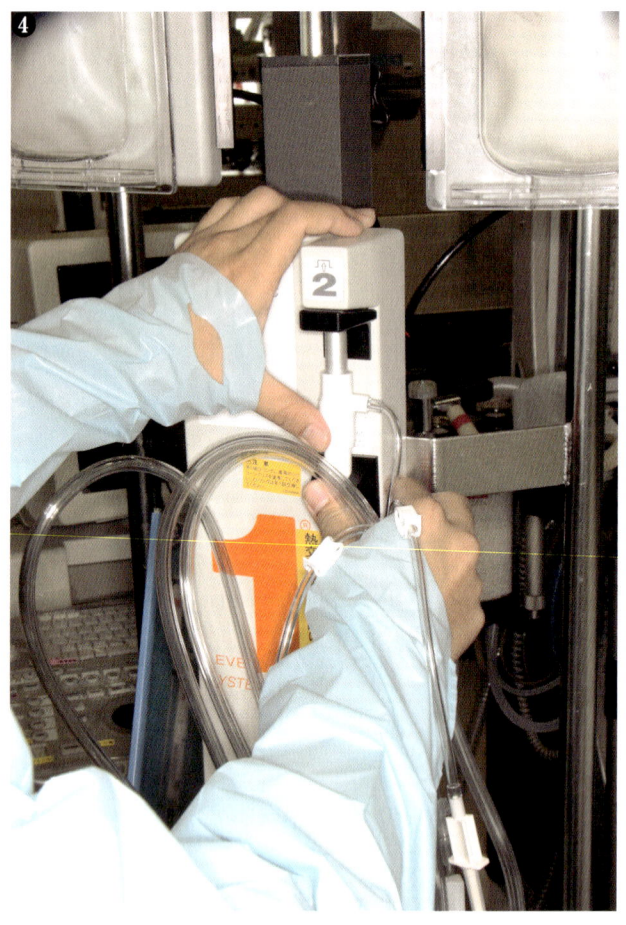

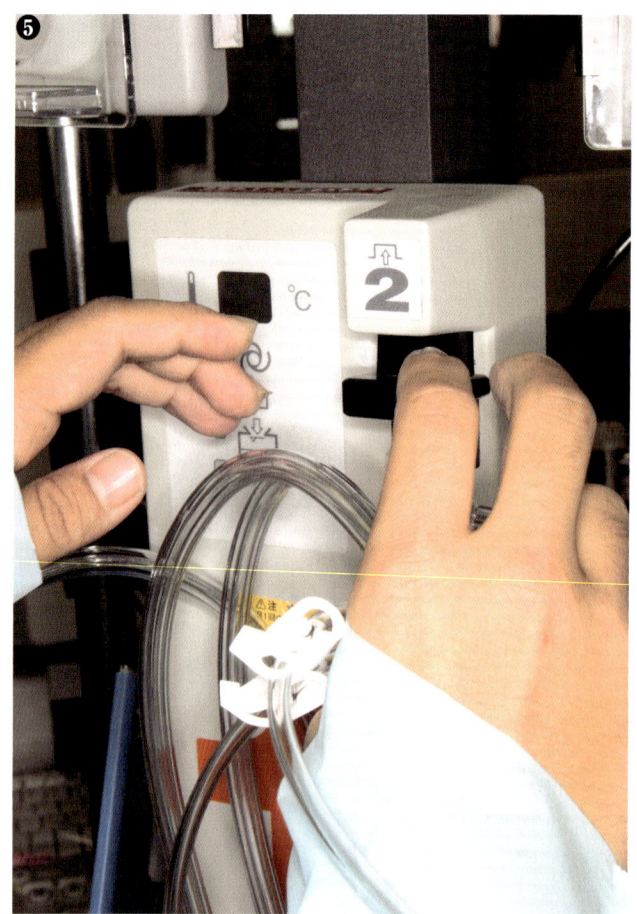

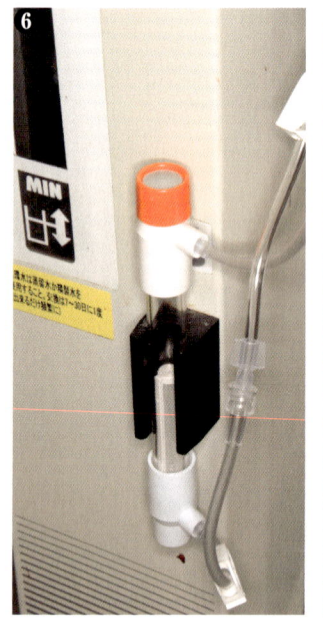

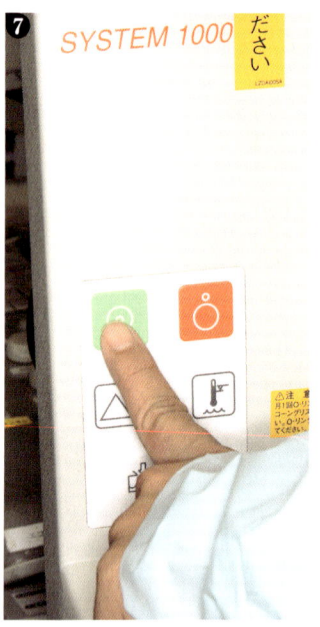

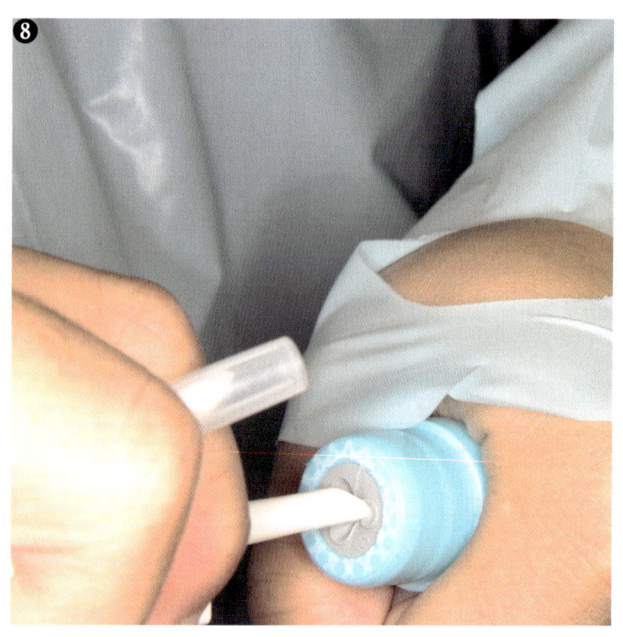

❹ 本体の上部ソケット「2」の黒いレバーを上へスライドさせる。

❺ 熱交換器をガイドにはめ込み、上部ソケット「2」の黒いレバーをしっかりと押し下げる。

❻ ガスベント付フィルタを本体フィルタホルダに取り付ける。これでセットアップは完了である。

❼ 本体の電源をオンにする。緑色のランプが点灯し、表示パネルに水温が表示される。加温チューブには自動的に温水が循環する。循環水は5～10分でおよそ42℃に達する。
加温チューブに循環水が充填された時点で、循環水回路から外部への漏れや患者ルート内への混入がないことを確認する。

❽ スパイクキャップをとり、輸液バッグのポートにスパイクを挿入する。リンゲル液や生理食塩水でのプライミングの場合、18G針をポートに刺入し、バッグ内の空気をあらかじめ抜いておく。
バッグを点滴ポールに吊るし、クランプを開き、ドリップチャンバーの約半分を満たす。

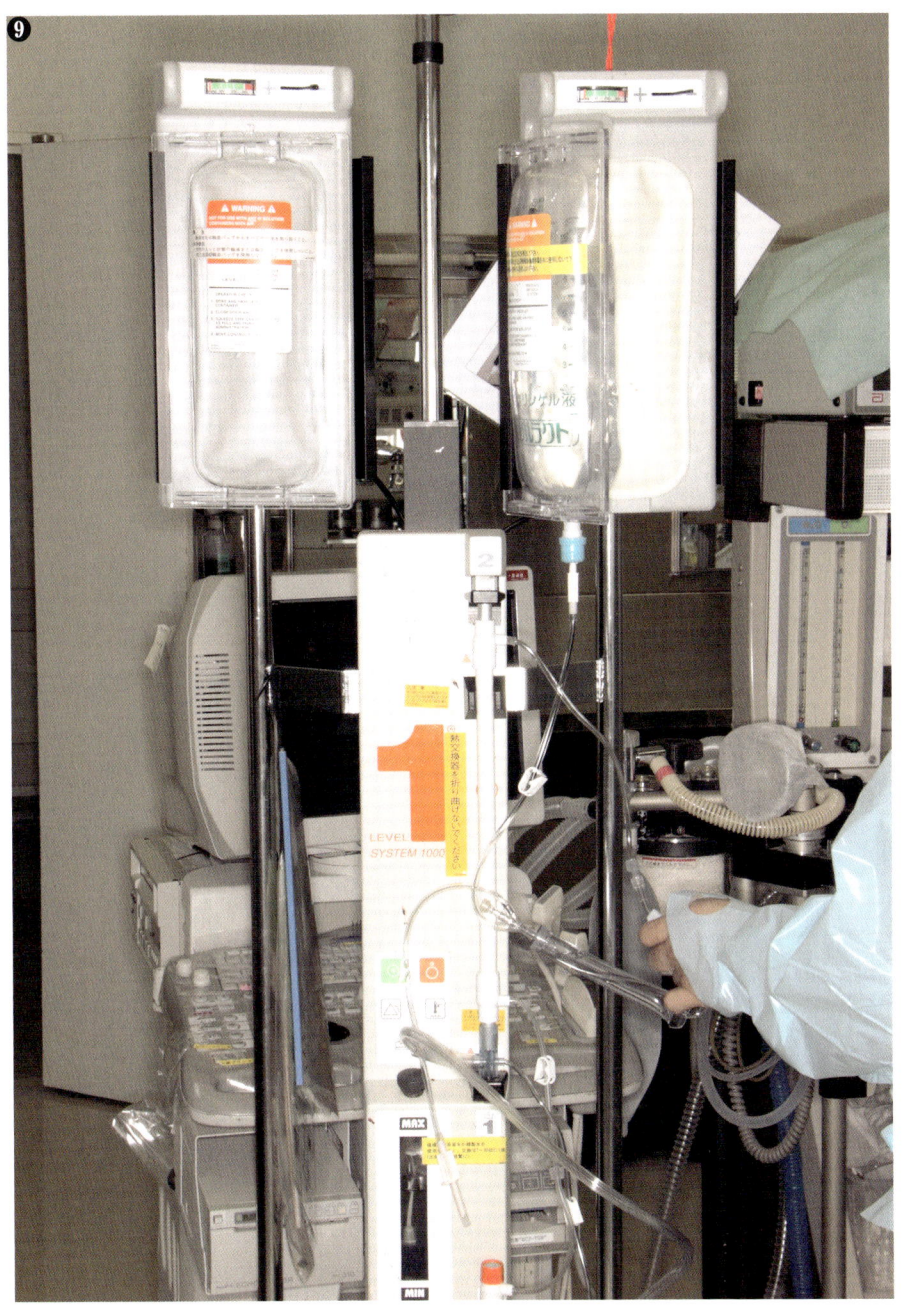

❾ 患者接続側のルアーキャップを
とり、ローラークランプCを開け、患
者ルート内をプライミングする。
プライミングができたら、ガスベント付
フィルタの遠位にあるクランプを閉
じ、ガスベント付フィルタ内をプライミ
ングする。ガスベント付フィルタを軽
くタップして、内部スクリーンフィルタ
のマイクロバルブを逃す。
プライミングボリュームは約74mLで
ある。

❿ 患者静脈回路に接続し、輸液
バッグを加圧インフューザーに装着
し、扉を閉めロックする。
患者側に接続されたすべてのクラ
ンプが解除されていることを確認す
る。

⓫ 加圧開始時には、加圧イン
フューザー上部のスイッチを「＋」の
方に移動させると、加圧が開始され
輸液が開始される。加圧の増減に
よる流量調節はできないため、ロー
ラークランプCを使って輸液速度を
調節する(ドリップチャンバーのドロッ
プレート：11滴/mL)。

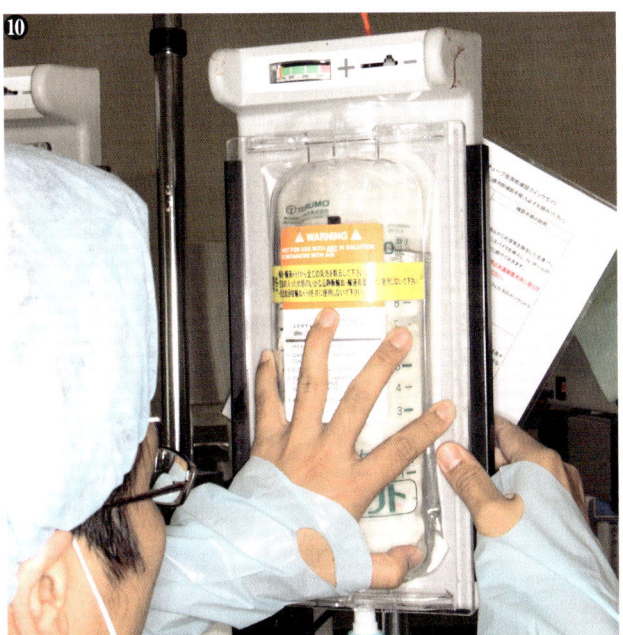

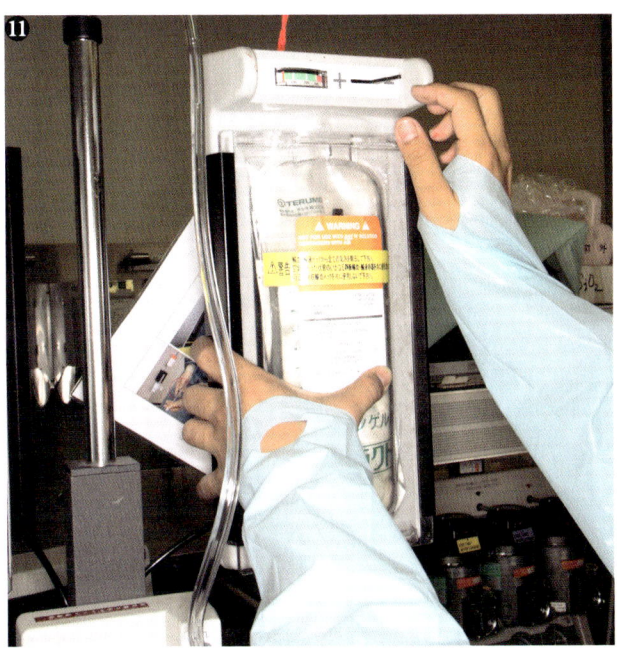

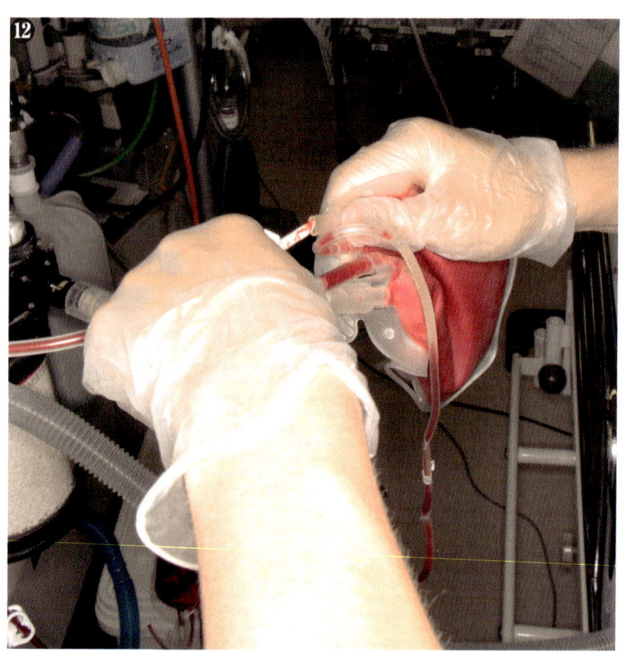

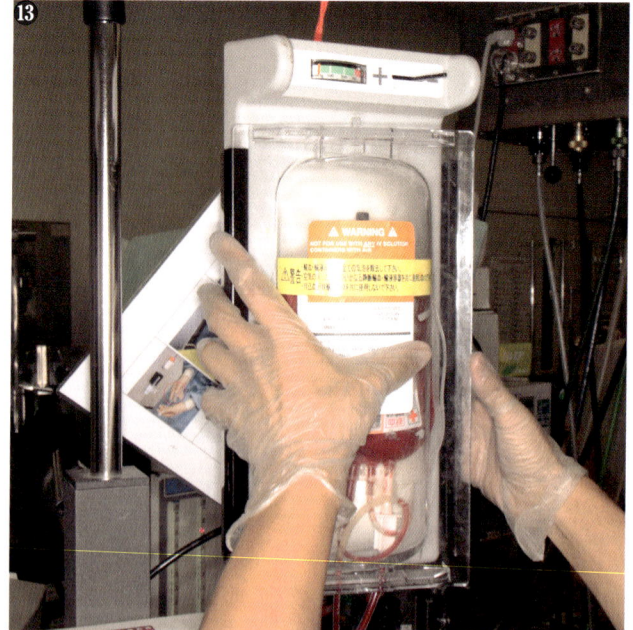

輸血の場合

❶❷❸　輸血の際は、輸血バッグにスパイクを挿入して加圧インフューザーに装着し、扉を閉めロックする。患者側に接続されたすべてのクランプが解除されていることを確認する。

加圧開始時には、加圧インフューザー上部のスイッチを「＋」の位置にすると、加圧が開始され輸血が開始される。

❹　4℃の血液200mLを37℃に急速加温すると2mL程度の気泡が生じる。さらに輸血バッグの交換時にも空気が混入し、ドリップチャンバー内の液量低下をきたし、患者回路内に気泡が混入する危険がある。「SYSTEM1000」が投入される患者は、多くが死に瀕した重症の状態であるため、そちらに気をとられて機器に関する注意がおろそかになりやすい状況があることに注意する。

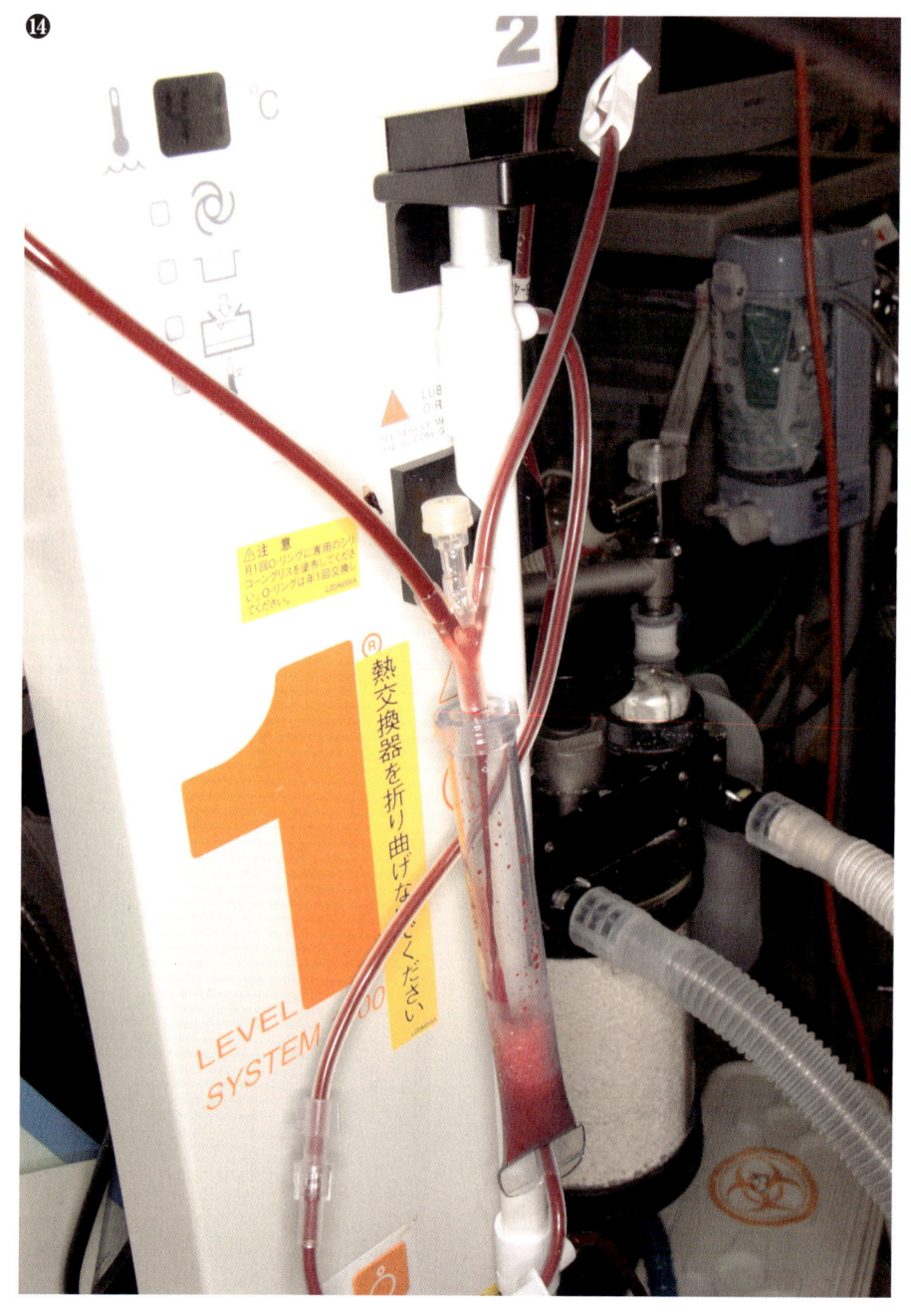

2-③ 動脈路確保

　重症外傷患者は不安定な病態であるため、継続的な循環動態の把握が必須であり、動脈内にカテーテルを留置した観血的血圧測定が望ましい。出血状況の把握や輸血効果の確認のためには頻回の採血が必要であり、人工呼吸管理下となれば動脈血液ガス分析による呼吸状態の把握も必要となる。この時に動脈内にカテーテルを留置した圧ラインがあれば、頻回の採血による侵襲も回避できる。多くは橈骨動脈にカテーテル留置を行うが、大腿動脈や足背動脈も穿刺動脈として選択される。

　外傷治療において、腹腔内出血のコントロールのために緊急避難的に使用される大動脈遮断バルーン（IABO:intra-aortic balloon occlusion）留置や、後腹膜出血あるいは実質臓器出血の止血目的で行われる動脈塞栓術（TAE:transcatheter arterial embolization）も大腿動脈内にカテーテル留置を行うため、広義には動脈路確保となる。

適応
- 観血的動脈圧測定例
- 頻回の採血必要例
- IABOやTAEの特殊カテーテル使用例

禁忌
- 穿刺部の高度汚染
- 穿刺部の透析用シャント血管造設例
- Allen's testで血流不全が疑われる例（橈骨動脈穿刺予定時）

相対禁忌
- 不穏や認知症があり、動脈留置カテーテルを自己抜去する危険性がある場合
- 閉塞性動脈硬化症などがあり、カテーテルを留置することで末梢側に血流不全を起こす可能性がある場合

必要物品
- 消毒液・局所麻酔薬・24G注射針・注射器
- 手関節を背屈させるための枕
- 清潔手袋・滅菌穴あき覆布
- 固定のためのテープ類
- 動脈内留置カニューレ（成人では20〜22G、小児では22〜24Gの静脈留置針）

【シース留置時】
- シースセット（当センターでは、メディキット社製スーパーシース®の4Fr・5Frを主に使用）

【動脈切開時】
- モスキート鉗子・鑷子・メス・小筋鉤

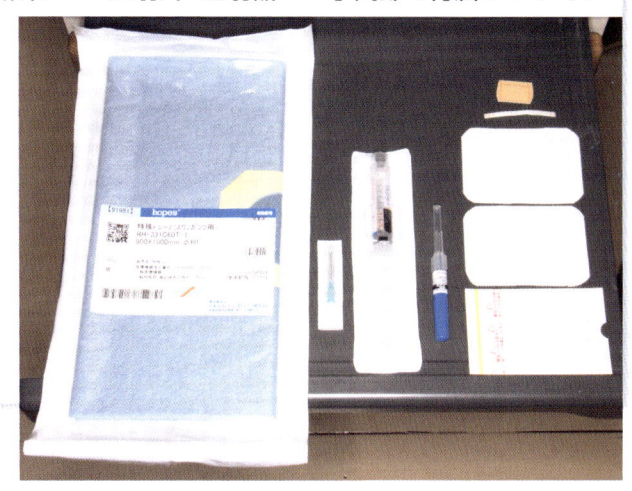

動脈路を確保する際の注意点

観血的動脈圧測定として動脈路確保を行う場合、❶橈骨動脈　❷足背動脈　❸大腿動脈の順にカテーテル留置の候補となる。肘部の上腕動脈は、穿刺時に並走する神経の損傷を生じる危険性や、穿刺部末梢の虚血や血流障害を起こす危険性があるため通常用いられない。

動脈路確保の成功は、穿刺前の準備による。患者の体位、術者の姿勢、穿刺部の高さ、穿刺部の慎重な選択、これらに留意することが成功の鍵となる。

橈骨動脈

手の血流は、橈骨動脈と尺骨動脈より供給され、手掌の動脈弓で交通するが、まれに尺骨動脈からの血流不全や動脈弓の発達不良による橈骨動脈に依存した血流支配のことがある。この場合、橈骨動脈へのカテーテル留置は手の循環不全を生じるおそれから禁忌となる。

これを回避するため、橈骨動脈にカテーテル留置を行う場合は、あらかじめAllen's testを行う。Allen's testは、手関節付近で橈骨動脈と尺骨動脈を圧迫して血流を止め、患者に手の把握運動を数回行わせる。手指を伸展させた状態で尺骨動脈の圧迫を解除すると、蒼白な手掌が5秒以内に赤みを帯びてくるのが観察される。色調の改善がみられない場合は、橈骨動脈に依存した血流支配であり、穿刺は控えたほうがよい。また、合併症を生じた場合の影響を考慮し、利き腕への穿刺も控えたほうがよい。

足背動脈

固定性に優れ、側副血行路も発達しており、血栓形成による致命的合併症が少ない。しかし、穿刺時に強い疼痛を伴うため、動脈の血管攣縮をきたし、穿刺が困難になることがある。

ポイントは局所麻酔を十分に行うことである。ただし、注入量が多すぎると拍動が不明瞭となるため注意する。

大腿動脈

大腿・膝窩・足背動脈の拍動を両側で観察し、血流の良好なほうを穿刺側として選定する。鼠径靭帯より1～2横指末梢側が穿刺部位となるが、針の刺入方向と深度によっては腹腔穿刺となる危険性があるため、刺入時に針先が鼠径靭帯よりも頭側に越えないよう注意する。

Allen's test

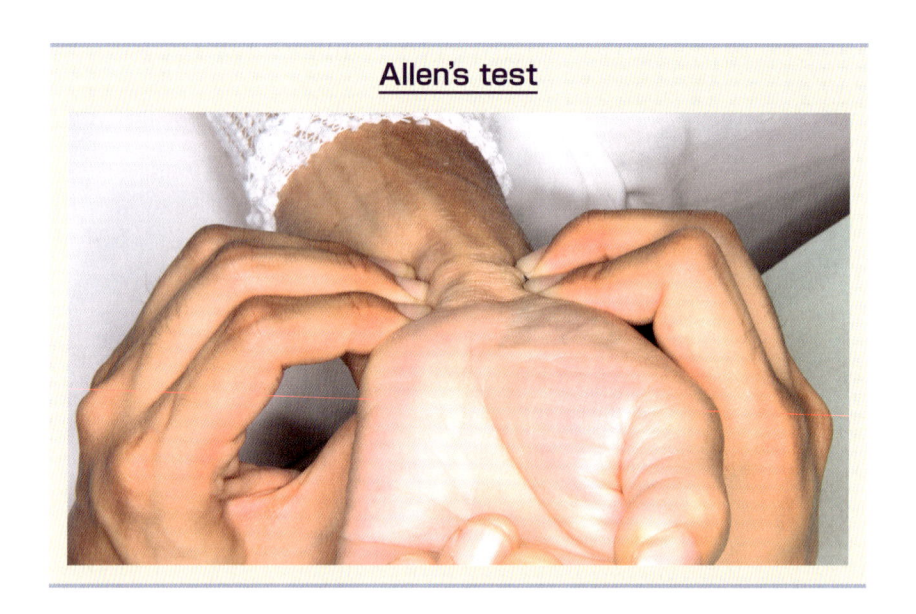

表1 動脈路確保による合併症

穿刺部末梢の循環障害	◆留置カニューレの太さと留置期間に比例して血栓形成が進み、末梢の循環障害の危険性が増す。 　⇒循環障害が出現した場合は、直ちにカテーテルを抜去する。 ◆大腿動脈に留置している場合、虚血による悪影響が大きいため、末梢動脈でカテーテル留置が可能となった場合、速やかに刺し替えを行うことが望ましい。
血腫形成・仮性動脈瘤形成	◆穿刺に失敗した場合やカテーテルを抜去した際に形成されることがある。 ◆予防するには、十分な用手圧迫止血に努めることと、皮膚穿刺部ではなく動脈穿通部の直上の皮膚を圧迫することである。

穿刺カニューレ留置法

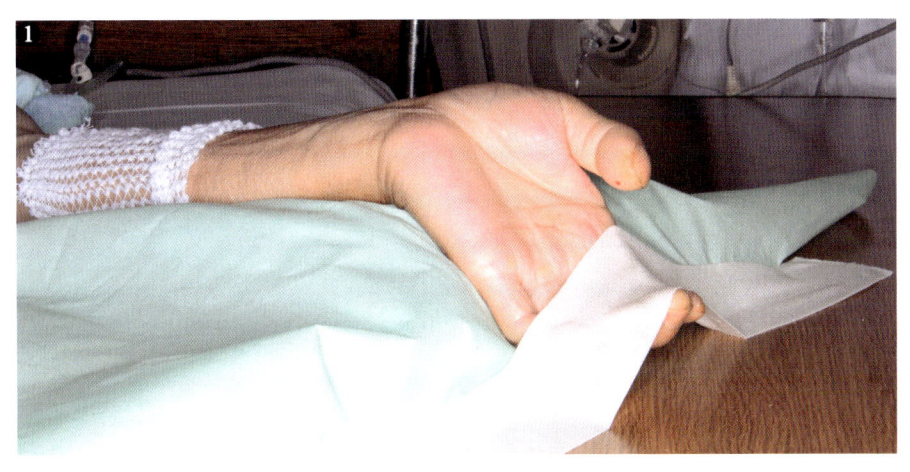

❶ 橈骨動脈への穿刺法によるカニューレ留置を解説する。
手関節の背側に枕を入れ、手関節を軽度背側位にして固定する。

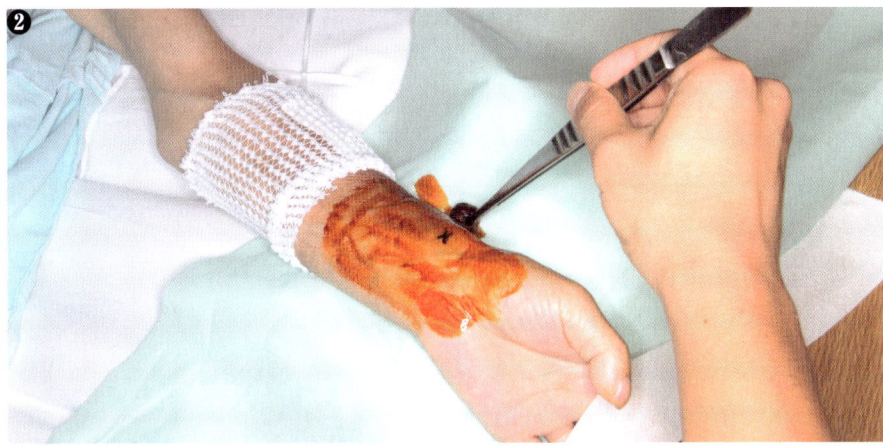

❷ 穿刺部位を中心に、内側から外側へ向かって消毒を行う。

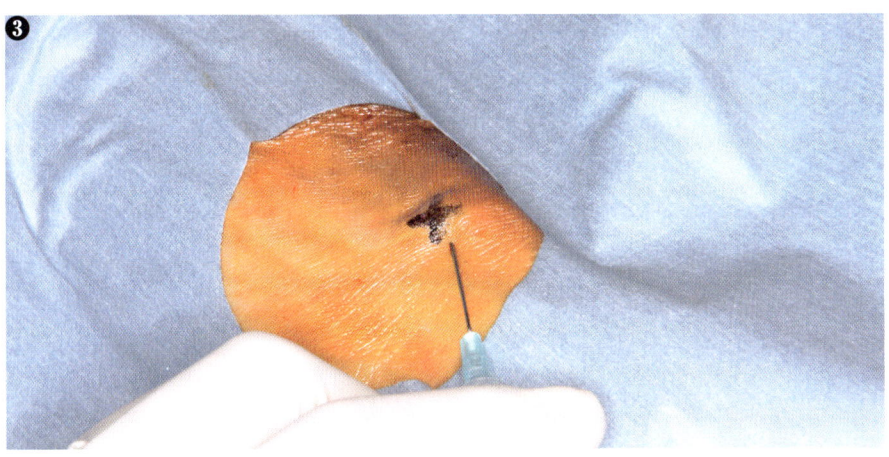

❸ 滅菌穴あき覆布を用いて清潔野を確保し、穿刺部を中心に十分に局所麻酔を行う。

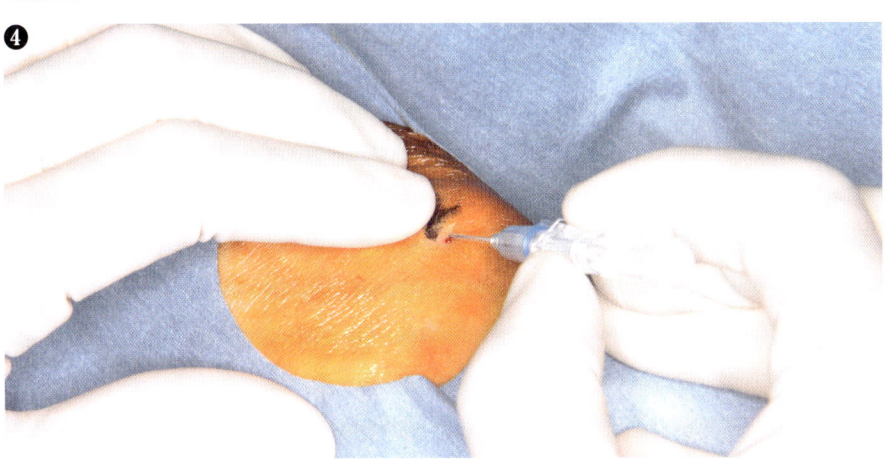

❹ 動脈の拍動を確認しながら、皮膚に対して約30～45度の角度で、静脈留置針を穿刺し慎重に進める。

❺ 動脈内に針の先端が進入すると、血液のバックフローが確認できる。

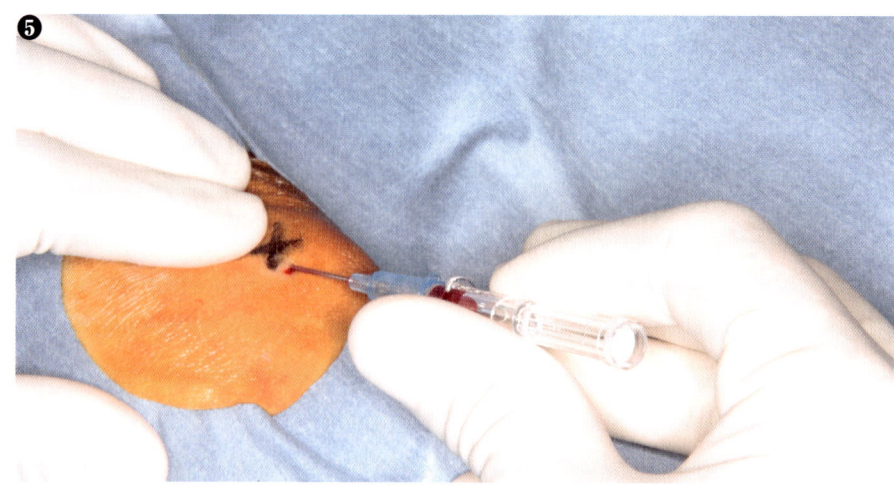

❻ 留置針の外筒を確実に動脈内に進入させるため、針を浅い角度にし、さらに1mm進める。

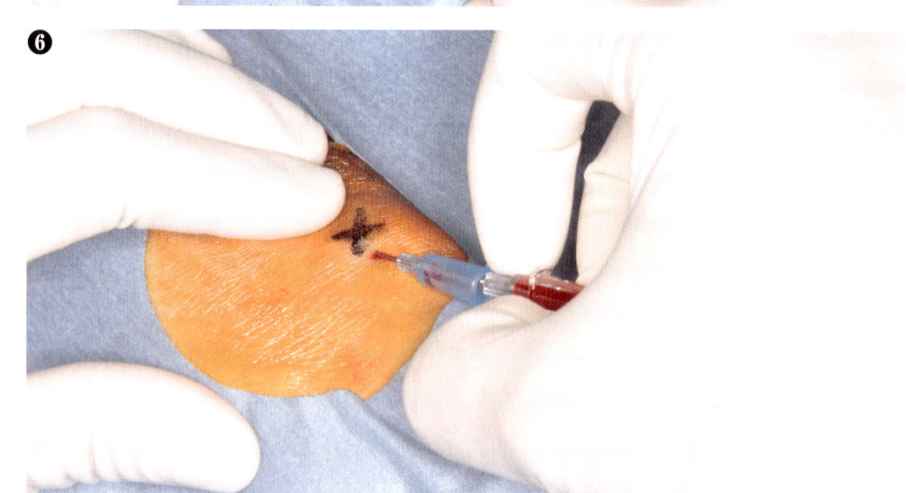

❼ 内筒を保持したまま、外筒のみを動脈内に押し進める。

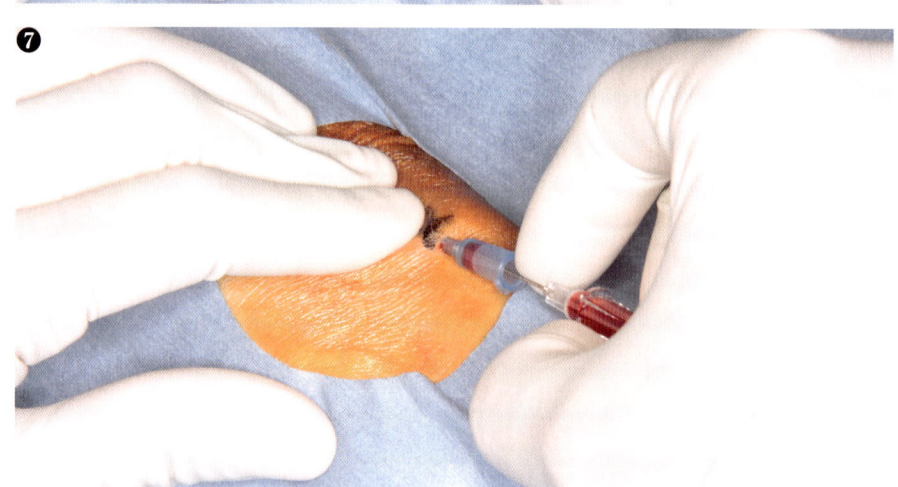

❽ 動脈内に留置された外筒の先端付近を圧迫止血しつつ、内筒を抜去する。

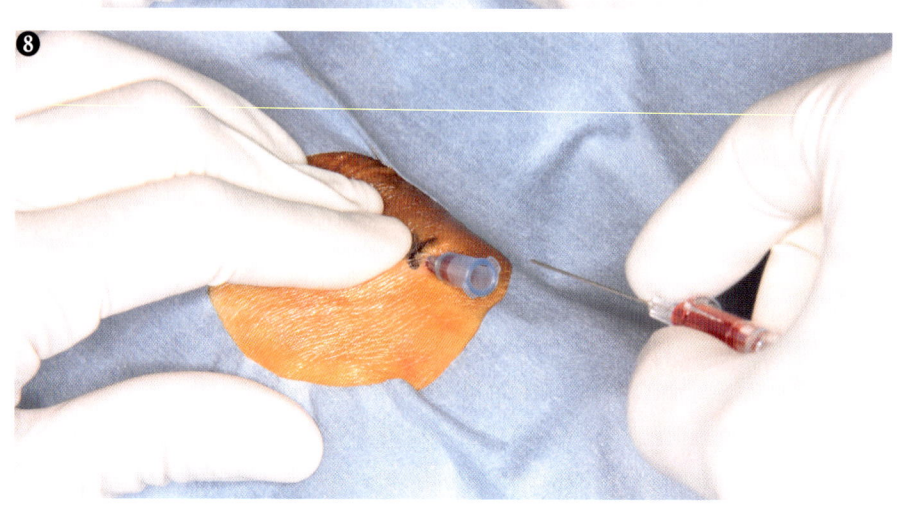

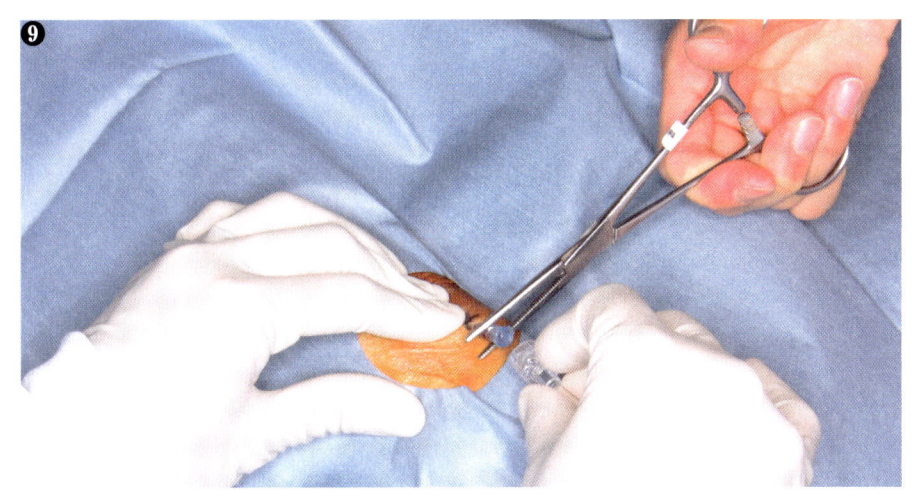

❾ 外筒に圧ラインを接続する。外筒をペアン鉗子で把持し、確実に接続する。

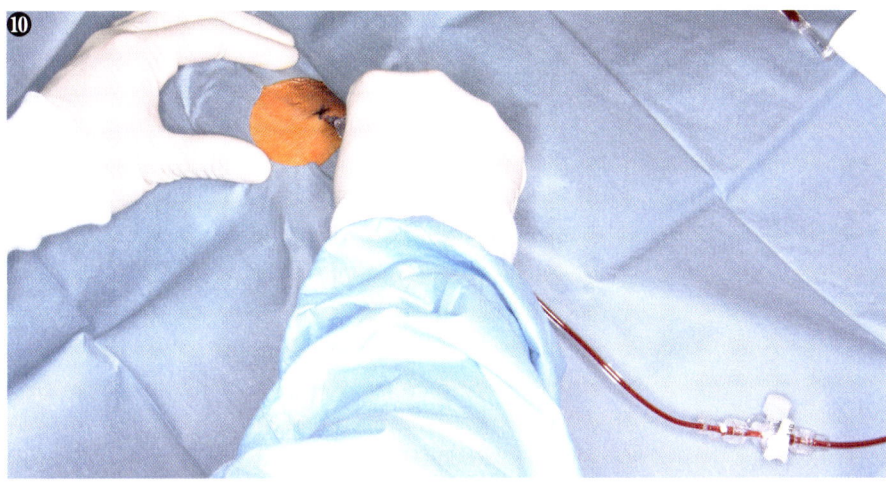

❿ 圧ラインを吸引し、スムーズに血液が引ければ、外筒は動脈内に留置されている。

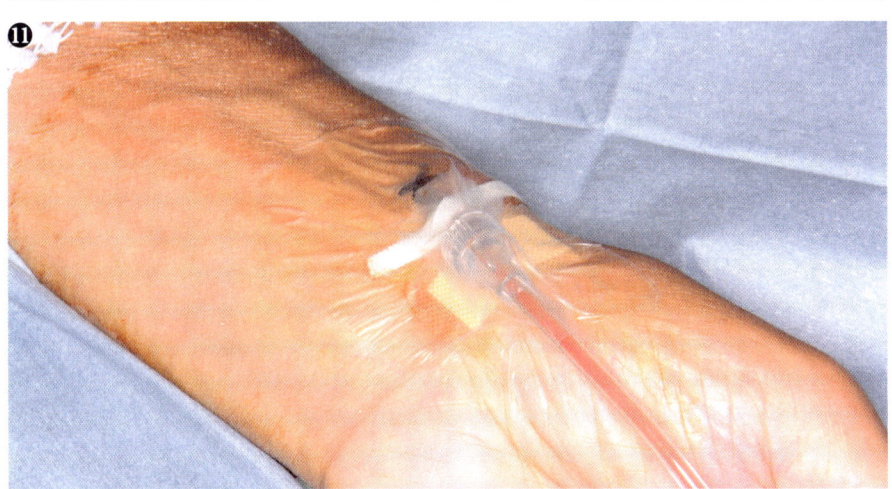

⓫ 穿刺部を消毒後、接続部の圧迫による皮膚の損傷を防止するために絆創膏をクッションとして使用し、外筒根部を粘着性の高いテープで固定、さらにフィルムドレッシングで全体を覆う。

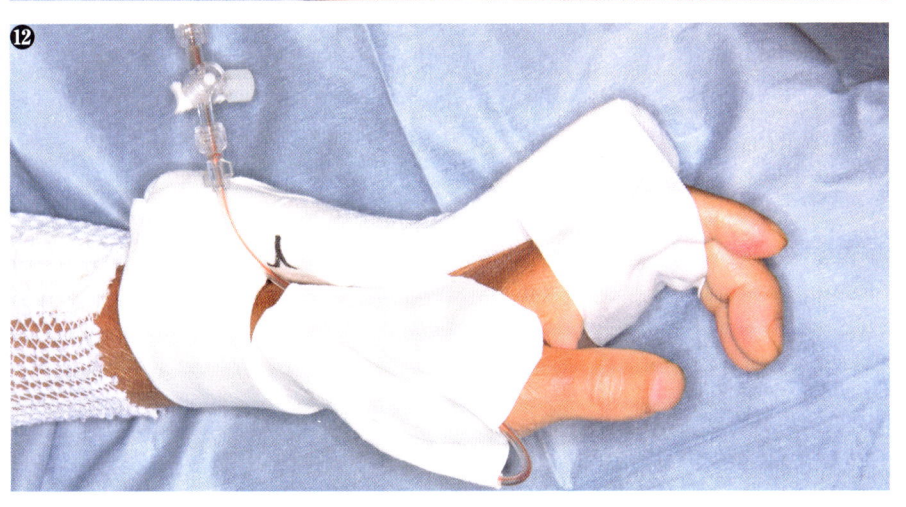

⓬ 圧ラインは、ループを作成してテープで固定する。この時、刺入部が観察できるように小窓をあらかじめ設けておき、その位置を合わせて貼る。
シャープな圧波形を得るために、手関節を軽度背側位にし、シーネ固定を行う。

動脈切開カニューレ留置法

❶ 橈骨動脈への動脈切開によるカニューレ留置を解説する。
前腕から手関節にかけて消毒する。

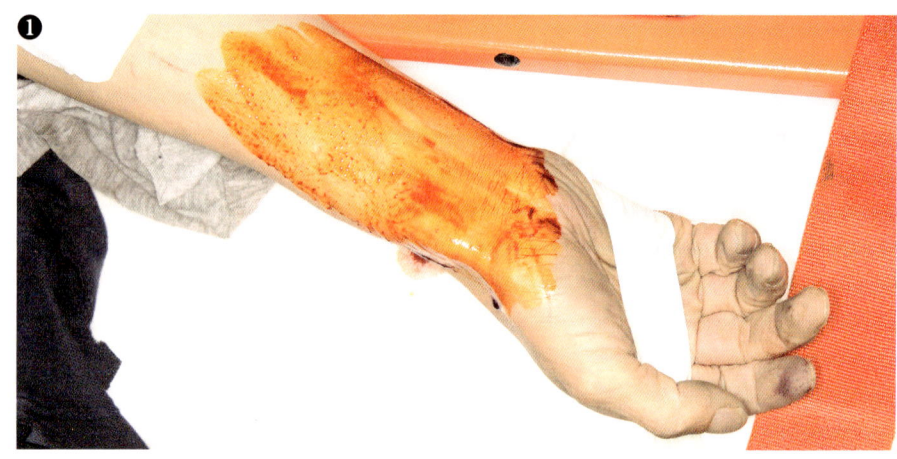

❷ 滅菌穴あき覆布を用いて清潔野を確保し、手関節の皺壁から1横指近位側で十分に局所麻酔を行い、動脈の走行に直角に交わる約2cmの皮膚切開をおく。

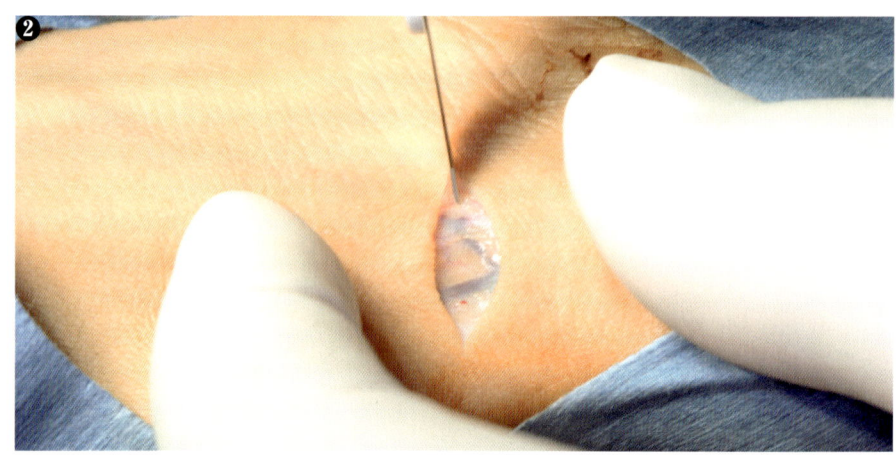

❸ ペアン鉗子で皮下組織を剥離していき、白色の線維組織である前腕筋膜を露出する。

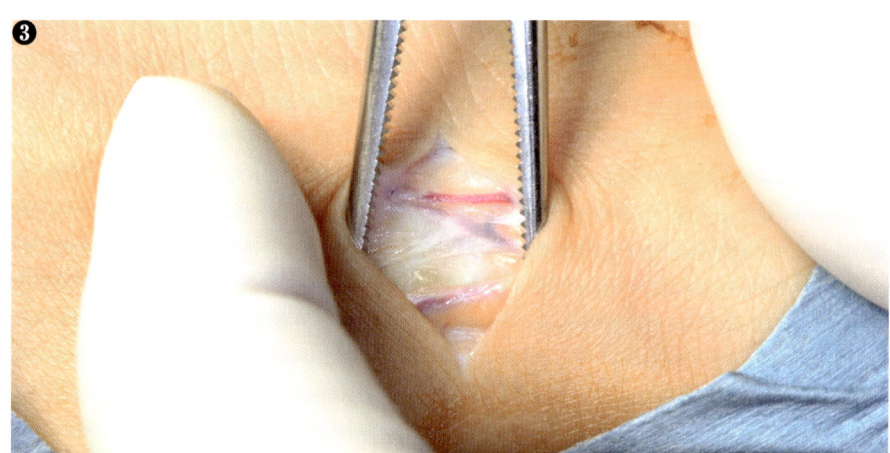

❹ 前腕筋膜をペアン鉗子で浅くすくい、メスで切開を加える。

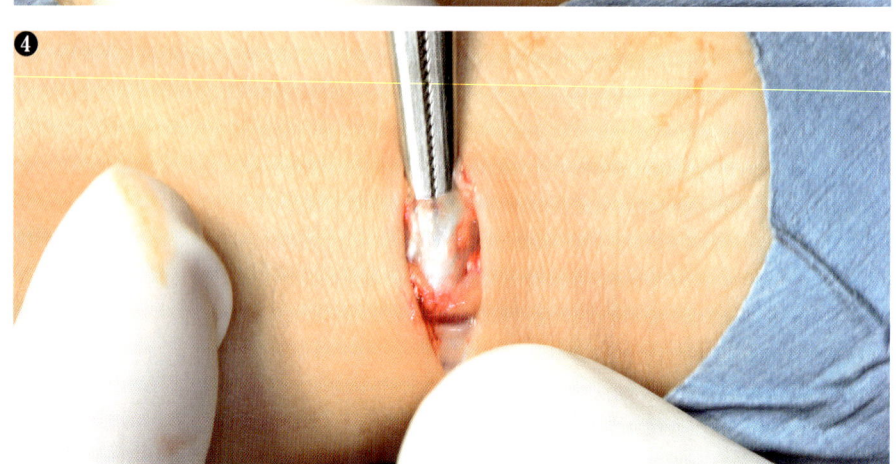

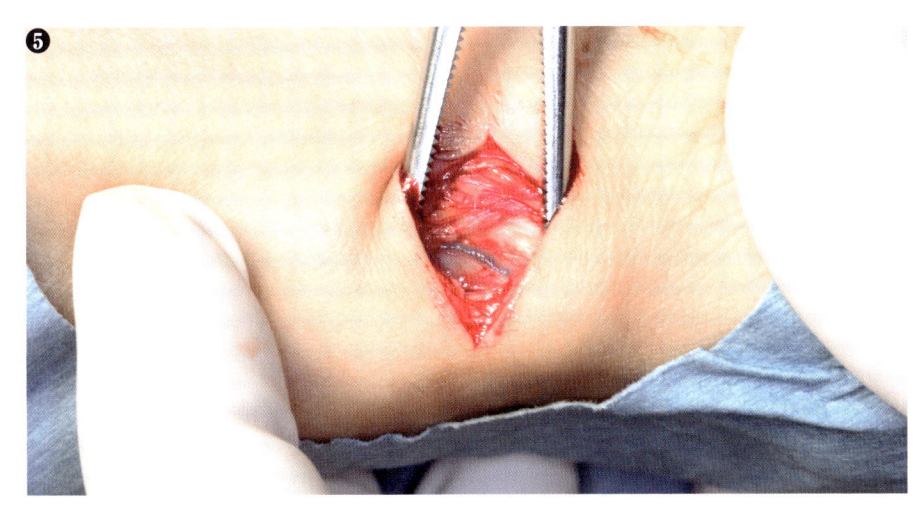

❺ 動脈の走行と並行に組織を分けていく。

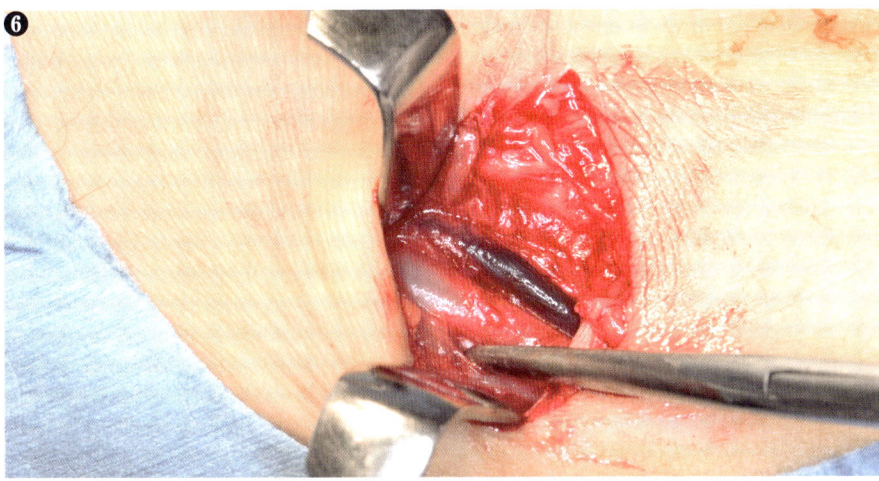

❻ 弾力に富む管状組織が目指す橈骨動脈である。伴走する静脈が近接する。

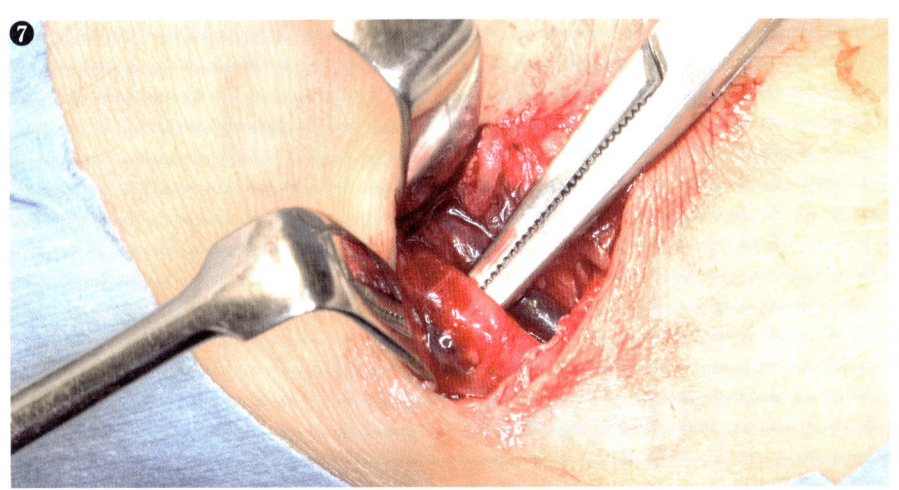

❼ 橈骨動脈の背側にペアン鉗子を慎重にくぐらせ、動脈を剥離する。このとき背側枝を傷つけないように注意する。

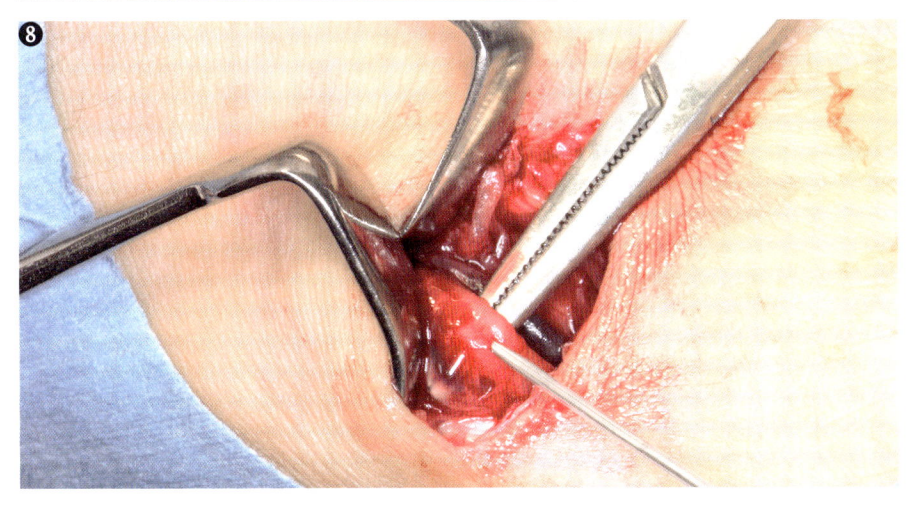

❽ 橈骨動脈をペアン鉗子で軽く挙上し、固定する。
静脈留置針で、前壁のみを慎重に穿刺する。剥離した橈骨動脈のクランプは不要である。

❾　直視下で、外筒が動脈内に進入するまでゆっくりと針を押し進める。

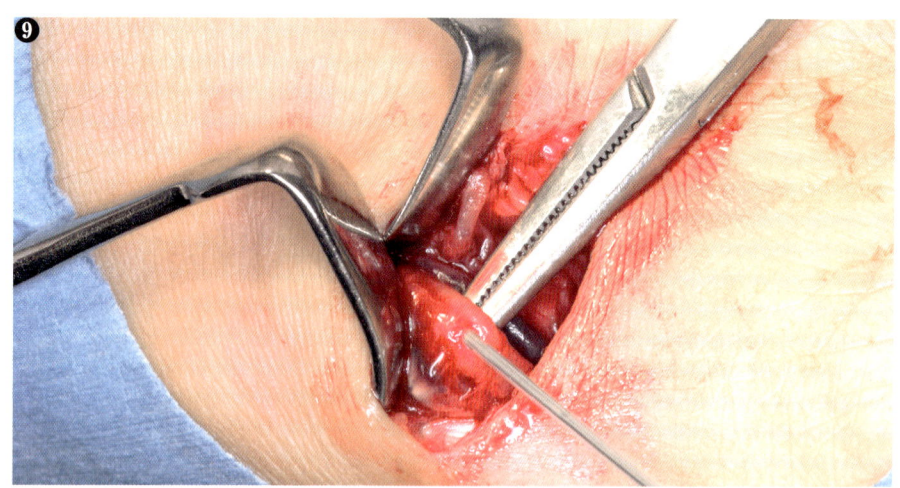

❿　穿刺法と同様に内筒を保持し、外筒を動脈内に挿入する。

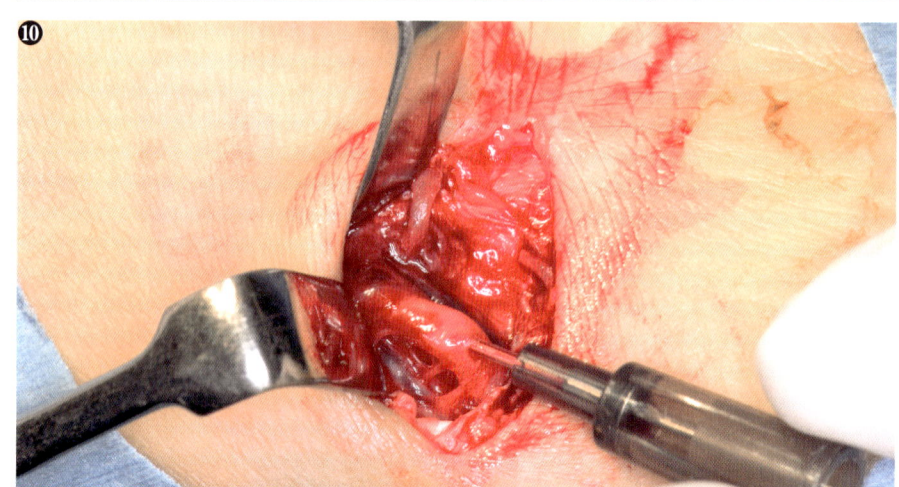

⓫　バックフローが確認できれば、動脈内にカニューレが留置されている。

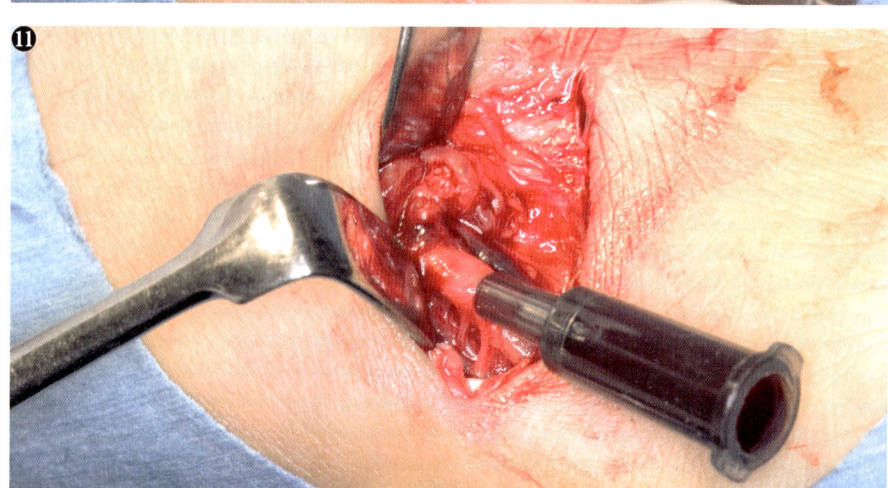

⓬　皮切部を縫合し、穿刺法と同様にフィルムドレッシングとテープを用いて固定を行う。
必要があれば、カニューレを皮膚に1針かけて確実な固定を行う。

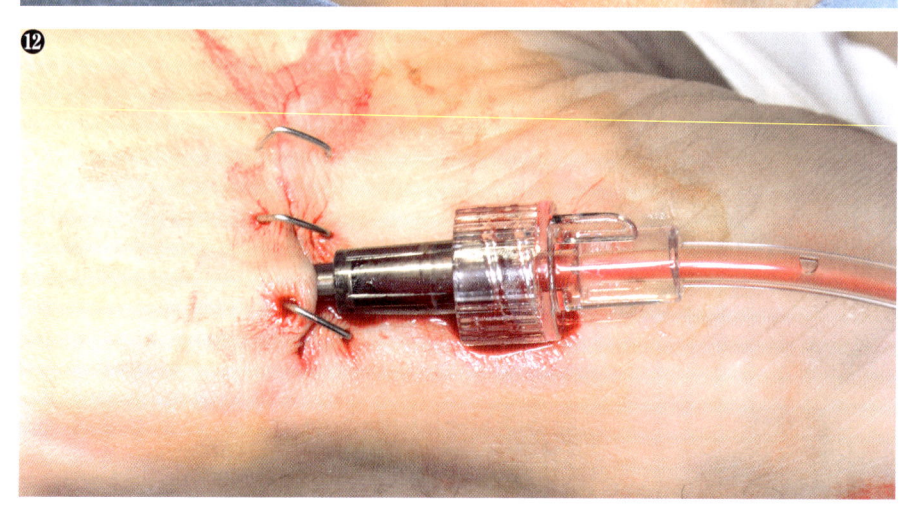

シース挿入法

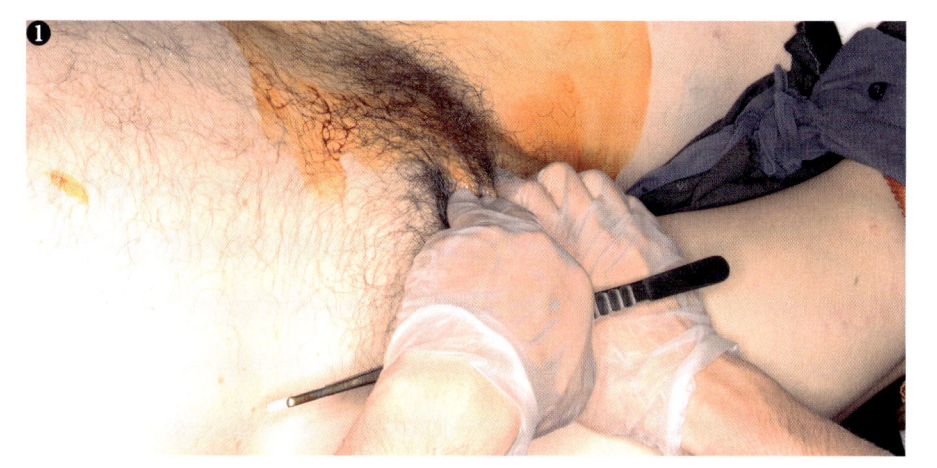

❶ 大腿動脈へのシース挿入を解説する。
鼠径靱帯より1～2横指末梢側が穿刺部位であり、そこを中心に広範囲を消毒する。
滅菌穴あき覆布を用いて清潔野を確保する。

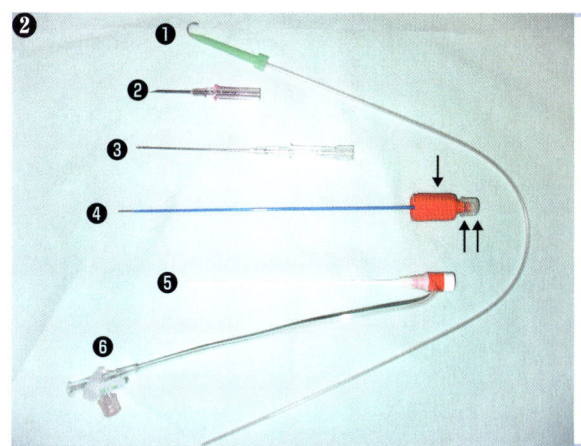

❶ ガイドワイヤー
❷ メス
❸ セルジンガー針
❹ 段付ダイレーター
❺ シース
❻ サイドチューブ
←：ダイレーターハブ
⇇：スタイレット芯

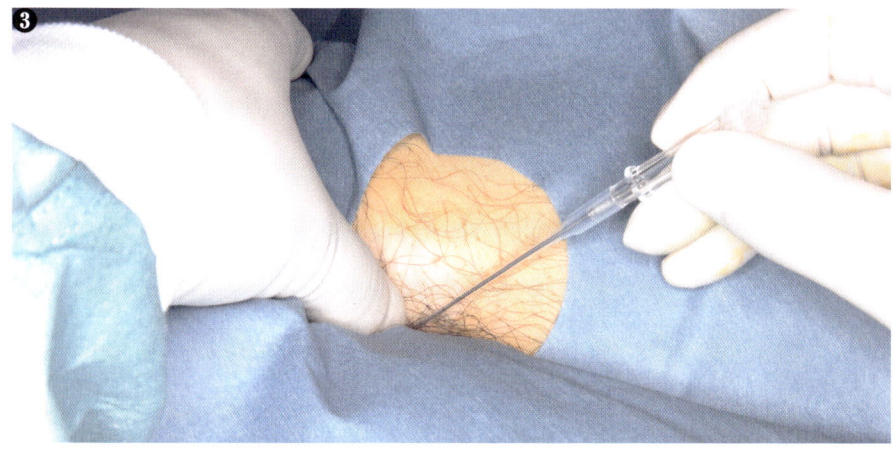

❷ 清潔操作下でシースの準備を行う。
シースのサイドチューブに装着された三方活栓から、ヘパリン加生理食塩液でプライミングを行う。シースに段付ダイレーターを挿入し、ダイレーターハブを時計方向に締め込み、シースと一体化する。シースの先端からダイレーターが完全に出ていることを確認する。
ダイレーターハブの頭部にあるスタイレット芯を反時計方向に回して引き抜く。これで、シースの準備は完了である。

❸ 近位側の大腿動脈を触知しながら、遠位側に45～60度傾けて、付属のセルジンガー針を用いて大腿動脈を穿刺する。
後腹膜血腫の予防には、前壁のみの穿刺が望ましい。

❹ 慎重に針を進めてバックフローが確認できれば、針の先端が動脈内に到達している。
さらに、針を皮膚に対し浅い角度にして1～2mm進め、外筒を動脈内に進入させる。

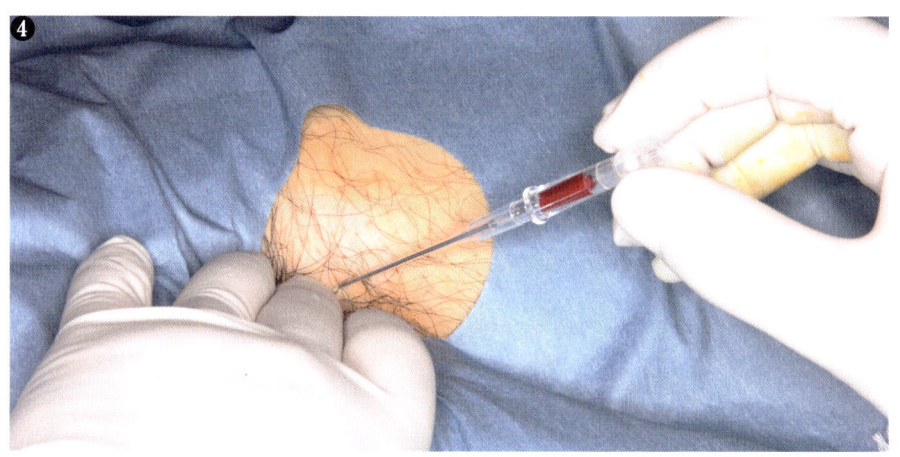

❺ 穿刺法と同様に内筒を保持し、外筒を慎重に挿入する。

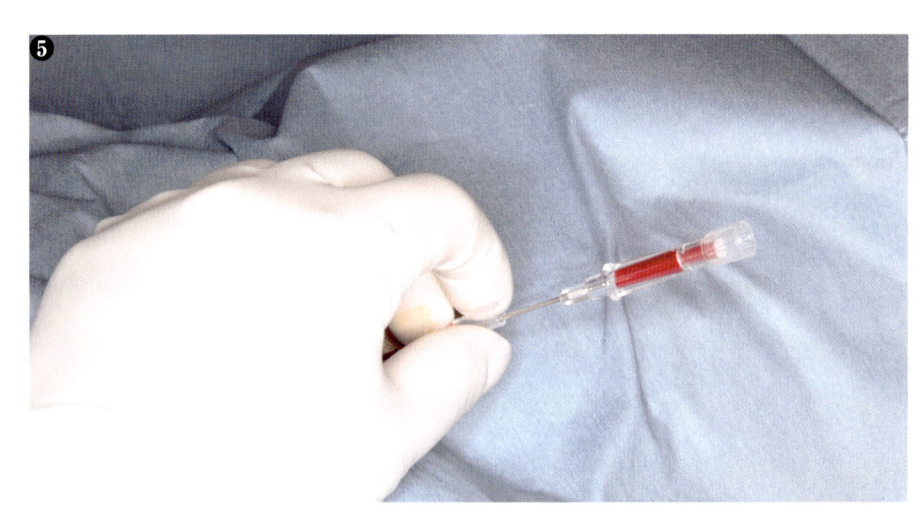

❻ 外筒を根部まで挿入したのち、内筒を除去する。この時、勢いよく動脈血が噴出するが、あわてずにガイドワイヤーを外筒内に通し、血管内にゆっくり挿入する。
挿入時に焦らないためにも、ガイドワイヤーの取り扱いには慣れておく必要がある。
ガイドワイヤー先端のJ型は、先端にかかる張力を軽減することで鈍化し、セルジンガー針の外筒に挿入しやすくなる。一度、確認しておくとよい。

❼ ガイドワイヤーの全長の約2/3ほどを挿入し、外筒のみを抜去する。
その後、必要に応じて、メスでガイドワイヤー挿入部の皮膚に小切開を設ける。決して、ガイドワイヤーを傷つけることのないよう注意する。

❽ 一体化したシース、段付ダイレーターをガイドワイヤーに通す。

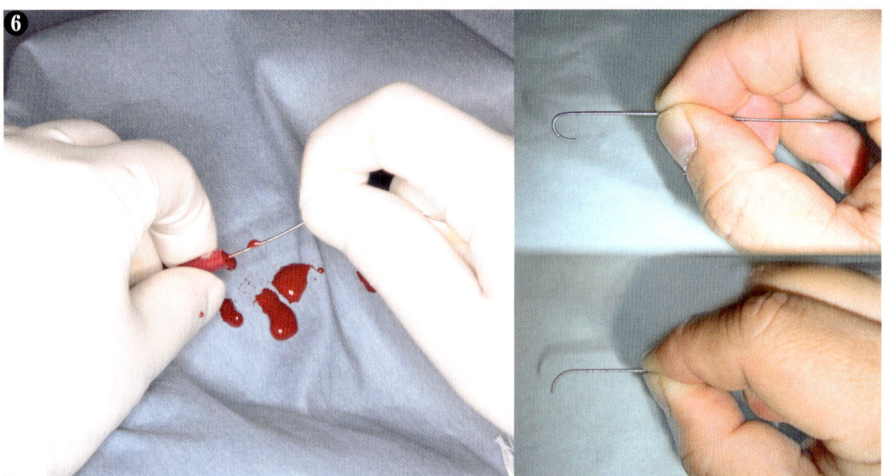

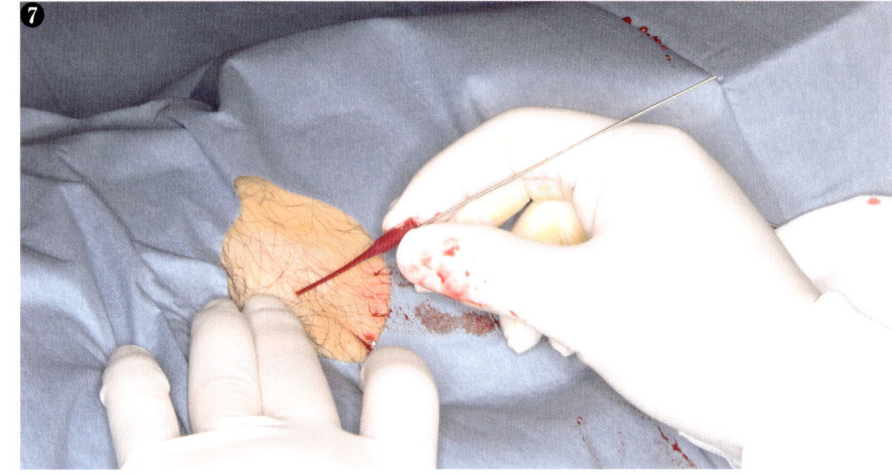

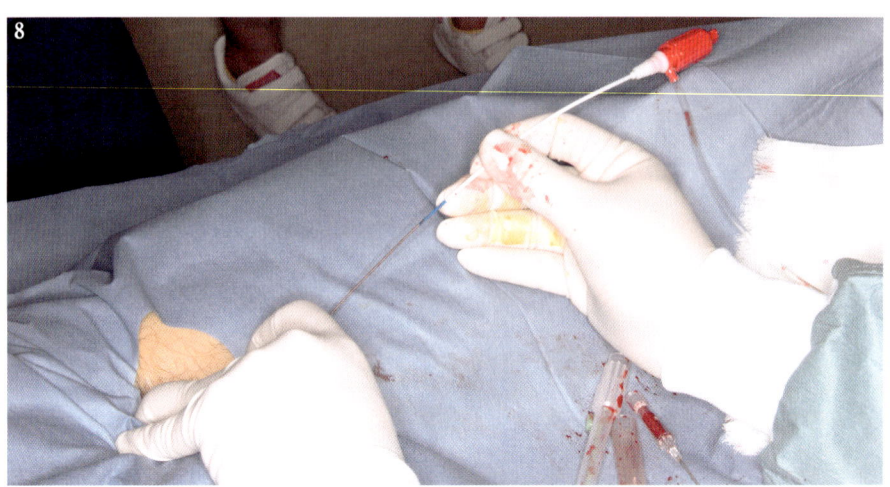

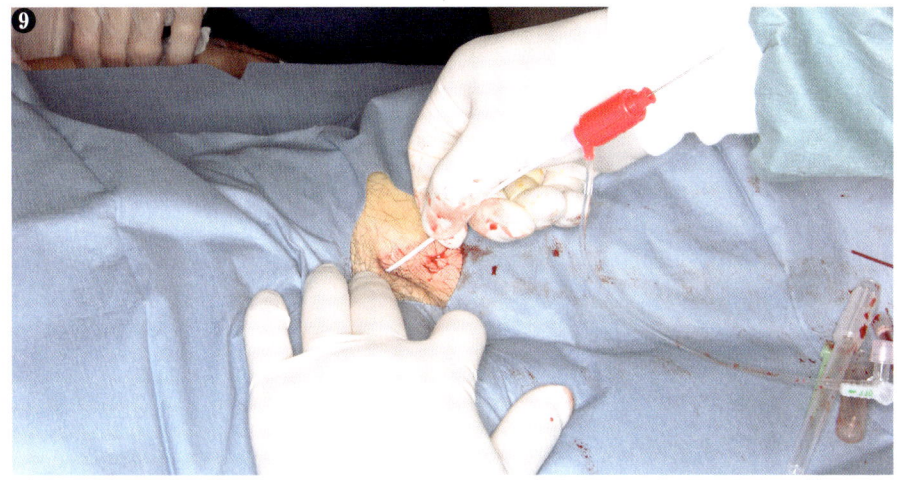

❾ ガイドワイヤーに沿って、シースを血管内に挿入する。
この時、シースの皮膚に近い部位を持ち替えながら送り進めると、ガイドワイヤーの変形による血管外へのシース迷入を回避できる。

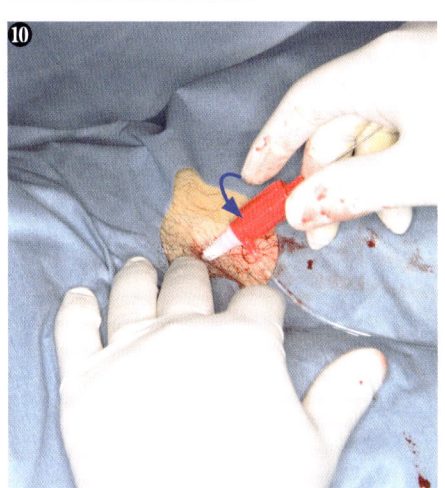

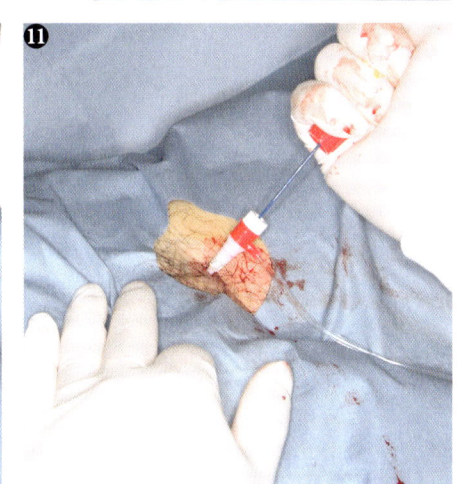

❿⓫ シースの挿入が完了したら、ダイレーターハブを反時計方向に回して、シース本体からガイドワイヤーごとダイレーターハブを引き抜く。

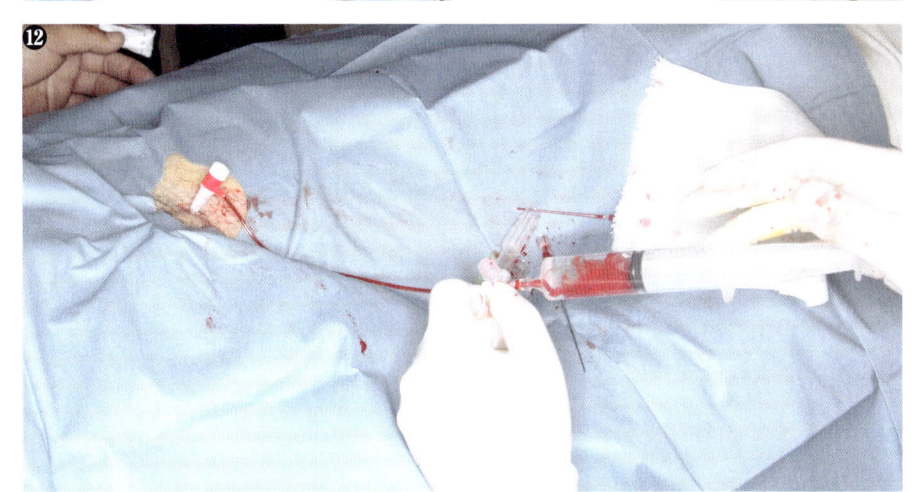

⓬ サイドチューブの三方活栓に、シリンジを装着して吸引する。動脈血が抵抗なく吸引できれば、シースの動脈内留置は成功である。ヘパリン加生理食塩水で、シース内をフラッシュしておく。

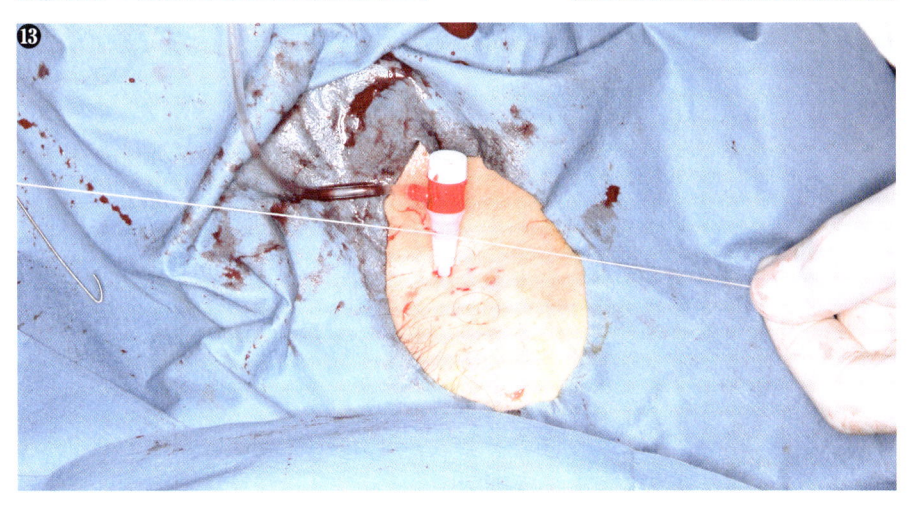

⓭ シース本体に糸をかけ、皮膚に縫い合わせて固定し、フィルムドレッシングで保護する。

2-④ FAST

　FASTとは、Focused Assessment with Sonography for Traumaの略であり、外傷患者に対する標準化されたエコー検査である。

　FASTは腹腔内、胸腔内、心囊内の液体貯留検出を目的として行う検査であり、詳細な解剖学的異常を検索するものではない。ショック状態にある外傷患者に対して、診察室から移動することなく迅速にショックの原因検索ができるため、すべての救急医がマスターすべき手技である。

　また、その簡便性・低侵襲性から繰り返し施行でき、経時的変化の追跡にも極めて有用である。

適応

- 鈍的・鋭的胸腹部損傷、高エネルギー外傷。特に、循環に異常を認める患者に対しては必須。

禁忌

- 禁忌は特にない。
- ただし、FASTは腹腔内、胸腔内、心囊内の液体貯留を迅速に診断するために初療室で行う手技であり、全身状態の悪い患者に対してむやみに検査時間をかけてはならない。

必要物品

- 据え置き型でも携帯型でもかまわないが、蘇生と平行して行うべき処置であることから、初療室にて施行できる体制を整えておくべきである。
- プローベは通常の腹部超音波検査時に使用するコンベックス型を用いる。詳細な解像力よりも迅速性が重要であるため、心囊液貯留を検索する場合にもセクタプローベに変更する必要はない。

腹腔内出血検出法

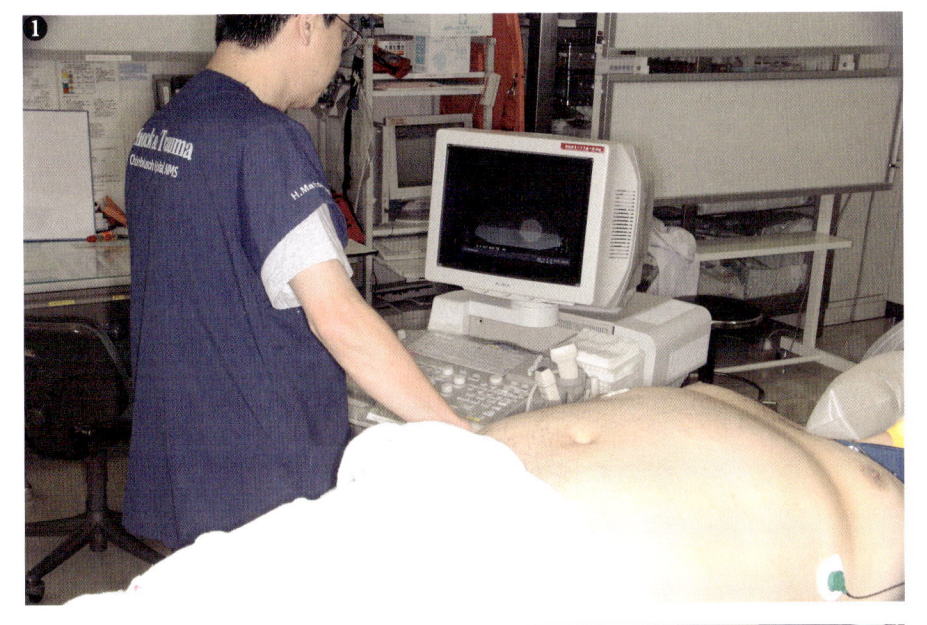

モリソン窩

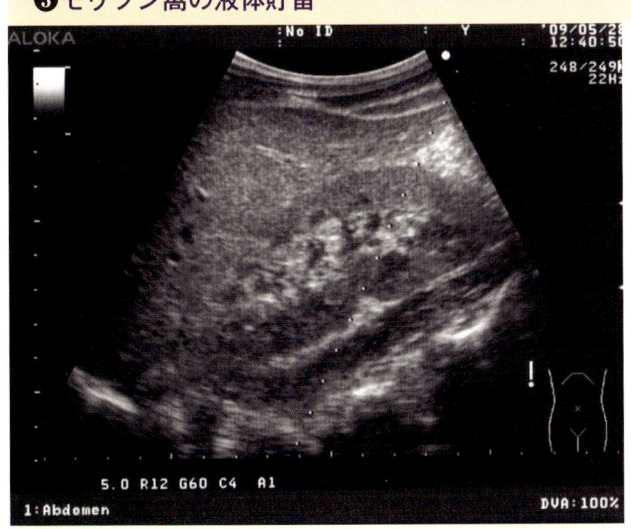

❶❷ モリソン窩の液体貯留を検索する。
右前腋窩線上の第11肋間において肝右葉と右腎臓を描出する。
描出しにくい場合はプローベを前腋窩線上から背側方向へずらしてみる。肝右葉と右腎臓の間隙が、モリソン窩である。
モリソン窩を描出したら、右腎の長軸に沿ってプローベを振り、少量の出血を見逃さないようにする。

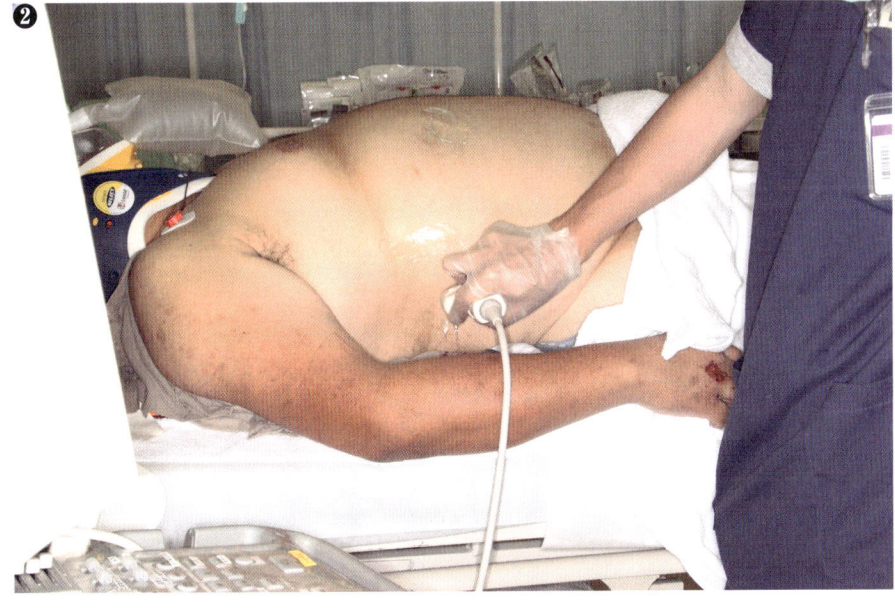

❸ 右腎と肝臓の間（モリソン窩）にエコーフリースペースが認められる。

❸モリソン窩の液体貯留

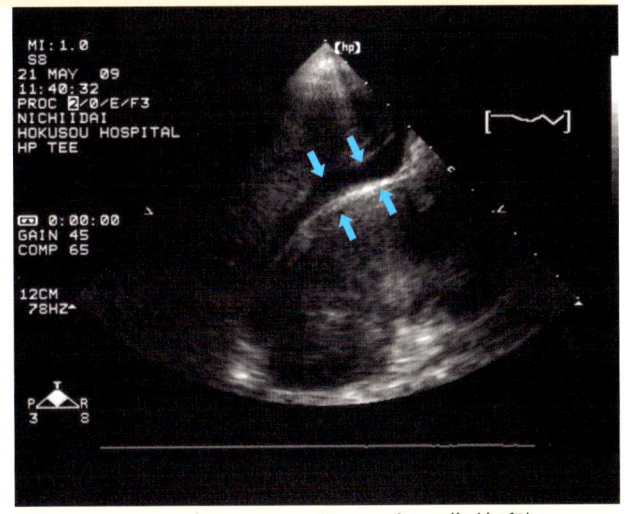

正常像　　　　モリソン窩のエコーフリースペース像（矢印）

脾周囲

❹❺ 脾周囲の液体貯留を検索する。

左後腋窩線上の第9もしくは第10肋間において、脾臓と左腎臓を描出する。

モリソン窩を描出する時よりも、背側からプローベを当てると描出しやすい。脾臓と左腎臓の間隙における液体貯留を検出する。

左腎の長軸に沿ってプローベを振り、少量の出血を見逃さないようにする。さらに、プローベを頭側に向け、左横隔膜と脾臓の間隙に液体貯留がないかも観察する。

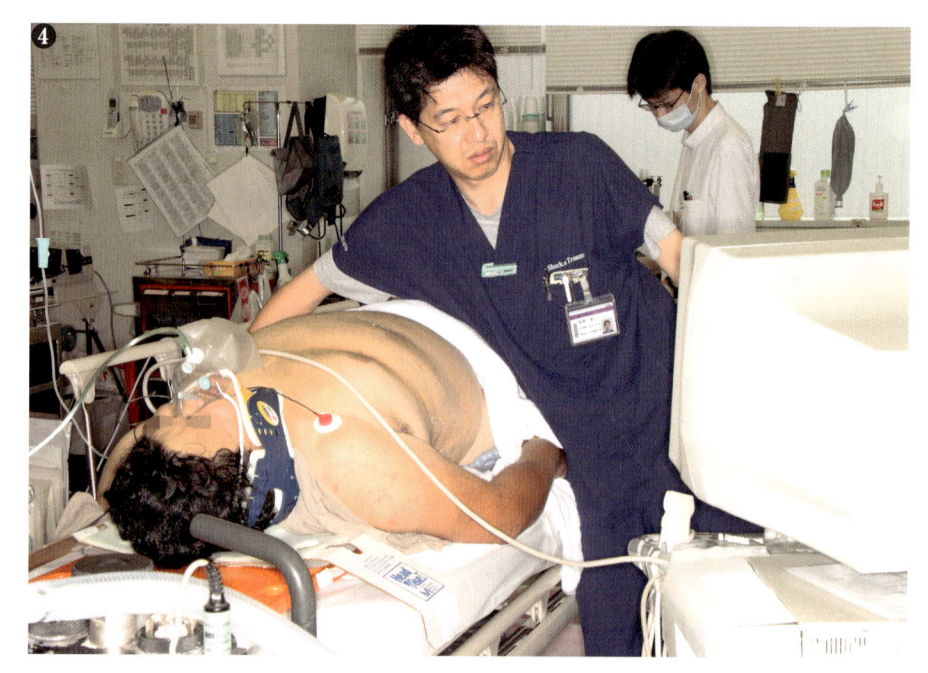

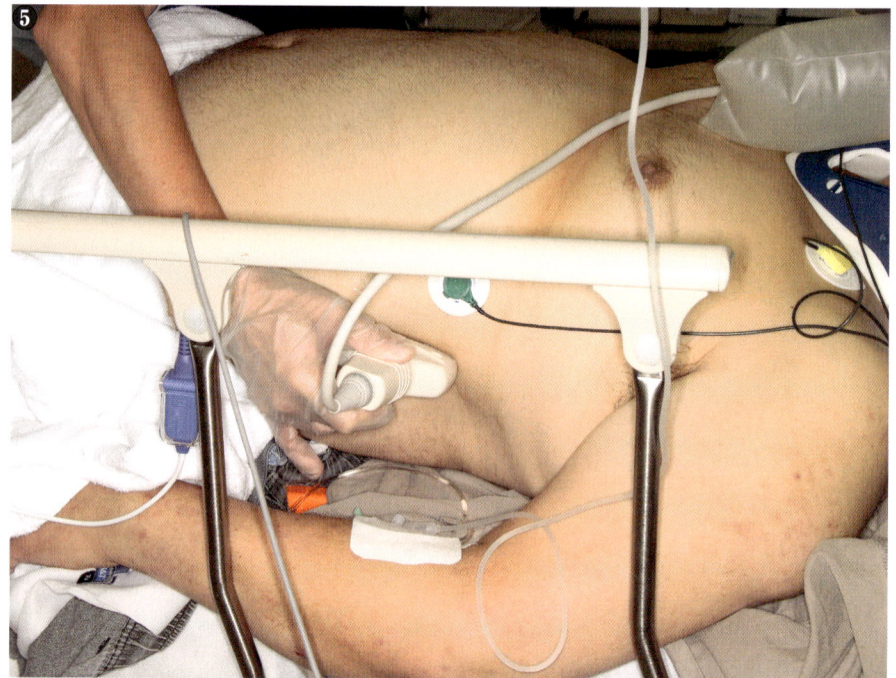

❻ 左腎と脾臓の間にエコーフリースペースが認められる。

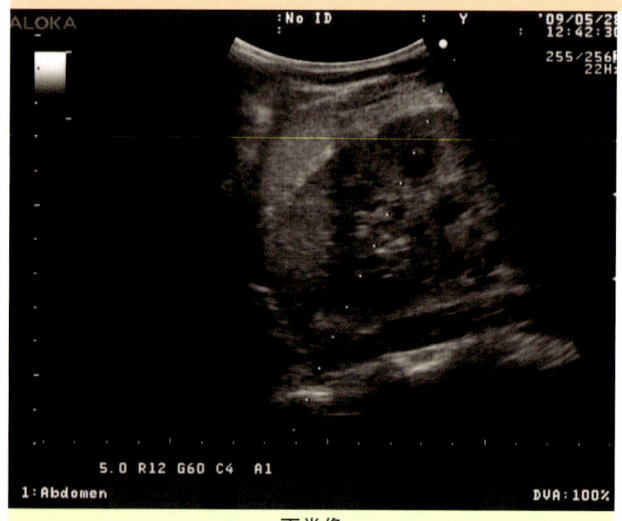

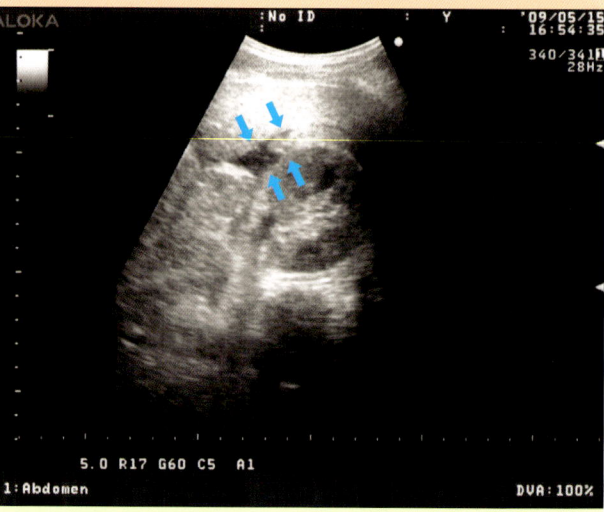

❻ 脾周囲の液体貯留

正常像 | 左腎と脾臓の間のエコーフリースペース像（矢印）

膀胱直腸窩

❼❽ 膀胱直腸窩(女性ではDouglas窩)の液体貯留を検索する。

まず、膀胱を描出し、膀胱の背側(Douglas窩)への液体貯留を観察する。

十分な尿の貯留がない場合は、描出が困難となる。

また、腸管内容物を液体貯留と誤認しやすいので、注意が必要である。

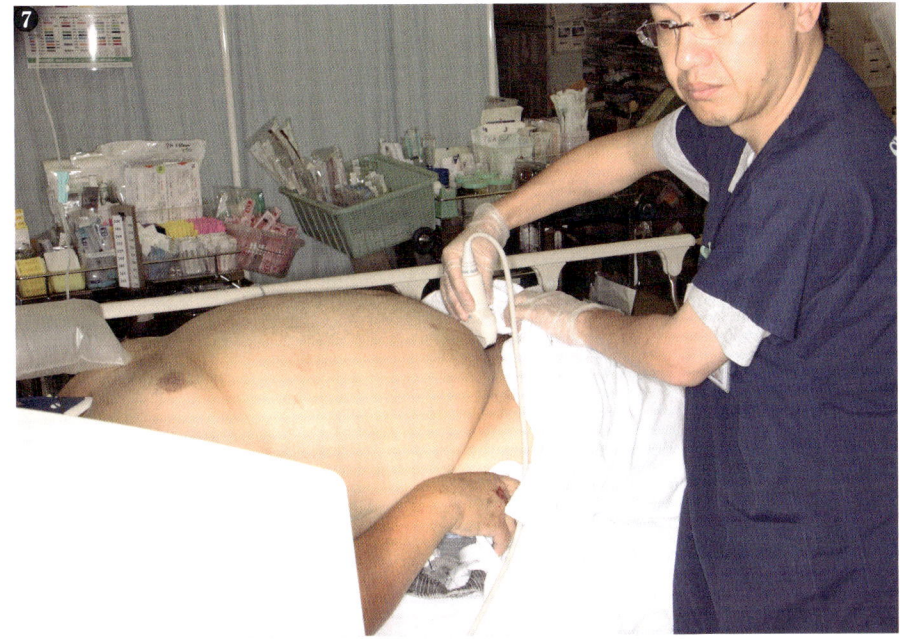

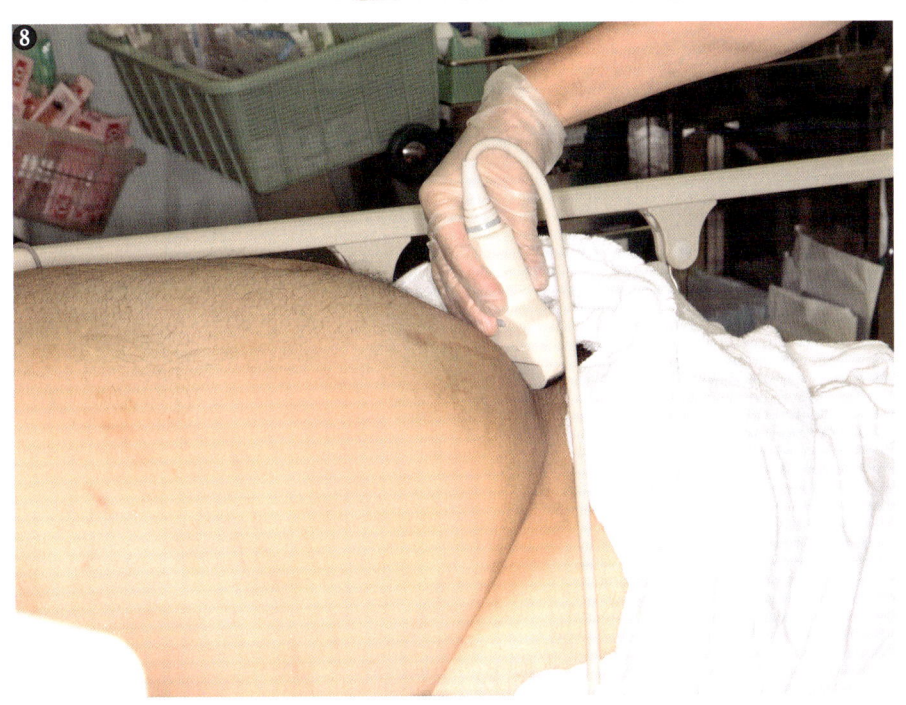

❾ 膀胱の後方(女性では子宮の後方)に、エコーフリースペースが認められる。

❾ 膀胱直腸窩の液体貯留

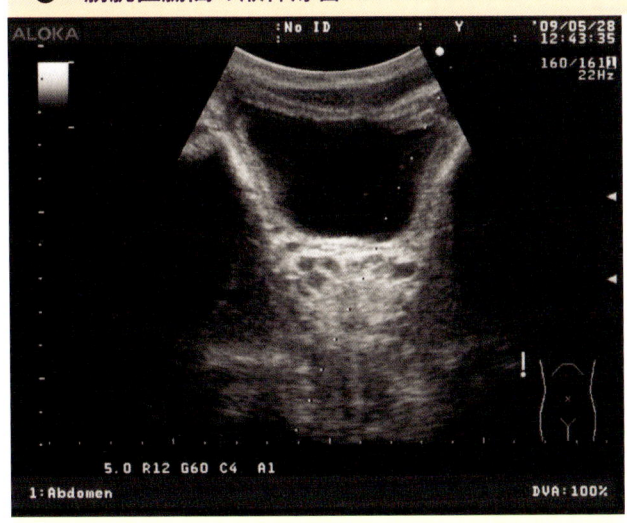

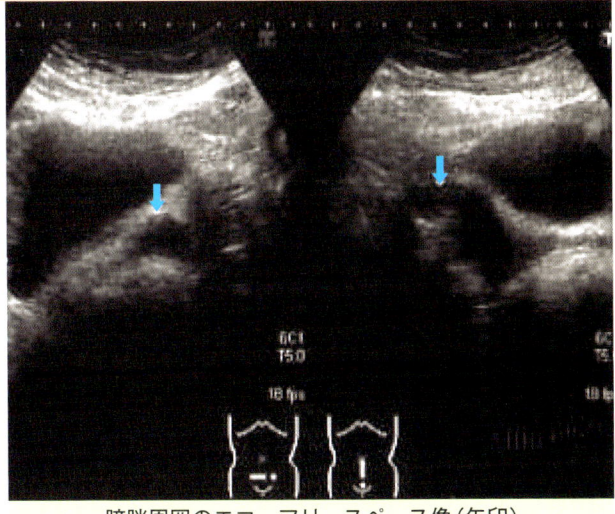

正常像　　　　　　膀胱周囲のエコーフリースペース像(矢印)

胸腔内出血検出法

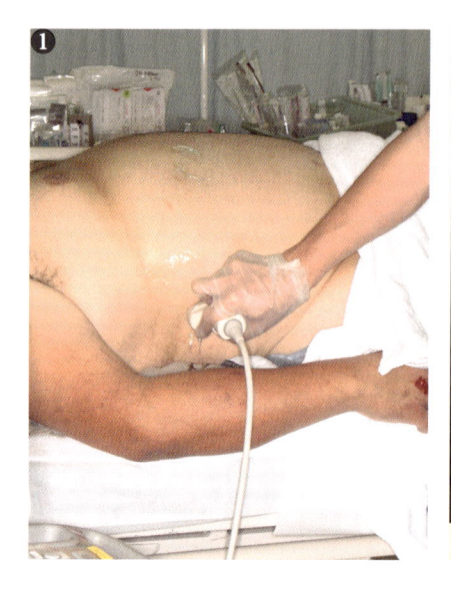

❶

❷ 右胸腔内の液体貯留

正常像 　　　　　　　　　　　右胸腔内の液体貯留像（矢印）

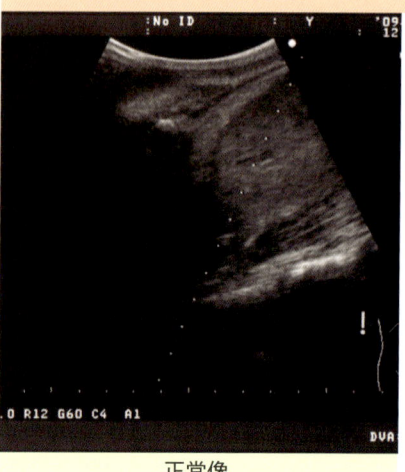

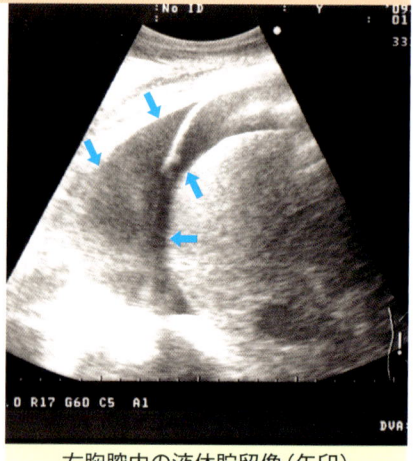

右胸腔内

❶ モリソン窩を描出した場所から、頭側かつ背側にプローブを移動することで、右胸腔内がみえる。胸腔内に液体貯留があれば、エコーフリースペースとして認められる。

❷ 正常像では、呼吸に伴って右横隔膜と右肺実質が擦り合わされるように動くのが認められるが、胸腔内に液体が貯留すると、右横隔膜と右肺実質の間にエコーフリースペースが認められる。

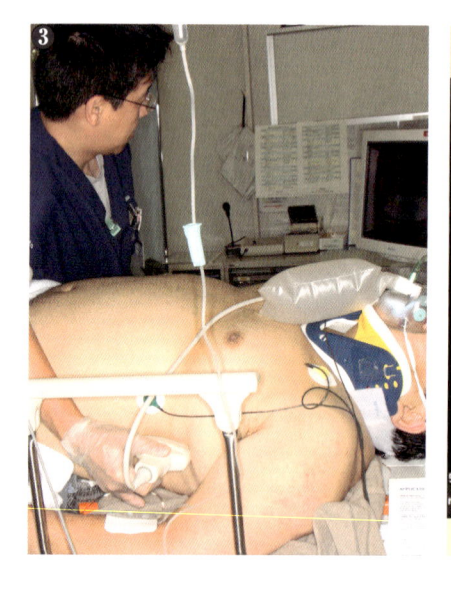

❸

❹ 左胸腔内の液体貯留

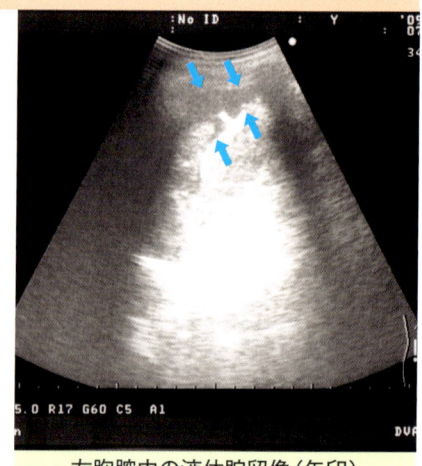

正常像　　　　　　　　　　　　左胸腔内の液体貯留像（矢印）

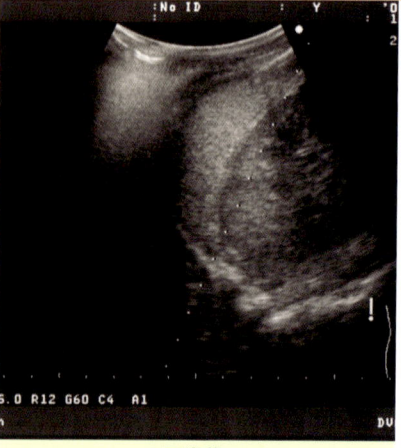

左胸腔内

❸ 脾周囲を描出した場所から、頭側かつ背側にプローブを移動することで、左胸腔内が見える。
胸腔内に液体貯留があれば、エコーフリースペースとして認められる。

❹ 正常像では、呼吸に伴って左横隔膜と左肺実質が擦り合わされるように動くのが認められるが、胸腔内に液体が貯留すると、左横隔膜と左肺実質の間にエコーフリースペースとして認められる。

心嚢内出血検出法

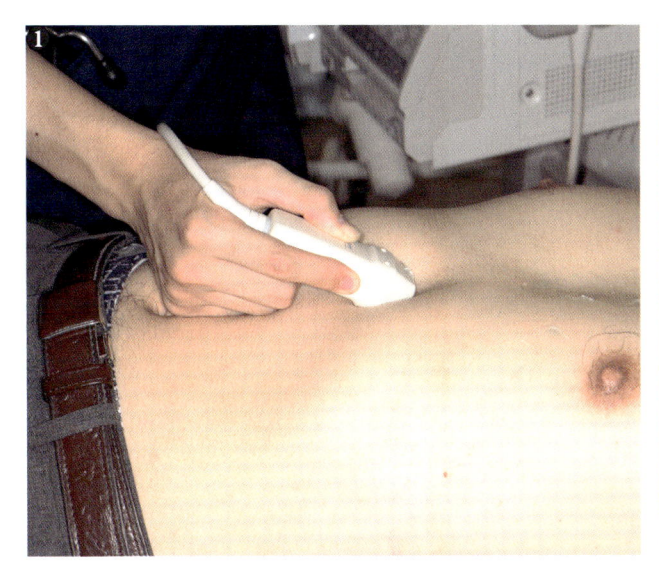

❷ 心窩部からの四腔断面像

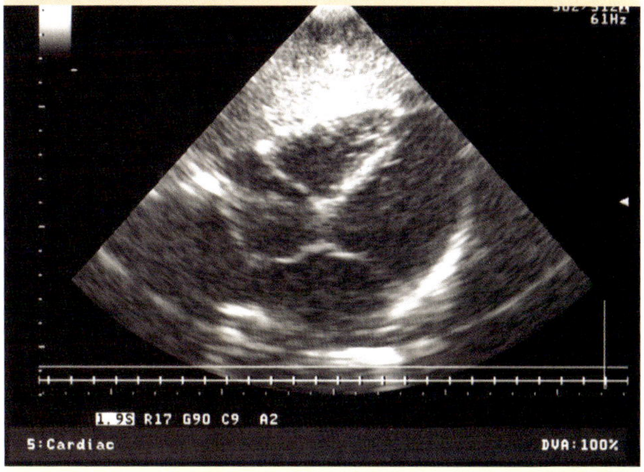

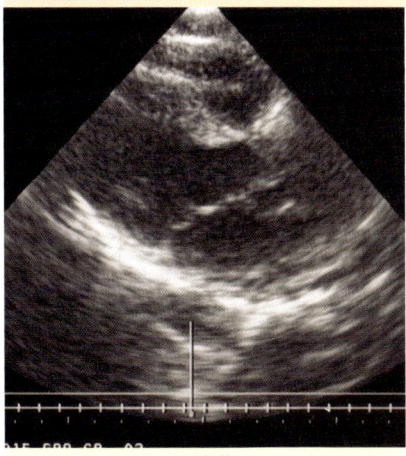

正常像

四腔断面像

❶ 心窩部からの四腔断面像を描出する。

❷ 心窩部から左肩方向に向けてプローブを当て、四腔断面像を描出する。肥満や腹部膨満が強く、心窩部からの四腔断面像が描出しにくい場合は、胸骨左縁第3もしくは第4肋間からの左室長軸断面像を描出してもよい。いずれの像においても、心嚢液は心筋と心膜の間のエコーフリースペースとして描出される。

心嚢内の出血が凝固している場合は、エコーフリースペースではなく、むしろ高エコー像を呈することもある。また、エコーフリースペースが認められてもそれが心嚢液貯留なのか、あるいは脂肪沈着なのか判断が難しいこともある。このような場合は、Mモードで観察するとよい。収縮期・拡張期でエコーフリースペースの厚みに変動が見られない場合は、脂肪沈着である。さらに外傷とは無関係に慢性に心嚢液が貯留している場合もあるため、エコーフリースペースのみに目を奪われるのではなく、心嚢液貯留による心室拡張障害が起こっていないかどうかを動的に見極める必要がある。

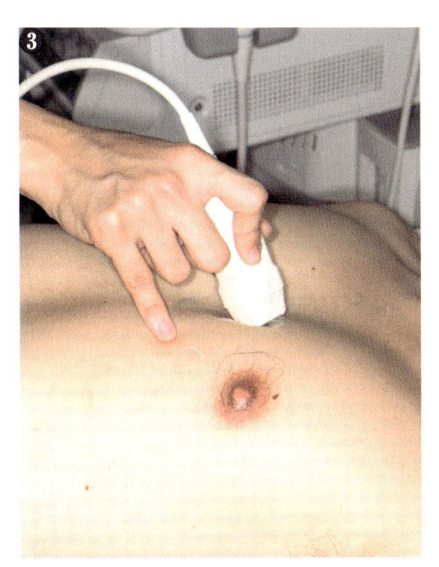

❹ 胸骨左縁からの左室長軸断面像

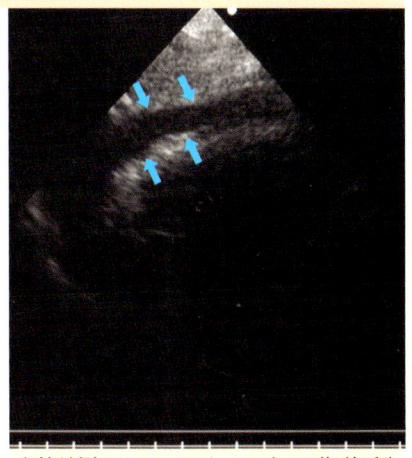

正常像　　　　　心筋外側のエコーフリースペース像(矢印)

左室長軸断面像

❸ 胸骨左縁からの左室長軸断面像を描出する。

❹ 胸骨左縁からの左室長軸断面像にて、心筋の外側にエコーフリースペースが認められる。

2-⑤ 経皮的大動脈遮断

　経皮的大動脈遮断は、急速輸液や輸血を行ったにもかかわらず反応のみられない出血性ショック、心停止が切迫した状態にある場合の蘇生行為である。冠血流、脳血流を維持する目的で、緊急避難的に大腿動脈から下行大動脈に血管閉塞用カテーテル（occlusion balloon catheter）を経皮的に挿入し、腹腔動脈分岐部より中枢側の大動脈をバルーンで遮断する。

　開胸による直視下大動脈遮断法に比べ、簡便な方法で侵襲は少ない。出血性ショックに対する血圧維持に有効であるが、連続的な遮断許容時間は45分以下とされている。

適応
- 腹腔内出血、骨盤出血などを原因とする出血性ショックで、輸液に反応しないもの
- 心停止の切迫

禁忌
- アクセスルートが確保不可能な閉塞性動脈硬化症
- カテーテル挿入やバルーン膨張に伴い、血管を損傷する恐れのある大動脈解離や大動脈瘤

相対禁忌
- 大動脈および骨盤部領域動脈の蛇行や高度石灰化
- バルーン留置部より中枢側に出血源が存在し、バルーン留置により出血が増悪する可能性のあるもの
- 重篤な血液凝固異常

必要物品
- ブロックバルーンセット
- 切開縫合セット
- 局所麻酔薬
- 生理食塩水およびヘパリン加生理食塩水
- 滅菌済ガーゼ

❶スタイレットワイヤー
❷バルーンカテーテル本体9Fr
❸バルーンホルダー
❹ガイドワイヤー
❺シース10Fr
❻ダイレーター10Fr（大）
❼ダイレーター8Fr（小）
❽セルジンガー針
❾シリンジ（20mL）
❿三方活栓

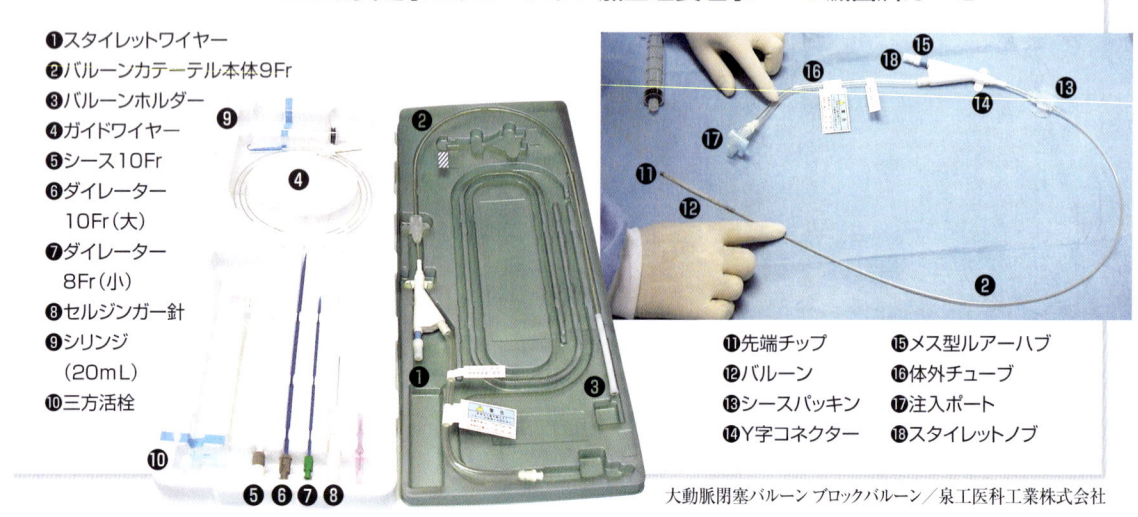

⓫先端チップ
⓬バルーン
⓭シースパッキン
⓮Y字コネクター
⓯メス型ルアーハブ
⓰体外チューブ
⓱注入ポート
⓲スタイレットノブ

大動脈閉塞バルーン ブロックバルーン／泉工医科工業株式会社

経皮的大動脈遮断の原理

下行大動脈に挿入する血管閉塞用カテーテルの本体は、バルーン付ダブルルーメンカテーテルである。バルーン膜はポリウレタン製の円筒で、中央付近は両端部に比べて薄く二段膜構造となっている。

バルーン内部に生理食塩水が注入されるとバルーン中央部から外周に向かって膨らみ、血管壁に密着閉塞することができる。したがって閉塞に必要な生理食塩水の注入量は血管内径に依存する。もし過剰に生理食塩水が注入された場合、バルーンは軸方向に膨張し、異常な過膨張はバルーンを破裂させるため、危険である。

カテーテルの内側ルーメンにはステンレス製スタイレットが入り、カテーテルの剛性を高め、大動脈圧下でのバルーンの移動を防止する。

図1　バルーンカテーテルの動作原理

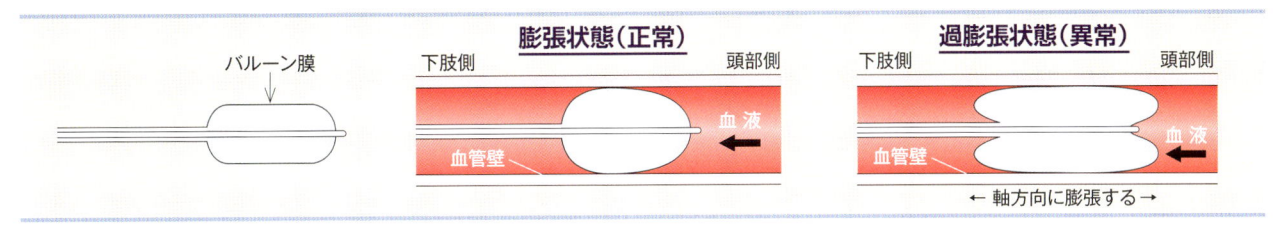

血管内径とバルーンへの許容注入量

患者の身体的条件や臨床的判断で、バルーンへの許容注入量の目安を決定する。血管内径によって許容注入量は異なる。

身長と胸部大動脈付近の推定血管内径、血管内径と許容注入量の至適関係、アクリル管を用いた試験管内実験での血管内径に対する許容注入量を図表に示す。

表1　身長と胸部大動脈付近の血管内径

身長(cm)	胸部大動脈付近の血管内径(mm)
145〜155	20〜22
168〜178	26〜28
183〜193	33〜34

Quaal SJ : Comprehensive intraaortic balloon counterpulsation, Mosby-Year Book Inc. 1993.

表2　血管内径と許容注入量

血管内径(mm)	許容注入量(mL)
20	25
25	35
30	45

図2　血管内径に対する注入量の関係（アクリル管による実験値）

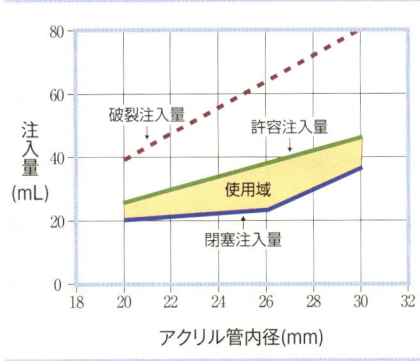

泉工医科工業株式会社：大動脈閉塞バルーン ブロックバルーン取扱説明書. 2007.

症例提示

心停止が切迫している外傷患者に対しては、緊急避難的に大動脈遮断を行う。

本症例は交通外傷で、歩行中に車と接触したものである。左総腸骨動静脈損傷により後腹膜血腫をきたし、出血性ショックに陥った症例である。

経皮的大動脈遮断を右大腿動脈アプローチで施行した。循環動態を改善した後、救急初療室で緊急開腹術を行い、止血を行った。

症例　64歳・女性　交通外傷による出血性ショック：総腸骨動静脈損傷

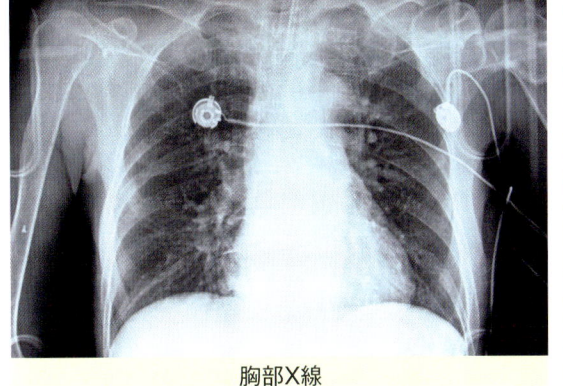

胸部X線 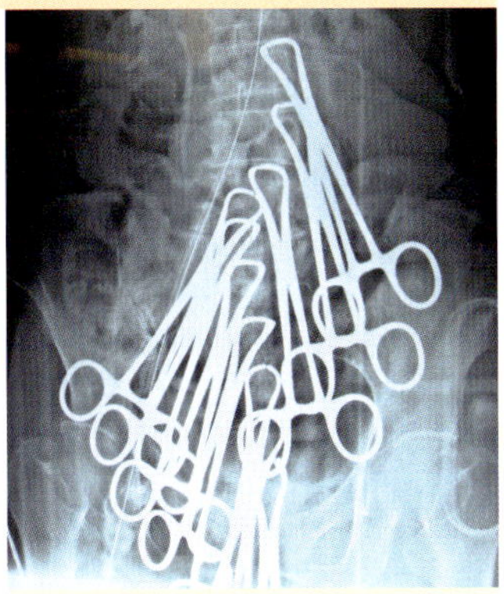　　腹部X線

経皮的大動脈遮断の手技

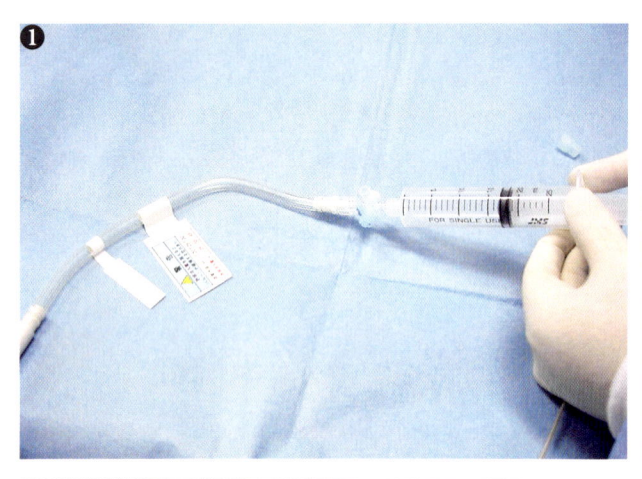

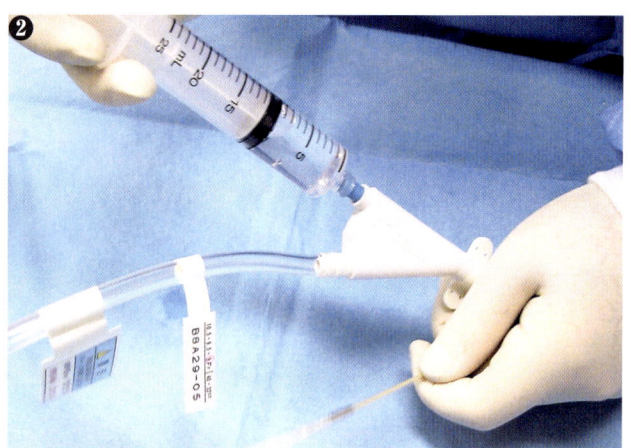

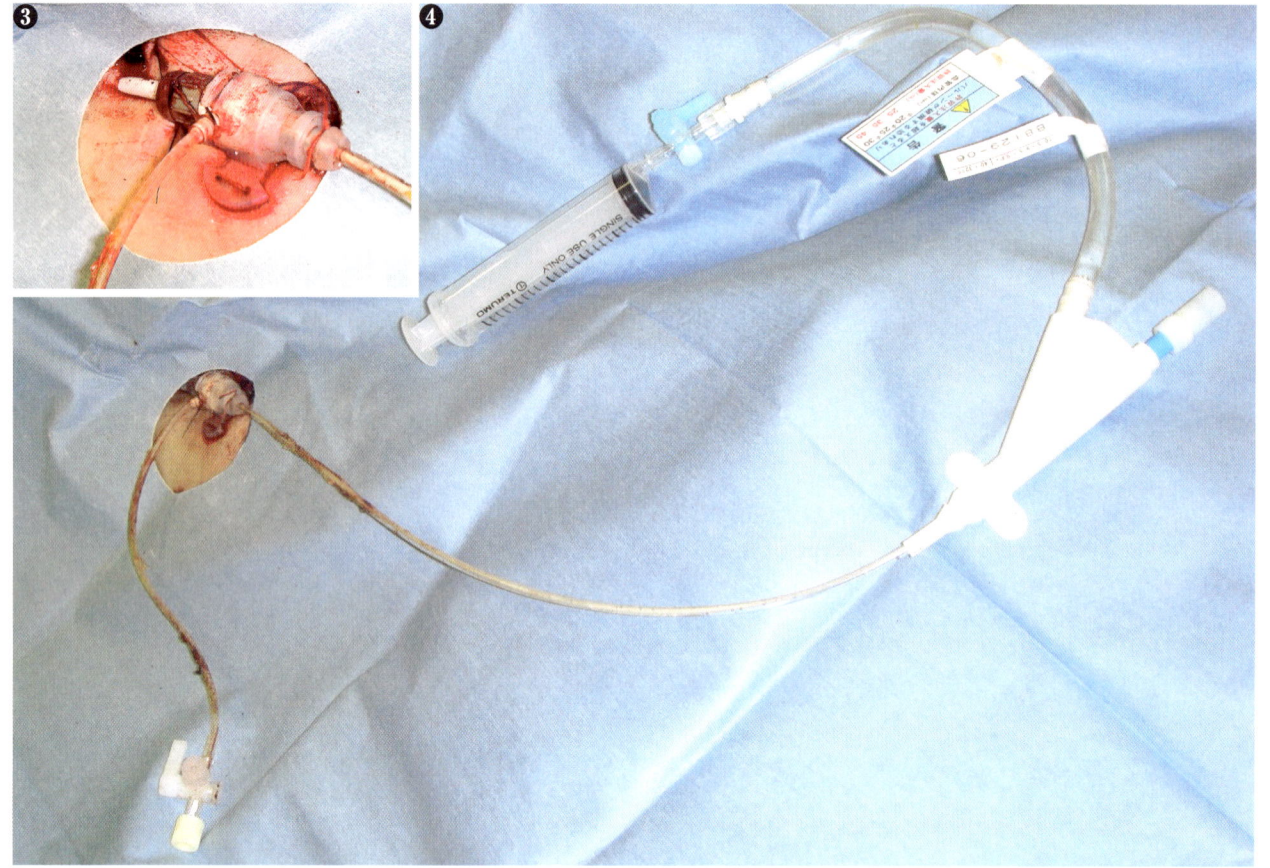

❶ まず体外チューブに三方活栓を接続し、付属の20mLシリンジで陰圧を加えて、バルーンと回路内の空気を抜く。抜いた空気は大気へ逃がし、陰圧状態のまま三方活栓でロックしておく。
バルーン内の空気をなくすことで、挿入の際の抵抗を減ずる。

❷ スタイレットワイヤーをカテーテルから完全に抜き去り、セントラルルーメン内をヘパリン加生理食塩水でフラッシュしておく。この操作で、ガイドワイヤーをカテーテル内部に進める際、抵抗なく挿入可能となる。
ワイヤーはバルーンカテーテル挿入後に再度挿入して利用するので、無菌性を維持する。

❸❹ 大腿動脈穿刺法の詳しい手技については「動脈路確保」の章に譲る。
大腿動脈にセット付属のセルジンガー針を穿刺する。刺入角度は45度以下とする。刺入角度が大きく刺入位置が末梢だと、深大腿動脈へ迷入してしまうので注意する。
ガイドワイヤーをバルーンカテーテル先端のセントラルルーメンから挿入し、バルーンカテーテルはシースを通して体内に進める。
バルーンの位置は、左鎖骨下動脈分岐部よりやや末梢の下行大動脈が好ましい。あらかじめ刺入部から左鎖骨までの距離を測り、目安とするとよい。

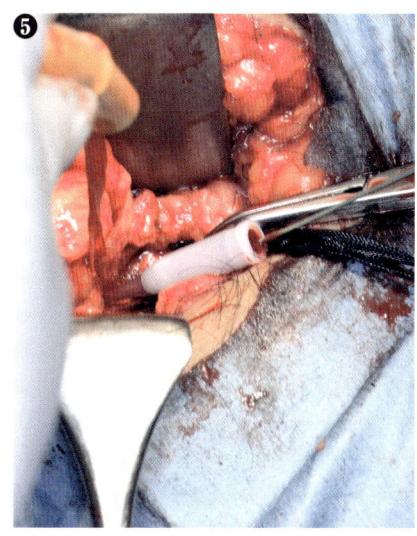

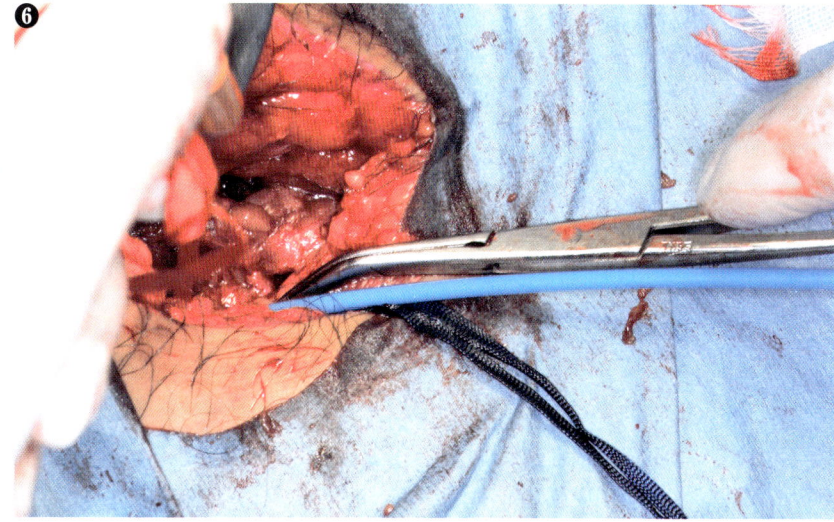

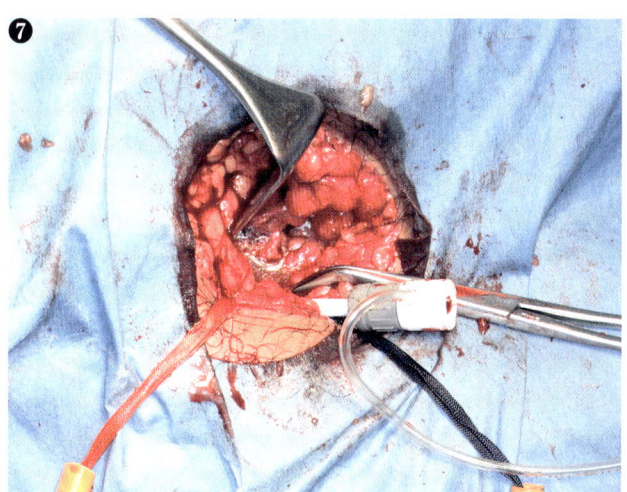

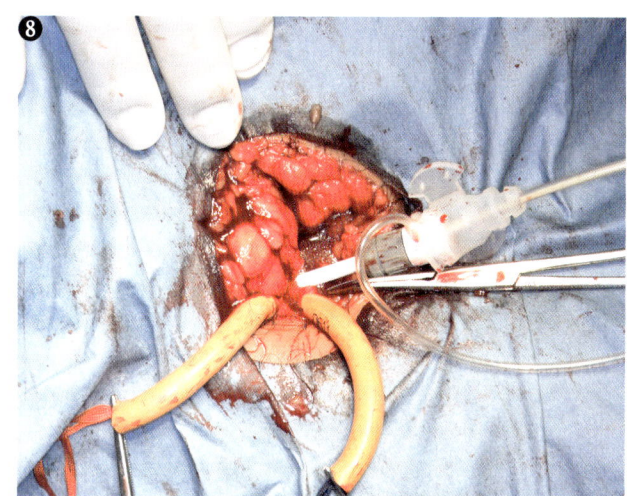

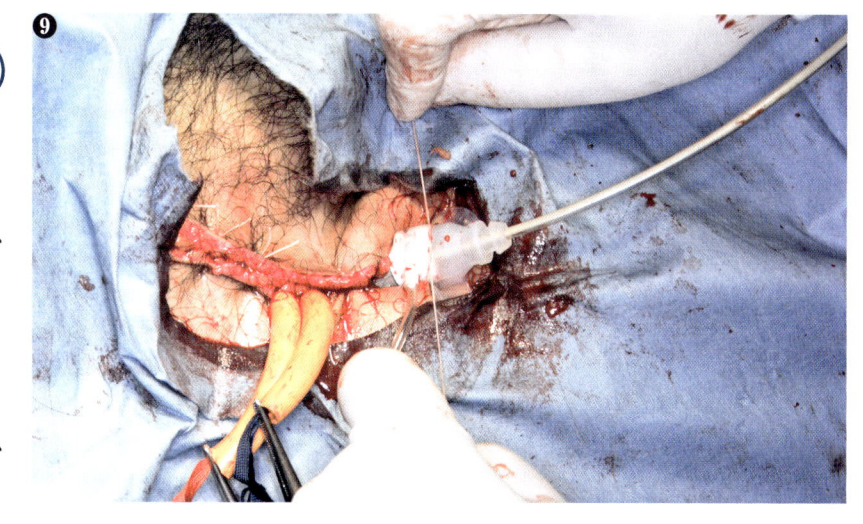

大腿動脈が触れにくい場合

❺ 心停止が切迫している状態では大腿動脈においても脈が触れにくいことがあり、この場合は鼠径部を数cm皮膚切開し、直接大腿動脈からアプローチする。
大腿動脈を露出後、血管テープでこれを確保しておくと、挿入の際の出血のコントロールに役立つ。
大腿動脈にセルジンガー針を刺した後、バックフローを確認しながらガイドワイヤーを抵抗なく進める。

❻❼ ガイドワイヤーを利用してダイレーター(小)を挿入、血管刺入部の拡張操作をした後、シースと一体になったダイレーター(大)を入れ替え挿入する。
次に、ダイレーター(大)を抜き取り、シースだけの状態にする。

❽ シースから出ている残されたガイドワイヤーを頼りに、バルーンカテーテルを大動脈へ進めていく。
適当な長さまでカテーテルが挿入されたらガイドワイヤーを抜き取り、代わりに先ほどのステンレス製スタイレットを挿入して固定する。

❾ カテーテルの位置が決定したら、シースパッキン部やY字コネクター部を皮膚にしっかり縫合して確実に固定する。
シリンジ内に生理食塩水を入れ、バルーンカテーテルと接続し、上肢の血圧を確認しながらゆっくりと生理食塩水を注入する。
前述のごとく、注入量は患者の身体的条件、想像される血管内径を考慮しつつ慎重に判断する。大動脈遮断の許容時間は45分以内とされており、この時間内に出血源に対する根本的なアプローチが要求される。

2-⑥ 蘇生のための開胸

　出血性ショックや心タンポナーデの状態の時には、胸骨圧迫によって十分な組織灌流圧を得ることは困難である。動脈圧のみを選択的に上昇させることが可能な開胸心マッサージは、胸骨圧迫よりも多くの心拍出量が得られ、脳・冠血管灌流圧が生ずる点で有利である。外傷に対する蘇生法として、救急室開胸とそれに引き続く開胸心マッサージは、救急医が身に付けておくべき重要な手技のひとつである。外傷においては特に、心停止を確認してから救急室開胸を行ったのでは、蘇生の可能性はわずかとなってしまう。心停止が切迫している段階で瞬時に開胸の決断をしなければならない。

　腹部や骨盤の損傷により出血性ショックが進行し心停止が切迫する、または心停止に陥った場合のresuscitationの手技として、胸部下行大動脈の遮断を行う。損傷部の出血を制御し、止血操作と急速輸液・輸血のための時間を確保するとともに、脳・冠循環の血流を増加させることが目的である。ただし、腹部内臓や脊髄の血流は途絶することになるため、遮断時間は30分を目標として止血や心拍の再開に努めなければならない。

　肺破裂では大量の胸腔内出血と気道内出血をきたし、出血性ショックや著しい低酸素血症の原因となる。また、気管支肺静脈瘻からの空気塞栓（bronchovenous air embolism）を生じる。開胸後、速やかに肺門部を遮断することによって、このような病態の進展を防ぐことができる。開胸心マッサージや胸部大動脈遮断は左開胸で行うが、肺門部遮断は左右のいずれにも施行しうるものであり、この際、右開胸の方法は左側とまったく同じである。

適応

【開胸心マッサージ】
- 胸腹部、および骨盤外傷による心停止が切迫している状態
- 救急現場で生命徴候（対光反射・呼吸運動・体動）が認められ、搬送中あるいは救急室にて心停止となったもの

【直視下大動脈遮断法】
- 胸腹部および骨盤外傷による出血性ショックや心停止

【肺門部遮断法】
- 肺損傷による大量出血、大量のair leakageが認められる場合

禁忌

- 特にない

| 相対禁忌 | ●穿通性外傷では、15分以上のCPRで生命徴候がないもの
●鈍的外傷では、5分以上のCPRで生命徴候がないかモニター上心静止のもの |

| 必要物品 | ●開胸セット
　（メス・鑷子・MayoまたはCooper剪刀・開胸器）
●大動脈遮断鉗子
●サテンスキー鉗子 |

＊写真は「開胸セット」を示す。最低限、上に示した物品と鉗子があればよい。

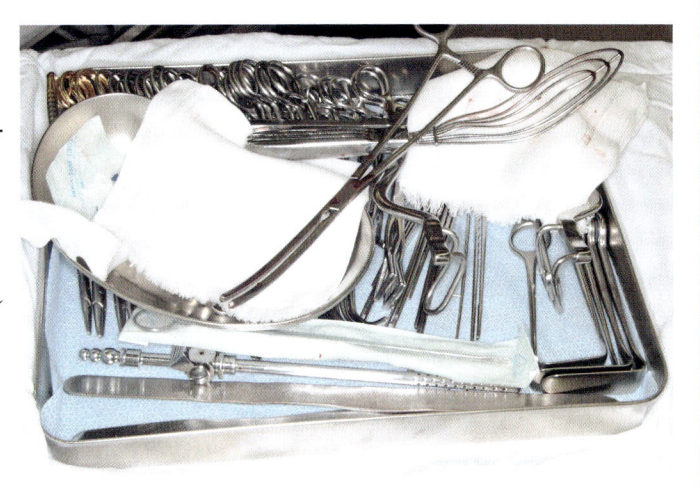

胸壁の解剖

　胸壁の解剖は、皮膚・皮下組織の下に、胸郭の前方では大胸筋・小胸筋が、側方から背部にかけて前鋸筋と広背筋が位置している。救急室開胸 (Emergency Department Thoracotomy: EDT) では、肋間に向かってこれらの組織を一気に切開することになる。

　肋間は、外側から外肋間筋、内肋間筋、最内肋間筋の3層の薄い筋群によって構成されている。胸腔内に至るには、この肋間筋群とそれに接している壁側胸膜を切開しなければならない。肋間動静脈は肋骨下縁を走行していることから、これを避けて開胸するのが原則である。壁側胸膜は比較的強固な膜で、これが外界と胸腔内を区画する最後の隔壁である。既往歴に外傷や胸膜炎などがなければ、ここの切開により胸腔内へ容易に到達できる。

　胸骨裏面には左右両側に内胸動静脈が縦走している。開胸時に損傷しても心拍が再開していれば出血が認められるため、血管の同定は容易である。胸部大動脈は椎体の左側に沿って後縦隔を下行し、黄白色の弾力ある構造物として認識できる。主に第8肋間動脈から第2腰椎動脈の高さでAdamkiewicz動脈が分枝する。また、椎体の前面には食道が柔らかく触れ、下行大動脈と併走している。大動脈遮断の際には、これらの解剖学的位置に留意する必要がある。

図1　胸壁の解剖

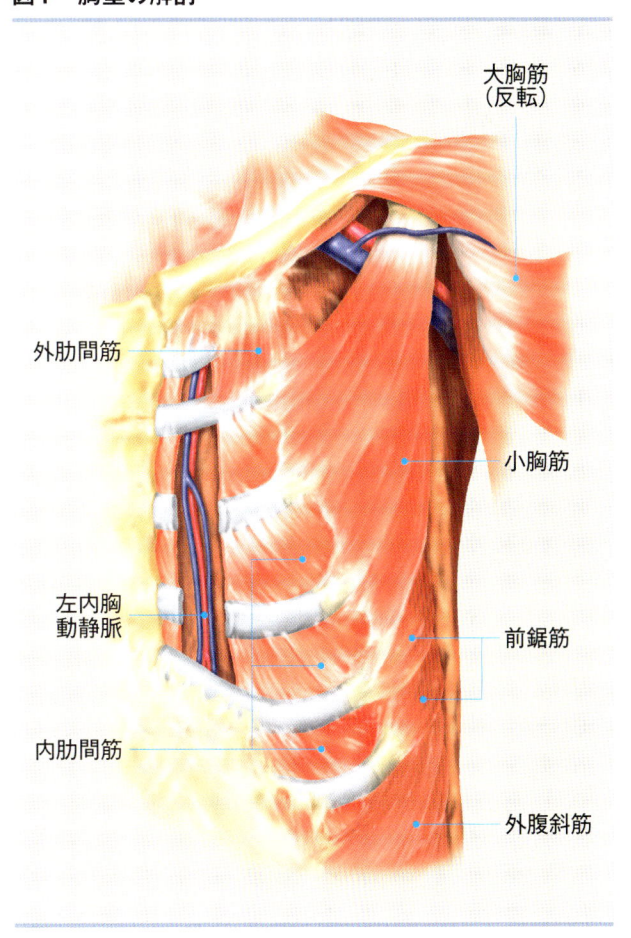

開胸心マッサージの手技

❶ 患者は仰臥位とし、左上肢を水平以上に頭側へ挙上しておく。仰臥位は右開胸を連続して行う場合（clam-shell thoracotomy）に有利であり、左上肢の挙上は肋間が広がり、以後の手技を容易にする。術者の手洗いは不要、可能であれば滅菌された術衣を着用するが、この間に術者以外のスタッフは少なくとも胸骨切痕から剣状突起や心窩部の高さまでの術野の消毒を行う。

第4または第5肋間の高さで左前胸部、胸骨左縁から乳頭下を通り、中腋窩線に至る円弧状の皮膚切開を加える。

肋間を数えることは時間の無駄であり、男性では乳頭下2横指、女性では乳房下縁を目標にする。

❷ 切開は躊躇せずに、一気に肋間筋まで到達するように加える。ただし、やせた高齢者ではそのまま胸腔内に達することがあり、この時に心臓や肺を損傷する可能性があるため注意が必要である。

一方、女性では乳腺組織や皮下脂肪のために肋間筋まで到達するのに時間を要する場合がある。

心停止が切迫もしくは心停止状態という患者の状況から、この時点での出血はわずかであるか、ほとんどないため止血操作は必要ないが、心拍再開後は肋間動静脈、内胸動静脈、筋層からの出血を確実に止血する。

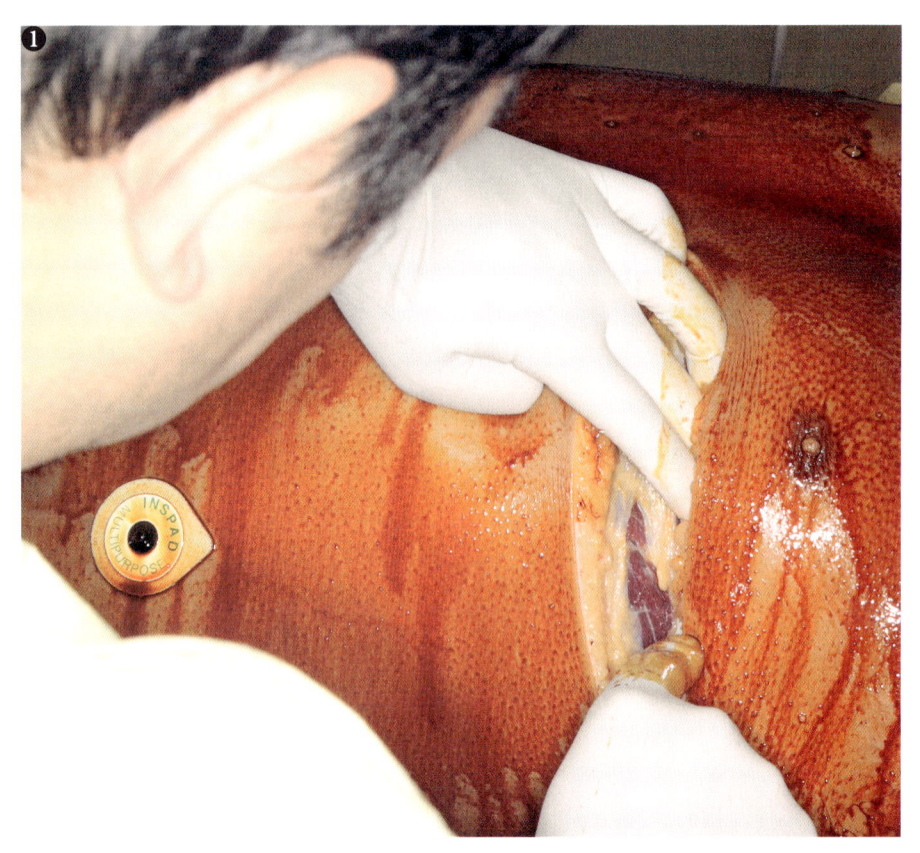

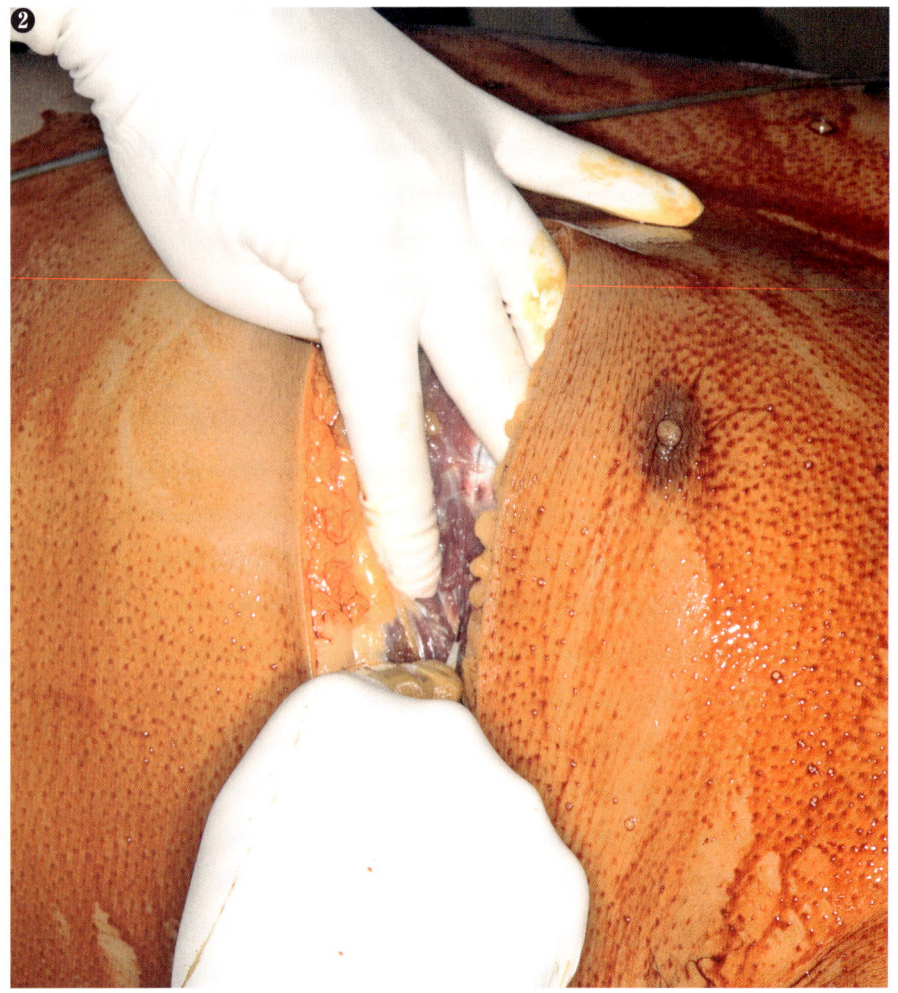

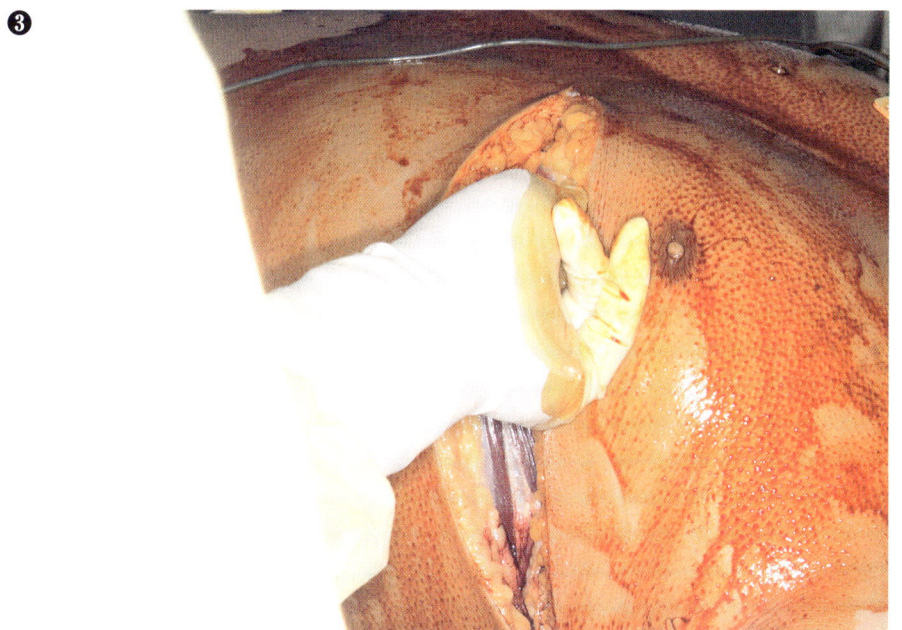

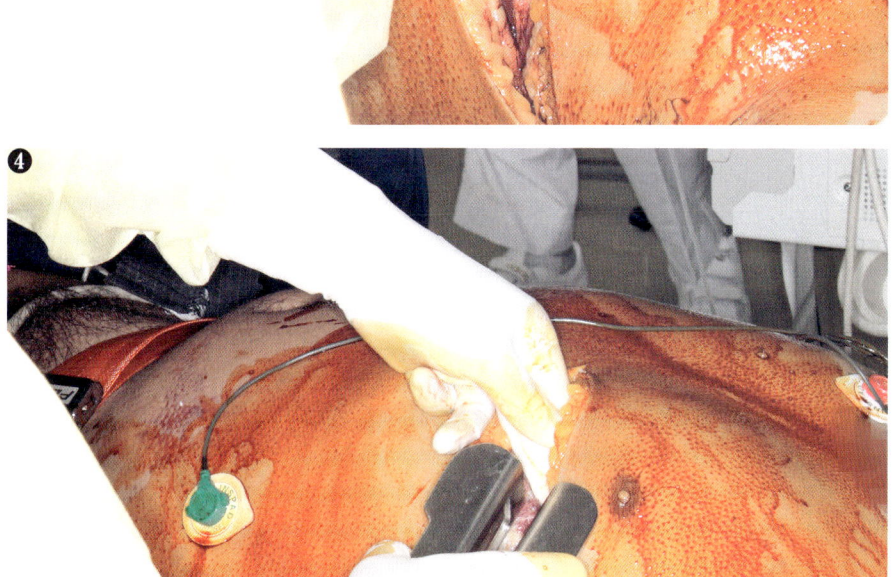

❸ 肋間を確認しながらMayoまたはCooper剪刀を用い、肋間筋と壁側胸膜を切開して胸腔内に達する。示指を胸腔内に挿入し肋間を鈍的に広げたら、そのまま示指をガイドにしながら剪刀で肋間筋を前後（腹側背側）に切離する。この作業も躊躇することなく、迅速に進めなければならない。

ただし、肺と壁側胸膜が癒着している場合には、示指でこれを剥離しながら切開することになるが、癒着が強固であると肺の損傷を招いたり、時に、手技そのものを断念せざるを得ないこともある。

❹❺ 開胸器をかけて十分に肋間を広げ開胸をする。大きく広げすぎると肋骨を折ってしまったり、外傷ではすでに肋骨骨折を伴っていることも多い。いずれの場合にも、開胸後に胸腔内に手を入れる際には、骨折断端に注意をしないと怪我をする。

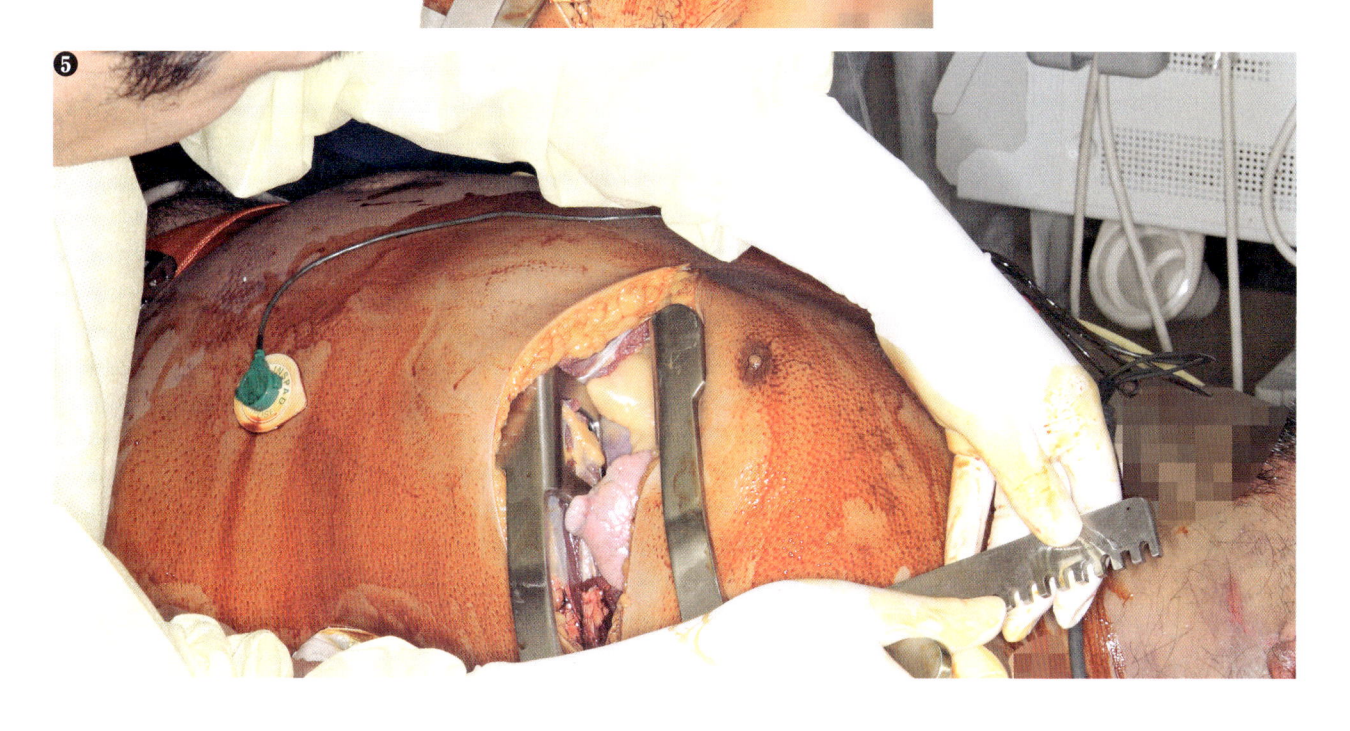

❻ 開胸すると心嚢に包まれた心臓を確認することができる。
心タンポナーデが疑われれば、鑷子で心嚢をつまみ上げ剪刀で横隔神経に注意しながら縦方向に切開し、心嚢を開放する。
心臓全体を素早く観察し、損傷の有無を確認する。心室の損傷部位に対しては示指による用手的な圧迫で、また心房や上下大静脈の損傷部位はサテンスキー鉗子にて出血をコントロールする。
心マッサージだけが目的であれば、必ずしも心嚢を切開する必要はない。

❼❽ 心マッサージは両手の手指で心臓をはさむように保持し、手掌を心尖部から心基部へ向かって、心室を圧迫するように押す。ちょうど手根部を蝶番にする形となる。
手指の先で心室を損傷することがあるので、手指の先端部で押さえたり、片手で心臓をはさむようにしてはならない。

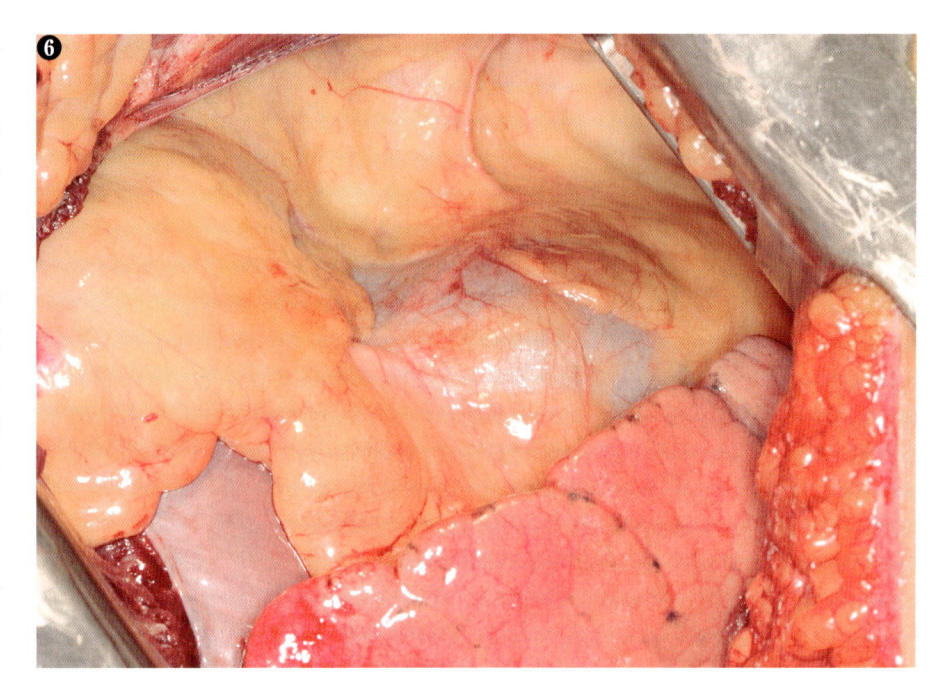

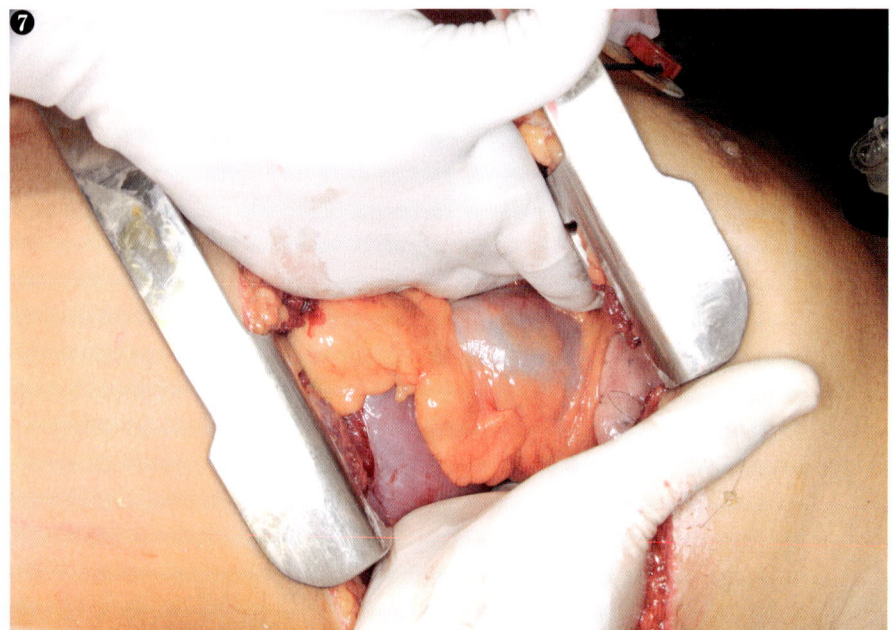

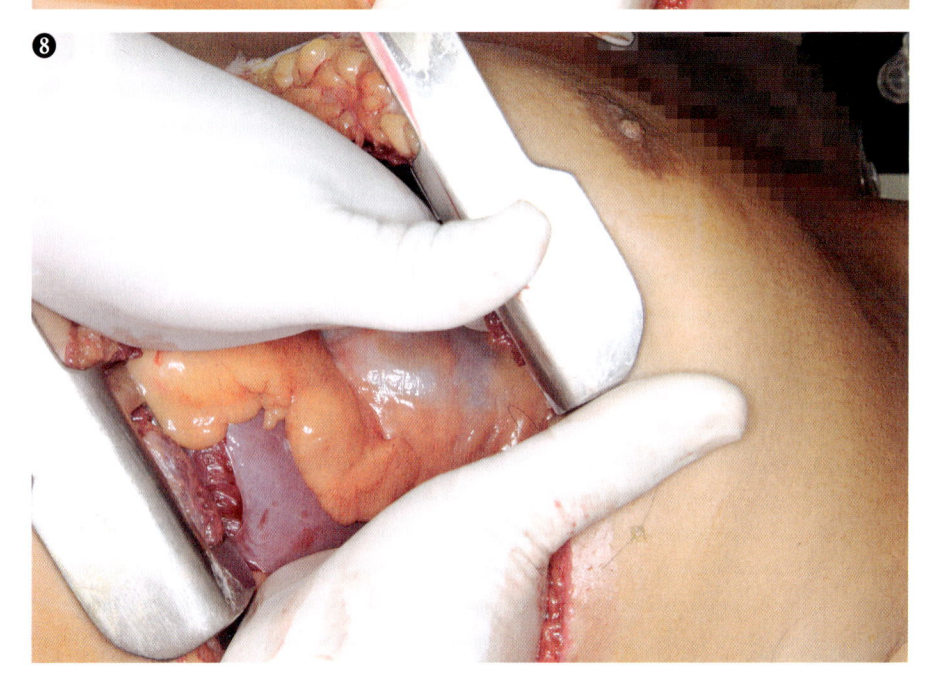

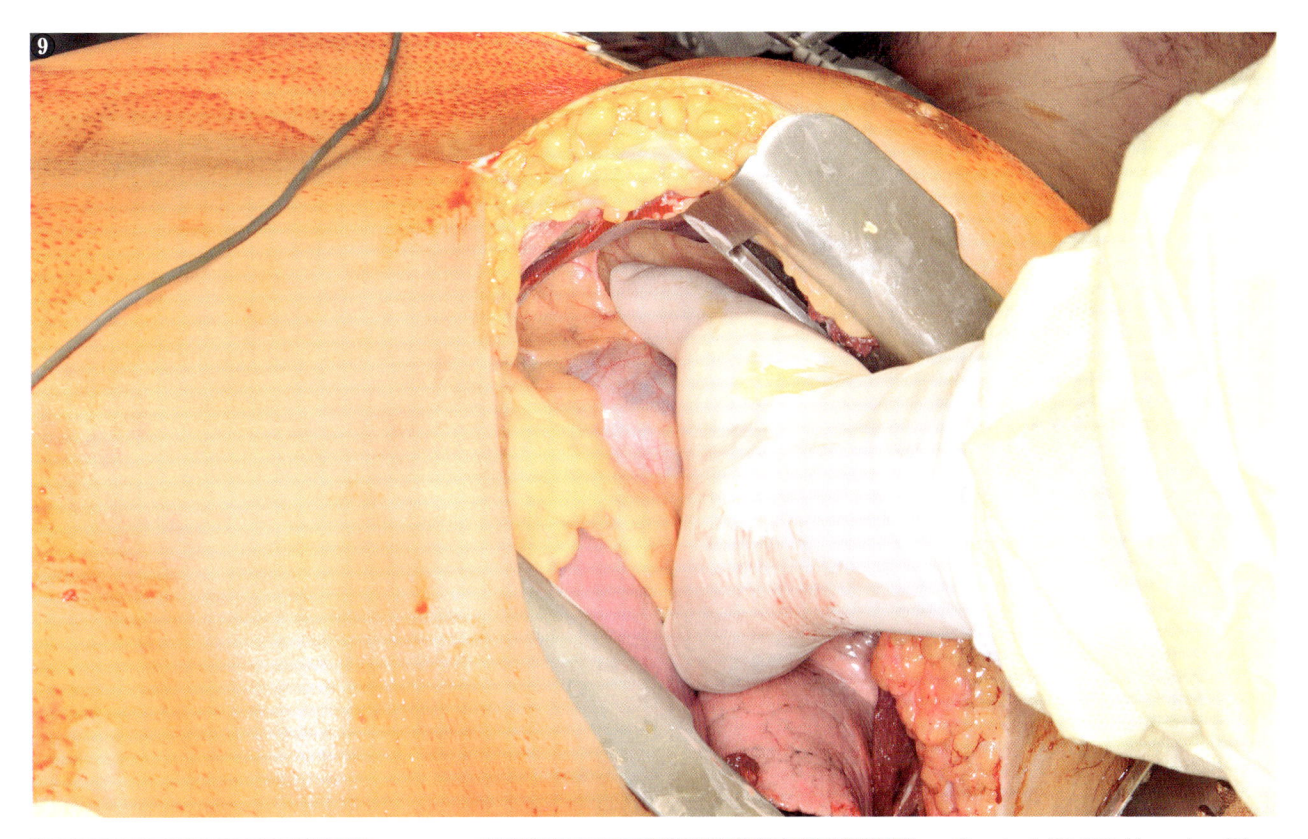

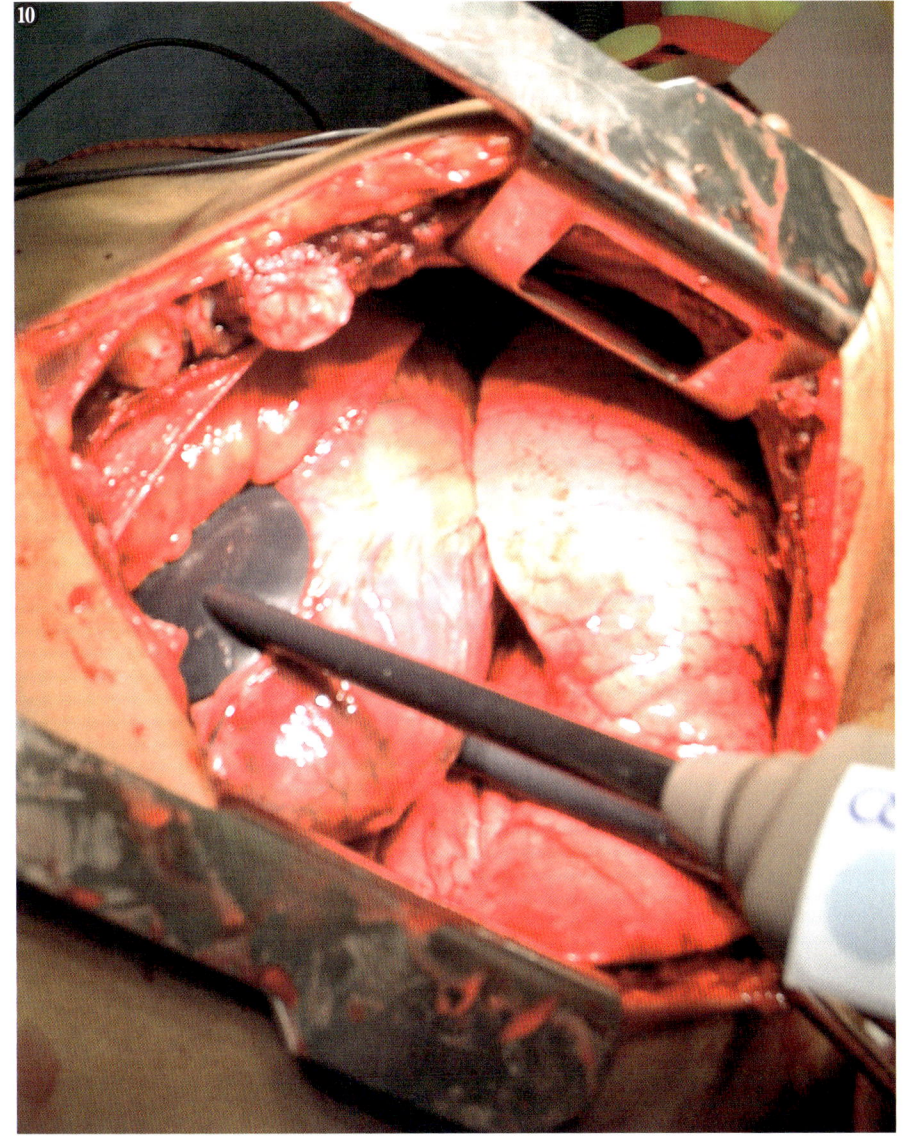

❾ 右手（拇指以外の4本の指）で心臓を胸骨後面に押さえつけて圧迫する方法もある。こちらは両手で行うよりも、あまり有効な心拍出量が得られない印象がある。

開胸心マッサージでは、直接に心臓を把持するので心室内の血液量を推し量ることができる。

外傷の場合には出血によって循環血液量が著しく減少しているために、心臓はcollapseを起こしている。十分な拡張期の心室内容量がなければ心拍の再開は望めない。急速輸液や輸血によって血管内容量が増えてくると、心室の充満がわかるようになる。

❿ 開胸心マッサージ下では、直接に心筋の動きが視認できるため、心室細動が確認されれば直ちに除細動を行う。

体内パドルを用い、エネルギーは体外式除細動の1/10、すなわち0.5J/kgで行う。

直視下大動脈遮断法の手技

❶❷ 開胸後、後縦隔に位置する下行大動脈を直視下にみるためには、心臓と左肺を除けなければならない。

術者は左手を胸腔内に差し入れ、手掌を大きく開きながら、左肺と心臓を掌に納めるように前方（患者の腹側）に向かって把持する。

片手でうまく除けることができなければ、助手が片手もしくは両手で左肺を把持し、後縦隔を明らかにしてもよい。

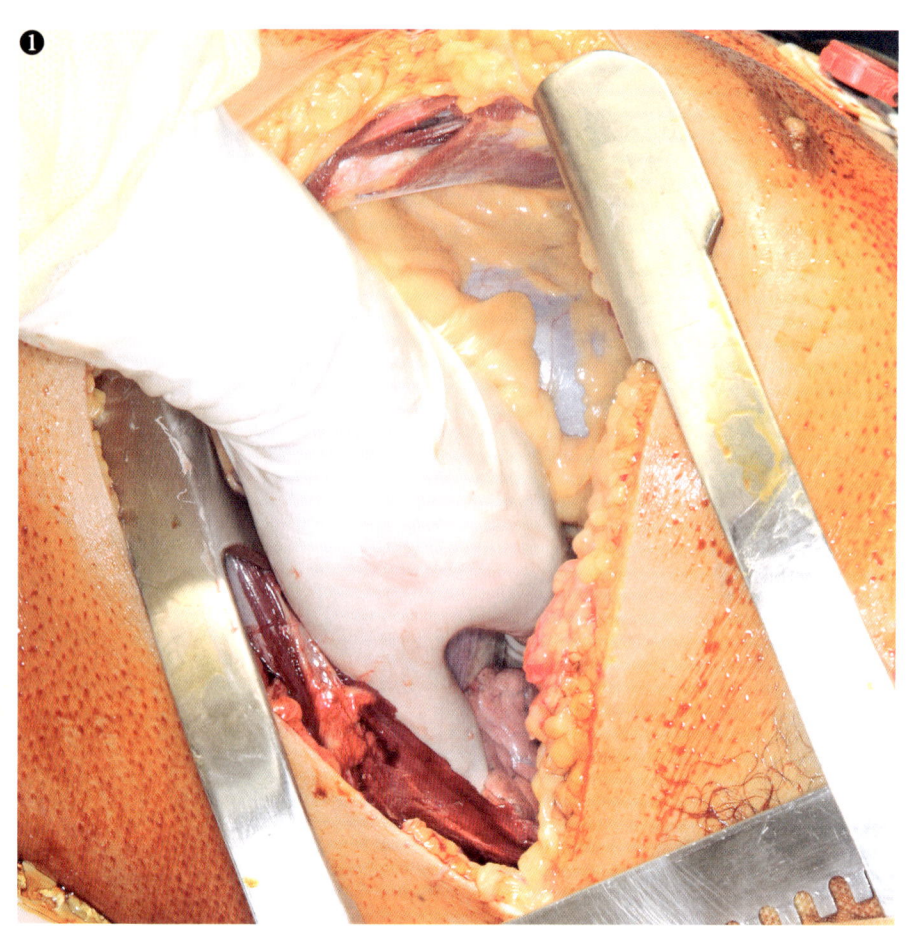

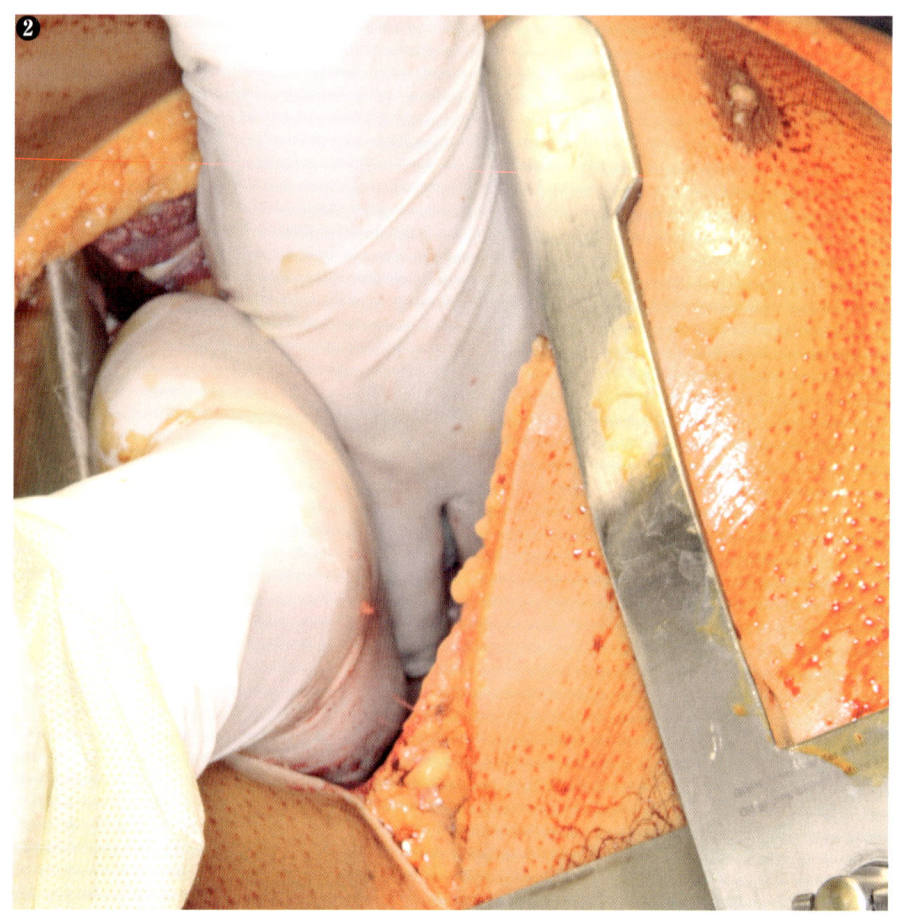

❶

❷

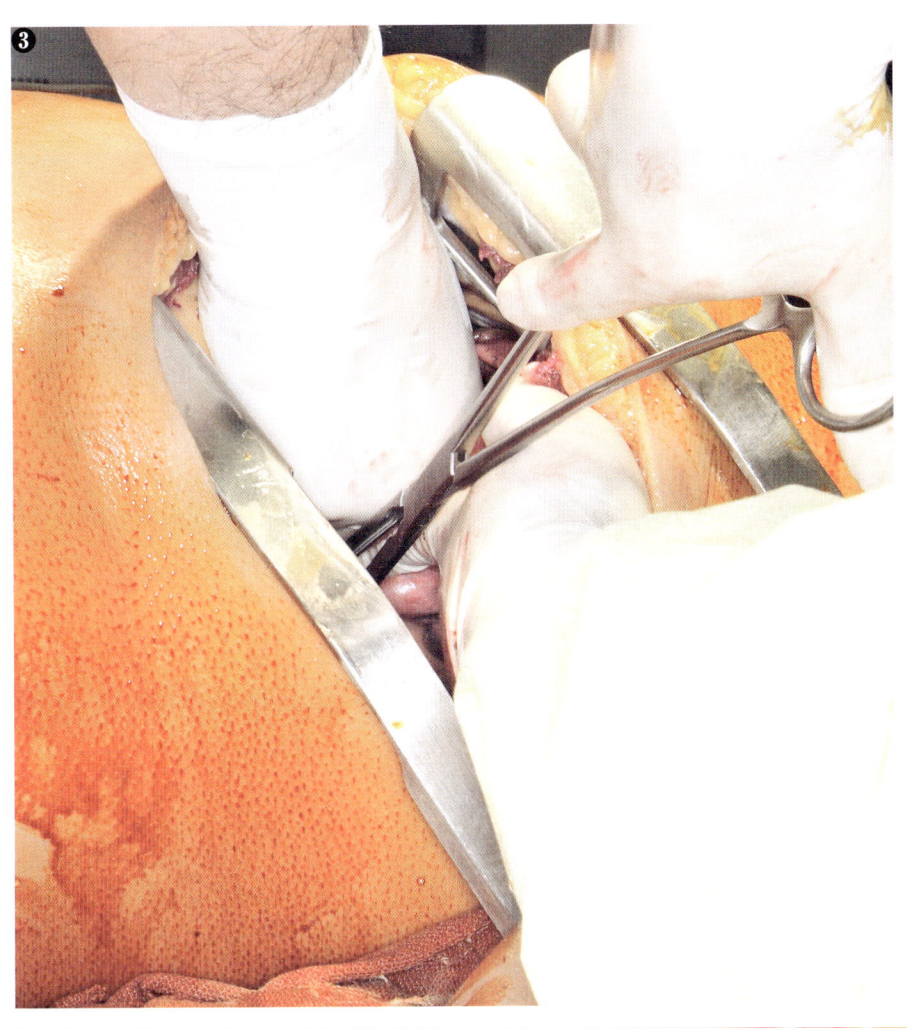

❸ 下行大動脈の遮断には、大動脈遮断鉗子を用いる。肋骨に沿って右手を椎体に向かって進めると、弾力のある大動脈を触れることができる。出血によってcollapseを起こしているとわかりにくいので、できるだけ直視下に確認するほうがよい。下行大動脈を確認したら右手で遮断鉗子を把持し、鉗子の先端を椎体に押しつけるようにしながら大動脈に鉗子をかける。

❹ 大動脈は壁側胸膜に覆われているために、完全遮断することが困難である場合が多い。遮断前に壁側胸膜に小切開を加え、指で大動脈の全周を剥離しておくと、確実に遮断することができる。ただし、盲目的に剥離をすれば肋間動脈などを損傷する可能性が大きく、十分に注意しなければならない。
遮断が完了した後は、直ちに胸腹部・骨盤の出血源にアプローチし止血を行う。

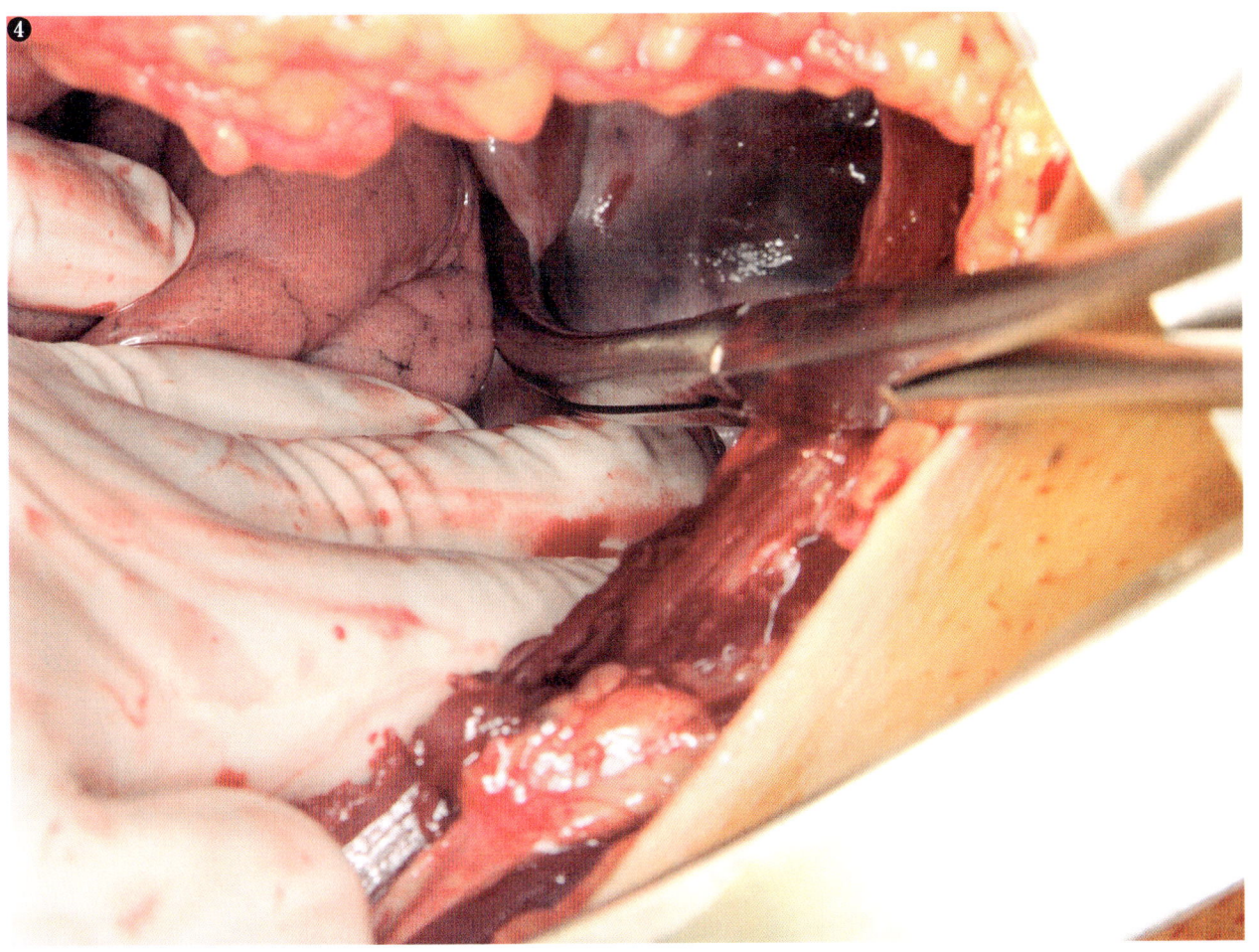

肺門部遮断法の手技

❶ 左手で肺下葉を把持しつつ、横隔膜から後縦隔に続く肺靱帯をクーパー剪刀で切離する。
後縦隔側では肺門部に向かって切離をするが、あまり切り進めて肺静脈を損傷しないように注意する。
肺上葉は癒着以外で胸壁と固定されていることがほとんどないため、肺門部頭側には容易に手指を挿入することができる。
肺が肺門部のみで連絡しているようになったら、左手を肺門部尾側より後面に挿入し、示指を肺門部頭側にくぐらせるようにして拇指との間で肺門部を一括して把持する。

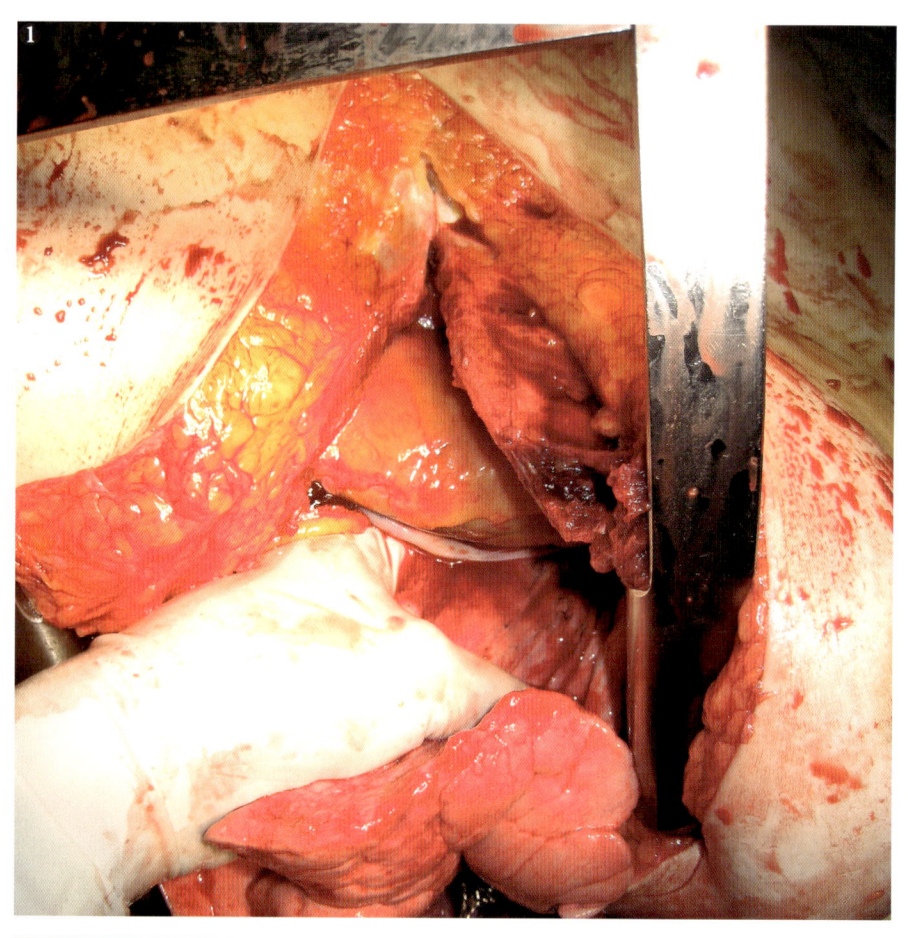

❷ 右手にサテンスキー鉗子を準備し、左手示指をガイドにして鉗子を肺門部頭側から後面まで進める。これがうまくいかなければ、鉗子の向きを逆にして、肺門部尾側からサテンスキー鉗子を挿入してもよい。

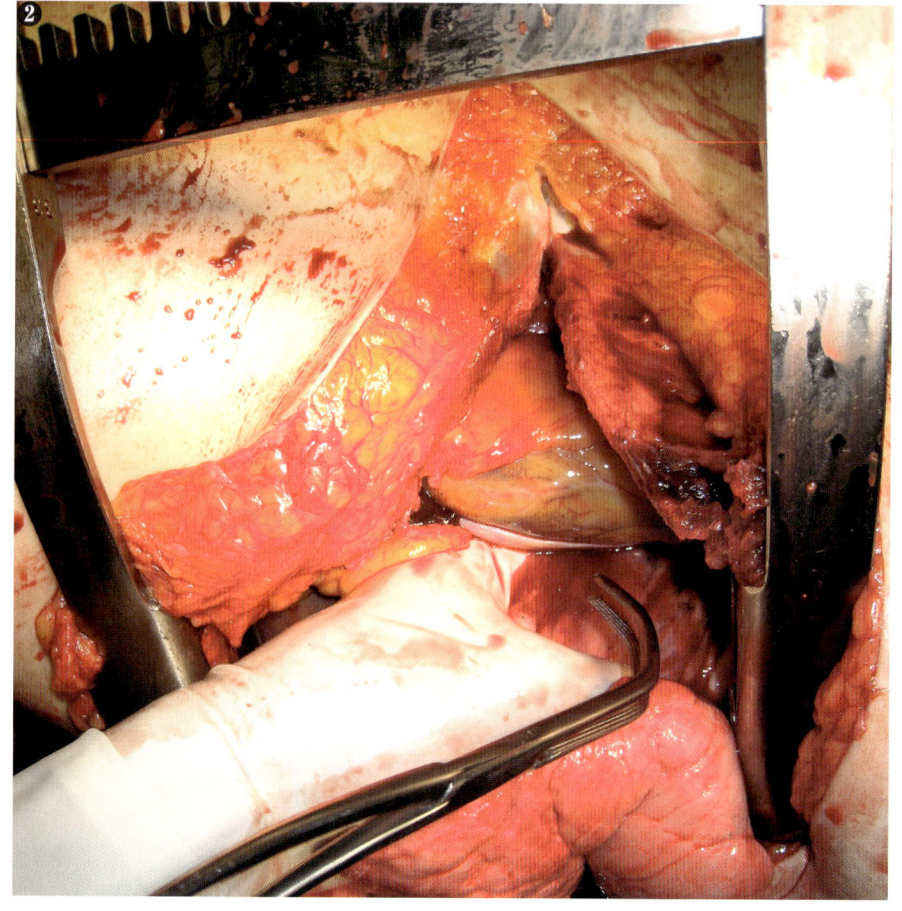

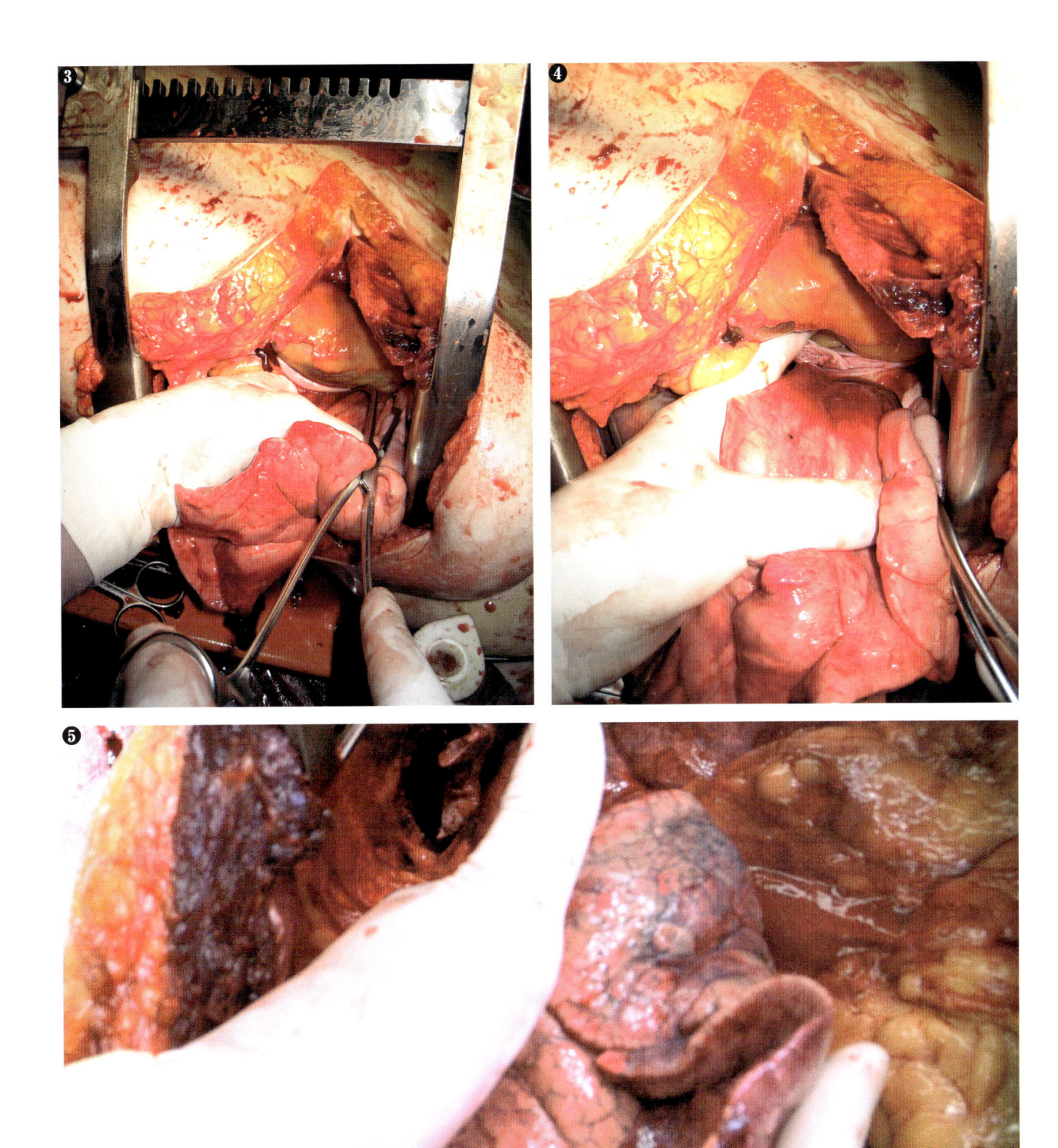

❸ 肺門部は肺動静脈と気管支による組織の厚みがあるために、サテンスキー鉗子を大きく広げながら肺門部をくぐらせなければならない。このとき、左手で肺門部を若干、手前に引きながら把持すると鉗子を挿入するスペースを作ることができる。
また、肺は虚脱しているほうが把持しやすいため、換気を一時中止してもよいが、短時間にとどめるよう留意する。

❹ サテンスキー鉗子が肺門部にかかったら、一気に鉗子を締めて遮断を行う。操作が奏功すれば、肺からの出血やair leakageは速やかに消失する。
肺門部遮断を行ったら、直ちに肺の修復もしくは切除を決定する。

❺ 肺門部を遮断するための適当な鉗子がない場合や、瞬時に肺門部遮断を行うためのオプションとして、pulmonary hilar twistがある。肺靱帯を切離し、両手で肺を挟むように把持し、肺門部を中心に180度回転させるものである。
この操作によって肺門部は捻られて肺動静脈と気管支の内腔を閉塞・遮断できる。

経皮的心肺補助

　経皮的心肺補助（Percutaneous Cardiopulmonary Support：PCPS）は、遠心ポンプと膜型人工肺を用いて循環・呼吸の補助を行う体外循環法のことで、経皮的に脱血管・送血管を挿入して施行する。

　呼吸補助を目的とした場合は、体外式膜型人工肺（Extracorporeal Membrane Oxygenation：ECMO）を施行する。脱血管・送血管カニューレの挿入部位は主に大腿動静脈が選択される。経皮的穿刺だけでなく、切開下挿入法もPCPSとして表現される。

　救急初療室に常備し、緊急性の高い必要時にはすぐにセットアップができるよう装置の仕組みと操作手順について熟知しておく必要がある。

適応
- ショックを伴う重症低酸素血症
- 心筋梗塞や心筋炎で、IABP施行下でも心係数が$1.5L/min/m^2$以下の重症ポンプ失調例
- 難治性で繰り返す心室細動や心室頻拍患者
- 急性冠症候群の冠動脈形成術までのサポートやブリッジ
- 急性肺血栓塞栓症によるショック
- 偶発性低体温による循環不全
- 心肺停止蘇生成功例
- 胸部外科手術時の補助循環

禁忌
- 非可逆的脳障害
- 大動脈解離
- 止血困難な進行性出血
- 悪性疾患の末期状態

必要物品
- PCPS回路
- 脱血カニューレ
- 送血カニューレ
- PCPS駆動装置
- 生理食塩水1000mL
- 切開縫合セット
- チューブ鉗子

PCPS装置および回路の選択

　PCPS装置および回路の種類は製造各社で複数存在するが、本質に大きな差はない。本稿では当院で採用している泉工医科工業製PCPS回路を用いて説明する。

ヘパリンコーティング回路

　外傷患者ではしばしば出血が問題となる。ヘパリンコーティングされた回路や人工肺を使用すると、全身へのヘパリン投与量を減量することができ、ACT値を180～200秒に維持管理することができる。
　数日間、長期使用することが予想される場合もヘパリンコーティング回路の使用は適当である。

カニューレの選択

　製造各社で流量圧力特性が多少異なるが、動脈側は15～17Fr、静脈側は21～23Frを選択することが多い。患者の体表面積や血管径を考慮してサイズを選択する。
　カニューレもヘパリンコーティングされたものが市販されている。

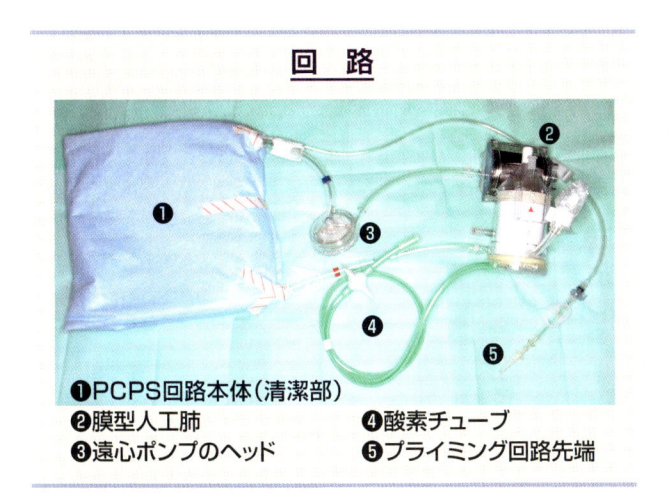

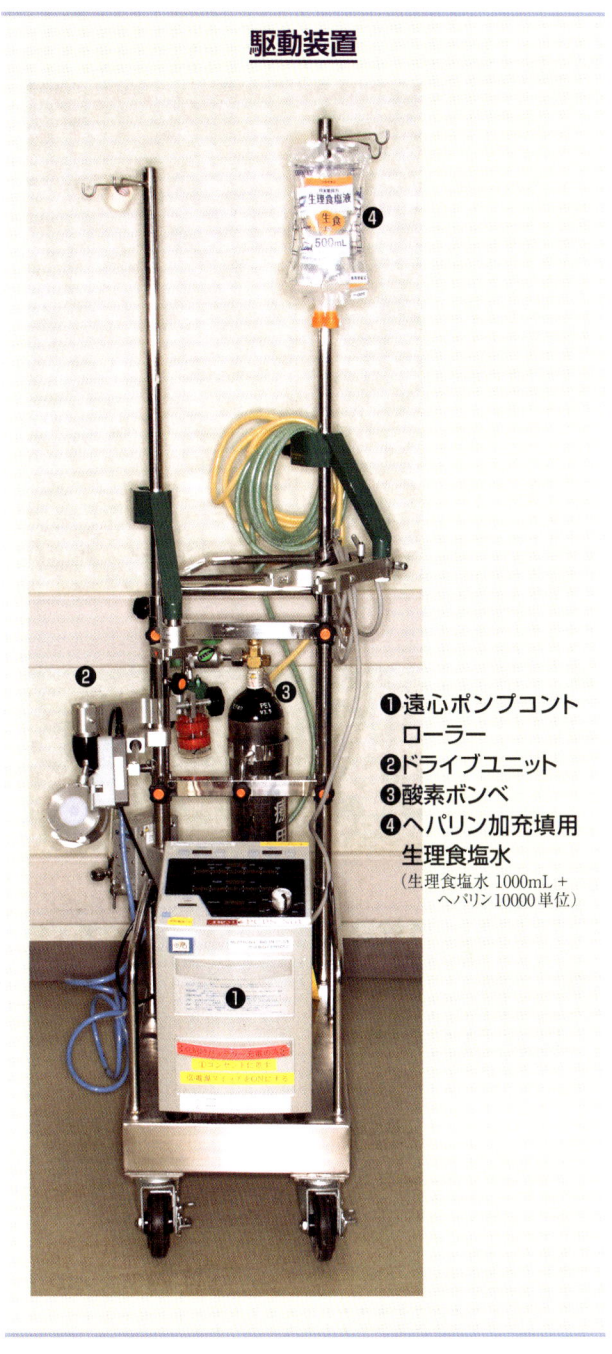

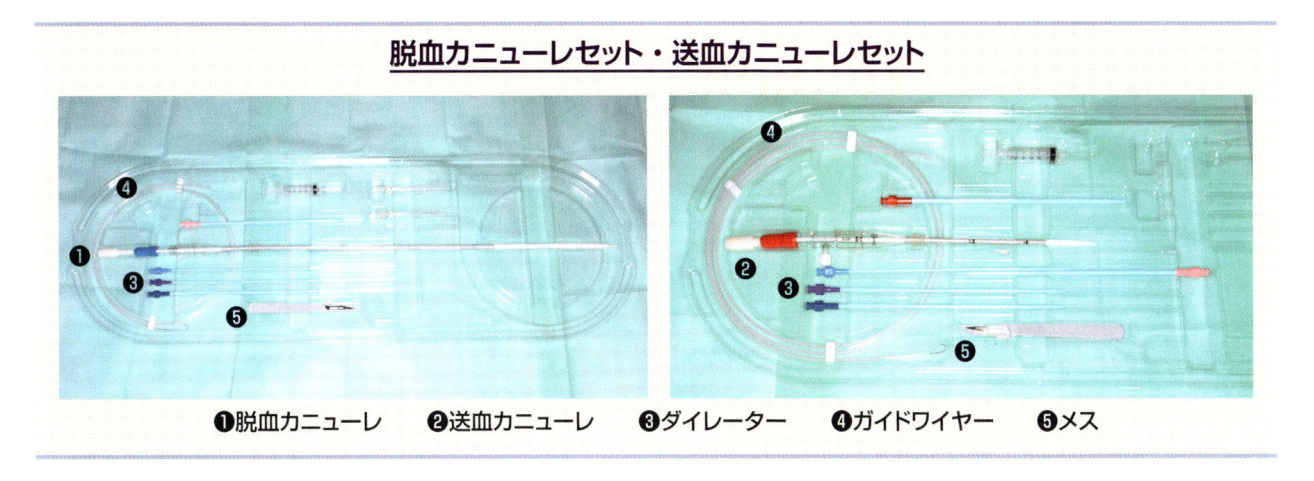

駆動装置

❶遠心ポンプコントローラー
❷ドライブユニット
❸酸素ボンベ
❹ヘパリン加充填用生理食塩水
（生理食塩水 1000mL ＋ ヘパリン10000単位）

回路

❶PCPS回路本体（清潔部）
❷膜型人工肺
❸遠心ポンプのヘッド
❹酸素チューブ
❺プライミング回路先端

脱血カニューレセット・送血カニューレセット

❶脱血カニューレ　❷送血カニューレ　❸ダイレーター　❹ガイドワイヤー　❺メス

モニタリングおよび管理

集中治療室で全身管理を行う場合、通常のバイタルサインのほか、可能な限りのパラメーターを参考に管理を進める。

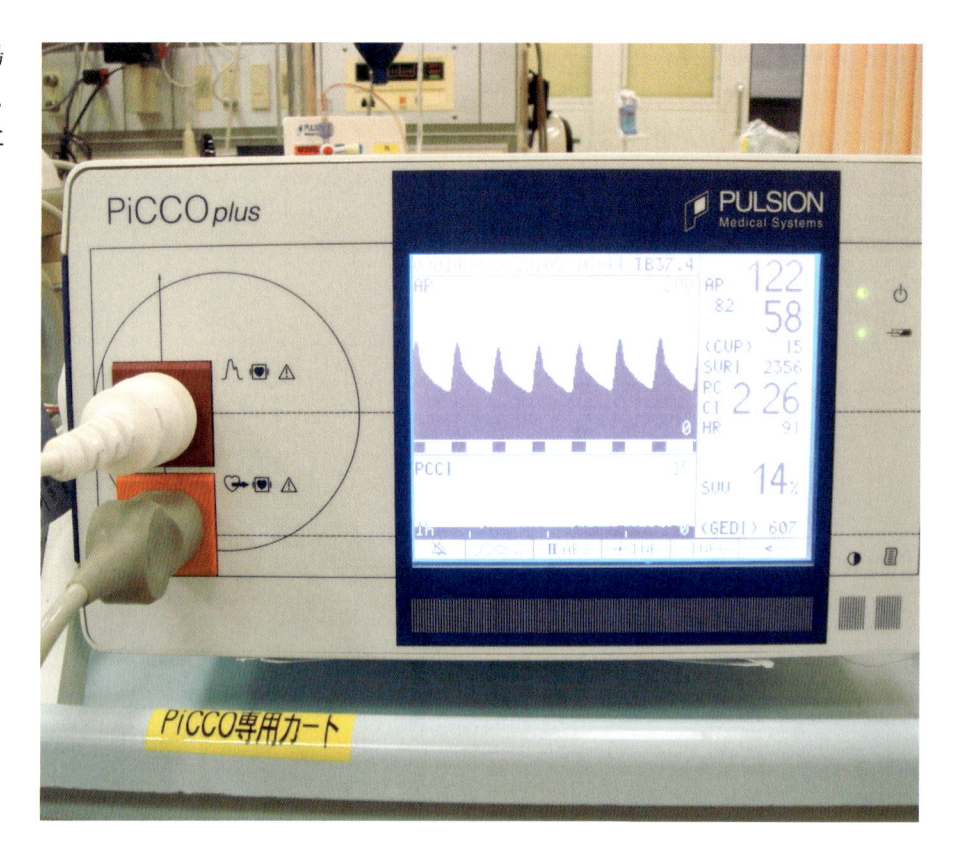

心電図モニターと動脈圧

心拍数と不整脈の監視のための心電図モニター、動脈圧ラインによる血圧の観血的連続モニタリングは必須である。

体温

熱交換器を使用しない場合は体温は低下するため、保温に努める。また、PCPSが挿入されている下肢は阻血に陥りやすく、深部温度とともに下肢末梢温度も管理する。

パルスオキシメーターおよび血液ガス分析

自己心拍出血流と大腿動脈からの送血は大動脈内で競合する可能性がある。PCPS導入時は装置からの送血を増やし、自己心拍出量を減らすことにより、mixing zoneをなるべく中枢に位置させたほうがよい。

右手橈骨動脈から採血してガス分析を行うか、頭部にパルスオキシメーターを装着すると脳血流を評価しやすい。

心拍出量

最近は、連続して連続圧波形と熱希釈法を組み合わせ、心拍出量を持続的にモニタリングする装置（PiCCO plus®）が開発されている。

抗凝固療法

ACTを2時間ごとに測定して、ACT値180〜200秒に維持する必要がある。ヘパリン0.1〜0.5mg/kg/hrを目安に管理する。

その他

カニューレ刺入部からの出血や溶血傾向、回路の屈曲に注意する。

症例提示

心筋梗塞などの内因性疾患と比べ、外傷でPCPSが必要となることは少ない。しかしながら、両側肺挫傷でショックを伴う重症低酸素血症、心損傷や胸部大動脈損傷手術時の補助循環、低体温による心肺停止などに使用し生存を得ている。

症例1 　28歳・女性　水上バイクで防波堤に激突：両側肺挫傷＋脾損傷＋腎損傷

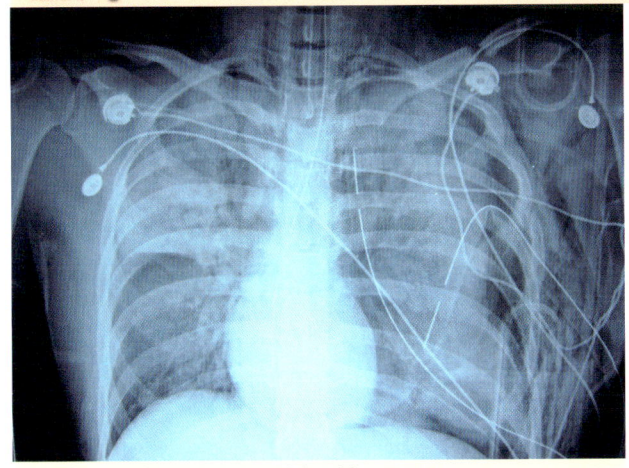

胸部X線

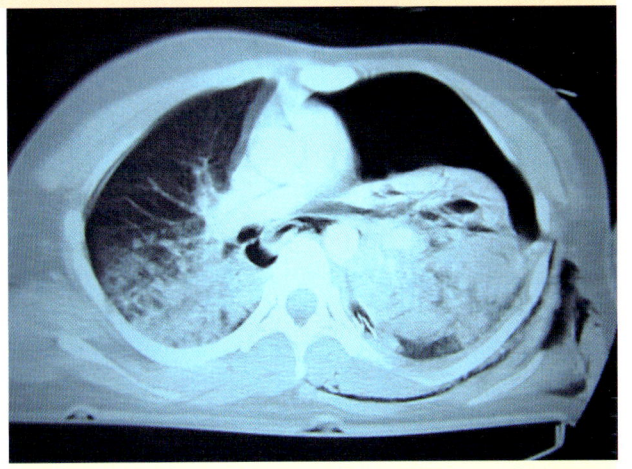

胸部CT

症例2 　21歳・女性　PEA：急性薬物中毒＋偶発性低体温

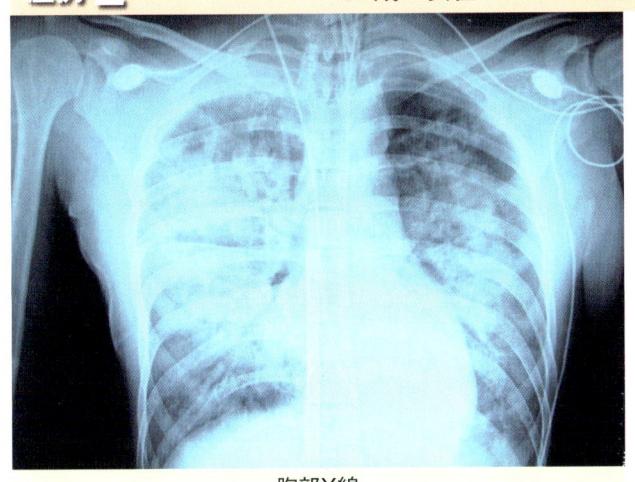

胸部X線

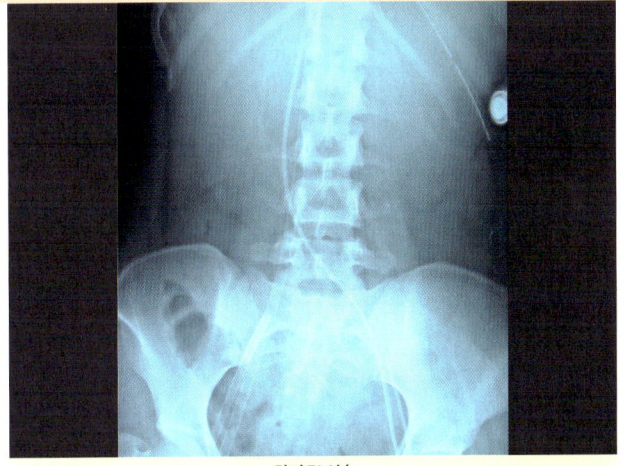

腹部X線

症例3 　33歳・女性　胸部刺創による出血性ショック：右室損傷＋肺損傷

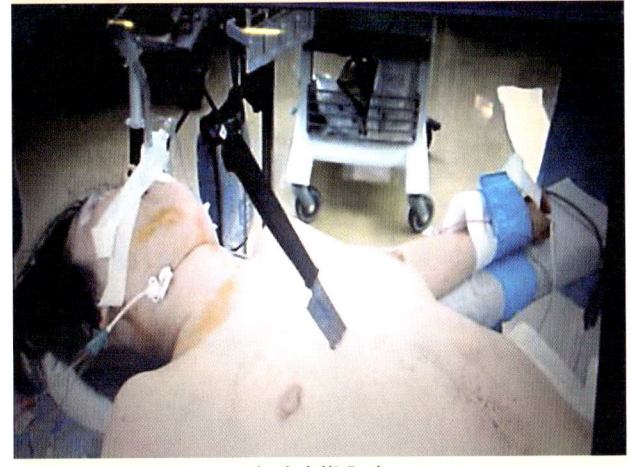

初療室搬入時

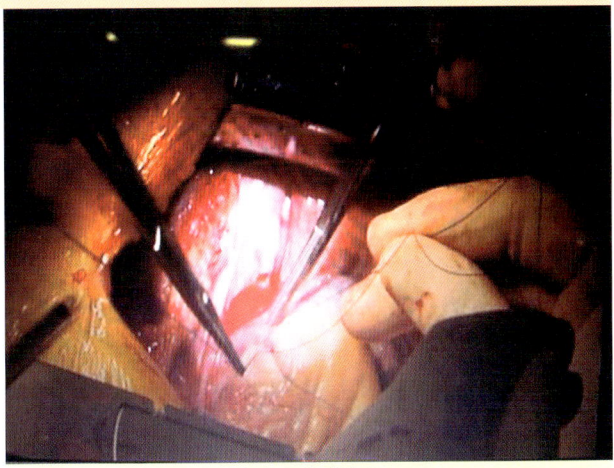

右室自由壁修復

PCPSの手技

❶ 回路中の非清潔部にある膜型人工肺を、駆動装置のフォルダーにしっかりと固定する。人工肺は比較的重量があり、高価であるので落下して破損させることのないよう注意して扱う必要がある。
熱交換器は人工肺に接続するが、緊急性が高い場合は後から熱交換器を接続してもよい。

❷ 駆動装置と遠心ポンプのヘッドを接続する。円形の接触面を合わせて時計回りに回すと、カチッという音がして接続が確認される。
ヘッド部プラスティックハウジング内には、インペラーと呼ばれるタービン状の羽が存在し、これが磁力により高速回転し、血液を駆出する仕組みである。

❸ 人工肺の酸素チューブ（緑色チューブ）と駆動装置の酸素流量計を接続する。酸素の流量は、PCPSの流量（L/min）：酸素流量（L/min）＝3：2程度でよいとされ、通常は室内で固定して使用するのであれば、酸素流量2〜3L/min程度で十分である。
ただし、炭酸ガス排出能に関していえば、酸素流量が高いほうがよい。ブレンダーによるFiO_2設定は酸素加能に直接影響する。
重症低酸素血症の場合は、高く設定したほうが酸素加能に優れる。

❹ 駆動装置にある酸素と圧縮空気の配管を壁側に接続する。携帯式酸素ボンベの使用も可能であるが、室内で使用する場合、酸素の配管は壁から供給させる。また圧縮空気の配管は、ブレンダーによる混合空気を設定するうえで必要となる。

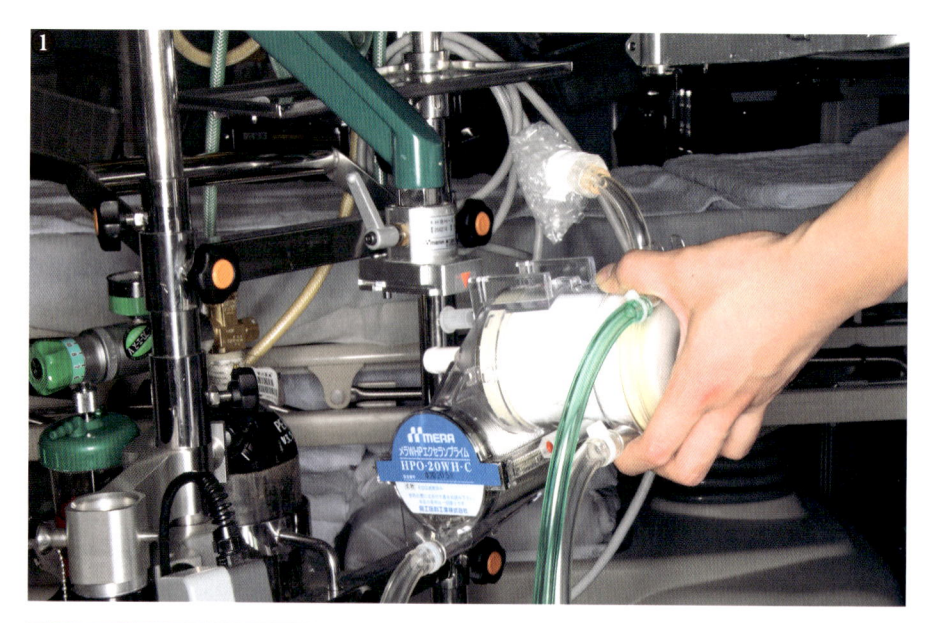

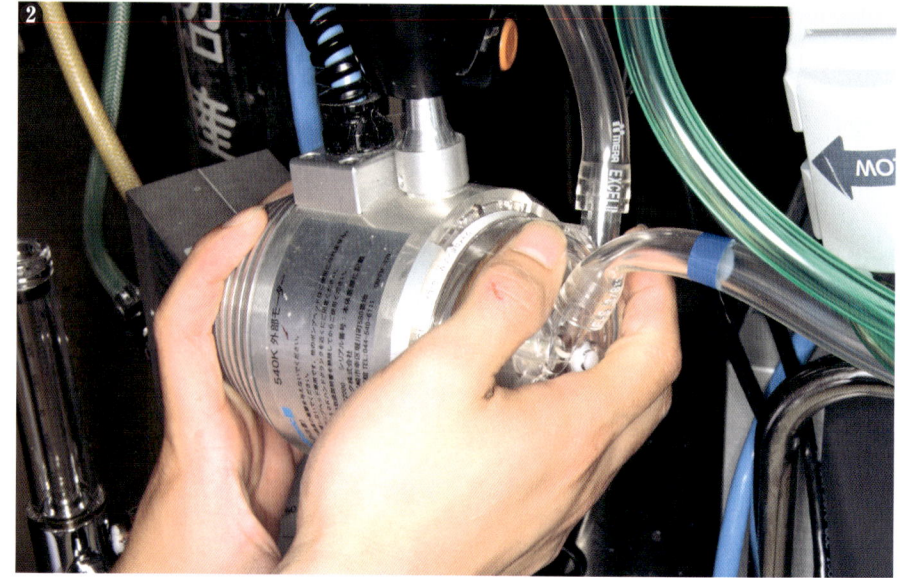

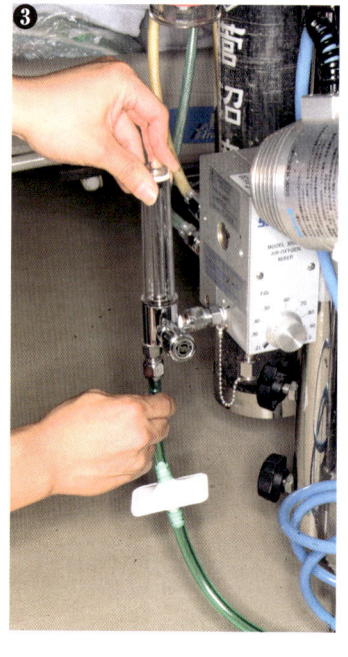

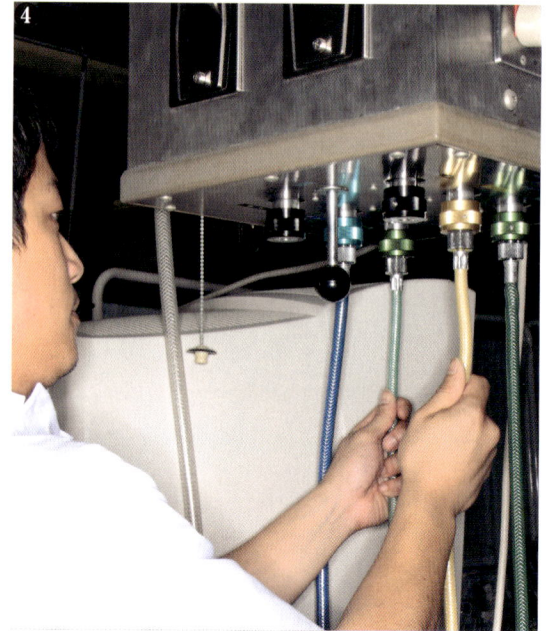

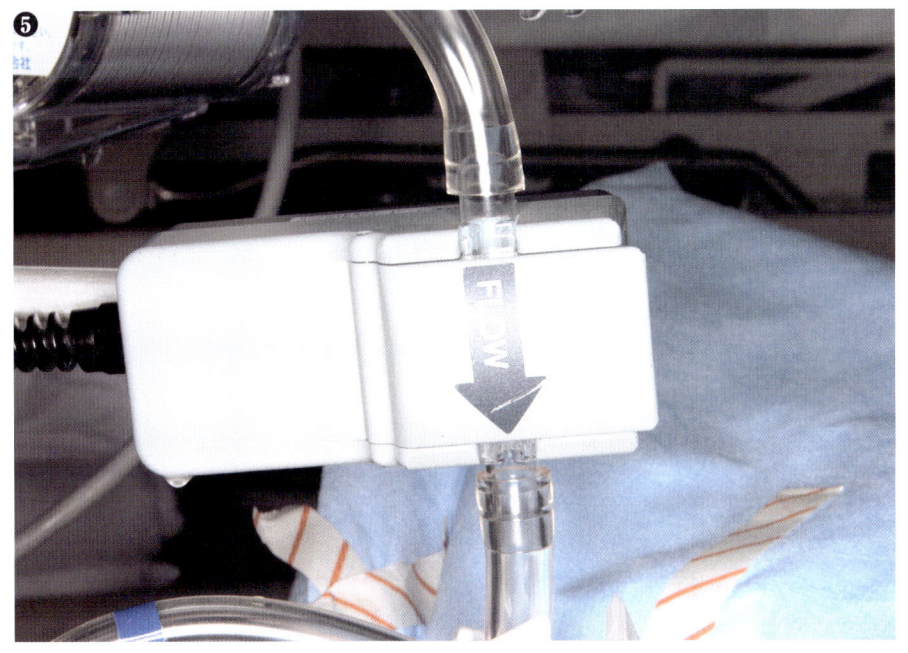

❺ PCPS回路の送血側に、フローメーター（流量計）を取り付けるための一段細くなった部分がある。ここに駆動装置側のフローメーターをはさみこむようにして取り付ける。血流方向が黒い矢印と一致するように向きを確認する。

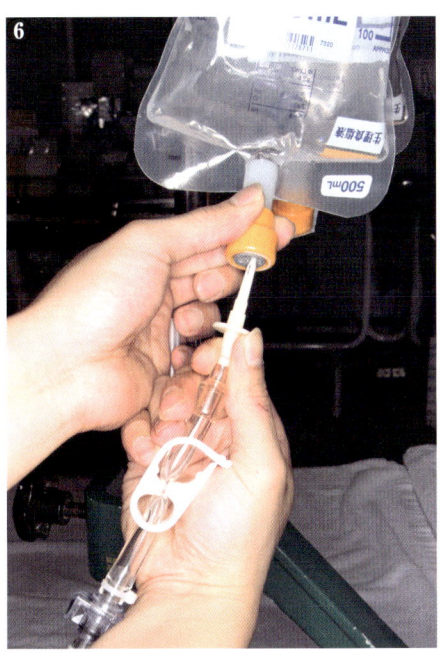

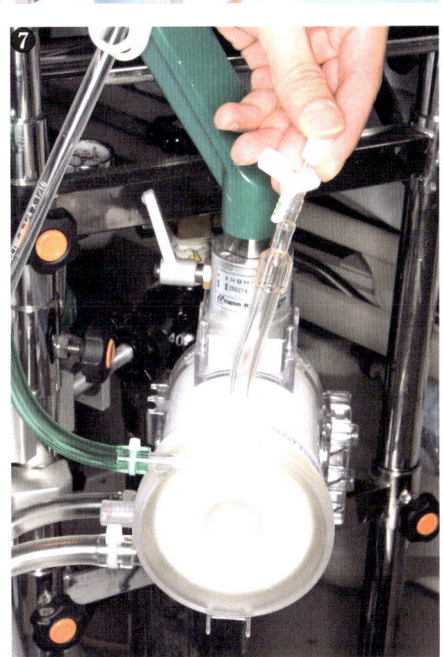

❻ 生理食塩水でプライミングを行う。生理食塩水500mLに、ヘパリン5000単位を添加させたものを2本程度準備し、回路内に注入してプライミングを行う。

❼ 回路内に生理食塩水が十分に充填されたら、人工肺の三方活栓を調節して回路内のエア抜きを行う。

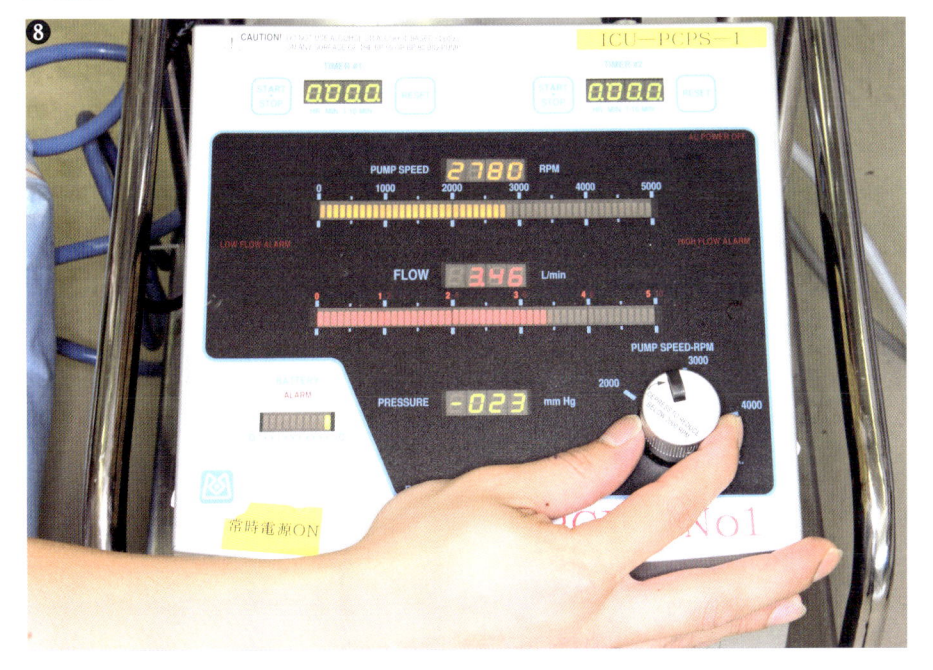

❽ さらに駆動装置の回転数を2000回転/min程度に上げ、回路内の微小気泡をもう一度、慎重に三方活栓から抜く。

写真でわかる 外傷基本手技 **97**

❾ 滅菌性が保たれたドレープ内の回路を清潔操作で術野に渡す。どこから完全に清潔であるのか、チューブに貼られた赤や青のラベルを目印に、PCPS操作者と術者は確認しておく。

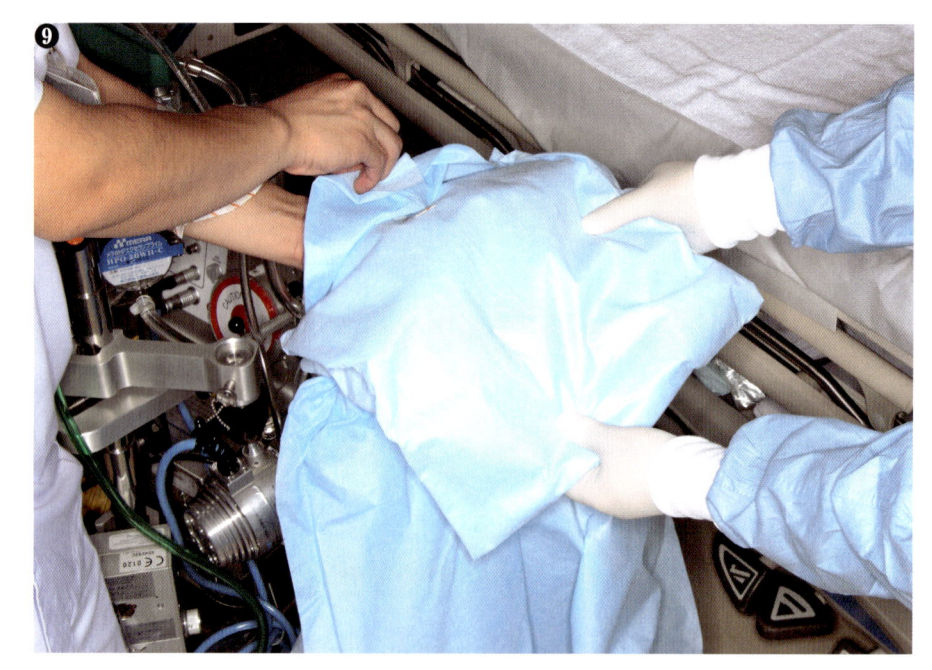

❿⓫ PCPSの回転数をいったん停止し、送脱血ともに白いプラスチックのクランプを用いて回路を遮断する。
さらに送脱血の中間点で、回路を10cmほど残してチューブ鉗子2本ではさみ、もう一度遮断する。
その中央をはさみで切断する。

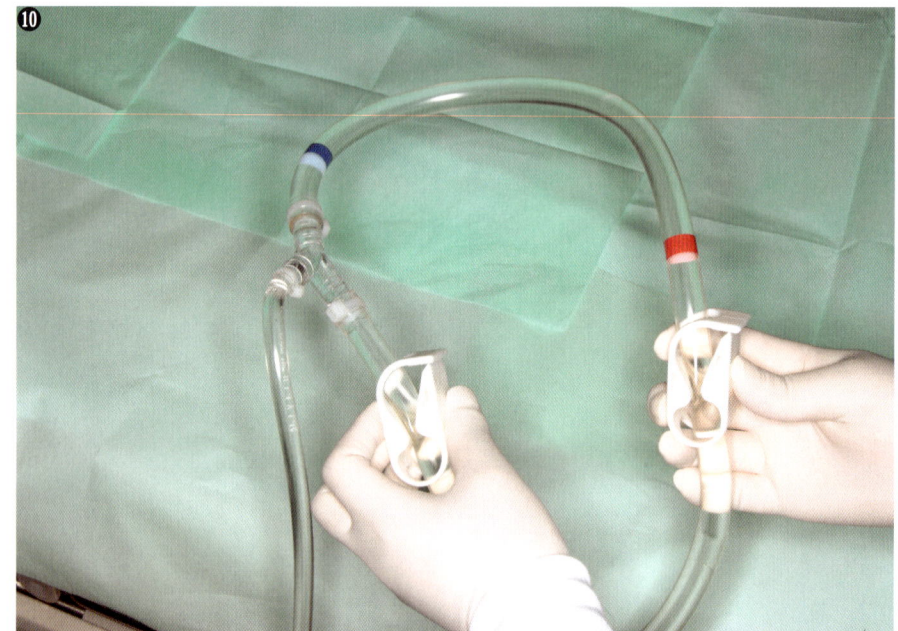

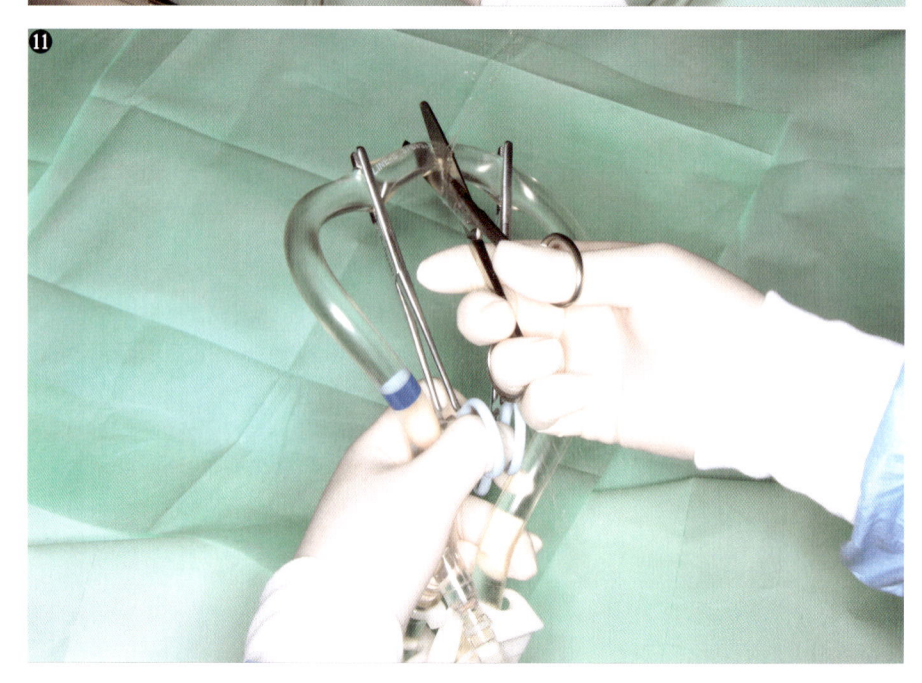

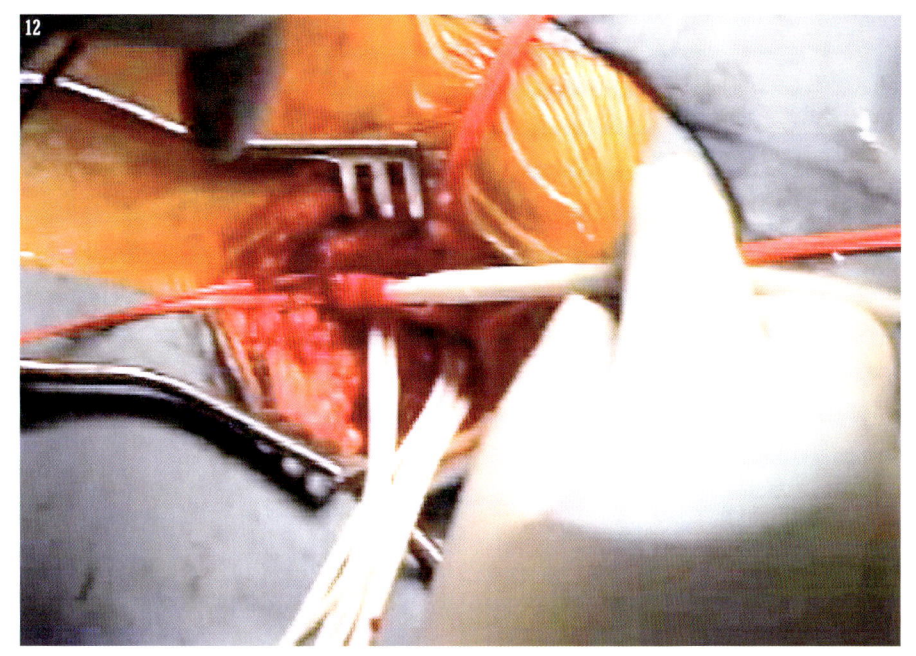

直視下挿入の場合

❷ ここでは鼠径部を数cm切開し、大腿動静脈を露出、直視下に挿入する症例を提示する。
血管刺入部の上下を血管テープでテーピングし、出血のコントロールを行った後、セルジンガー法でガイドワイヤーを挿入する。
さらにダイレーターで刺入部を広げ、カニューレを愛護的かつ速やかに挿入する。

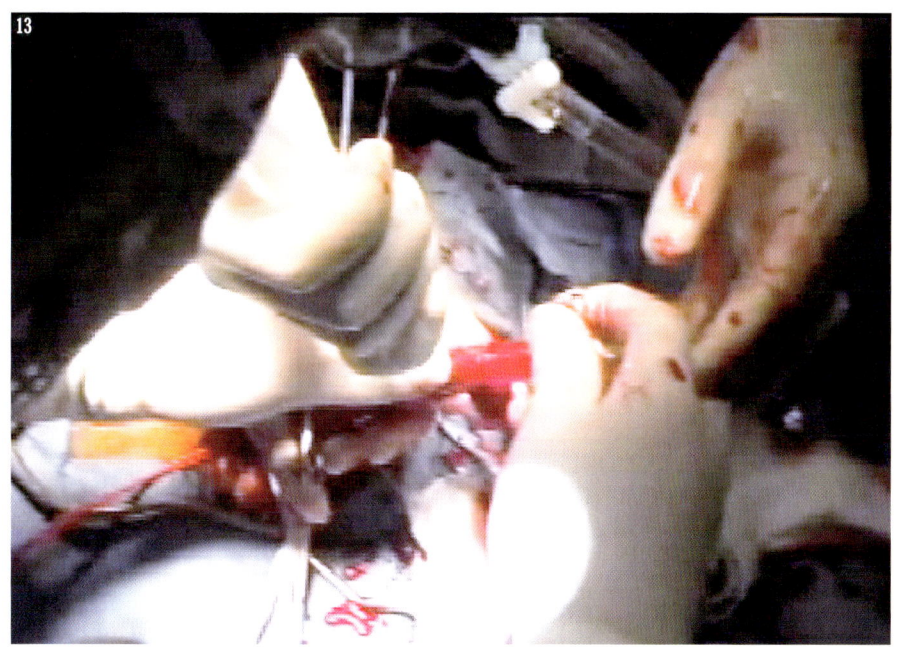

❸ 回路内に空気が入らないようヘパリン加生理食塩水の入った20mLシリンジを用いて、カニューレ側と回路側をそれぞれ満たしながら接続する。
送脱血ともに同じ要領でエア抜きし、接続する。
回路内に空気が存在する場合は、送血チューブの三方活栓に50mLシリンジを接続し、自己心拍によるバックフローを利用してエア抜きを行う。さらにPCPSの回転数をわずかに上げてエア抜きを行うとよい。

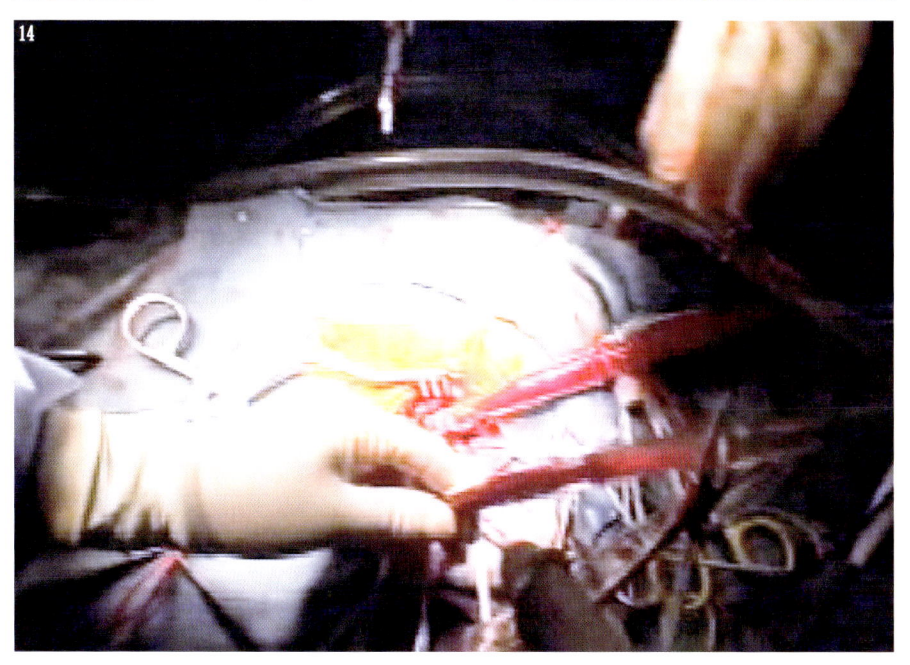

❹ エア抜きが完了した後は、チューブクランプとプラスチッククランプの両方の遮断を解除し、PCPSのフローが必要な流量が得られるまで回転数を上げる。
本症例は、胸部大動脈損傷に対する人工血管置換術時の補助循環としてPCPSを行ったものである。術中にPCPSを離脱し、抜去した。

2-⑧ 導尿法

　外傷による腎泌尿器系の損傷を鑑別するうえで、尿検査は有用な情報源となる。また、時間尿量は緊急手術や集中治療における循環動態の重要な指標となる。さらに、重傷外傷による脊髄損傷では排尿機能が障害される。これらの理由から、重症外傷患者では導尿法によるバルーンカテーテル留置が必要となる。導尿法は頻回に行われる基本手技であり、外傷治療手技のひとつとして習熟する必要がある。

　ただし、外傷に起因して尿道損傷がある場合は、経尿道的導尿法は禁忌である。この際は、膀胱瘻造設を選択しなければならない。

適応
- 循環動態不安定例
- 腎泌尿器損傷例
- 脊髄損傷例

禁忌
- 尿道損傷が疑われる場合、または陰茎損傷を認める場合は経尿道的導尿法が禁忌

相対禁忌
- 不穏状態で自己抜去の危険性がある場合
- 出血傾向を有する場合

必要物品
- 採尿バッグ・滅菌手袋・消毒液・滅菌蒸留水・注射器
- バルーンカテーテル（Foleyカテーテル）

【挿入困難時】
- スタイレット
- キシロカインゼリー®を満たした注射器

【膀胱瘻造設時】
- 切開縫合セット：メス・直ペアン鉗子・局所麻酔薬・注射器・滅菌覆布・縫合糸

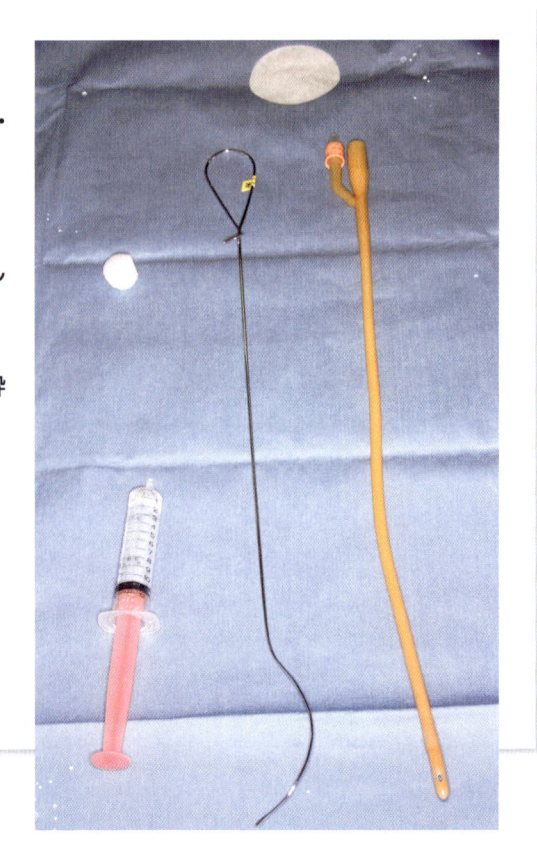

バルーンカテーテルの選択

バルーンカテーテルは6〜26Frの太さが市販されており、体格に応じて太さを選択する(**表1**)。

重傷外傷患者では、循環動態の安定化に長期間を要するため、バルーンカテーテルも長期留置とならざるをえない。この場合、尿道の圧迫による壊死を避けるためにできるだけ細いカテーテルを選択すべきである。また、腹部にカテーテルを固定することで、内尿道口から外尿道口までが緩やかな曲線となりカテーテルによる尿道粘膜へのストレスを軽減できる。

表1　尿道バルーンカテーテルの選択の目安

成人男性	14〜18Fr		
学童*	12〜16Fr		
乳幼児*	8〜12Fr	年長幼児	12Fr
		年少幼児	10Fr
		乳児	8Fr
新生児*	6Fr		

*小児のサイズは、気管チューブのサイズを求める公式(4+年齢/4)を2倍して算出することも可能

バルーンカテーテル挿入法

既往歴に前立腺疾患(前立腺肥大症、前立腺癌、前立腺炎など)、尿道疾患(尿道炎、尿道外傷など)、長期バルーンカテーテル留置歴がある男性では、カテーテル挿入困難が予想される。その場合、ブジーを用いて狭窄部を拡張する方法や糸状ブジーを使用する方法があるが、専門的テクニックを要する。ここでは挿入困難時の一対処法としてスタイレットを用いた導尿法を紹介する。

尿道損傷を合併する場合

外傷による骨盤骨折には、時に尿道損傷の合併がみられる。男性は女性よりも尿道が長いため、このことに留意しなければならない。

尿道損傷を疑うべき所見とは、受傷機転に会陰部の直達外力がある場合で、この際には前部尿道が損傷を受けやすい。また、骨盤X線所見で骨盤輪前方部の骨折のある場合では、尿道膜様部から中枢の後部尿道が損傷を受けやすい。さらに、尿道口からの出血や直腸診での前立腺高位浮動があれば尿道損傷の存在が濃厚となる。

尿道損傷が判明すれば、経尿道的操作によるカテーテルの挿入は医原性に尿道損傷を悪化させる危険性があり、経尿道的導尿法は禁忌となる。この場合は、膀胱瘻造設を選択すべきである。

膀胱瘻造設の一般的方法は経皮的穿刺法である。これは非常にポピュラーな造設法であり、さまざまな成書で紹介されている。ここでは、観血的方法である膀胱瘻造設術を紹介する。この手技は頻用されるものではないため、紹介されることが少ないが、いざというときの外傷治療に大いに役立つはずである。

尿道損傷を疑う所見

- 受傷機転に会陰部の直達外力がある⇒前部尿道が損傷を受けやすい。
- 骨盤X線所見で骨盤輪前方部の骨折がある⇒後部尿道が損傷を受けやすい。
- 尿道口からの出血がある。
- 直腸診で前立腺高位浮動がある。

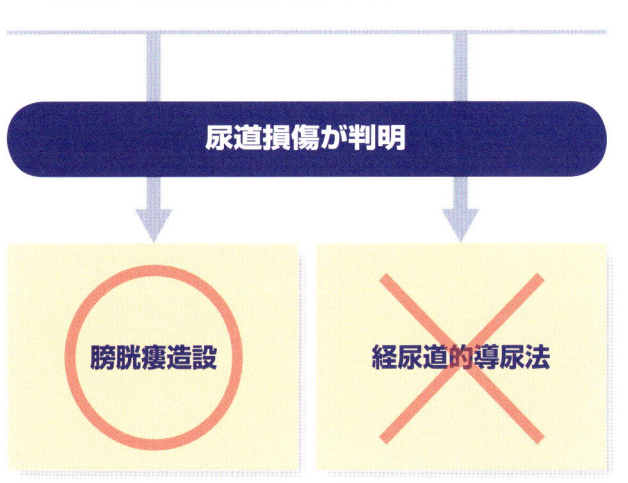

尿道損傷が判明

○ 膀胱瘻造設　　✕ 経尿道的導尿法

スタイレットを使用したバルーンカテーテル挿入法

❶ スタイレットは16Fr以上のバルーンカテーテルにしか装着できないため、バルーンカテーテルは16Fr以上を使用する。スタイレットには、曲ブジーと同じ彎曲をつける。

スタイレットを装着する場合は、カテーテルの先端までスタイレットをしっかりと挿入し、フックをかけて挿入時のカテーテルのズレを防止する。

ズレが生じるとスタイレットの先端がカテーテルの側孔から突出し、カテーテル挿入中に医原性の尿道損傷をきたすことがあり注意する。

術者が右利きの場合、まず、患者の右側に位置する。包皮をしっかり反転させ、亀頭を十分に消毒する。

❷ 左手第3指と第4・5指で冠状溝を挟んで垂直に強く引き上げ、左第1指と第2指で尿道口を開く。
キシロカインゼリー®を充填した注射器を尿道口に当てて、漏れないようにゼリーを注入し、尿道粘膜の麻酔を行う。

これは、カテーテルの摩擦を減らす潤滑油的効果も有する。ただし、ゼリーの注入に伴う尿道内圧の上昇で、新たな尿道損傷をきたす危険性があることに注意しなければならない。

❸ 曲ブジーを挿入する要領で行う。
まず、陰茎を腹壁に傾けて球部尿道まで挿入し、そのまま陰茎を起こすとテコの力が働いて、スタイレットは自然と後部尿道に入っていく。
そのまま陰茎を足側に倒すと、カテーテルは吸い込まれるように膀胱内に入る。

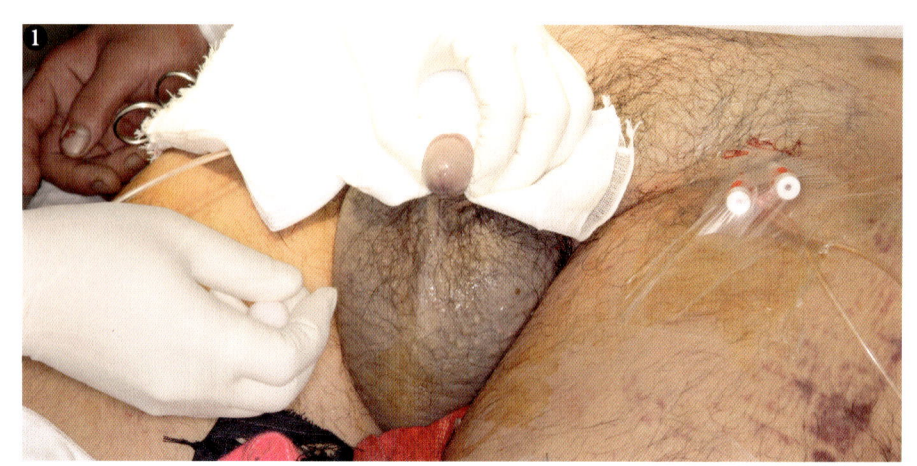

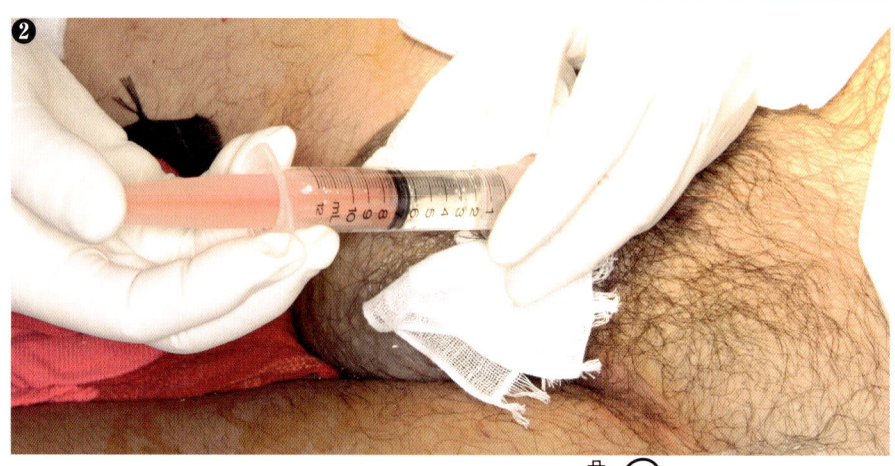

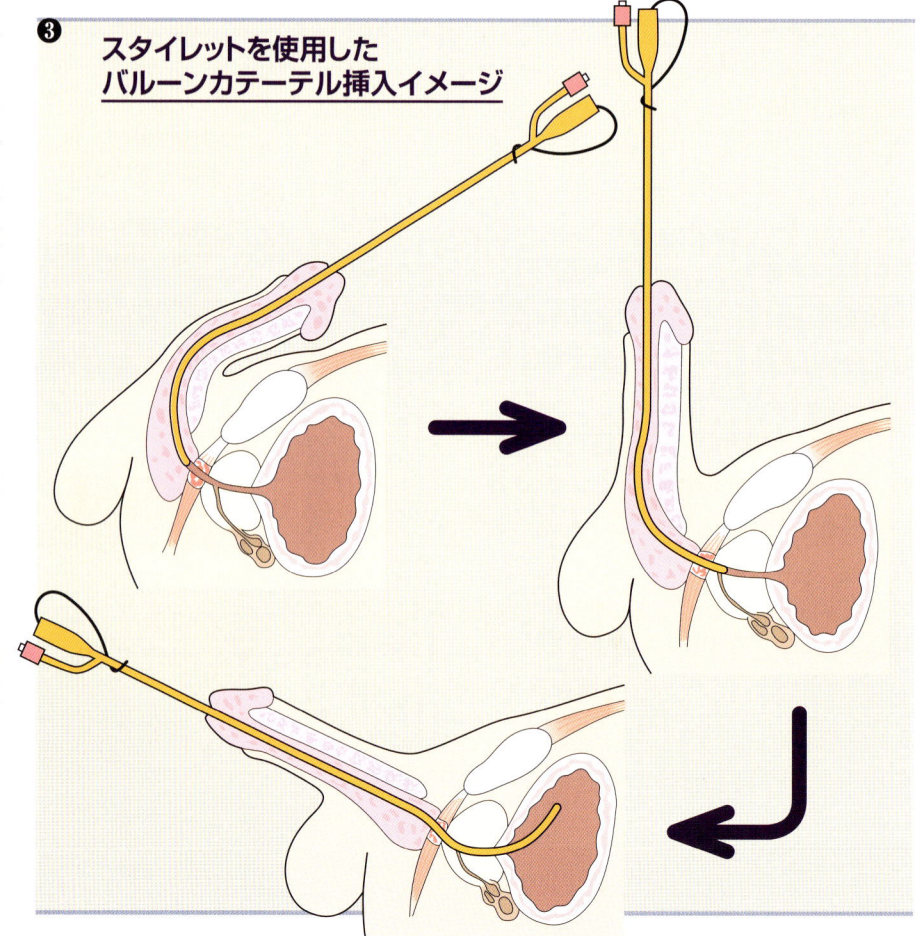

❸ スタイレットを使用したバルーンカテーテル挿入イメージ

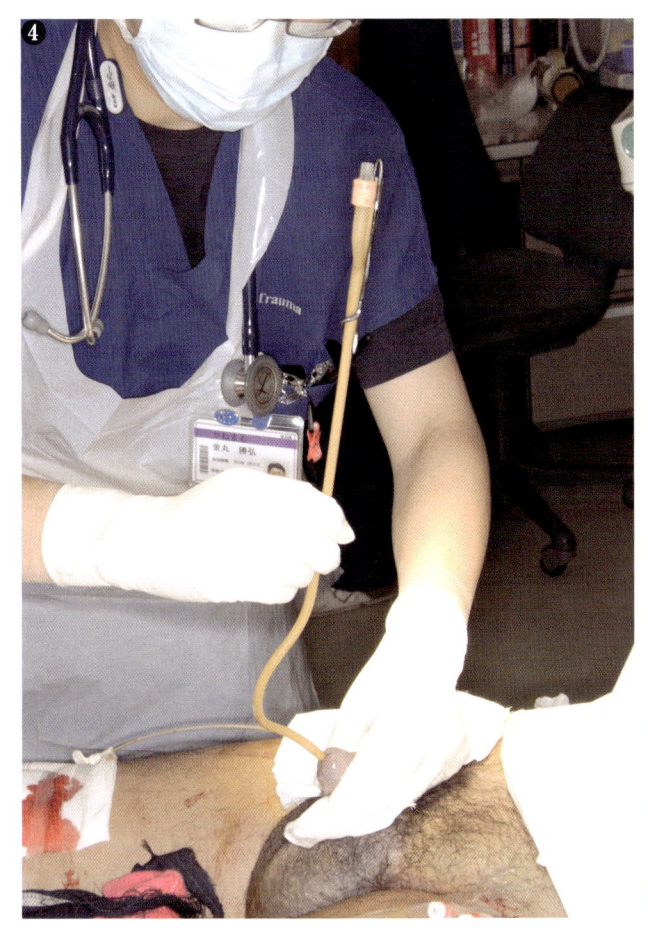

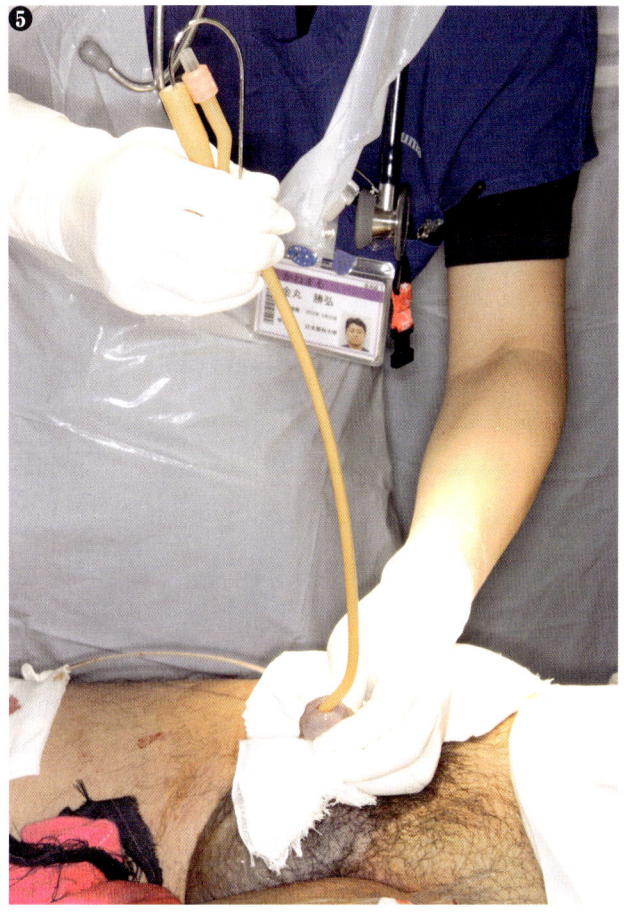

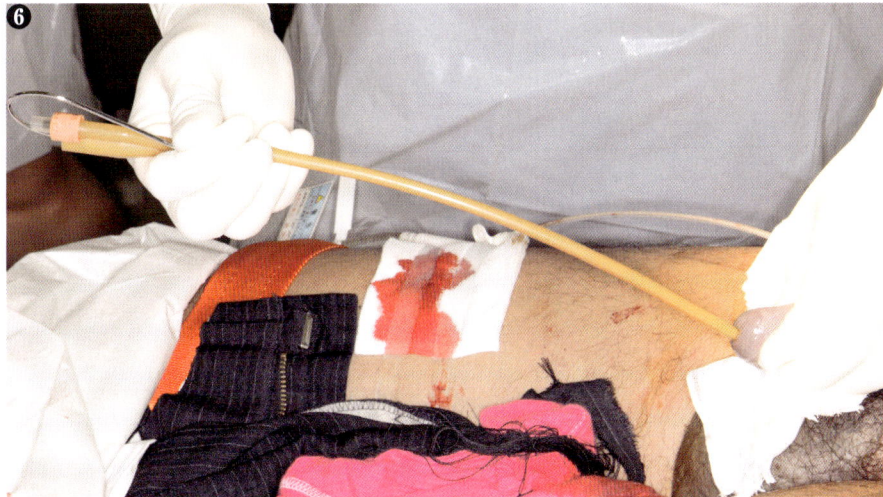

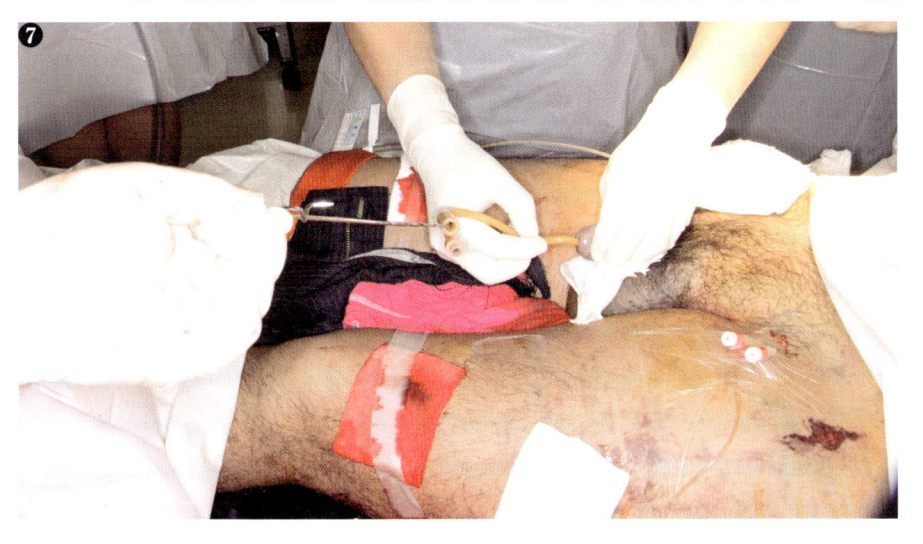

❹ 陰茎を引き上げ、十分に伸展させる。そのまま腹壁に傾けて、スタイレットを尿道腹側に滑らせるようなイメージで球部尿道まで挿入する。

❺ 先端を膜様部尿道のところに押し当てたまま、手元を起こす。テコの力が働いて、スタイレットは自然に後部尿道に入っていく。

❻ そのまま、さらにスタイレットを挿入した陰茎を足側に倒していくと、吸い込まれるように膀胱内に入る。無理に押し込むと尿道外傷、仮性尿道の原因になるため、愛護的に扱うことが重要であり、無理な挿入は行わない。

❼ スタイレットのロックを外し、カテーテルのみをスタイレットに沿って滑らせて、バルーン部分を確実に膀胱内に留置する。

❽❾ スタイレットを抜去し、尿の流出を確認し、蒸留水でバルーンを膨らませる。

❿ バルーンを軽く牽引して、膀胱頸部で抵抗があることを確認する。採尿バッグに接続し、カテーテルを下腹部に固定する。

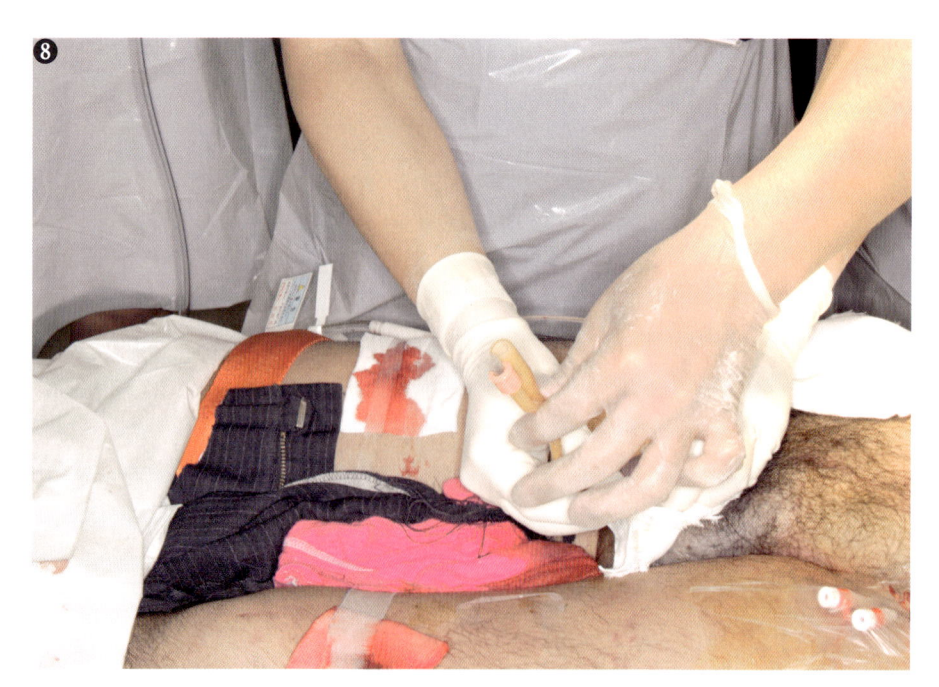

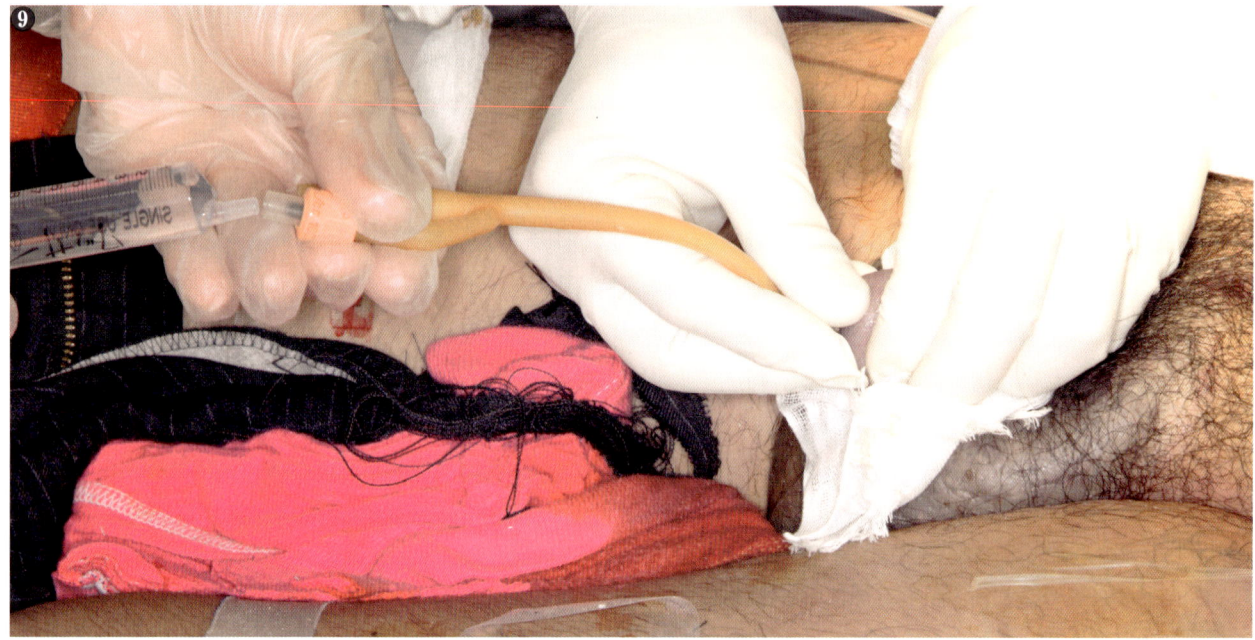

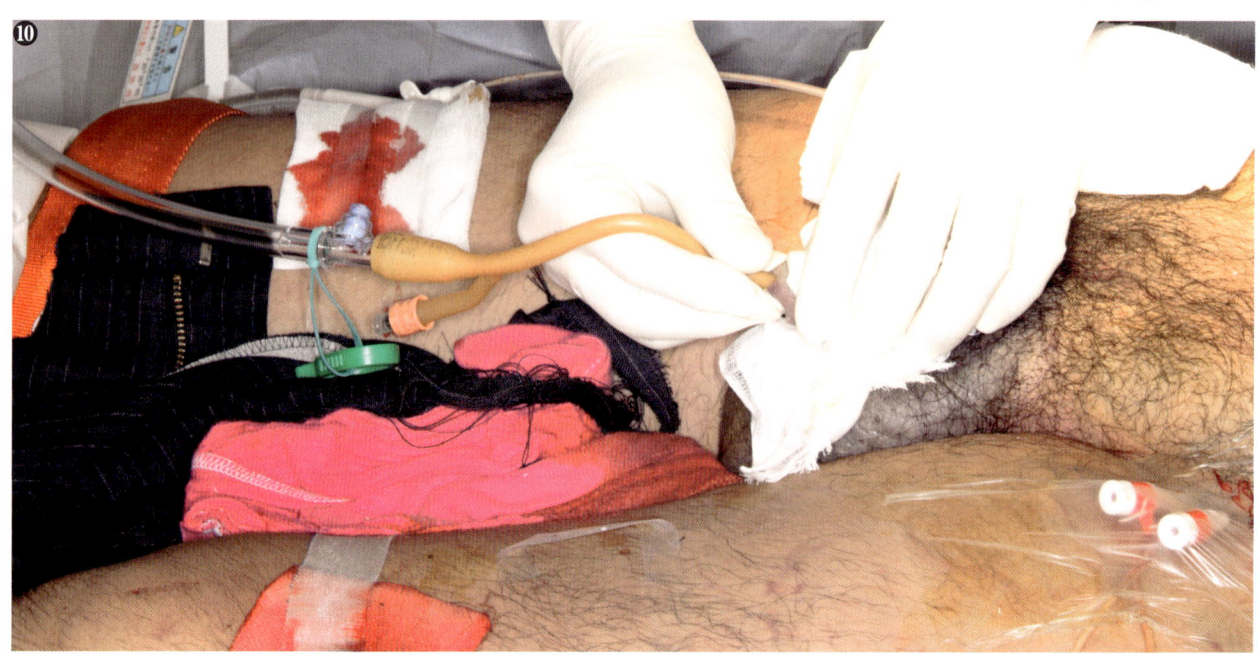

観血的な膀胱瘻造設術

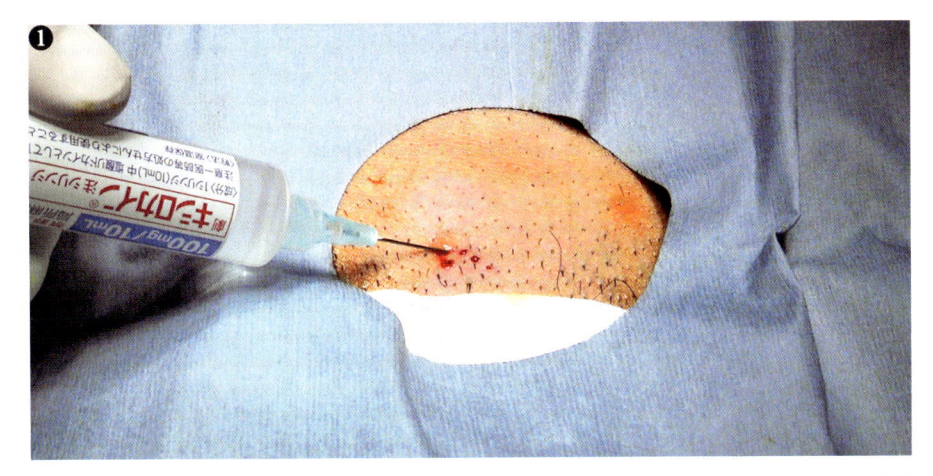

❶ 臍下から恥骨までの剃毛を施行する。体位は仰臥位とする。腰椎麻酔や硬膜外麻酔、あるいは全身麻酔下に手術を開始するが、緊急時には局所麻酔で施行する。恥骨上2横指、正中線を中心に局所麻酔を行う。

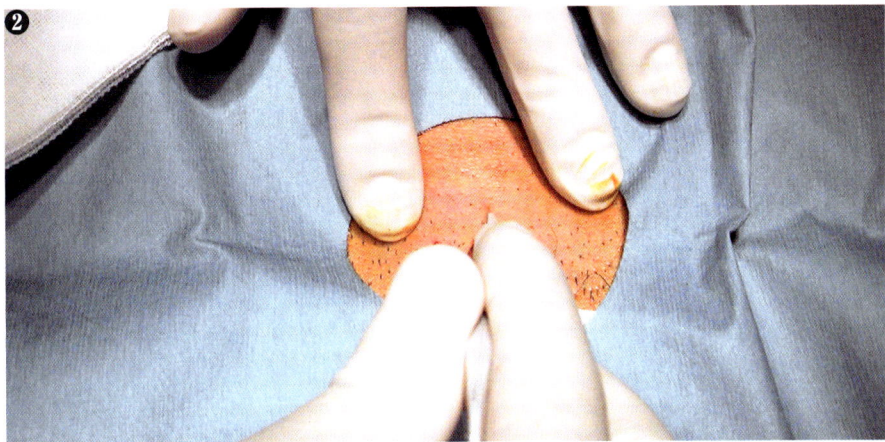

❷ 下腹部正中切開でアプローチする。

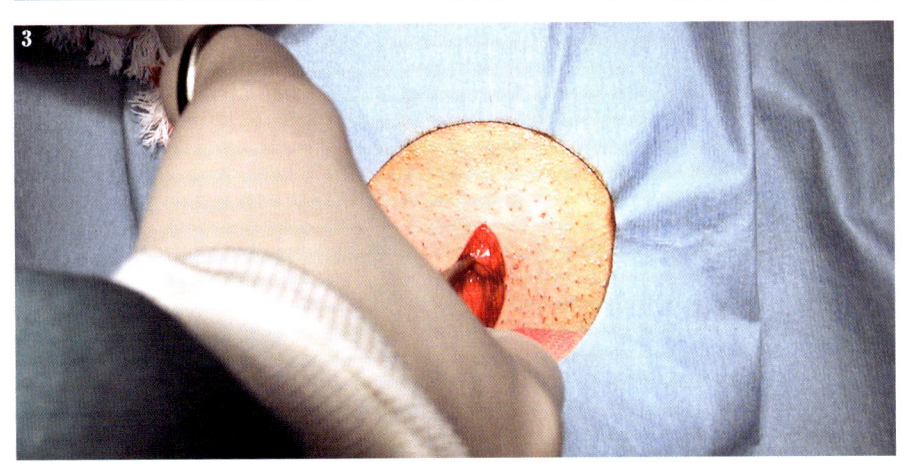

❸ 腹直筋前鞘に達するまで、皮下脂肪織を分ける。

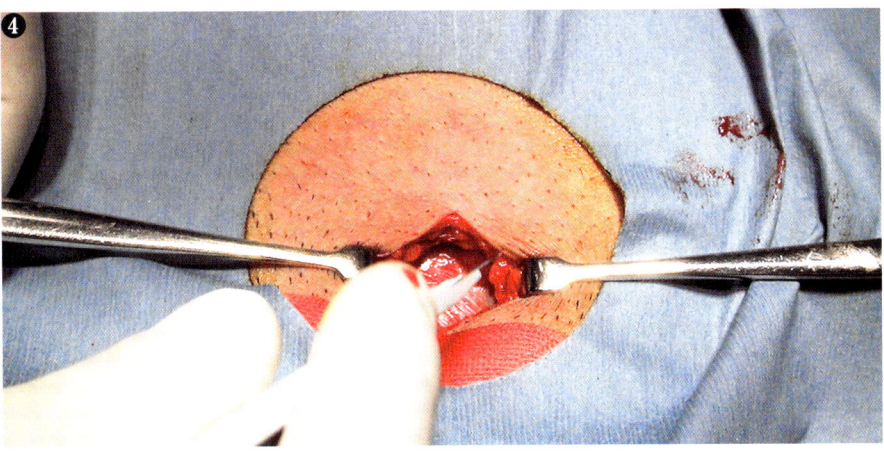

❹ 腹直筋前鞘が露出したら、メスで1〜2cmの縦切開を加える。

❺ 腹直筋前鞘を鈍的に剥離すると、腹直筋に到達する。正中に縦切開をおき、腹直筋を分け、錐体筋を切開すると横筋筋膜が露出する。横筋筋膜を鈍的に剥離すると、膀胱前壁に到達する。

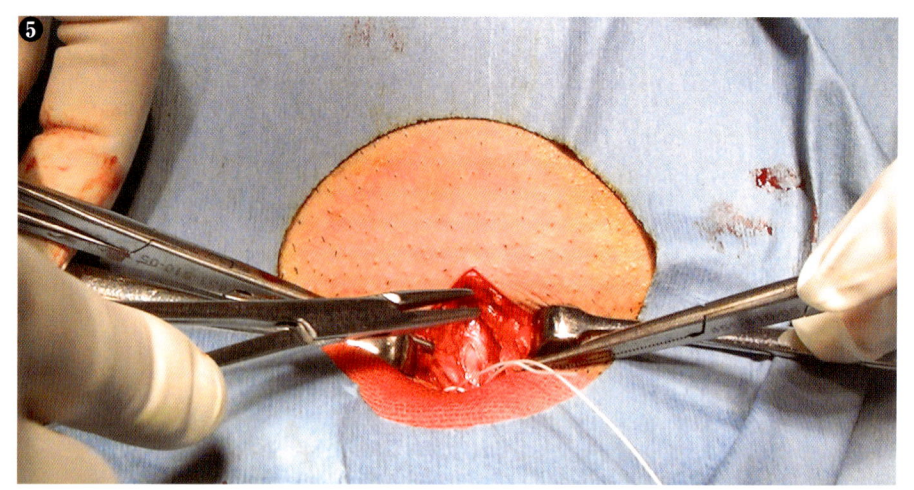

❻ ペアン鉗子で膀胱前壁を把持する。膀胱を確認する方法としては、注射器で試験穿刺を行い、尿が吸引されることで同定することができる。

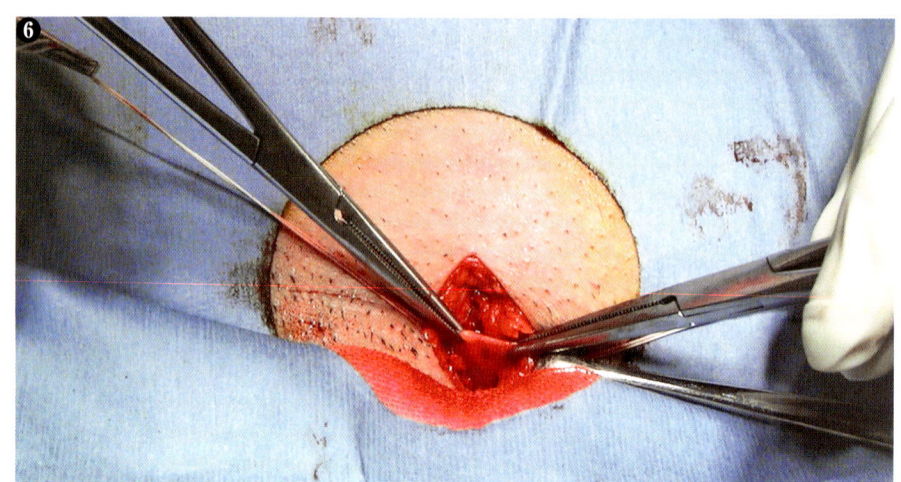

❼ 膀胱前壁の切開予定部を中心に、吸収糸（バイクリル）でタバコ縫合をおく。

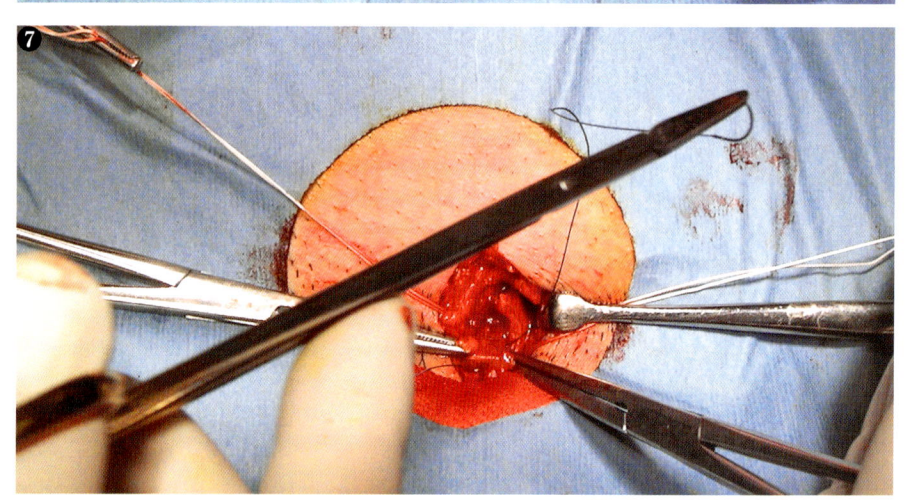

❽ タバコ縫合の中央を切開し、膀胱内腔を確認する。

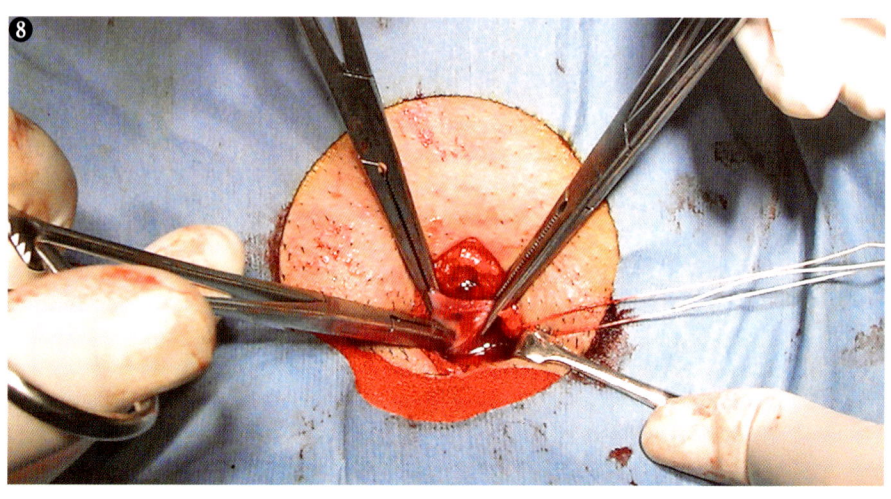

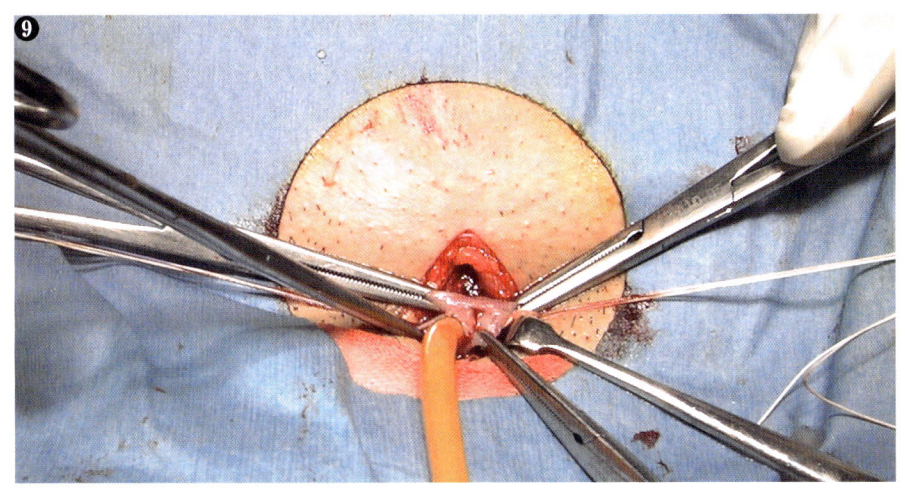

❾ 切開部より20Frまたは22Frのバルーンカテーテルを挿入し、タバコ縫合を閉じる。

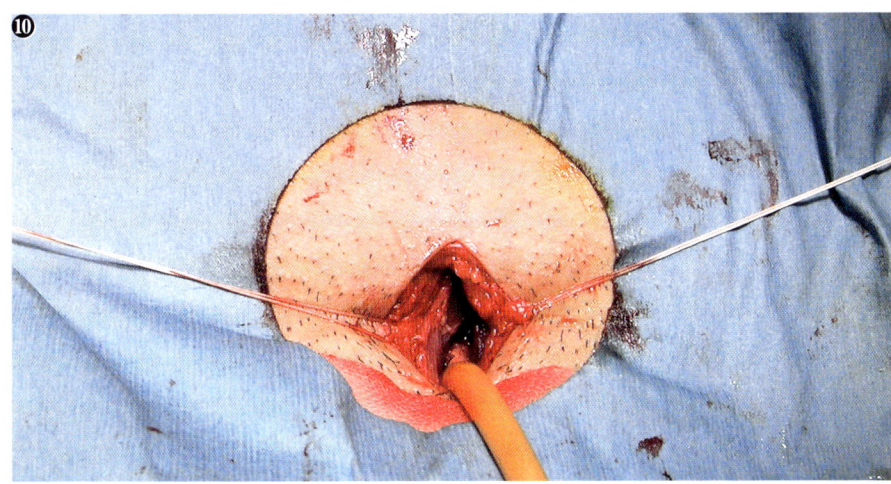

❿ バルーンを拡張させ、カテーテルをごく軽く牽引しておく。蒸留水100mLをバルーンよりゆっくりと注入し、漏れのないことを確認する。

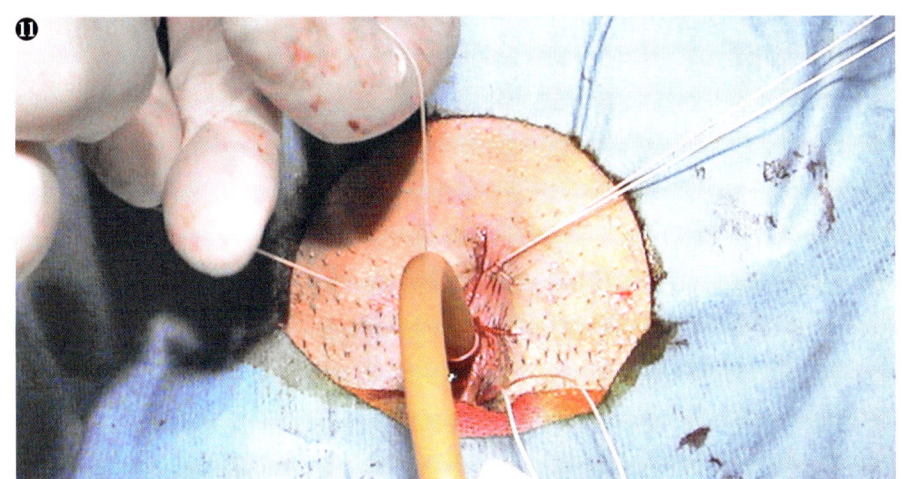

⓫ 腹直筋前鞘を吸収糸で結節縫合し、皮下を吸収糸で合わせる。

⓬ 皮膚を絹糸で縫合し、閉創する。

⓭ カテーテルの屈曲に注意して固定する。固定を確実にするために、カテーテルを皮膚に1針固定してもよい。
カテーテル交換は、膀胱瘻が固定する2〜3週後が安全であり、望ましい。

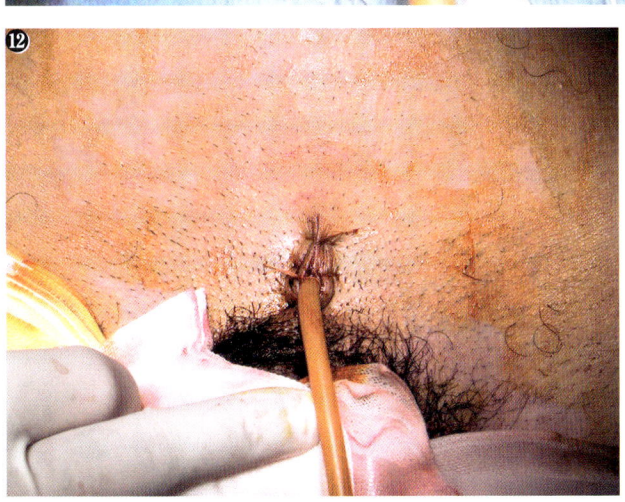

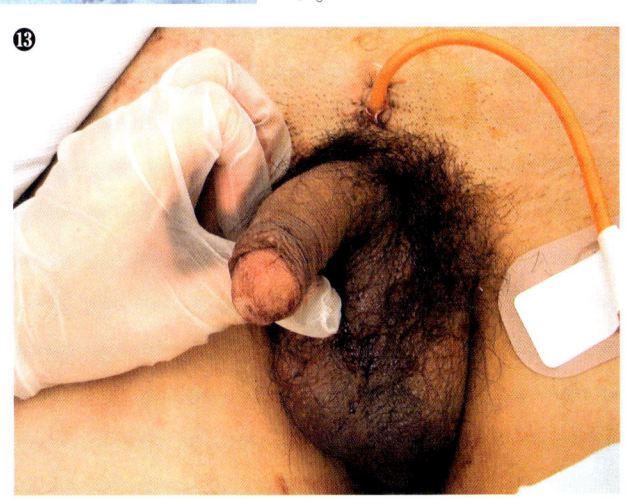

3-① 胸腔ドレナージ法

　胸腔は、換気をつかさどる極めて重要な役割を担っている。ここに気体や液体が大量に貯留すると肺は虚脱し酸素化が障害され、また閉塞性ショックの原因にもなるため、貯留した気体・液体を排除する胸腔ドレナージが極めて重要な救急処置となる。

　処置前の準備としては、局所麻酔薬に対するアナフィラキシーショック、胸膜穿刺時の迷走神経反射、ドレナージによる急激な肺の拡張に伴う血圧低下や肺水腫など、循環動態が変化することがある。これらに対応できるよう、あらかじめ静脈路を確保しておく。

　ただし、心停止が切迫した緊張性気胸の場合など、優先順位が静脈路確保よりも先であると判断した場合には、躊躇せず胸腔ドレーンを挿入しなければならない。

適応
- 外傷性気胸
- 外傷性血胸
- 自然気胸
- 胸水貯留
- 膿胸
- 乳び胸
- 開胸手術後

【ドレナージチューブ抜去】
- エアリークがなく、肺の再膨張が良好であり、胸水や血液の排液減少が確認できる。排液量は100mL/day以下。

相対禁忌
- 壁側胸膜と臓側胸膜の癒着が高度な症例

必要物品
- 胸腔ドレナージチューブ（成人：気胸では20-28Fr、血胸では32-36Fr）
- 局所麻酔薬（1%キシロカイン®など）
- 切開縫合セット
- シーツ
- 胸腔ドレナージユニット

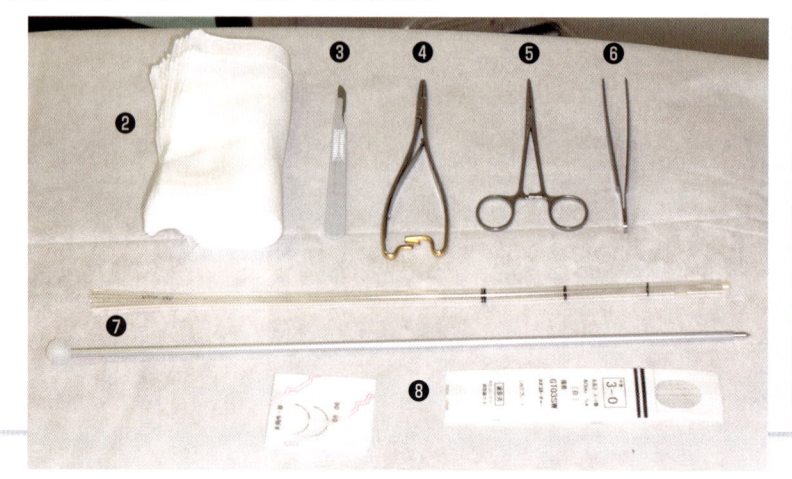

【ドレナージチューブ抜去】
- 鋏
- シーツ
- メス

※創閉鎖用の待ち糸をかけていない場合には、局所麻酔薬（1%キシロカイン®など）・持針器・縫合糸を準備する。待ち糸を結ぶ者と、チューブを抜去する者の2名で行う。

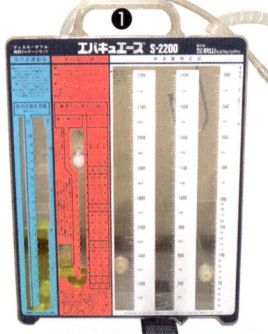

❶ 胸腔ドレナージユニット
❷ ガーゼ
❸ メス
❹ 持針器
❺ ペアン鉗子
❻ 鑷子
❼ 胸腔ドレナージチューブ
❽ 針・縫合糸

胸腔ドレナージユニットの構造

　胸腔ドレナージユニットは、通常3種類のボトルからなる。胸腔ドレーンに装着する側から、次のような構造を持つ。
①重力によって液体と気体を分け、排液を貯める排液ボトル。
②気体の逆流防止のための水封ボトル（ウォーターシール部）。通常、水深2〜3cm程度でシールされている。
③水面の高さ（10cmであれば圧は－10cmH_2Oに調節）により吸引圧を調節する吸引圧制御ボトル。水面が揺れず、連続して気泡が発生する程度に吸引圧を調節する。

- 排液ボトル
- 水封ボトル
- 吸引圧制御ボトル

胸腔ドレナージチューブ挿入時の体位

　胸腔ドレナージチューブ挿入時の体位は、仰臥位またはFowler位として、患側の上肢を挙上させる。
　なお、皮下気腫を触知する場合には、処置後の皮下気腫の増減がドレナージの有効性の指標のひとつとなるため、油性マジックなどにて皮下気腫の触知範囲をマーキングしておくとよい。

図1　胸腔ドレナージチューブ挿入時の体位

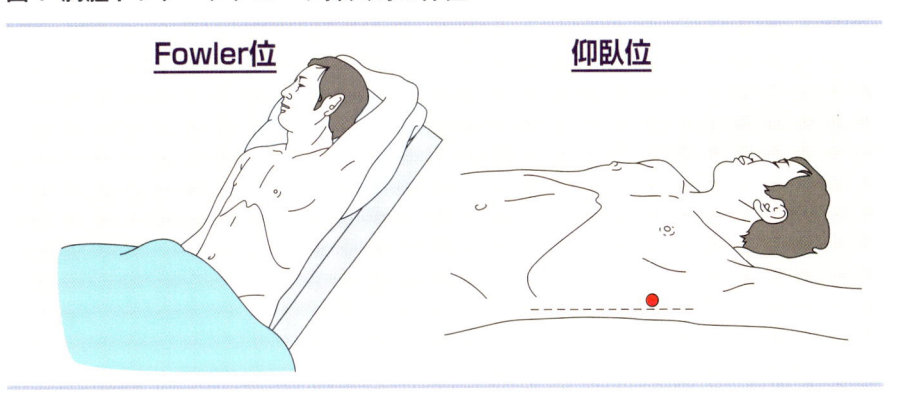

症例提示

　高所からの墜落により受傷した75歳の男性。当院搬送時には明らかな呼吸音の左右差、皮下気腫、SpO_2の低下などを認めなかった。
　ポータブル胸部X線検査を施行したところ両側気胸の所見を認め、両側に胸腔ドレナージチューブを挿入。挿入後は、両肺とも十分膨張している。

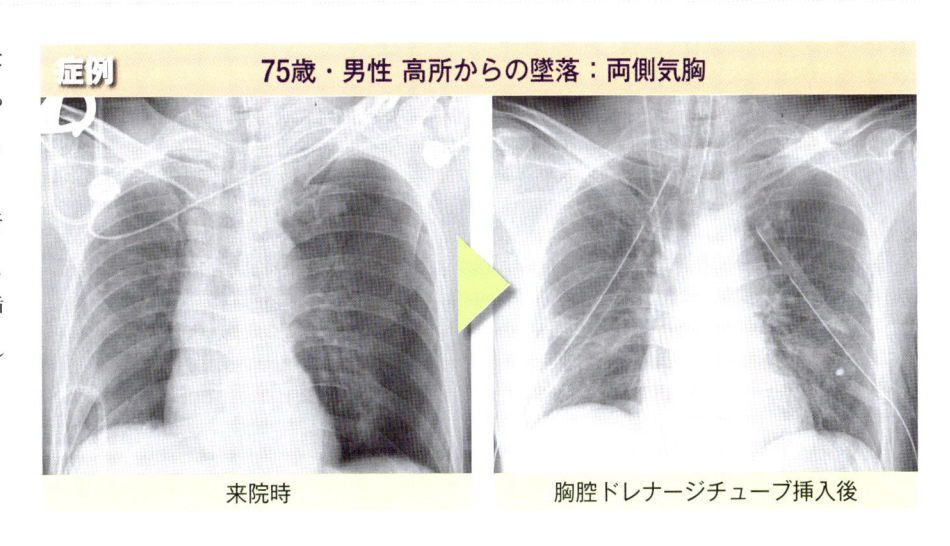

症例　75歳・男性　高所からの墜落：両側気胸

来院時　　　　　胸腔ドレナージチューブ挿入後

胸腔ドレナージ法の手技

❶❷　ドレナージチューブ挿入部の目安は、第4～5肋間の前腋窩線から中腋窩線とする。挿入部位を中心にして、外側に円を広げるように、十分な範囲の消毒を行う。

血胸や胸水のドレナージの場合には、肋間操作での超音波検査によって、横隔膜と肺の位置および血液(胸水)の貯留部位を確認して挿入部を決める。

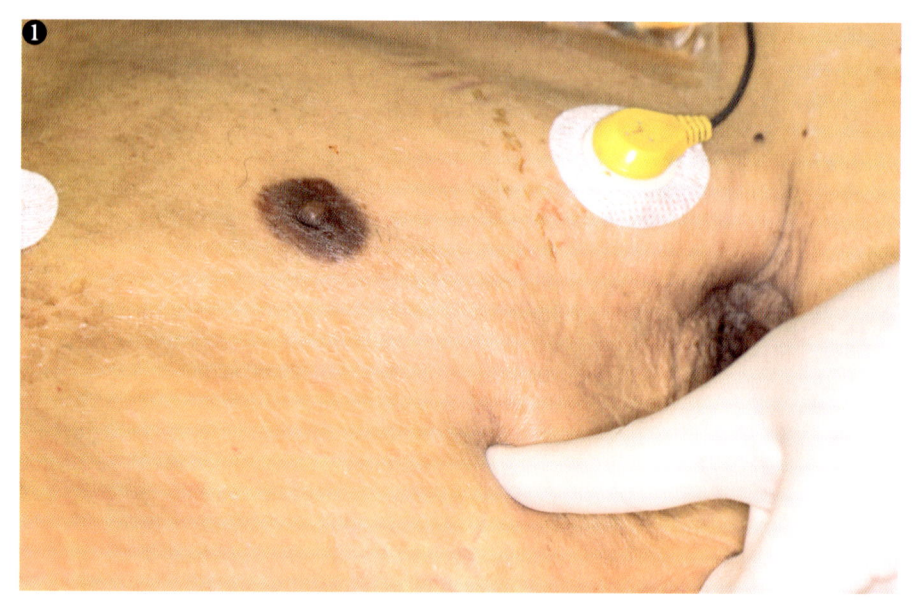

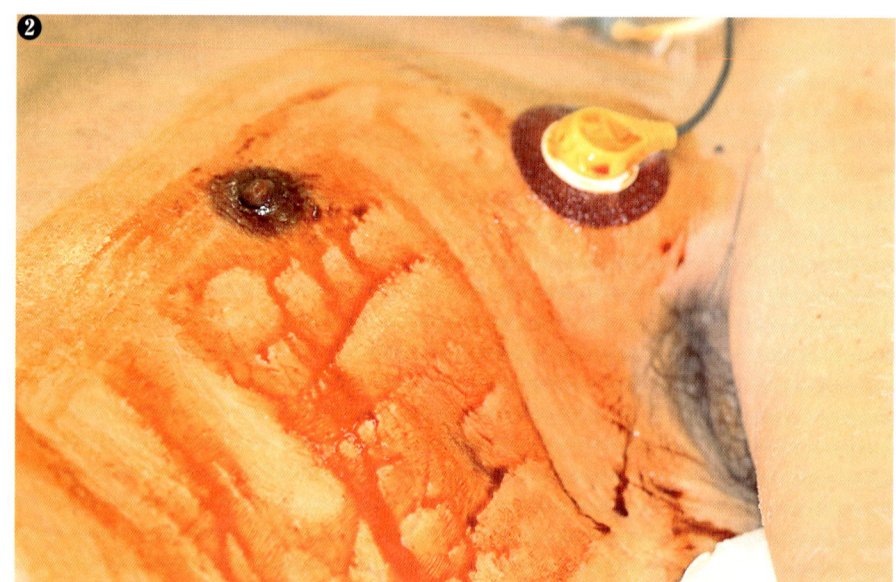

❸　穴布をかけ、挿入部位の肋骨上縁を確認する。

挿入予定の肋間より1肋間尾側の皮膚に膨疹ができる程度に麻酔薬を注入する。

その後、局所麻酔薬を注入しながら肋骨まで針を進め、骨膜に十分麻酔薬を浸潤させる。

さらに、肋骨上縁に沿って肋間筋から胸膜まで麻酔薬を注入する。

この際、針は肋骨上縁に沿って進ませ、肋骨下縁を走っている肋間動静脈および肋間神経を損傷しないよう、十分に注意する。

この操作で、皮膚切開部から胸膜までのおよその距離を把握しておく。

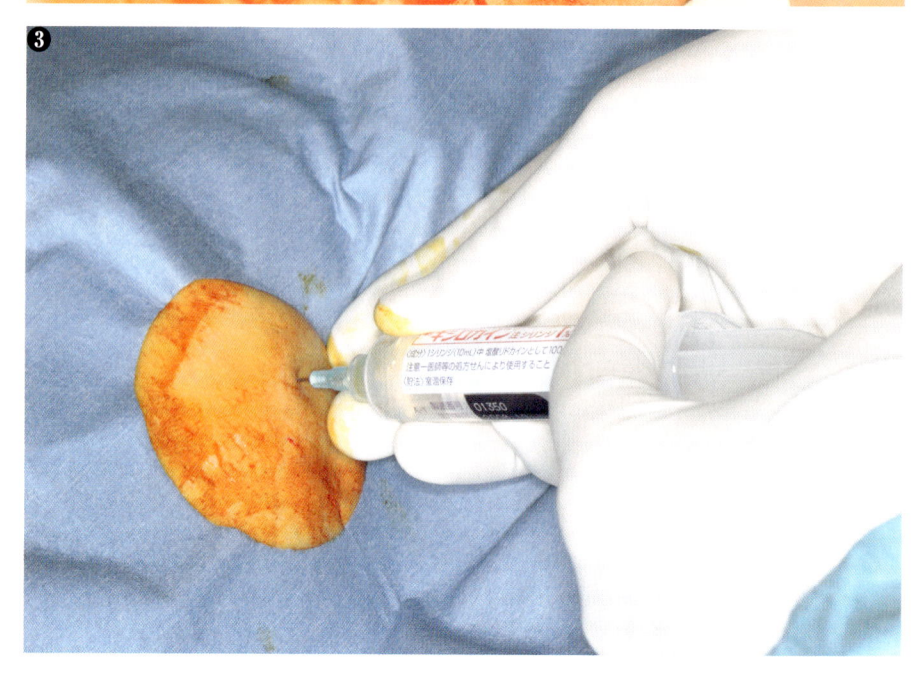

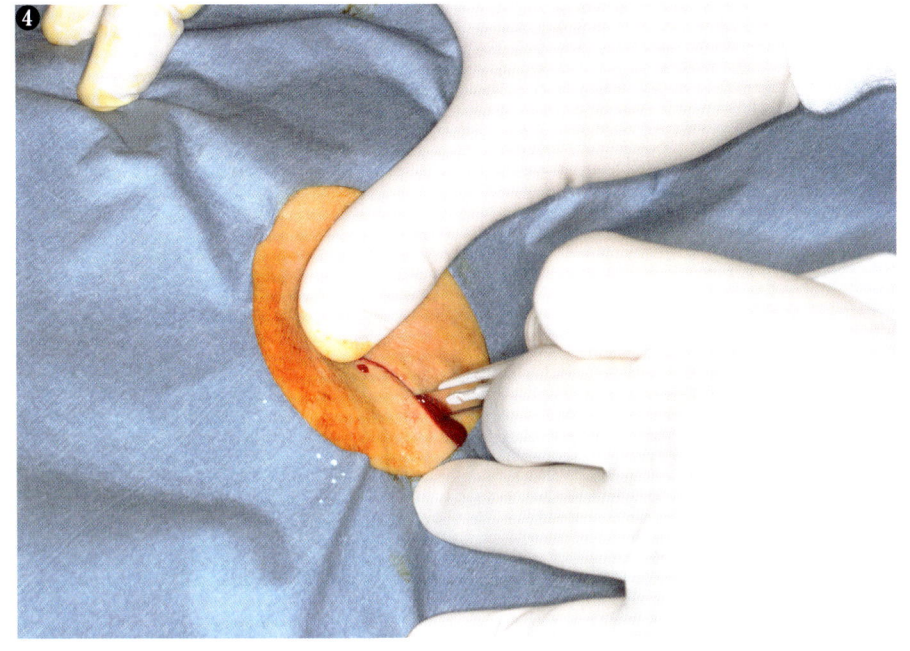

❹ 1つ尾側の肋骨に沿って、示指が十分入る程度(3〜4cm)の皮膚切開を加える。

挿入予定の肋間と、1つ尾側の肋骨および切開予定の中心部をマーキングしておくと、麻酔薬注入と皮膚切開が容易に進められる。

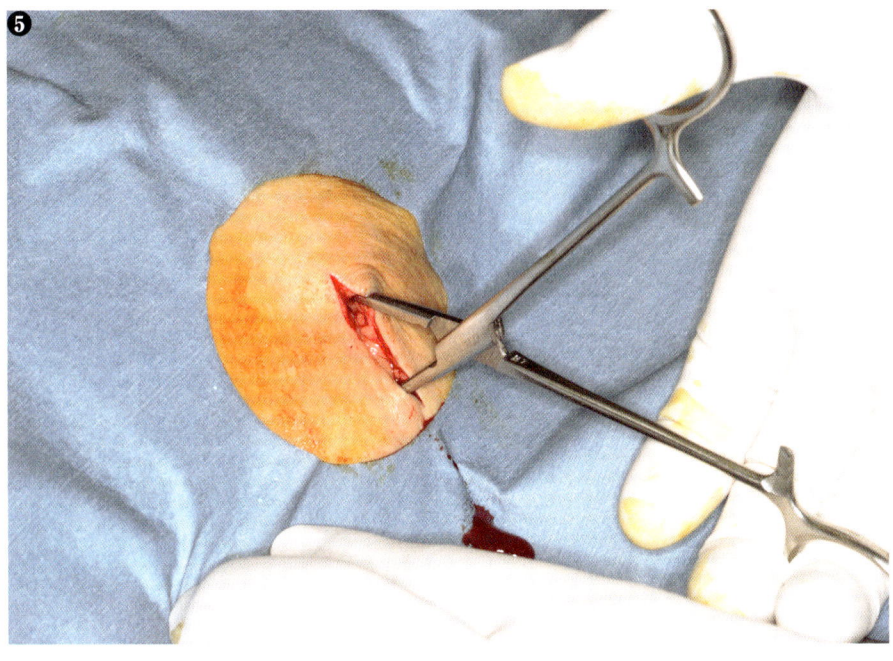

❺ 皮下をペアン鉗子で十分剝離し、皮下トンネルを作成する。

その後、ペアン鉗子を用い、予定胸膜穿破部に向けて肋間筋を剝離する。

ここで、皮下トンネルおよび胸膜穿破部へのルートは、示指が入る程度の大きさを確保する。

肋骨上縁に沿ってペアン鉗子を進め、壁側胸膜を穿破する。壁側胸膜を穿破する際には、ペアン鉗子の先端が肋骨上縁にあり、ペアン鉗子の角度が1つ頭側の肋骨下縁に向いていないことを確認後、穿破する。

ペアン鉗子の先端を広げ、十分な壁側胸膜の穿破孔(指が胸腔に入る程度)を確保する。

胸膜を穿破すると、気胸であれば空気の流出音が聞かれ、血胸であれば血液の流出が認められる。

壁側胸膜の穿破部を広げる際には、最もペアン鉗子が広がる先端部と、広げる胸膜部までの距離を十分考慮して、効果的にペアン鉗子を用いる。

図2　ペアン鉗子の挿入経路

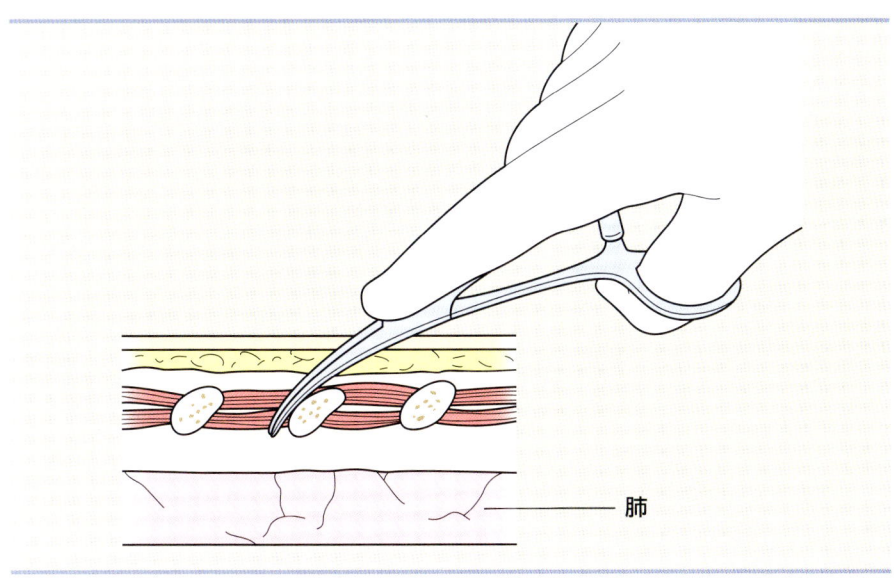

肺

❻❼　確実に壁側胸膜を穿破した後、胸腔内に示指を入れ、肺と壁側胸膜の癒着の有無と程度を確認する。

軽度の癒着であれば、指で愛護的に剥離する。

強度の癒着を盲目的に剥離すると、剥離部からの出血や肺実質の損傷をきたす危険があるため、状況に応じてドレーン挿入部を変更する。

胸腔内に指を入れる際、先端が胸腔内にあるペアン鉗子に指を沿わせて挿入すると、確実に指を胸腔内に挿入し得る。

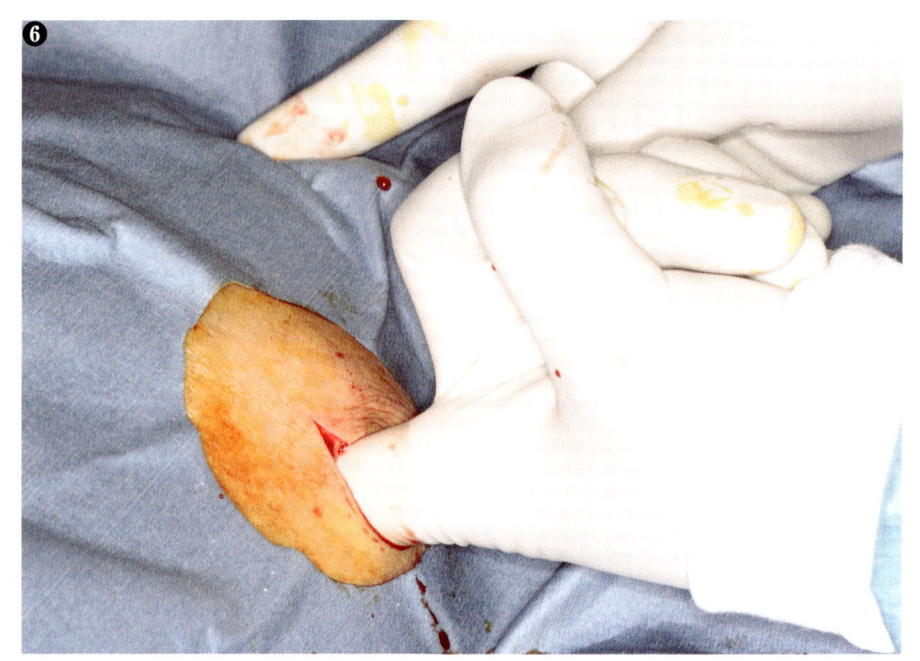

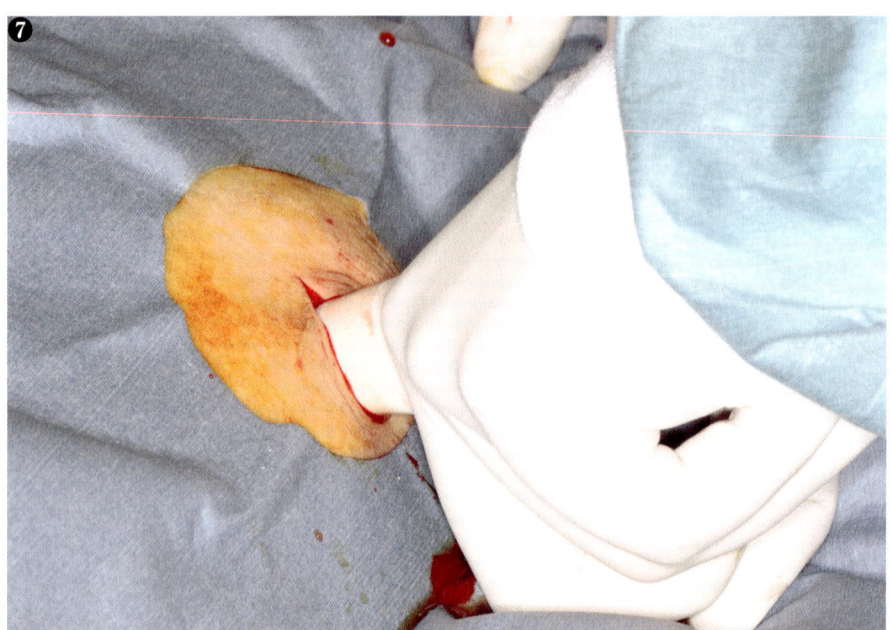

❽　トロカータイプのものでは、金属製の内筒は外して、ドレナージチューブを挿入する。

チューブの先端をペアン鉗子で把持し、作成した皮下トンネルを通し、壁側胸膜穿破部から胸腔内へ誘導する。

外傷の場合、ドレナージは胸腔内に留置した血液の排出が主な目的であるため、ドレナージチューブの先端を頭側かつ背側方向に進める。

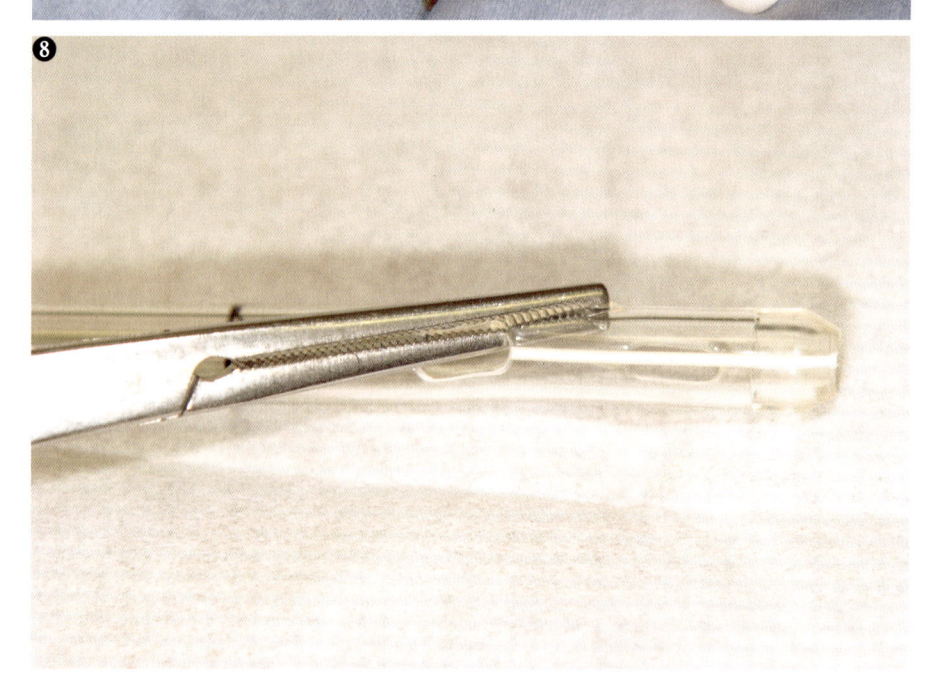

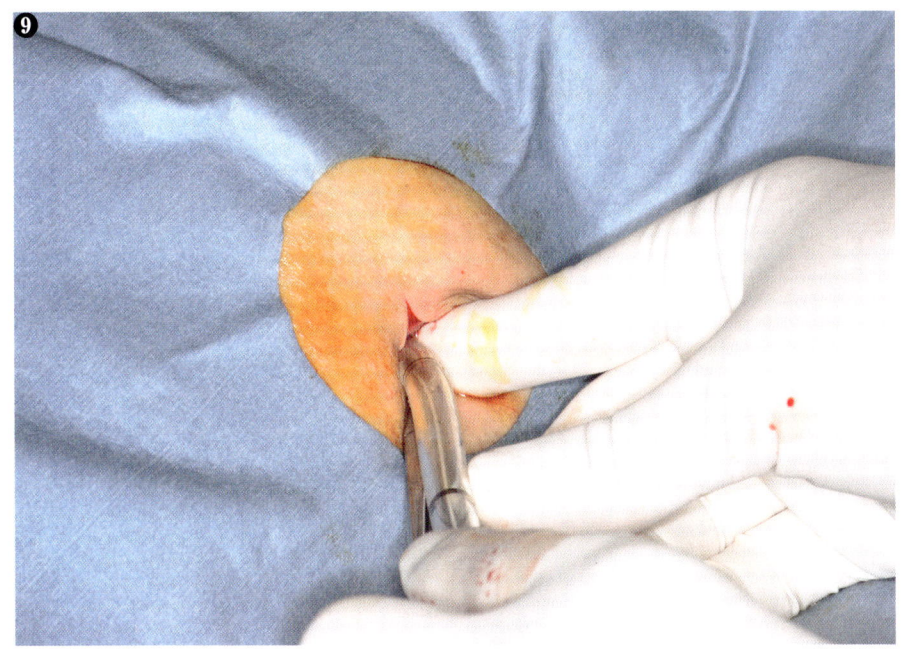

❾❿ 挿入したチューブ内の曇りや、流出した血液や胸水により、ドレナージチューブが胸腔内に確実に留置されたことを確認する。
血胸の場合には、初回の血液排出量が手術適応を判断する指標のひとつとなるため、確実に測定しておく。

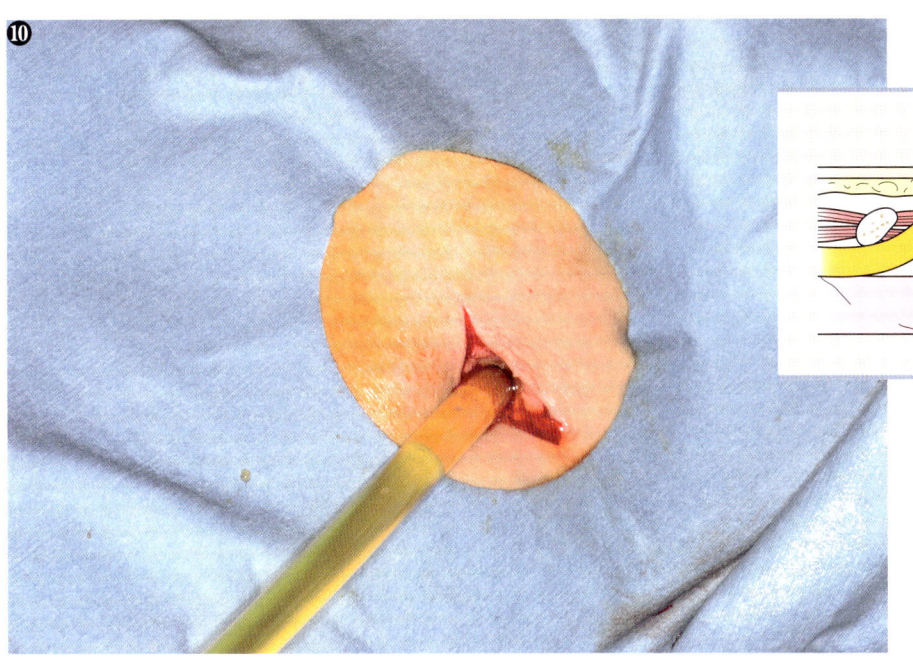

図3 ドレナージチューブの挿入経路

肺

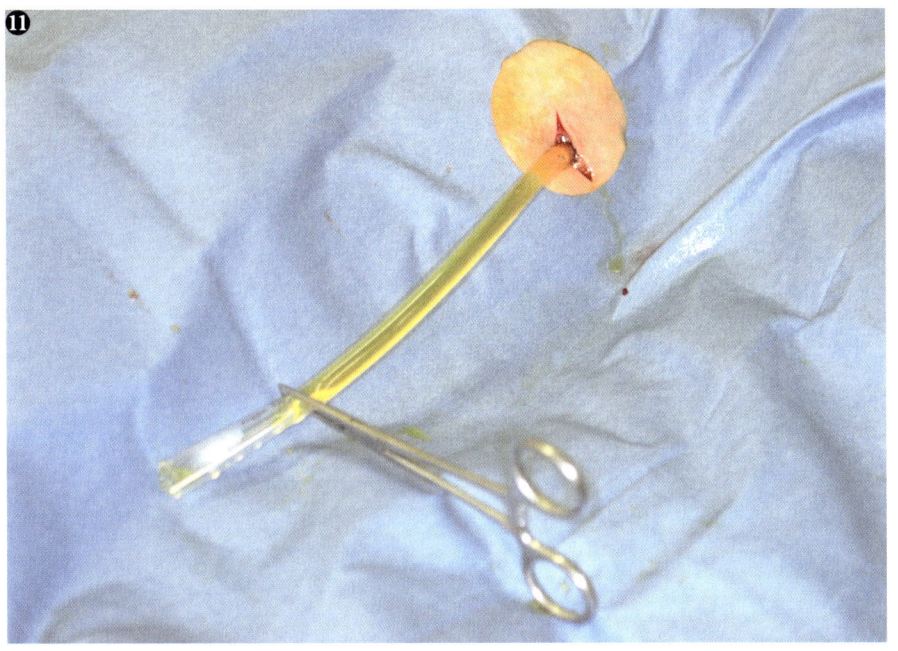

⓫ 胸水ドレナージの場合には、検体を採取しておく。
チューブ挿入後は、胸腔内への空気の流入を防ぐため、チューブをクランプしておく(陽圧呼吸下では不要)。

写真でわかる 外傷基本手技 **113**

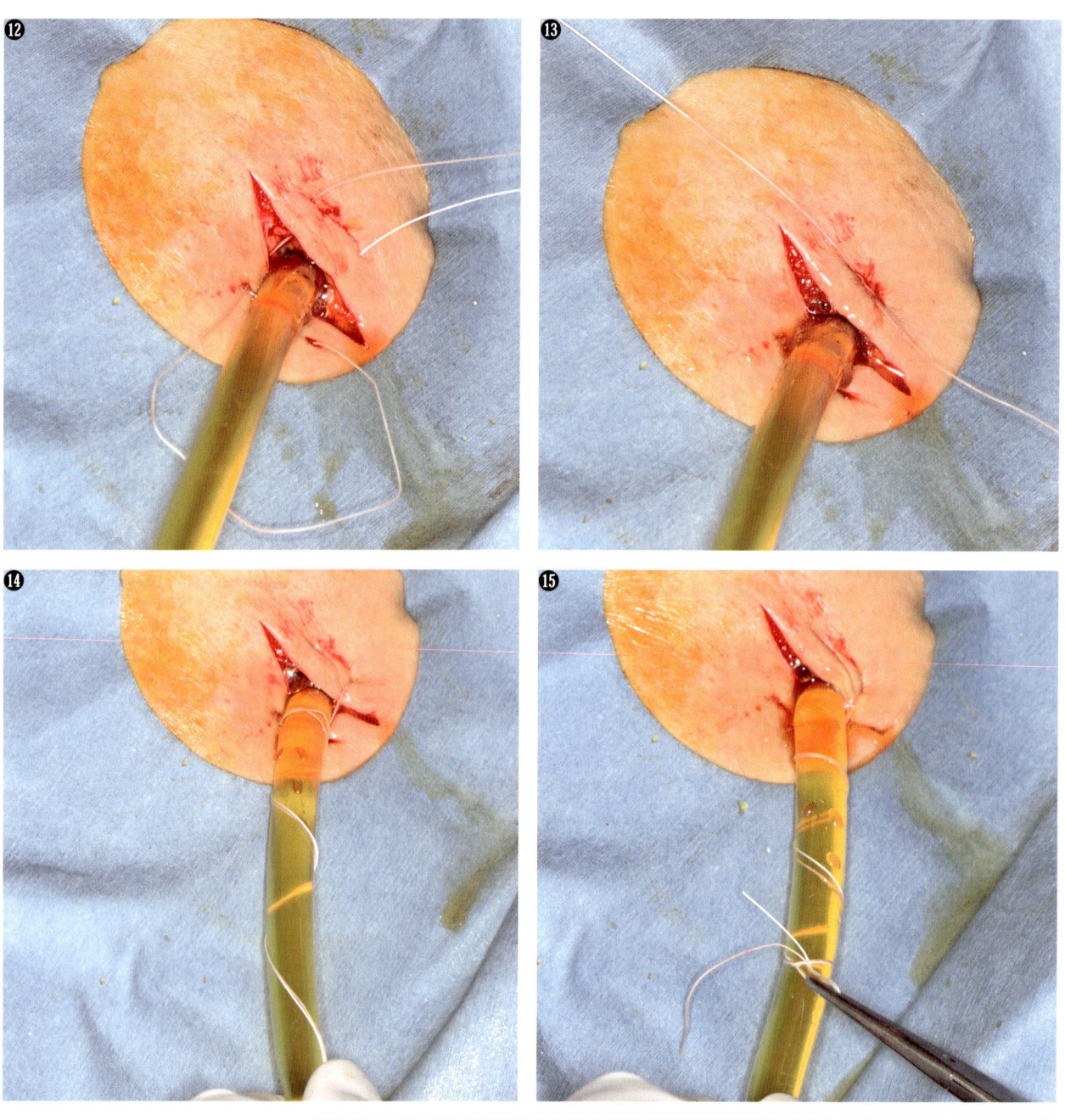

❶❷❸❹❺ ドレナージチューブ抜去の際に創部を閉鎖するための糸を、水平マットレス縫合でかけておく。

⓰ 余分な切開部を閉鎖するように、角針を用いて縫合糸をかけ、挿入したドレナージチューブを挿入部付近で固定する。
切開部が大きければ、閉鎖するための縫合糸をかけた後に、チューブ固定用の縫合糸をかける。

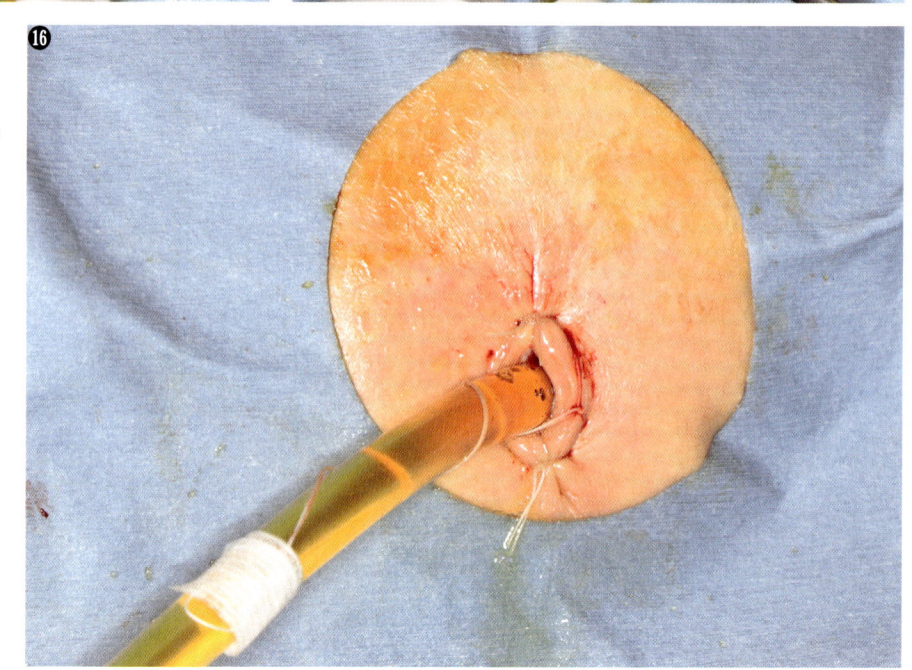

Tie-gun

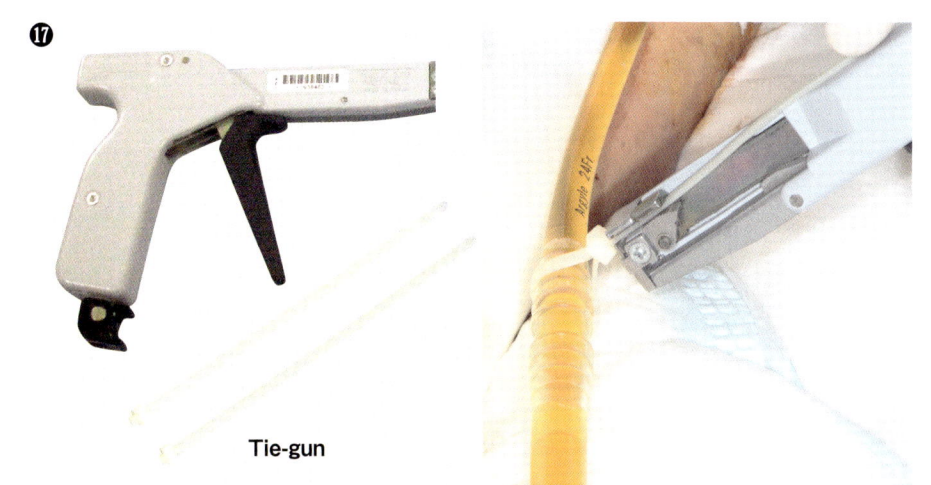

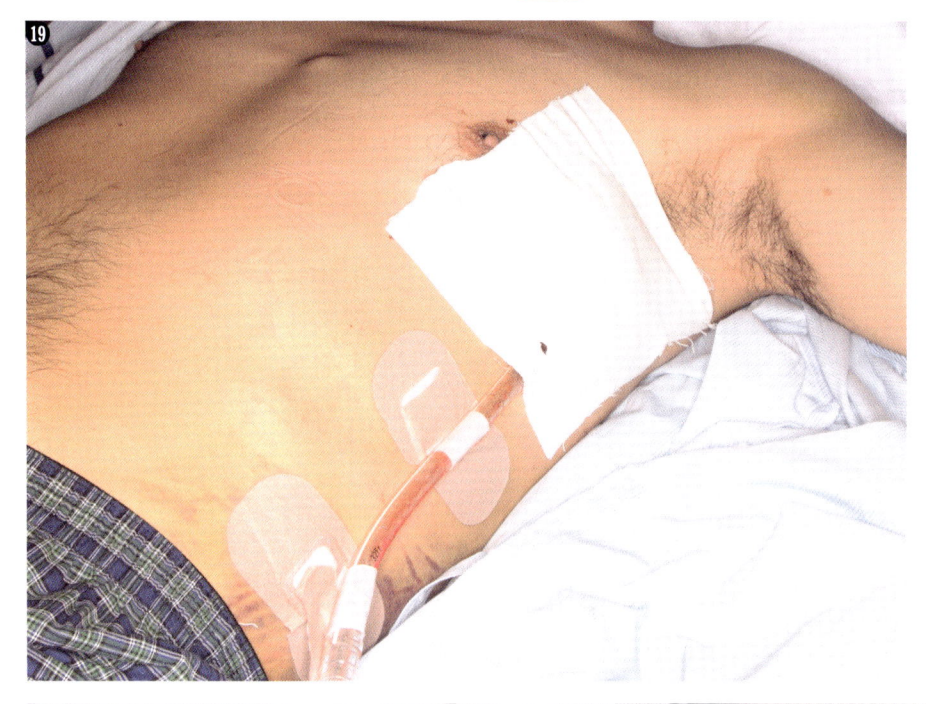

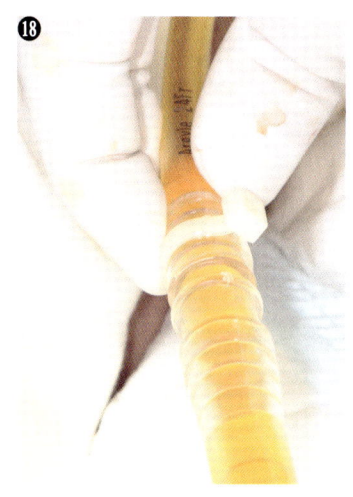

❶❼❶❽ ドレナージチューブと胸腔ドレナージユニットを接続して、胸腔ドレーンのクランプを解除する。
接続部が外れないようにTie-gunなどを用いて確実に固定する。

❶❾ テープで、胸腔ドレナージチューブの固定を補強しておく。

❷⓿ 接続した胸腔ドレナージユニットにたまった排液などの逆流を防ぐため、挿入部から十分低い位置にドレナージユニットを設置する。
胸腔ドレナージユニットに吸引チューブを接続して、5〜10cmH₂Oの陰圧で持続吸引を開始する。

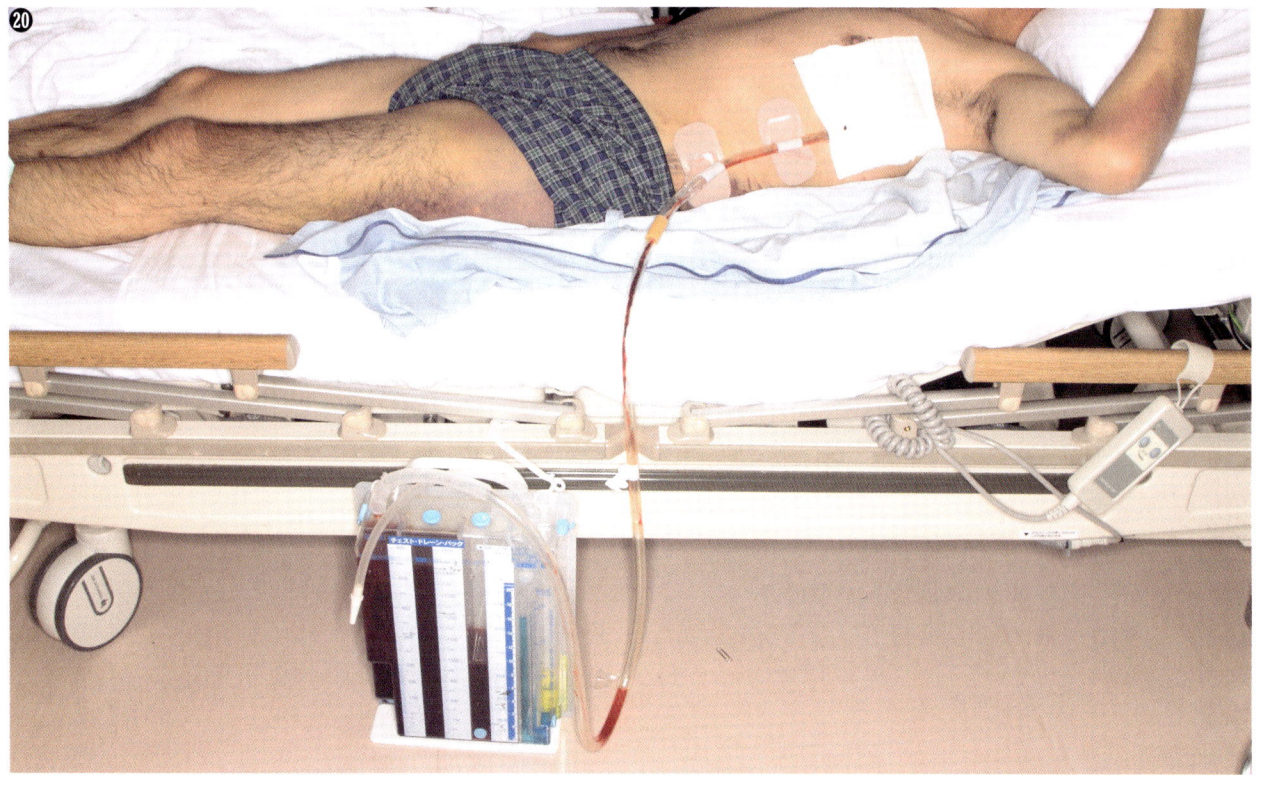

ドレーン抜去法の手技

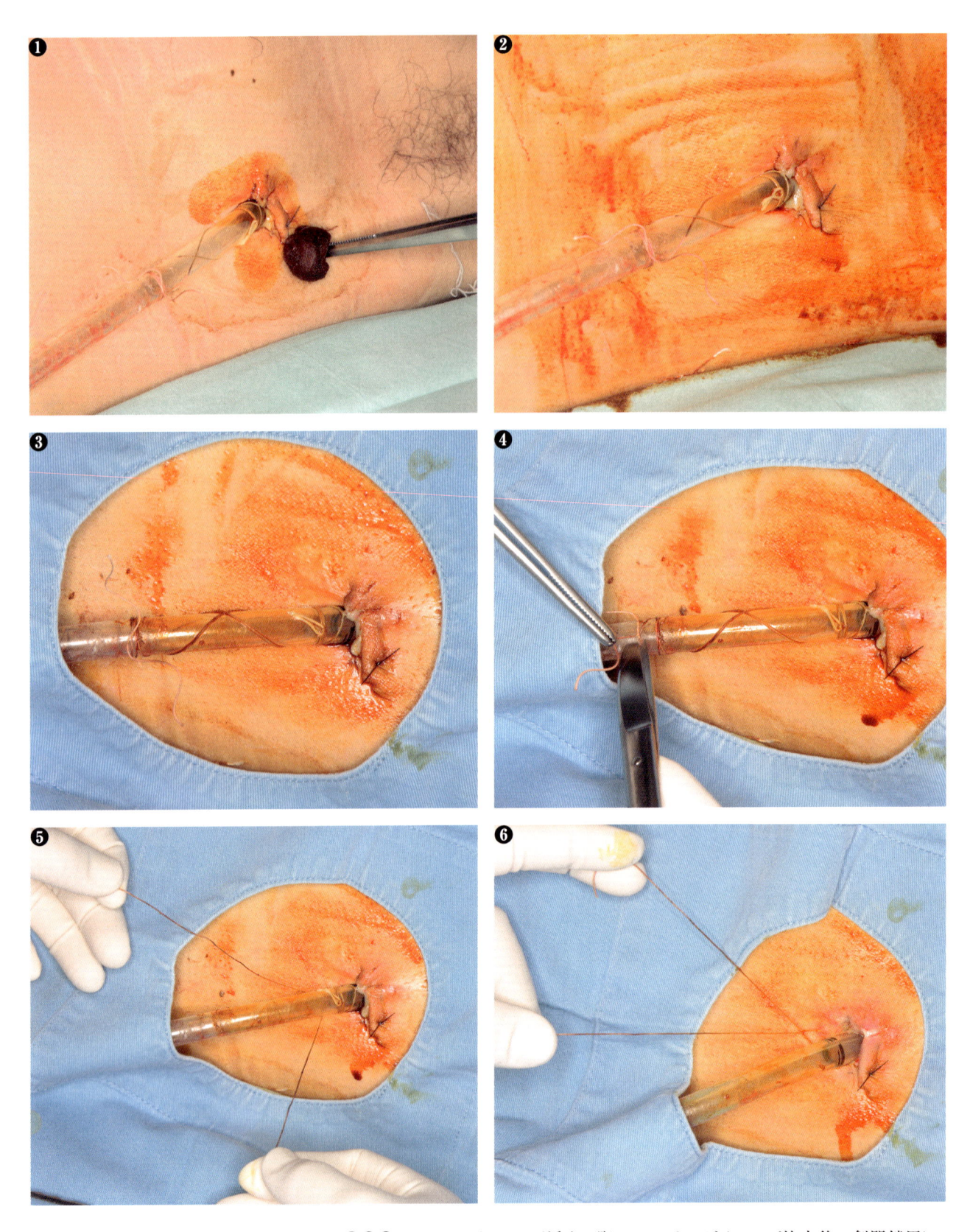

❶❷ ドレナージチューブ挿入部位を中心にして、外側に円を広げるように、十分な範囲の消毒を行う。

❸ 穴布をかける。

❹❺❻ ドレナージチューブ挿入の際に創部を閉鎖するためにあらかじめかけておいた水平マットレス縫合糸の固定を外す。
あらかじめ糸をかけていない場合には、ドレナージチューブ抜去後の創閉鎖用に、水平マットレス縫合を行う（p114・写真⓬～⓯参照）。

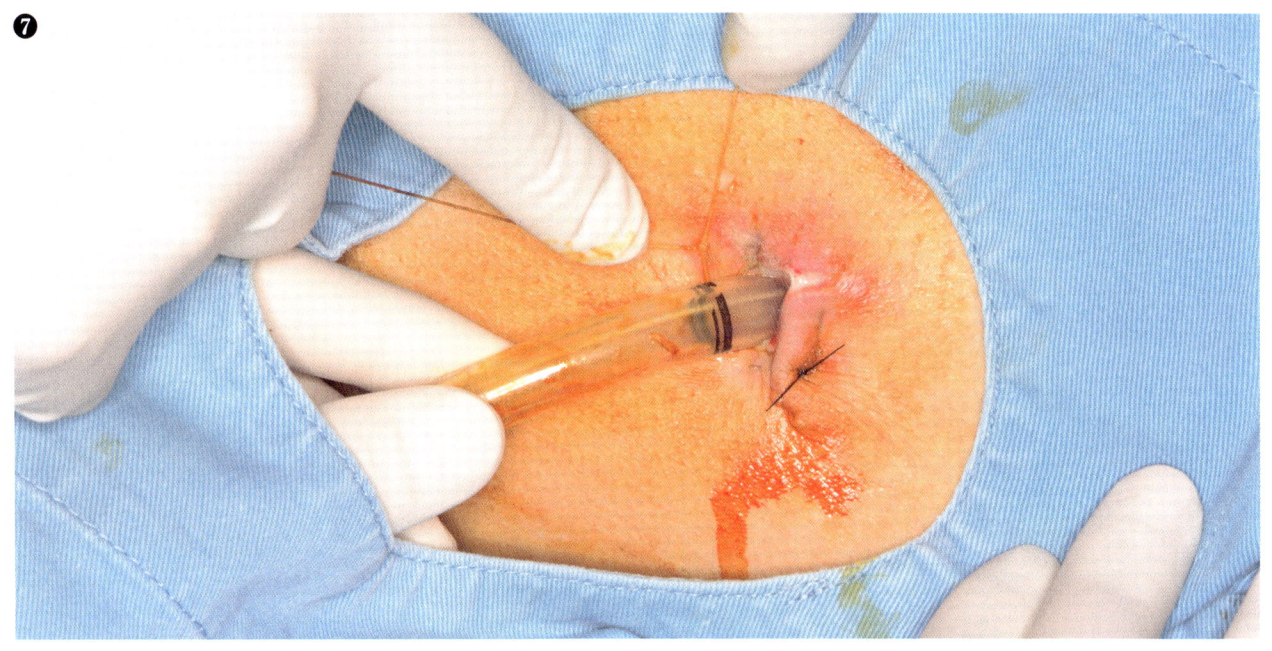

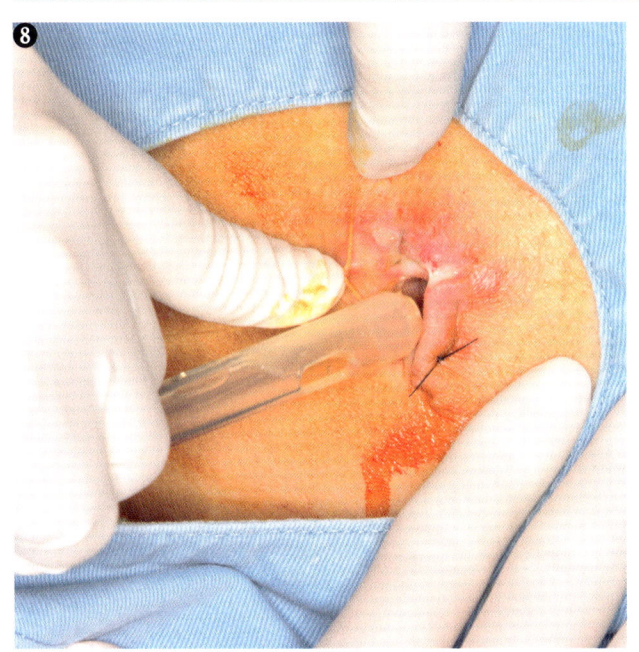

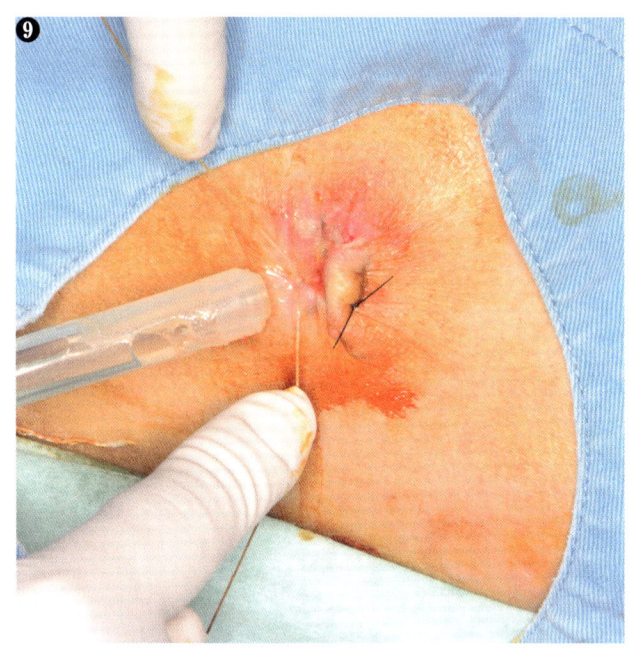

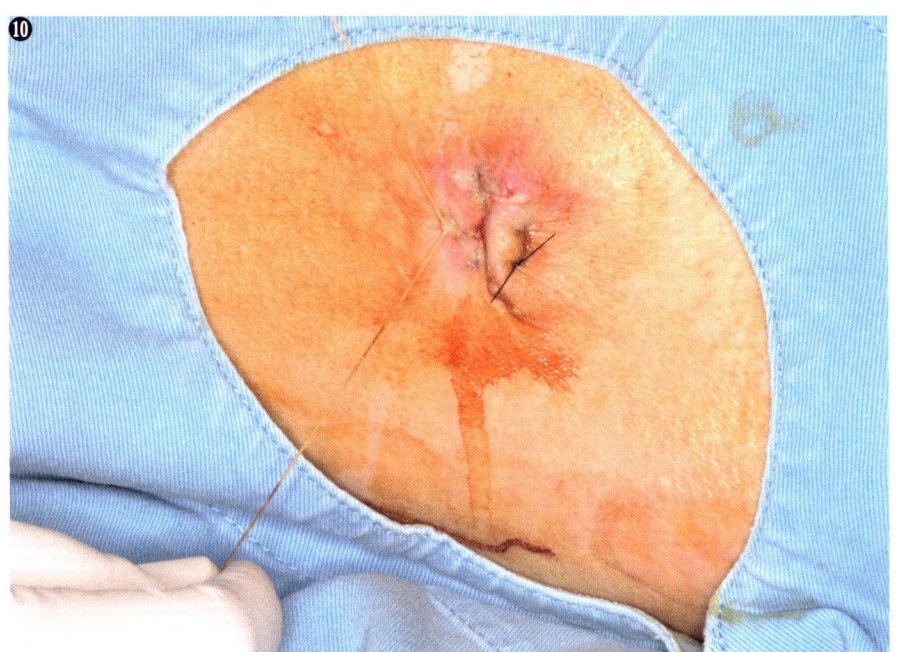

❼❽❾❿ 抜去の際には患者の息をしっかり止めさせ、ドレナージチューブを抜去した後、縫合糸を結紮する。

この際、チューブ抜去の担当者は、片手で素早くチューブを抜去すると同時に、もう一方の手指で皮下トンネルを軽く圧迫して空気の流入を防ぐ。

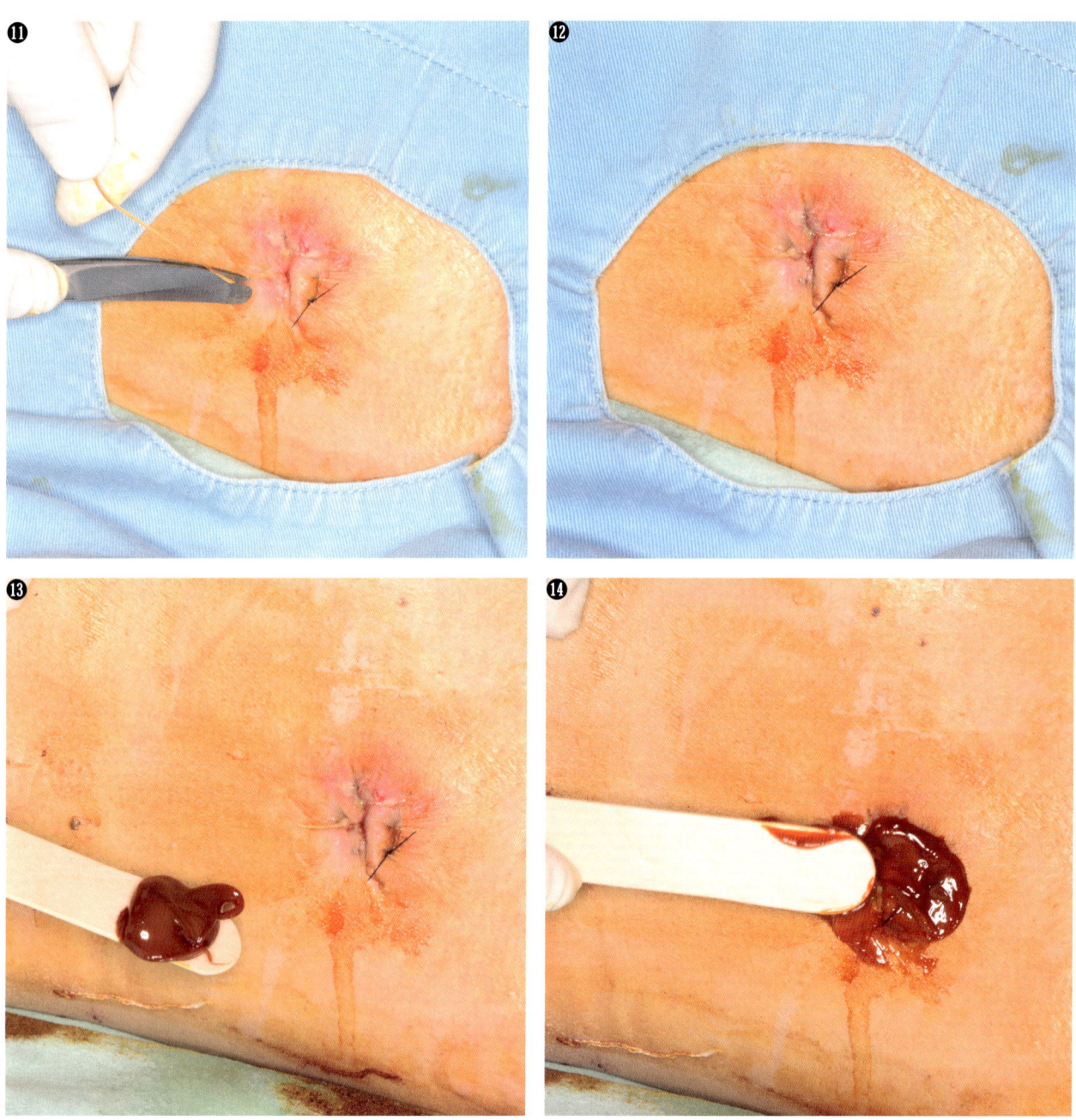

⓫⓬ 縫合糸の結紮後は、鋏で余分な糸を切る。

⓭⓮⓯ ドレーンの抜去部にポビドンヨードゲルなどを使用すれば、抜去部の気密性はさらに高くなる。

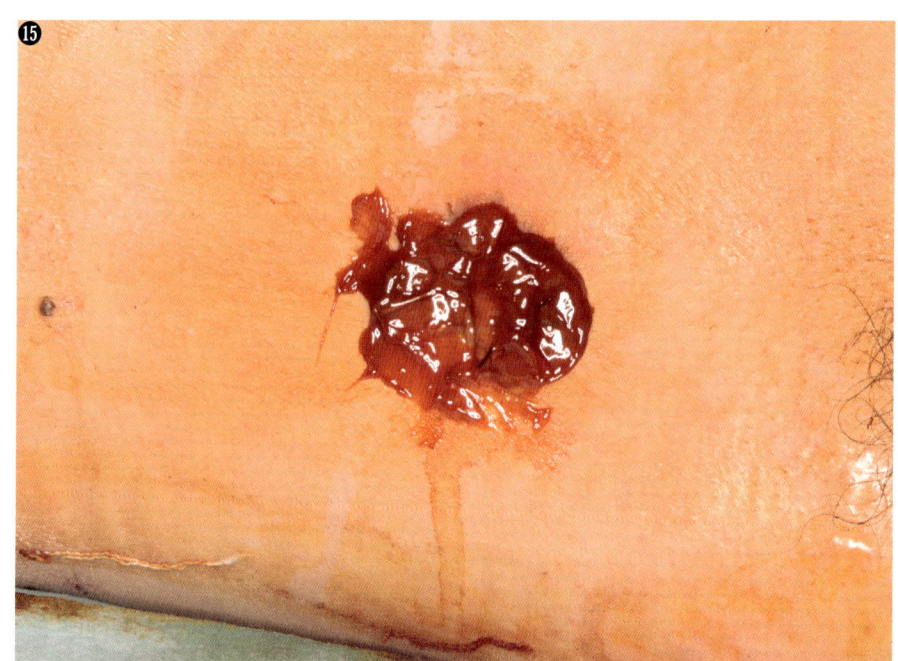

3-② 心囊穿刺法

心タンポナーデでは心臓の拡張障害によって十分な心拍出量が得られないため、閉塞性ショックをきたす。迅速に心嚢内の血液を除去することで、心停止を回避できる。心嚢穿刺は、もっとも簡便な心嚢ドレナージの方法である。

適応
- 心タンポナーデ

禁忌
- 特になし

相対禁忌
- 特になし

必要物品
- 心嚢穿刺キット
  - ❶穿刺針
  - ❷ガイドワイヤー
  - ❸ダイレーター
  - ❹ドレナージチューブ
  - ❺シリンジ
  - ❻三方活栓
  - ❼超音波検査装置

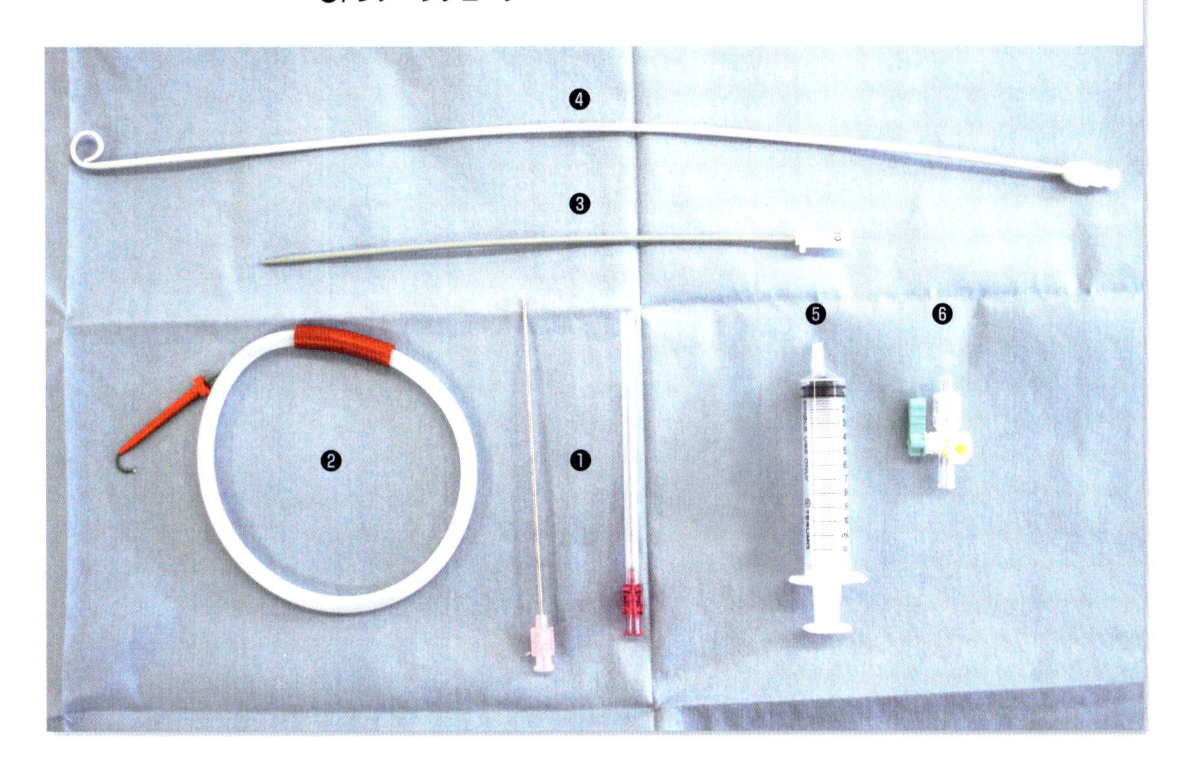

心嚢穿刺法と心タンポナーデ

　心膜（pericardium）は強靱な線維性の外層（壁側板）と、心臓壁を構成し心臓全表面を覆う漿膜性の内層（臓側板・心外膜）の2層からなる。2層の心膜は中に心臓を収め、上・下大静脈、肺静脈、大動脈、肺動脈幹の周囲で折り返す閉鎖嚢を形成している。

　心損傷などで心膜腔内に血液が短時間で貯留すると、壁側板と臓側板の間は閉鎖嚢であるため血液の逃げ道がなく、また、心膜が伸展する時間もないために心臓の拡張障害を引き起こす（心タンポナーデ）。この場合の症状は、胸苦、頸静脈怒張、奇脈などである。有名なBeckの三徴（静脈圧上昇、動脈圧低下、心音減弱）は全体の30％程度にしか認められない。ショック状態ではあるが循環血液量の喪失が明らかでない場合には、心タンポナーデの存在を疑わなければならない。進行すればたちまち心停止に至るために、迅速な診断と治療が絶対に必要である。迅速な診断には前述の症状を察知するとともに超音波検査が極めて有用である。心嚢液の貯留がみられれば、症状とあわせ、心タンポナーデと診断される。

　心嚢穿刺法は心タンポナーデを解除する簡便な方法である。剣状突起の下方から穿刺をすると、針先は皮下組織、胸骨後面の脂肪織（retrosternal fat）を通って心嚢に至る。拡張した心膜は、抵抗を感じることなく容易に穿刺できる。出血による心タンポナーデの場合には、血液は凝固していることが多く、心嚢穿刺だけでは減圧効果が得られないことがしばしば経験される。この時には、迷うことなく心嚢開窓術を行うことを決断する。

図1　心膜の解剖

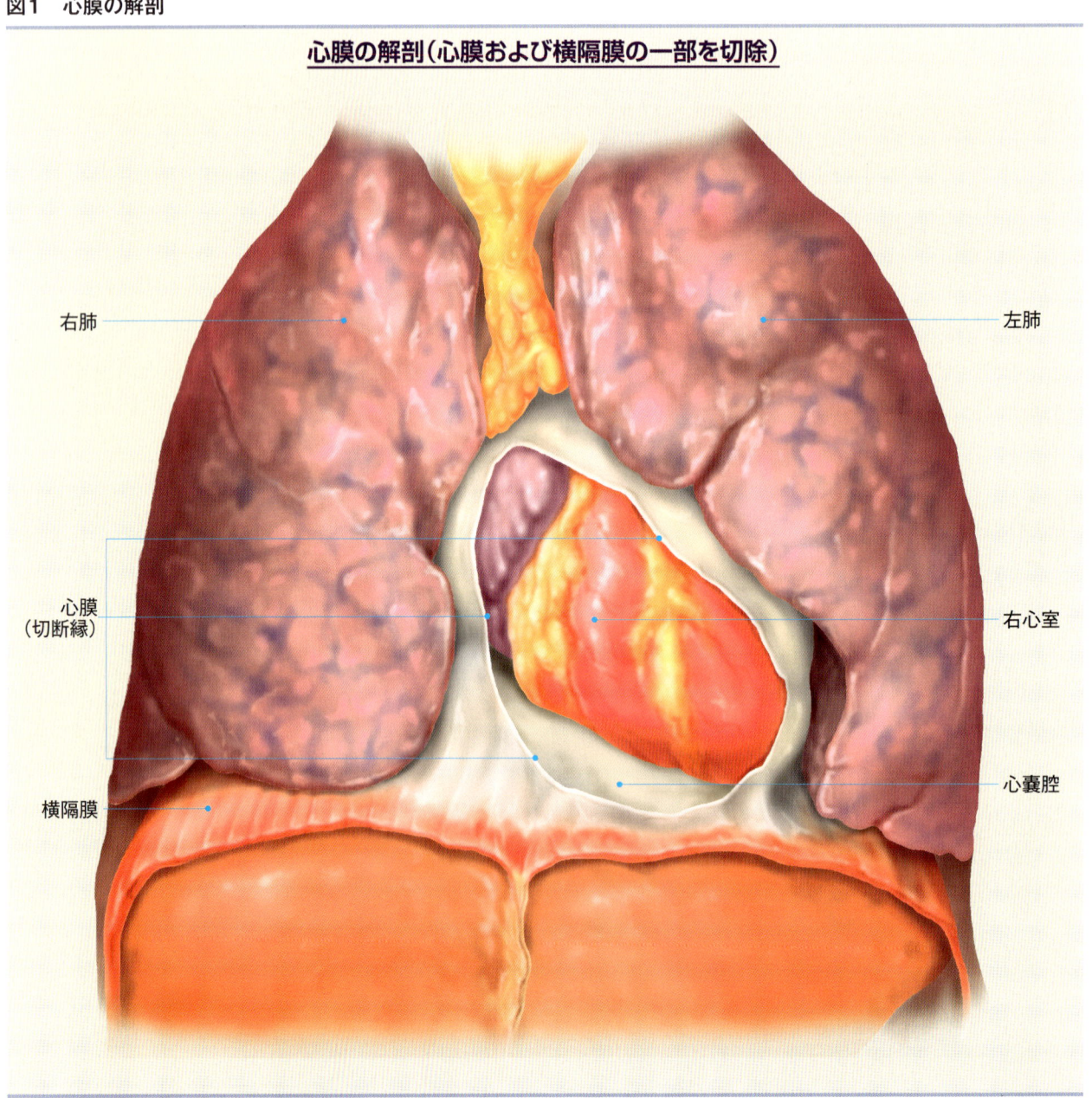

心膜の解剖（心膜および横隔膜の一部を切除）

右肺／左肺／心膜（切断縁）／右心室／横隔膜／心嚢腔

心嚢穿刺法の手技

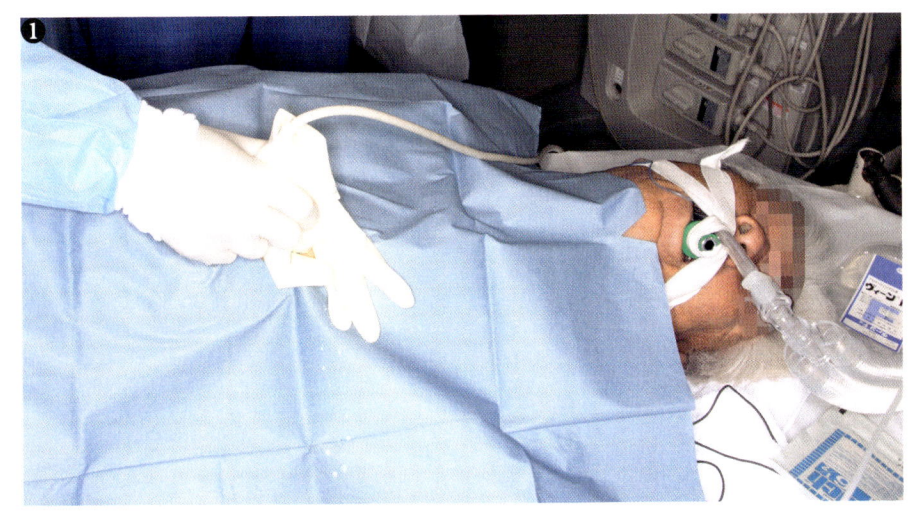

❶ 患者は仰臥位とし、剣状突起を中心に前胸部、上腹部を十分に消毒しておく。
あらかじめ、エコーで心嚢液の貯留と穿刺の深さ、方向を確認する。

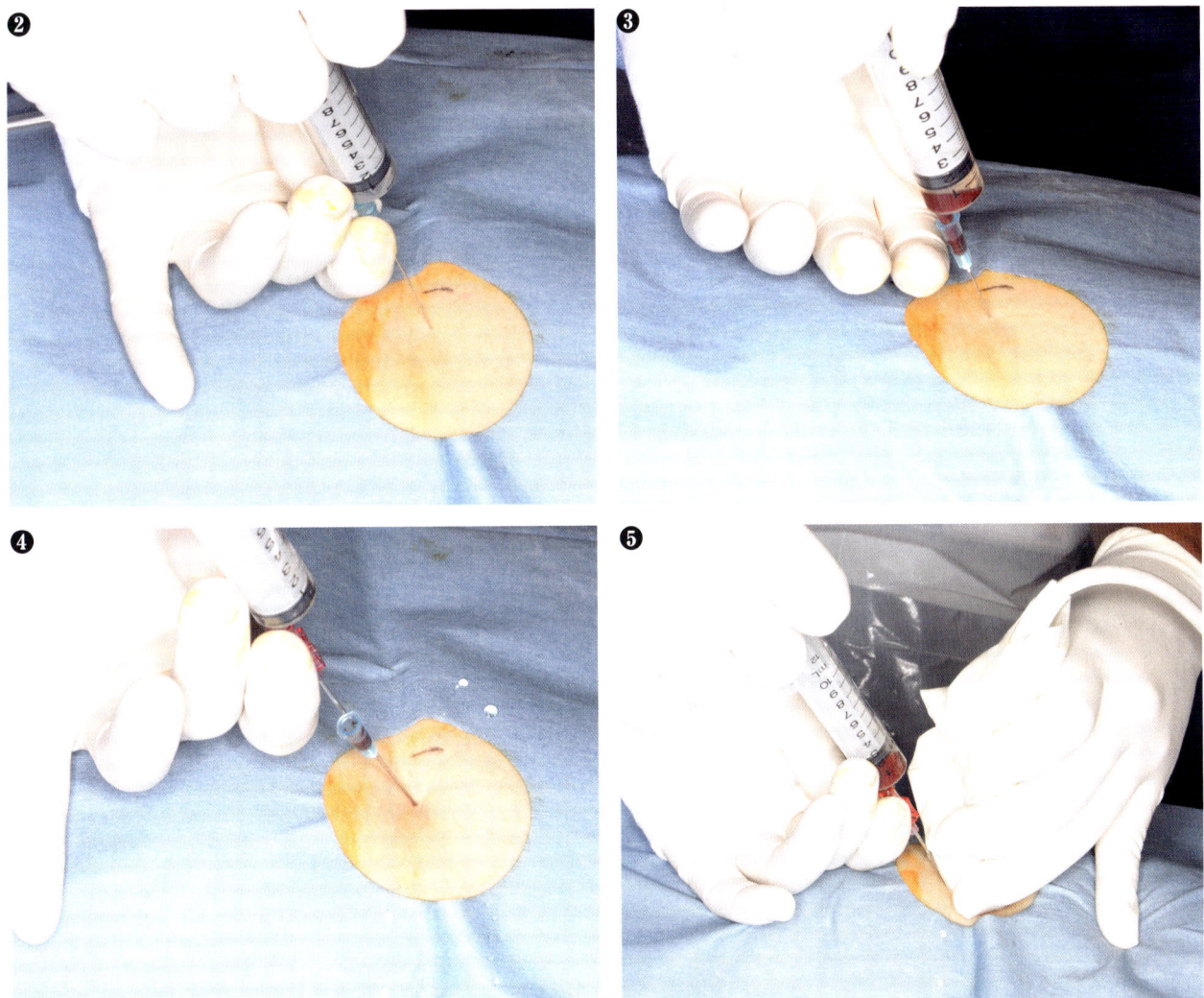

❷❸ まず、試験穿刺を行う。水平から45度、正中から患者の右側へ45度の角度で、剣状突起のやや左の位置から穿刺する。
シリンジに陰圧をかけながら針を進め、心嚢内に達すると血液が吸引される。ここで方向と深さがわかるように注射針のみを残しておく。

❹❺ 残した注射針の方向を参考に、同じ位置から穿刺針を刺入する。エコーのプローベを当てて、穿刺針の先と心嚢内を確認しながら、穿刺を進めてもよい。
穿刺針が心嚢内に達したら、外筒のみを残して内筒針を抜去する。

❻❼ 外筒にガイドワイヤーを挿入し進め、心嚢内に十分に到達したら外筒を抜去する。
次に、ガイドワイヤーにダイレーターを通す。

❽❾ ダイレーターを刺入しやすくするために、穿刺部に小切開を加えておく。
ダイレーターを把持し、左右に緩く回転をかけながら、心嚢内までダイレーターを押し込んでいく。

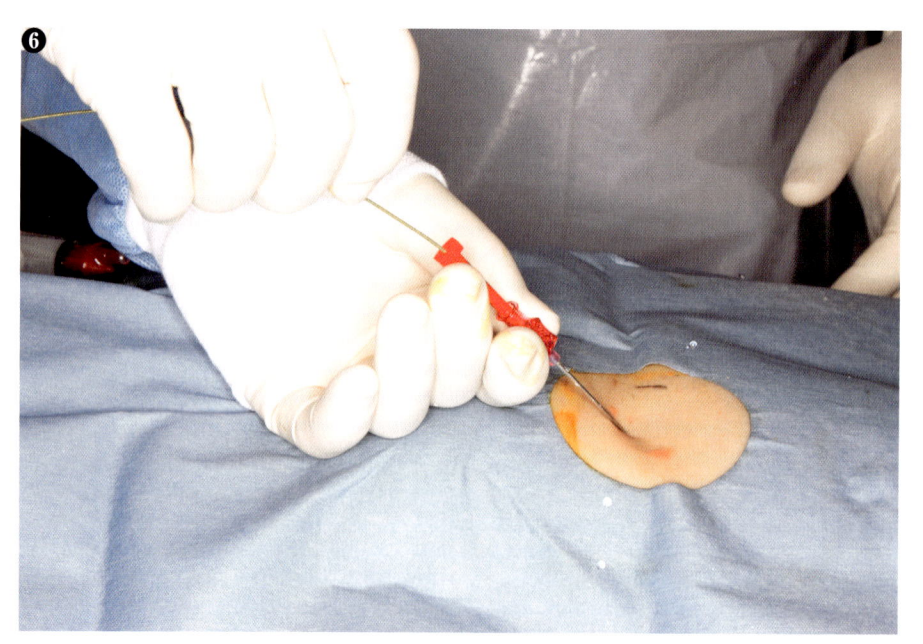

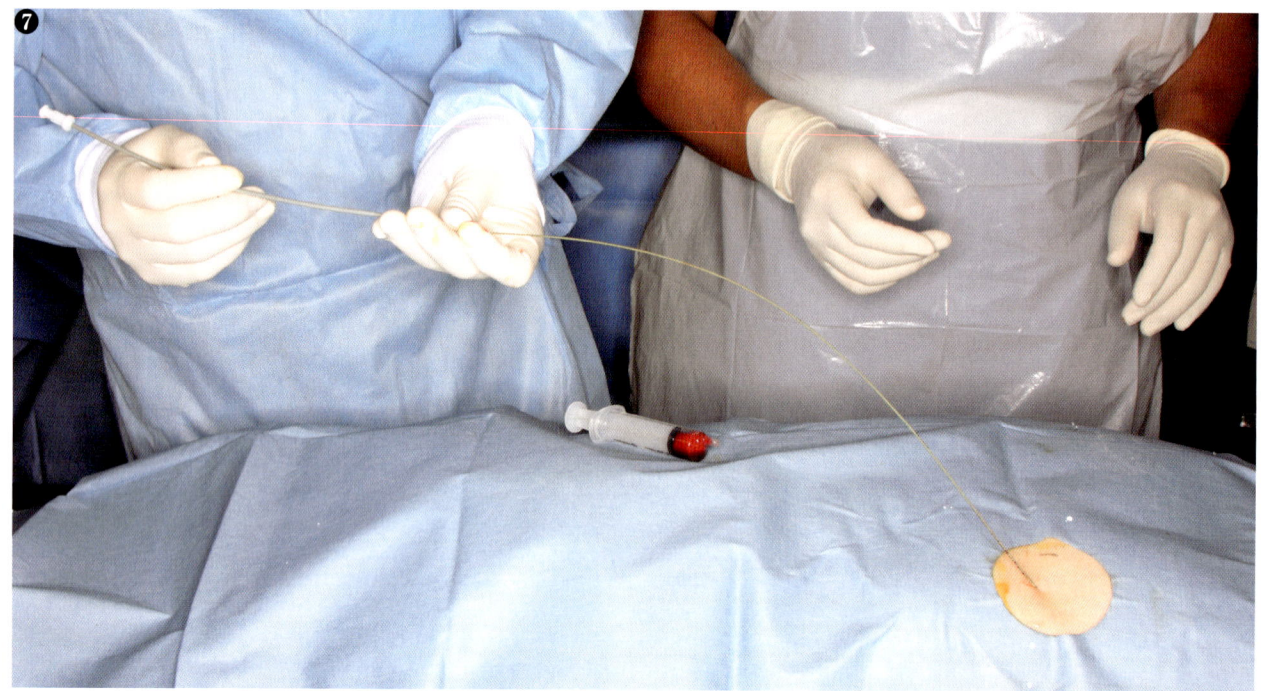

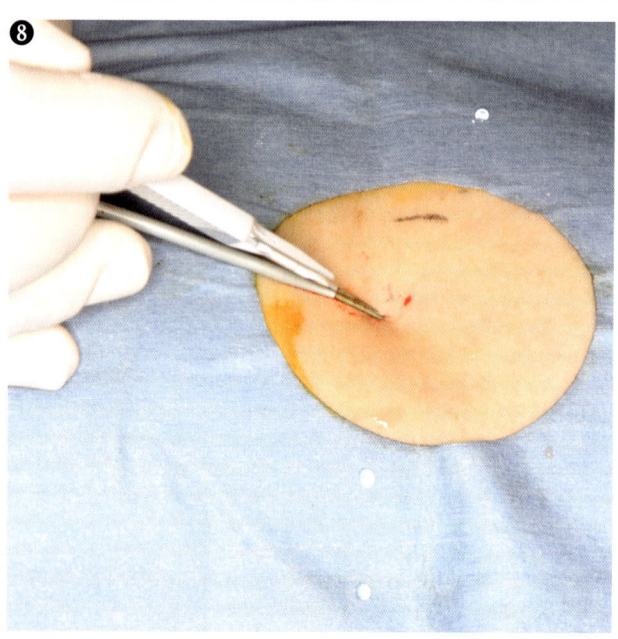

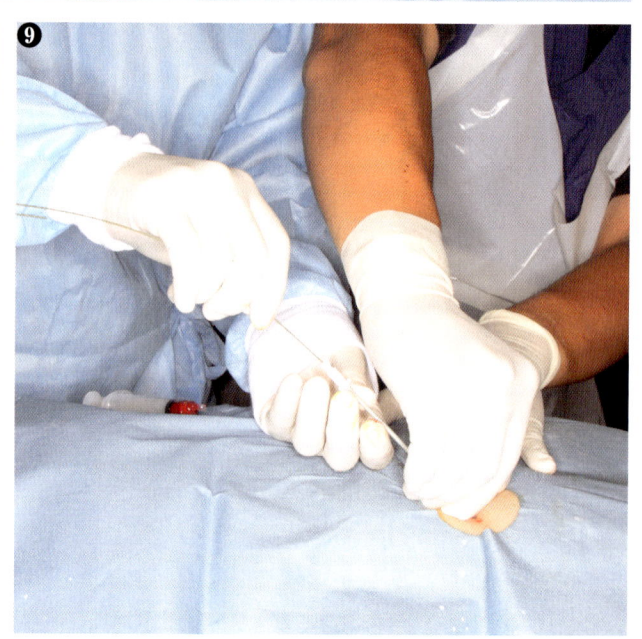

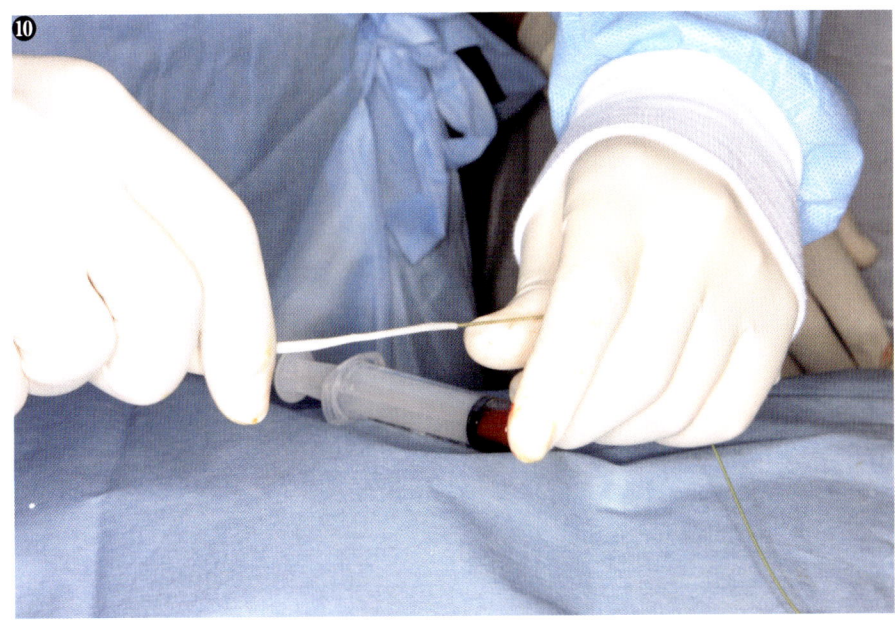

❿⓫ ガイドワイヤーを残したままダイレーターを抜去し、次に、ドレナージチューブにガイドワイヤーを通して心嚢内まで進める。

⓬⓭ ドレナージチューブに三方活栓をつけ、心嚢内の血液を吸引する。

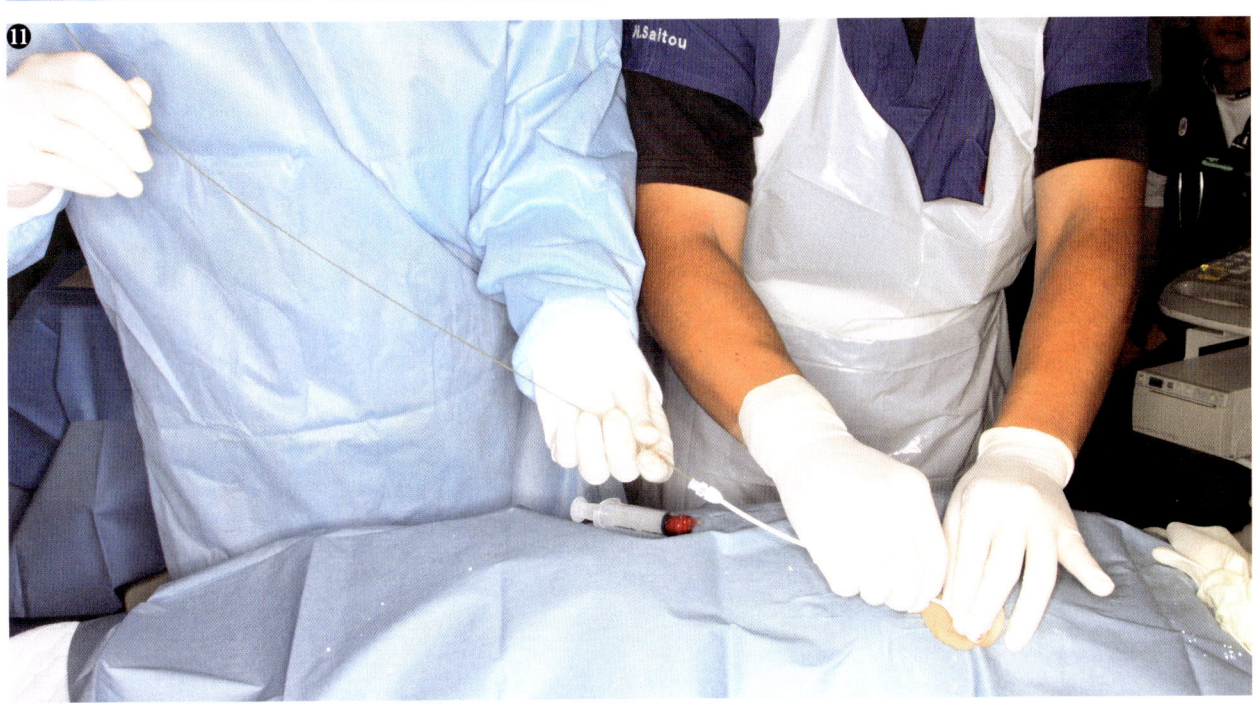

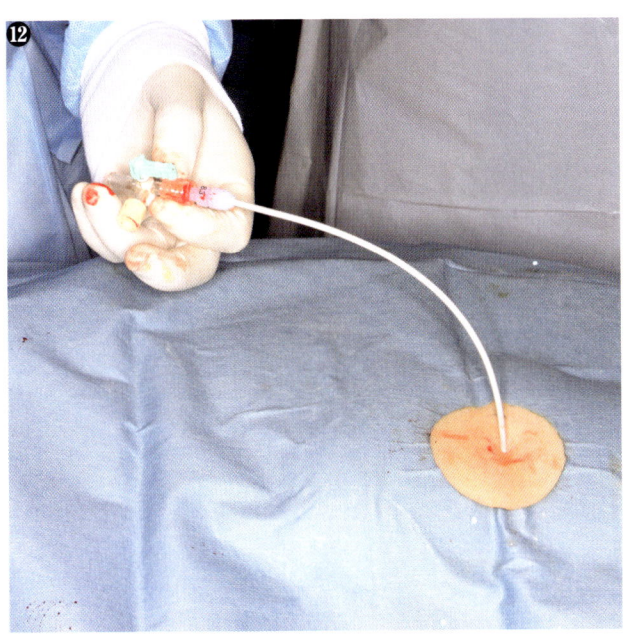

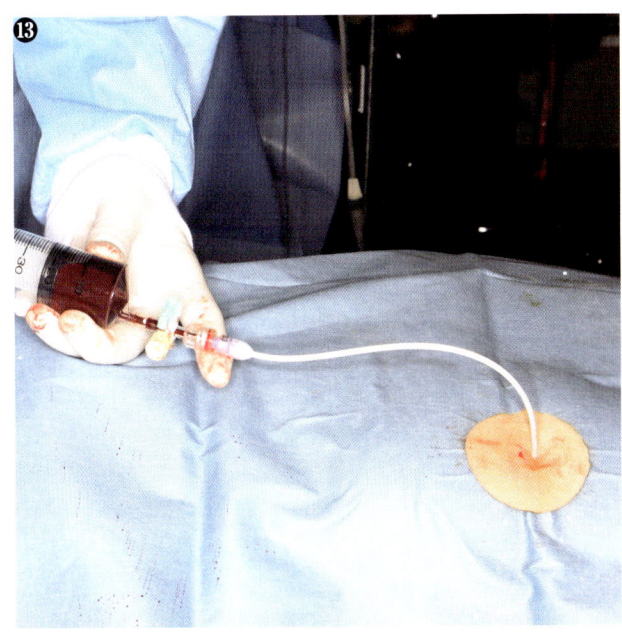

写真でわかる 外傷基本手技

3-③ 診断的腹腔洗浄法

　肝損傷や脾損傷などの実質臓器損傷の治療方針は、出血量や損傷形態にかかわらず、循環動態が安定していれば保存的治療を選択し、循環動態が不安定な場合には緊急手術を選択することが一般的である。一方、消化管損傷で穿孔をきたした場合には緊急手術の適応となる。

　近年、腹部超音波検査や腹部CT検査の発達により迅速に腹腔内の状況を把握することが可能となったが、腹腔内に貯留した液体像が出血によるものなのか消化管穿孔によるものなのかの判断は、画像診断のみでは困難である。

　この鑑別には、診断的腹腔洗浄法 (Diagnostic Peritoneal Lavage ; DPL)が有効であることが知られている。

適応
- 腹部外傷による腹痛が打撲による筋肉痛か、腹膜刺激症状か、鑑別困難の場合
- 頸胸部の脊髄損傷で、腹部所見がとれない場合
- 頭部外傷などによる高度の意識障害を合併している場合

相対禁忌
- 開腹手術の既往がある場合には手術瘢痕部を避け、十分離れた部位に切開部を定める
- 妊婦

必要物品
- 腹膜灌流用カテーテル
- 局所麻酔薬：1%キシロカイン®など
- 切開縫合セット
- シーツ

❶メス
❷持針器
❸鋏
❹ペアン鉗子
❺鑷子
❻小筋鉤
❼縫合糸
❽腹膜灌流用カテーテル
❾ガイドワイヤー

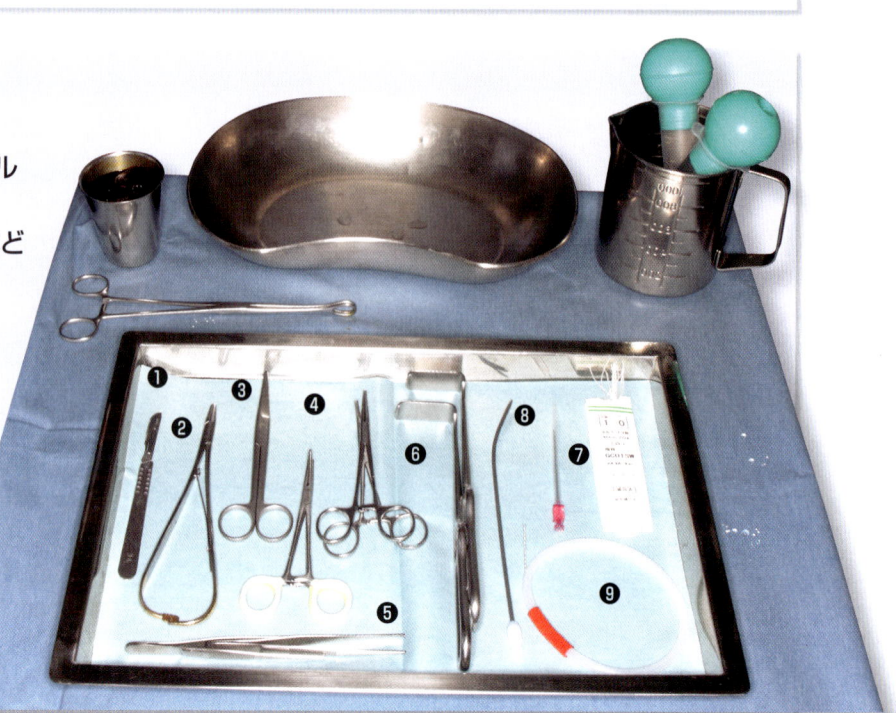

症例提示

乗用車運転中に対向車と正面衝突し受傷した33歳の男性。

当院搬送時には明らかな腹膜刺激症状を認めず、循環動態も安定していたが、腹部CT検査において肝および脾周囲に液体像を認めた。

意識レベルはJapan Coma Scale（JCS）10と腹部所見を正確に確認できなかったため、診断的腹腔洗浄法を施行した。

症例　33歳・男性　運転中、対向車と正面衝突

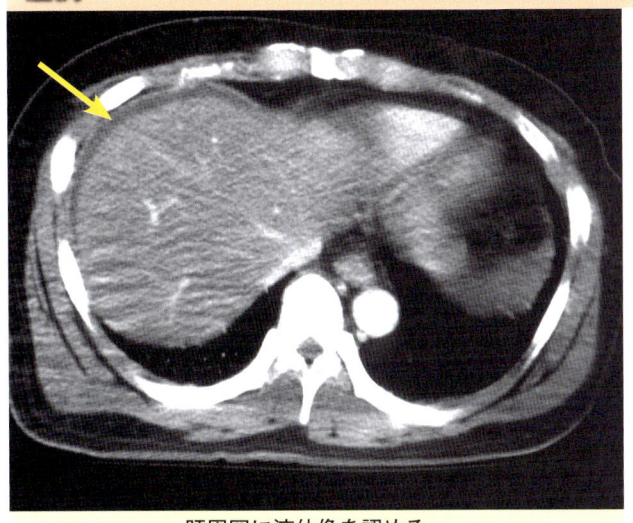

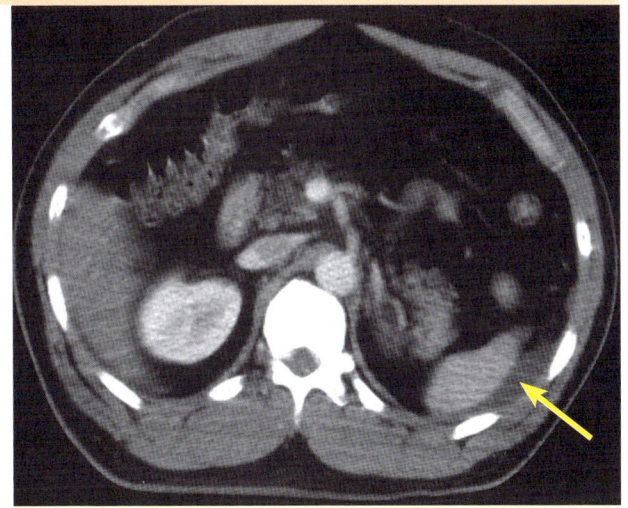

肝周囲に液体像を認める。

脾周囲に液体像を認める。

診断的腹腔洗浄法の判定

診断的腹腔洗浄法（Diagnostic Peritoneal Lavage；DPL）は、洗浄液を回収し、回収液の一部を血液検査に提出する。

検査結果を**表1**に沿って判定し、開腹適応の有無を判断する。

DPLの正診率は約95％と高く、陽性の場合は躊躇せずに開腹すべきである。ただし、高い正診率が得られるのは、受傷から3～16時間であるため、この間にDPLを行うようにする。

表1　DPLによる「管腔臓器損傷」のための洗浄液の定量的判定法

(1)	$RBC \geq 10 \times 10^4/mm^3$のとき → $WBC \geq RBC/150$	
	$RBC < 10 \times 10^4/mm^3$のとき → $WBC \geq 500/mm^3$	
(2)	アミラーゼ $\geq 100\ IU/L$　かつ　アミラーゼ $\geq RBC/10000$	
(3)	アルカリフォスファターゼ $\geq 100\ IU/L$　かつ　アルカリフォスファターゼ $\geq RBC/10000$	

大友康裕，ほか：日本外科学会誌，1989

腹部の解剖

　腹部の筋肉は、腹壁の前壁をつくる前腹筋である腹直筋、錐体筋、側壁をつくる側腹筋である外腹斜筋、内腹斜筋、腹直筋、さらに、後壁をつくる後腹筋である腰方形筋からなる。

　DPLの際は腹部の正中線上を切開していくが、横にそれると下腹壁動脈があるため、注意を要する。
　腹部正中付近の解剖は、弓状線を境に異なっている。

図1　腹部の解剖

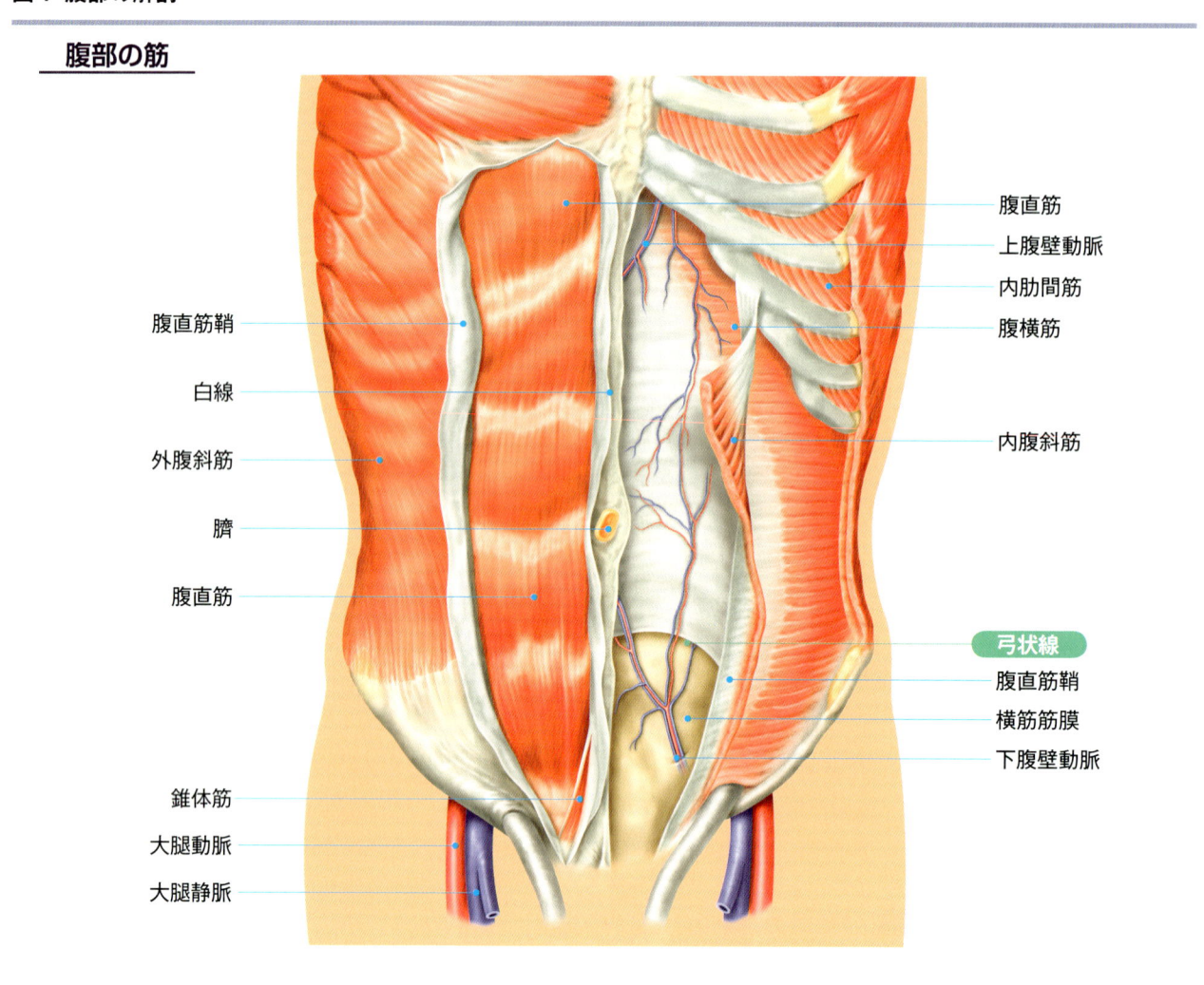

腹部の筋

ラベル（左）：腹直筋鞘、白線、外腹斜筋、臍、腹直筋、錐体筋、大腿動脈、大腿静脈

ラベル（右）：腹直筋、上腹壁動脈、内肋間筋、腹横筋、内腹斜筋、弓状線、腹直筋鞘、横筋筋膜、下腹壁動脈

腹直筋鞘

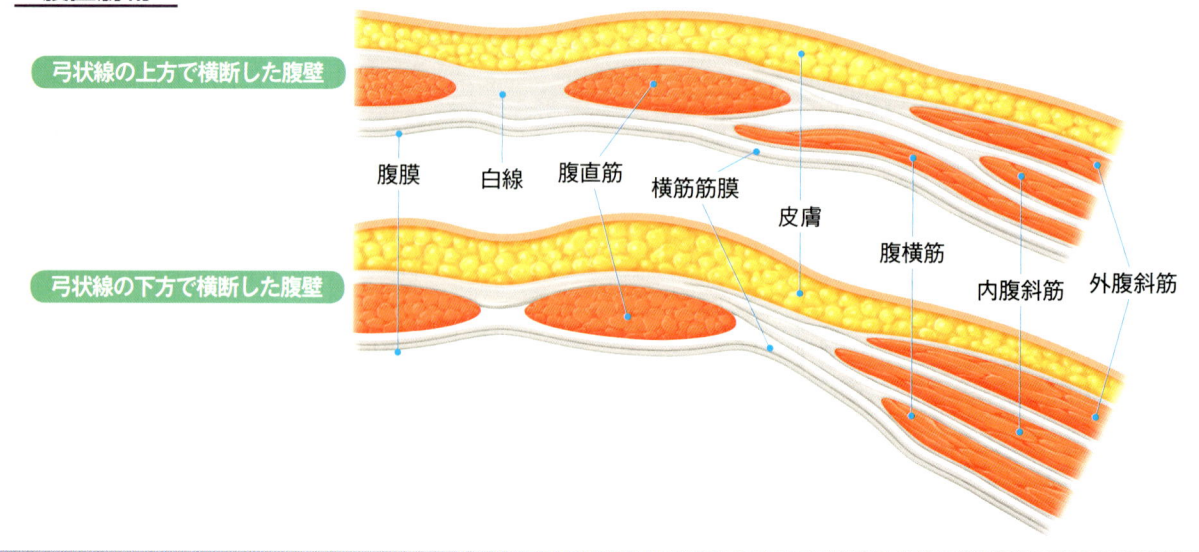

弓状線の上方で横断した腹壁
弓状線の下方で横断した腹壁

ラベル：腹膜、白線、腹直筋、横筋筋膜、皮膚、腹横筋、内腹斜筋、外腹斜筋

診断的腹腔洗浄法の手技

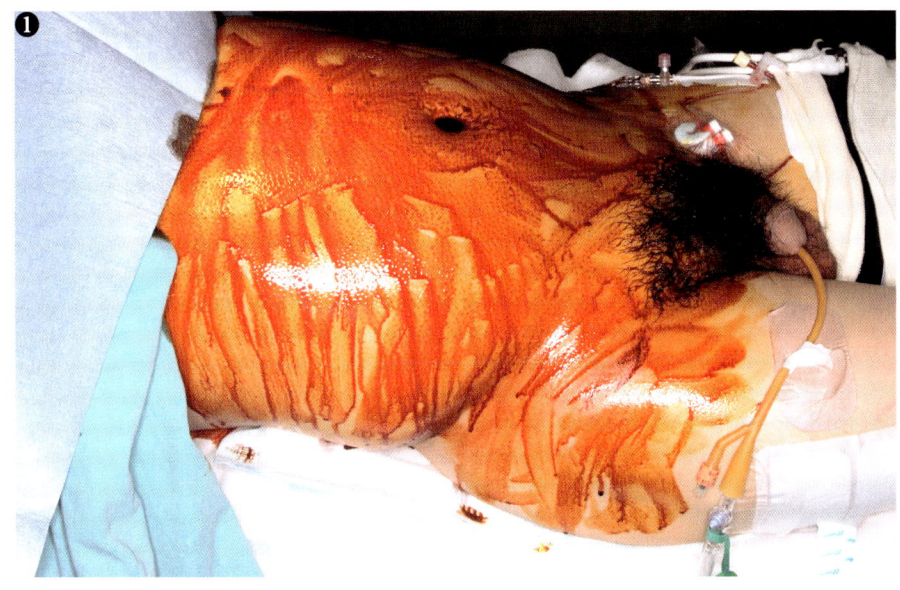

❶ 腹膜灌流用カテーテルの挿入部位は、正中線上で臍下3〜4cmの部位とする。
体位は仰臥位とし、挿入部位を中心にして十分な範囲の消毒を行う。
穿刺により行う方法もあるが、ここでは直視下に開腹して行う方法を紹介する。

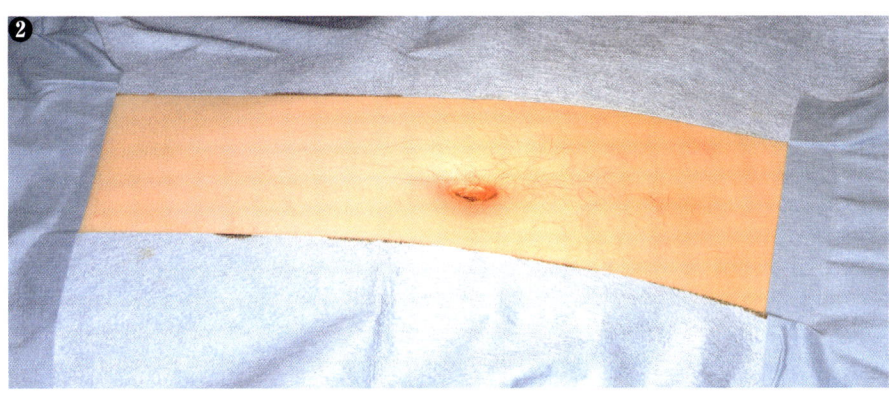

❷❸❹❺ 穴布をかけ、正中線上に約3cmの皮膚切開を行う。

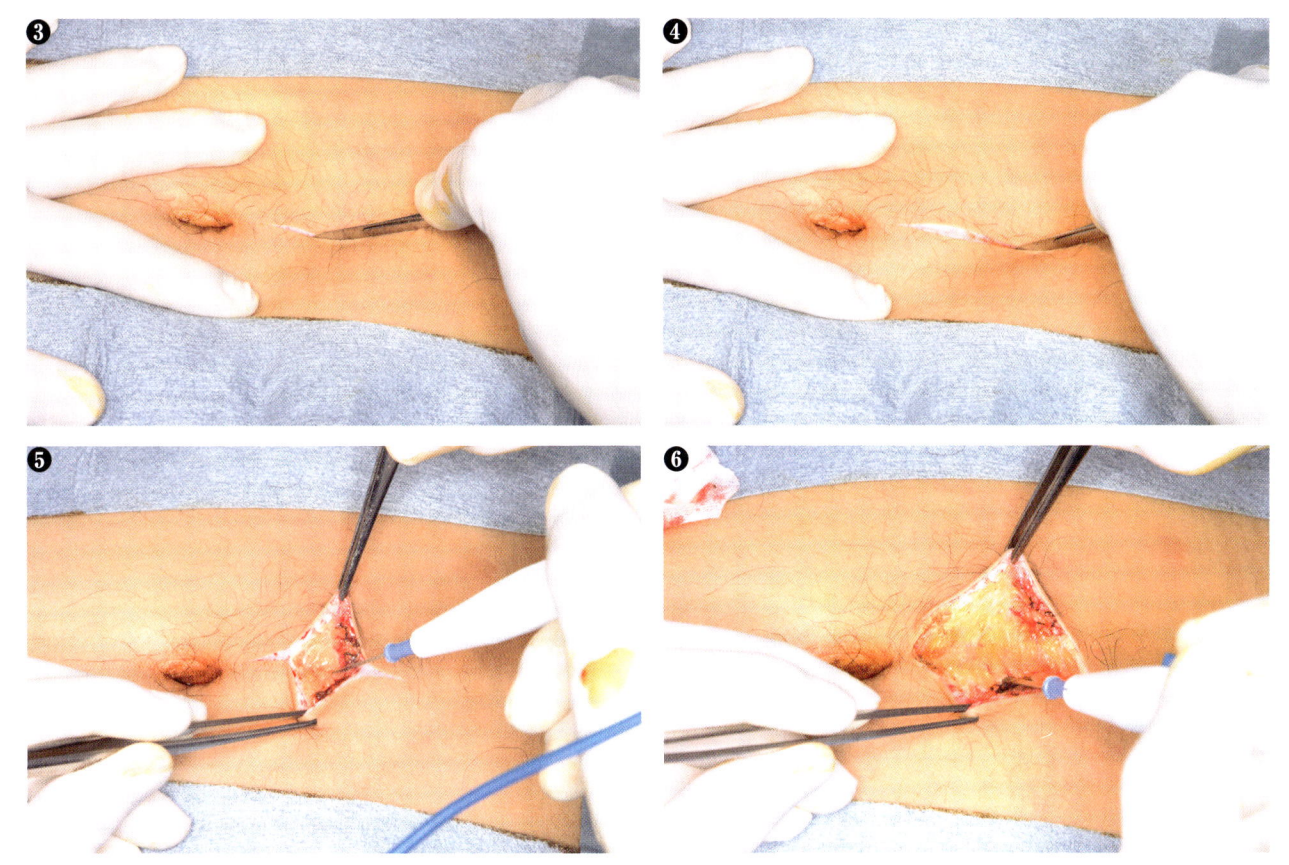

❻ 皮下の出血部位を止血しつつ、切開を進める。

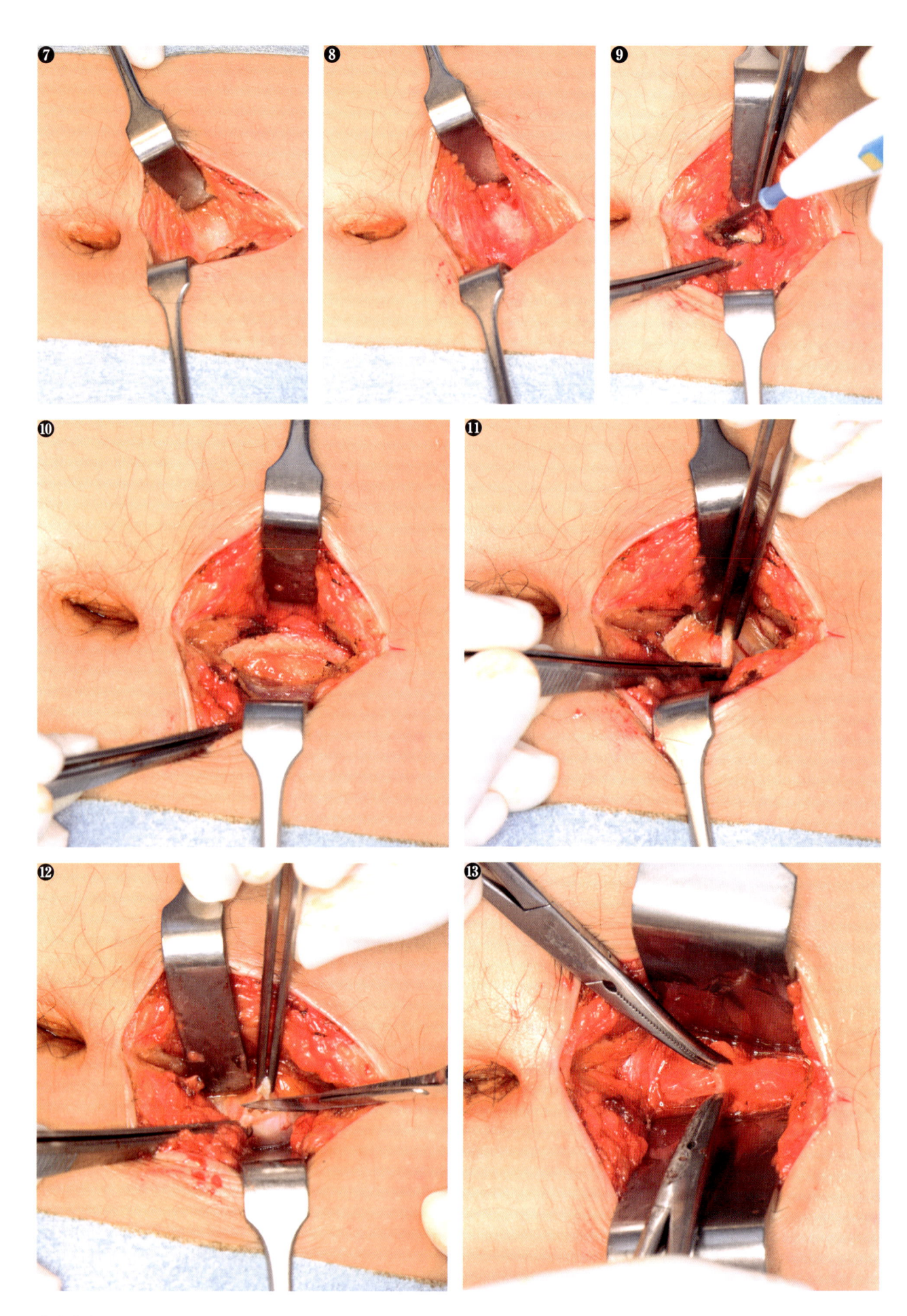

❼❽❾❿ 小筋鉤を用いて皮下を鈍的に剥離し、正中線上を十分露出する。

⓫⓬⓭ 正中を1.5〜2cm切開し、腹膜前脂肪織を剥離して、腹膜をペアン鉗子により確実に把持する。

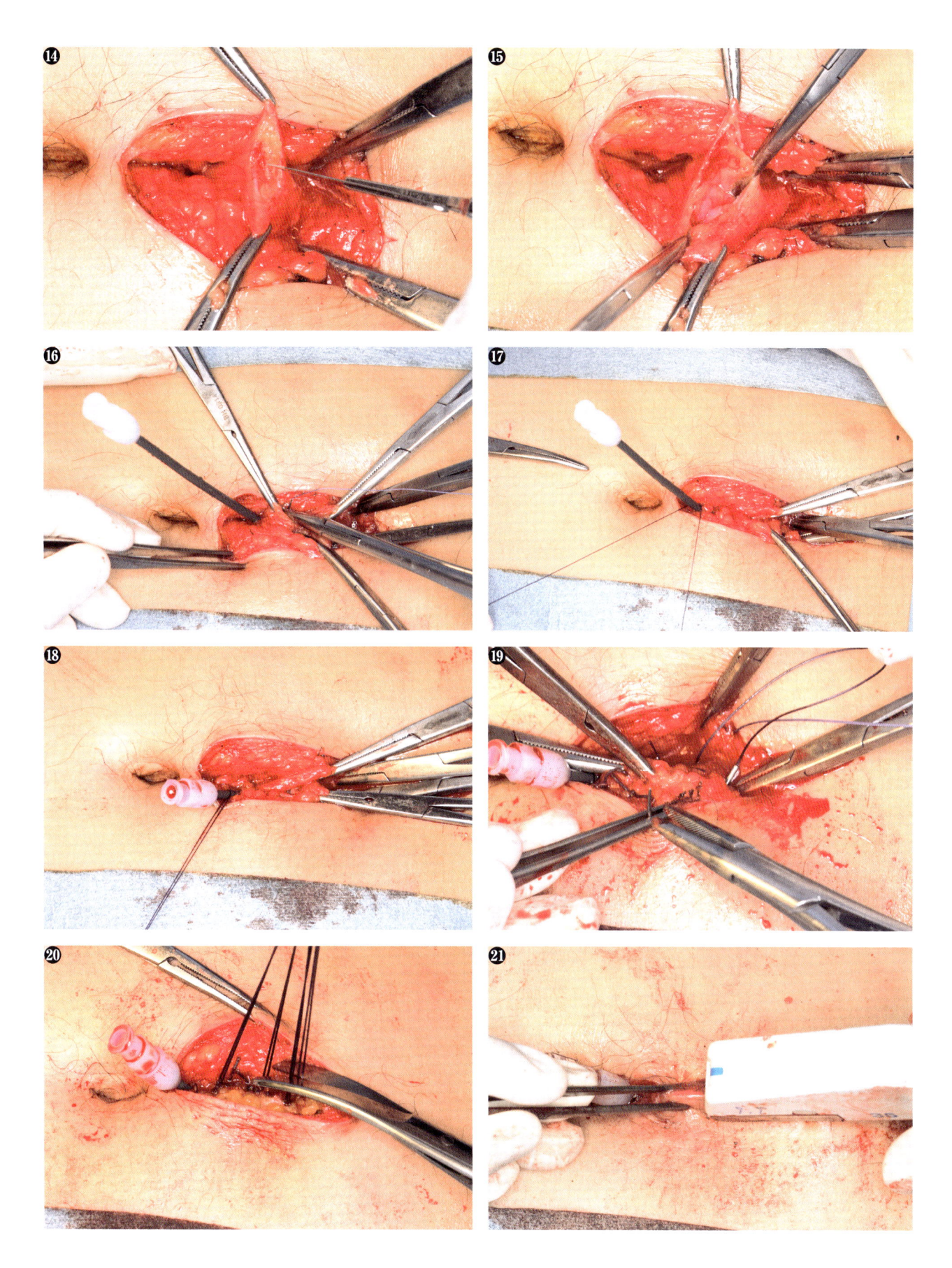

❶❹❶❺❶❻❶❼ 腹膜を小切開する。
腹膜にタバコ縫合をかけた後、直視下に、腹膜灌流用カテーテルの先端を腹膜切開部からダグラス窩（男性では膀胱直腸窩）に進める。

❶❽❶❾❷⓿❷❶ 腹膜のタバコ縫合を締め、筋膜を縫合し、洗浄液が漏れないようにする。
皮膚を縫合し、小開腹創を閉腹する。

㉒㉓ 洗浄用カテーテルに三方活栓を付ける。洗浄液として37℃に温めておいた生理食塩水を三方活栓につなぎ、1000mL（小児は15〜20mL/kg）を15〜20分かけて注入する。

注入する際には、患者の体位を仰臥位からTrendelenburg体位とする。生理食塩水注入後は、仰臥位とTrendelenburg体位および左右のローテイトを2〜3回繰り返し、洗浄液が腹腔内に広がるようにする。腹膜を切開した時点で5mL程度の液体を採取できれば、洗浄液を注入する必要はなく、この採取液を分析して評価する。

㉔㉕ 空になった生理食塩水のバッグを床に下ろし、サイフォンの原理によって洗浄液を回収する。回収量は500mL以上が望ましく、回収終了後に回収液の一部を血液検査に提出する。

表1に沿って判定し、開腹適応があるかを判断する。DPLの正診率は約95％と高く、陽性の場合には開腹を躊躇すべきではない。

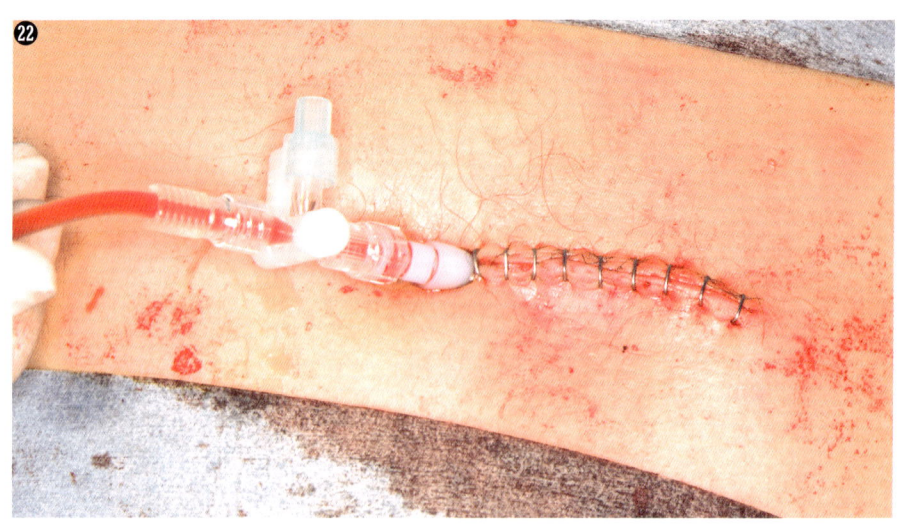

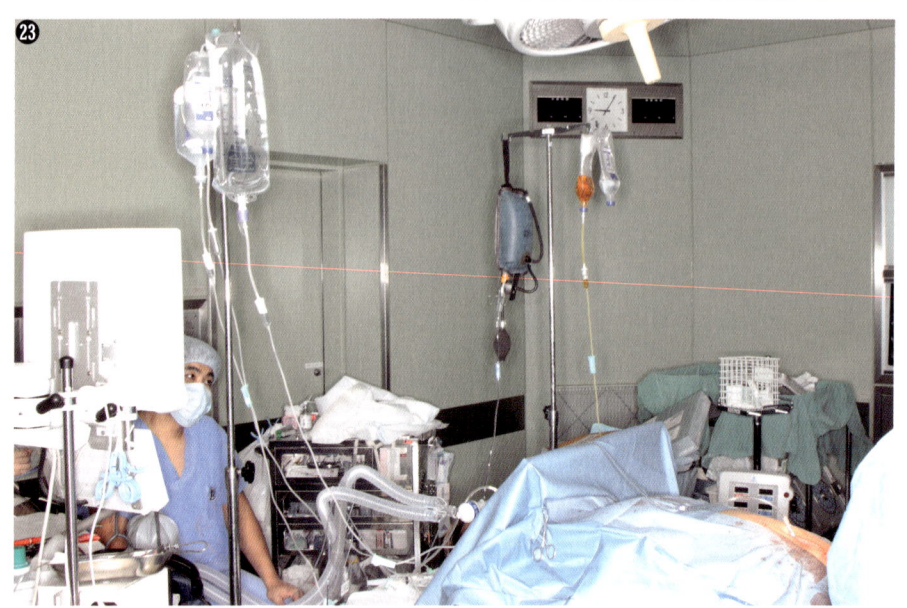

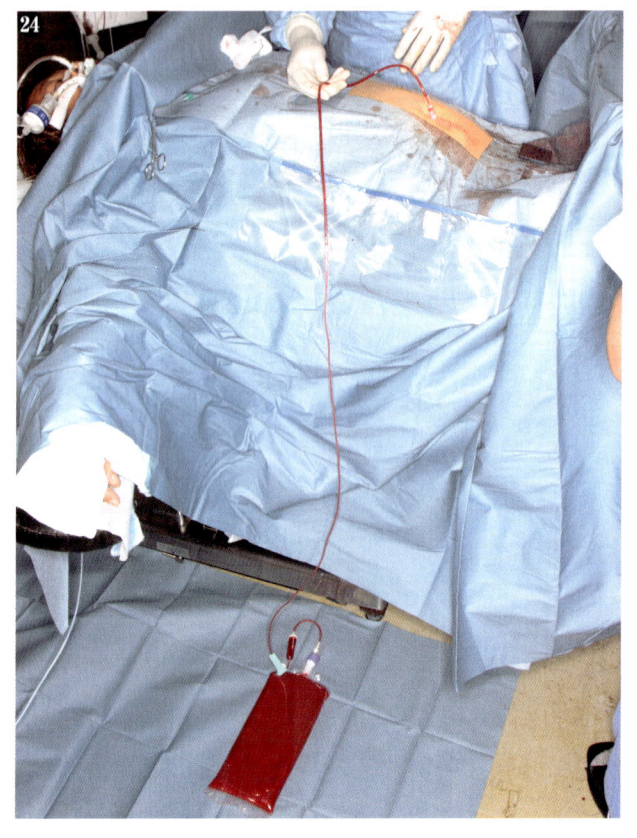

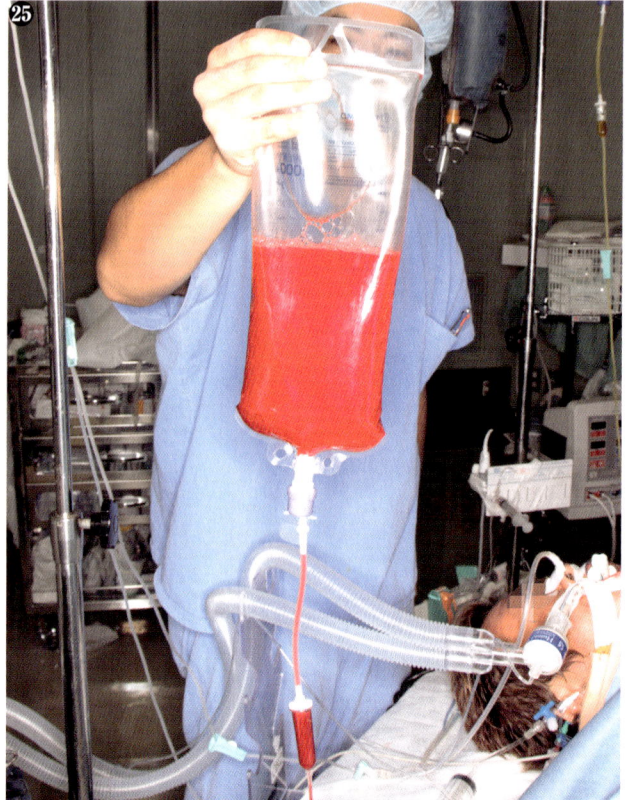

3-④ 経カテーテル的動脈塞栓術

　経カテーテル的動脈塞栓術(Transcatheter Arterial Embolization: TAE)は、手術と比べて低侵襲で効果的な止血を図ることが可能であり、種々の動脈損傷に対して有用性が高い。

　また、腹部実質臓器損傷症例に対しては、観血的な静脈性出血制御(肝損傷に対するパッキング手術など)を併用することで、補完的に効果的な止血が得られることもある。

　Interventional Radiology(IVR)技術の習熟により、高い治療効果を得ることが可能であるが、経過中に改めて手術を選択する必要性に迫られることもあるため、外科チームのバックアップ体制を整えておくことも忘れてはならない。

適応
- 骨盤骨折に伴う内腸骨動脈領域の出血
- 腹部実質臓器(肝臓、脾臓、腎臓)損傷に伴う腹腔内/後腹膜出血
- 動脈胆管瘻
- 外頸動脈領域損傷に伴う鼻出血・顔面出血
- 四肢動脈損傷
- 血管損傷後仮性動脈瘤

禁忌
- 重篤なヨード造影剤アレルギーの既往

相対禁忌(手術が推奨されるもの)
- 高度出血性ショックを伴う腹腔内出血症例
- 肝損傷における肝部下大静脈損傷合併例
- 腎茎部損傷
- 腸管・腸間膜損傷合併例
- 膵損傷

必要物品
- 4〜5Frシース
- 血管造影セット
- カテーテル
- ガイドワイヤー
- 造影剤
- 塞栓物質
- 局所麻酔薬
- ヘパリン加生理食塩水

血管造影セット一式(例)
❶シース
❷針類一式
　(セルジンガー針・
　皮膚切開用針・
　局所麻酔用針など)
❸❹ガイドワイヤー
❺ガーゼ
❻ペアン鉗子・鋏
❼シリンジ一式
❽全身用ドレープ

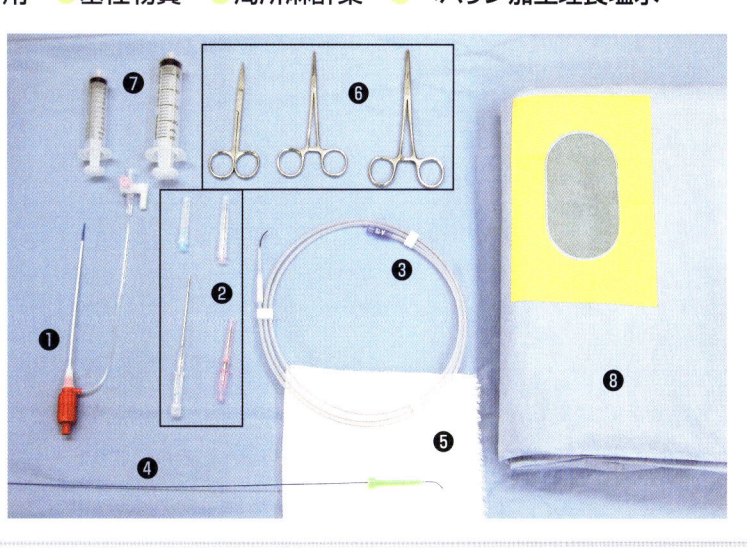

カテーテルの選択と血管アプローチについて

TAEにおいては、臓器の機能予後を考慮した血管アプローチとカテーテル選択が重要である。

通常、大腿動脈に留置した4～5Frシースを介して、4～5Frカテーテルと2.0～2.9Frマイクロカテーテルを組み合わせて用いるが、先端の形状(フック型、コブラ型、アングル型など)や柔軟性はカテーテルにより異なり、血管解剖に合わせたカテーテルをその都度選択する。

出血点への選択的なアプローチにより、犠牲となる臓器虚血の軽減に努めることはいうまでもないが、出血の制御が目的であるということを忘れてはならない。操作に時間がかかり、生体の凝固能が悪化してしまっては本末転倒であるため、超選択的なアプローチに固執するべきではない。

カテーテル先端

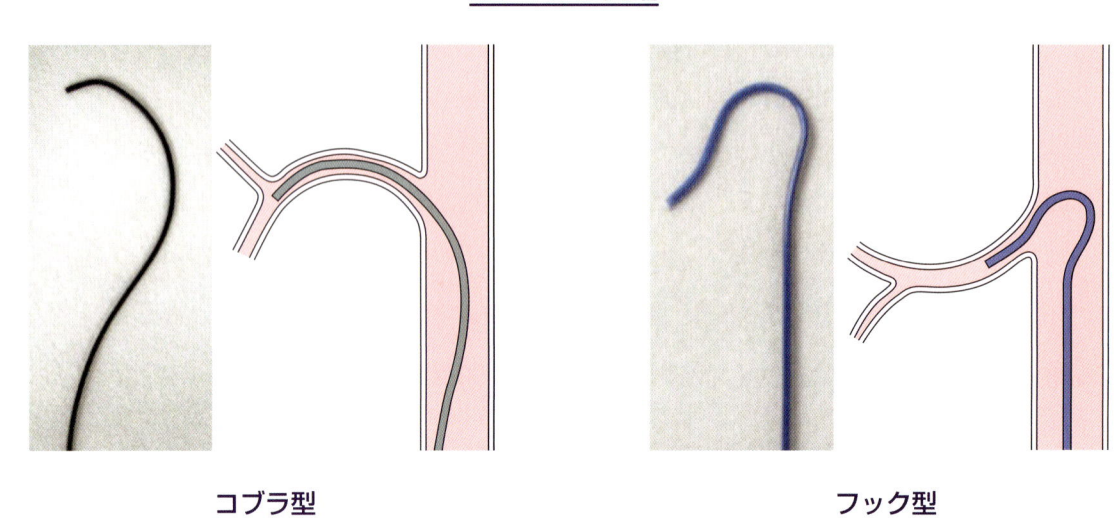

コブラ型　　　　　　　　　　　　フック型

塞栓物質について

代表的な塞栓物質としてはゼラチンスポンジ、塞栓用金属コイルがあげられるが、強力な塞栓効果を有する液体製剤NBCA(N-butyl-2-cyanoacrylate)も適宜用いられる。

表1　代表的な塞栓物質の特徴

	特徴	
ゼラチンスポンジ	・選択した血管の末梢側を区域的に塞栓する。 ・一時的塞栓物質であり、急性期の活動性出血を制御する。 ・細片のサイズの調節が容易。	
金属コイル	・血管損傷部を直接塞栓できる。 ・仮性動脈瘤塞栓術においても効果的。 ・血流改変(塞栓を避けたい分枝をコイルで閉鎖する)が可能。	金属コイル
NBCA	・生体の凝固能に依存せずに選択血管の即時的な塞栓が可能。 ・手技に習熟が必要。	

症例提示

症例1　36歳・男性　墜落外傷：骨盤骨折＋頭部外傷

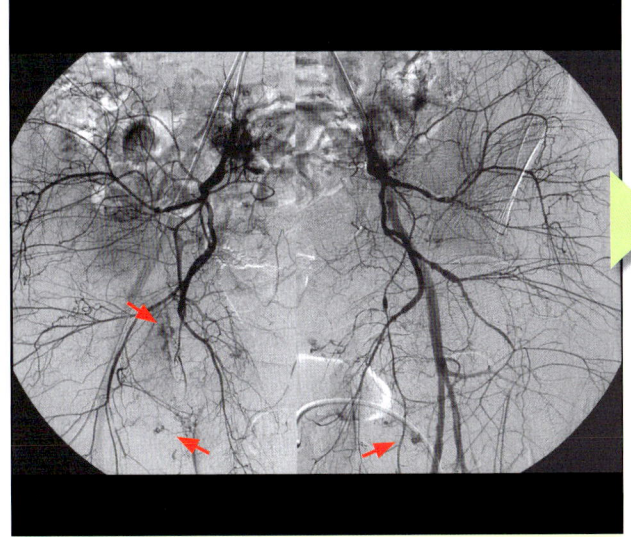

両側内腸骨動脈領域に多発する造影剤血管外漏出像（矢印）

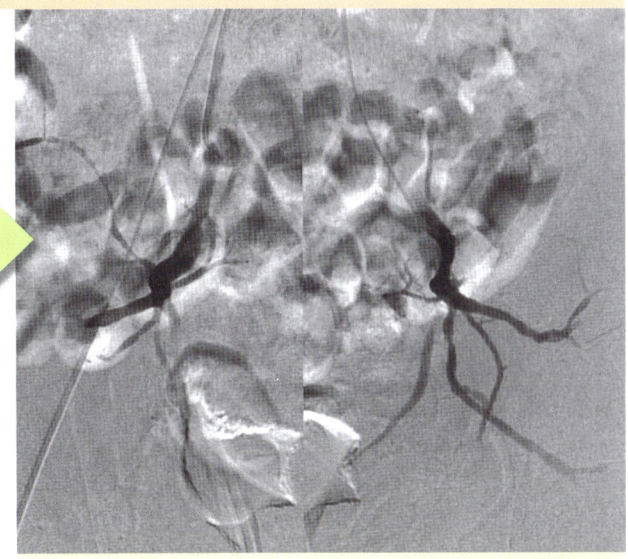

両側内腸骨動脈本幹よりゼラチンスポンジにて塞栓

　骨盤部動脈塞栓術では、両側内腸骨動脈塞栓が基本となる。出血が片側の内腸骨動脈領域に偏在している場合でも、側副血行路からの再出血を阻害するために、対側からの塞栓を同時に行う。

　まず、下位腰動脈を網羅するレベルから大動脈～骨盤部動脈造影を行い、血管外漏出像（出血点）の有無を確認する。4～5Frコブラ型カテーテルを直接両側の内腸骨動脈へ挿入し、1～2mm角のゼラチンスポンジ細片にて塞栓を行う。塞栓が不十分であれば、マイクロカテーテルにて出血点近傍への選択的アプローチを行い、金属コイルやNBCAを用いた塞栓術を追加することもある。

　腰動脈、正中仙骨動脈、下腹壁動脈、深腸骨回旋動脈など、大動脈の直接分枝や外腸骨動脈分枝の出血を認める場合にも、選択的アプローチを行う。

症例2　57歳・男性　交通外傷：肝損傷＋心損傷

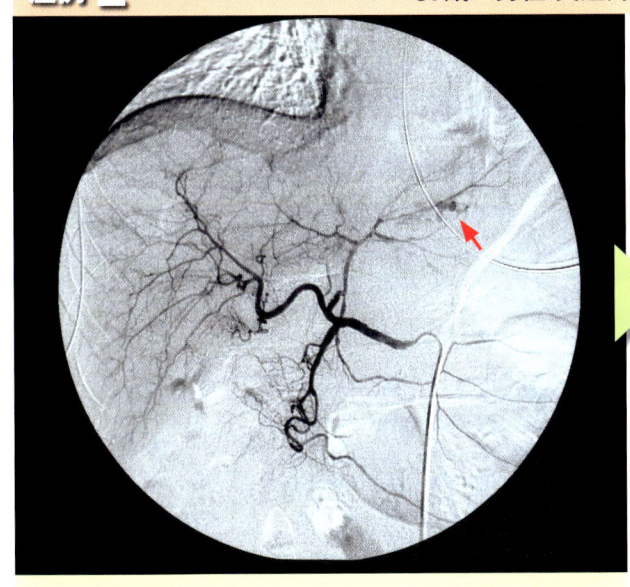

左肝動脈外側区域枝領域の造影剤血管外漏出像（矢印）

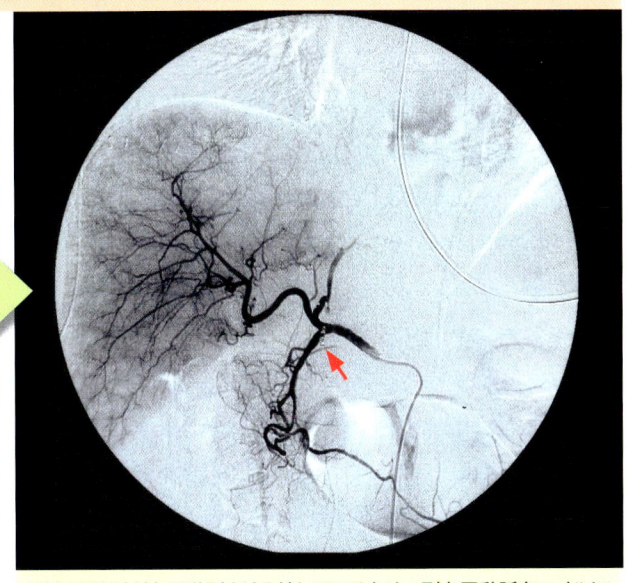

副左胃動脈が左肝動脈より分岐しているため、副左胃動脈をコイルにて閉鎖し（矢印）、血流改変後に左肝動脈をゼラチンスポンジにて塞栓

　肝損傷に対する肝動脈塞栓術では、腹腔動脈造影にて出血源を検索した後、マイクロカテーテルで選択的アプローチを行う。

　時間に余裕がある場合には、上腸間膜動脈造影門脈相における門脈血流評価をあらかじめ行っておく。副左胃動脈など肝動脈から分岐する胃動脈系吻合枝を認める場合には、金属コイルを用いた血流改変術を併用する場合もある。

症例 3   33歳・男性 墜落外傷：右腎損傷＋頭部外傷

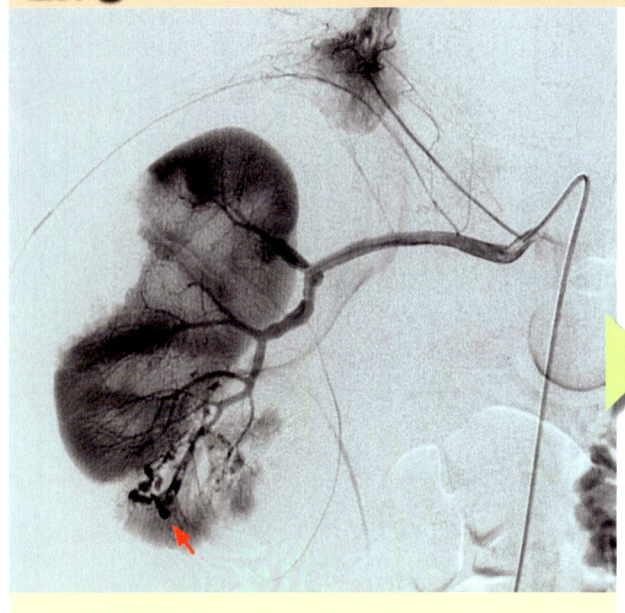

右腎動脈下極枝領域の造影剤血管外漏出像（矢印）

右腎動脈下極枝をゼラチンスポンジ、コイル（矢印）にて塞栓

　腎動脈は大動脈から複数分岐していることもあるため（提示の症例では2本の右腎動脈を認めた）、必ず大動脈造影による解剖の把握を先行させる。腎臓や脾臓は単一動脈支配であり、塞栓領域の実質は梗塞に陥るため、塞栓は損傷血管のみにとどめるべきである。

　マイクロカテーテルにて選択的アプローチを行い、ゼラチンスポンジにて塞栓を行う。塞栓が不十分である場合には、金属コイルを併用する。

症例 4   42歳・女性 豊胸手術後の左内胸動脈損傷

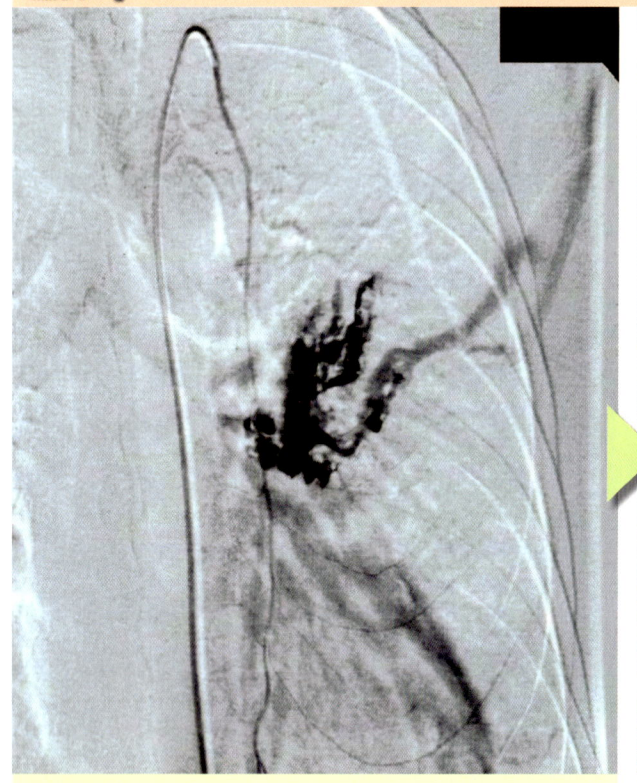

左内胸動脈から皮下術創へ連続する造影剤血管外漏出像

金属コイル（矢印）塞栓術後

　比較的太い動脈の単一損傷においては、マイクロカテーテルを用いた確実な選択的アプローチを行い、出血点近傍を金属コイルにて塞栓する。凝固能破綻例においては、NBCAの使用を考慮する。

経カテーテル的動脈塞栓術の手技

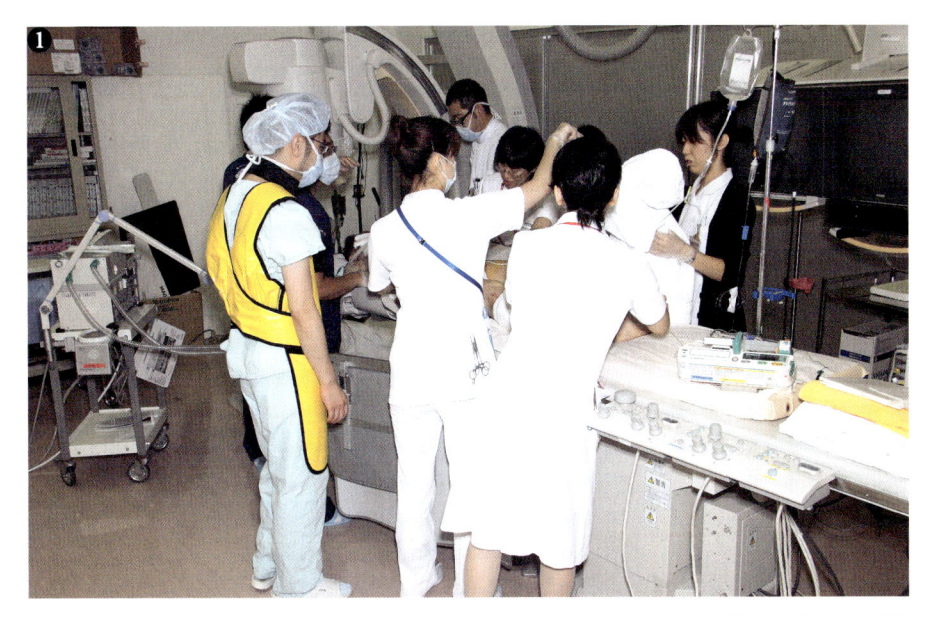

❶ 患者を血管造影装置へ移動。モニター装着、透視装置のセットアップ、呼吸器・酸素のつなぎ替えを連携して行う。
装置や透視台がドレープに覆われると、微調節が困難になるため、あらかじめ術中の透視台やアームの移動を想定した配置を行う。

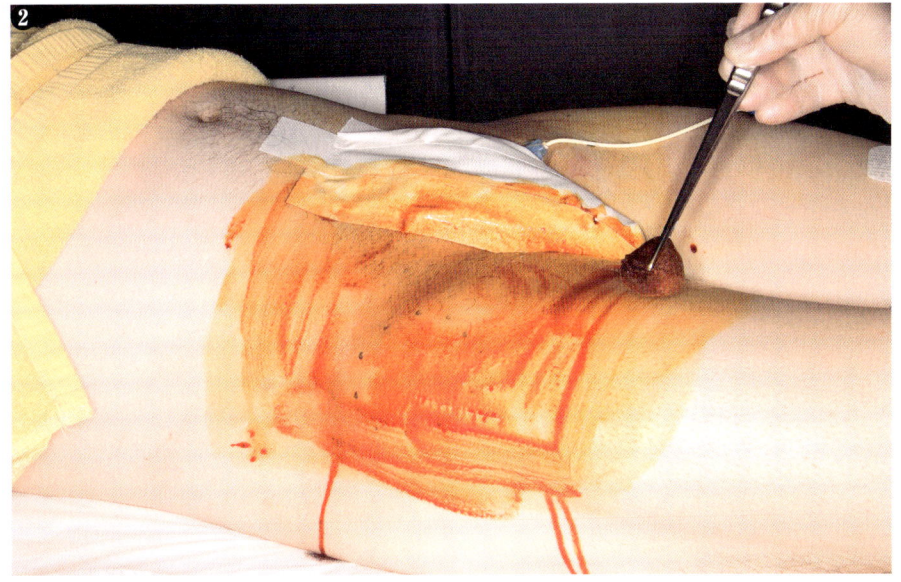

❷ シース挿入部を消毒する。ショック症例では、シース挿入が困難であることもあるため、対側の鼠径部など、第2のルートも想定して広範に消毒をしておくとよい。
四肢や骨盤部に損傷を認める場合には、より損傷の少ない側を第1選択ルートとする。

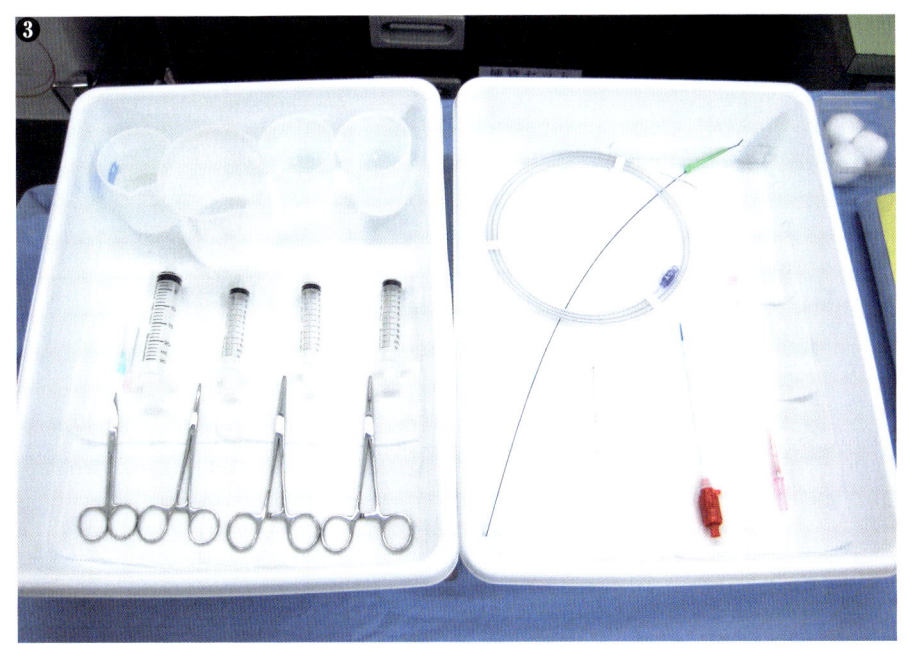

❸ 同時に必要機材（血管造影セット一式、ドレープ、シース、カテーテル、ガイドワイヤー、ヘパリン加生理食塩水、造影剤など）の準備を行う。
シースやカテーテルは標的血管に応じたものを用意する。

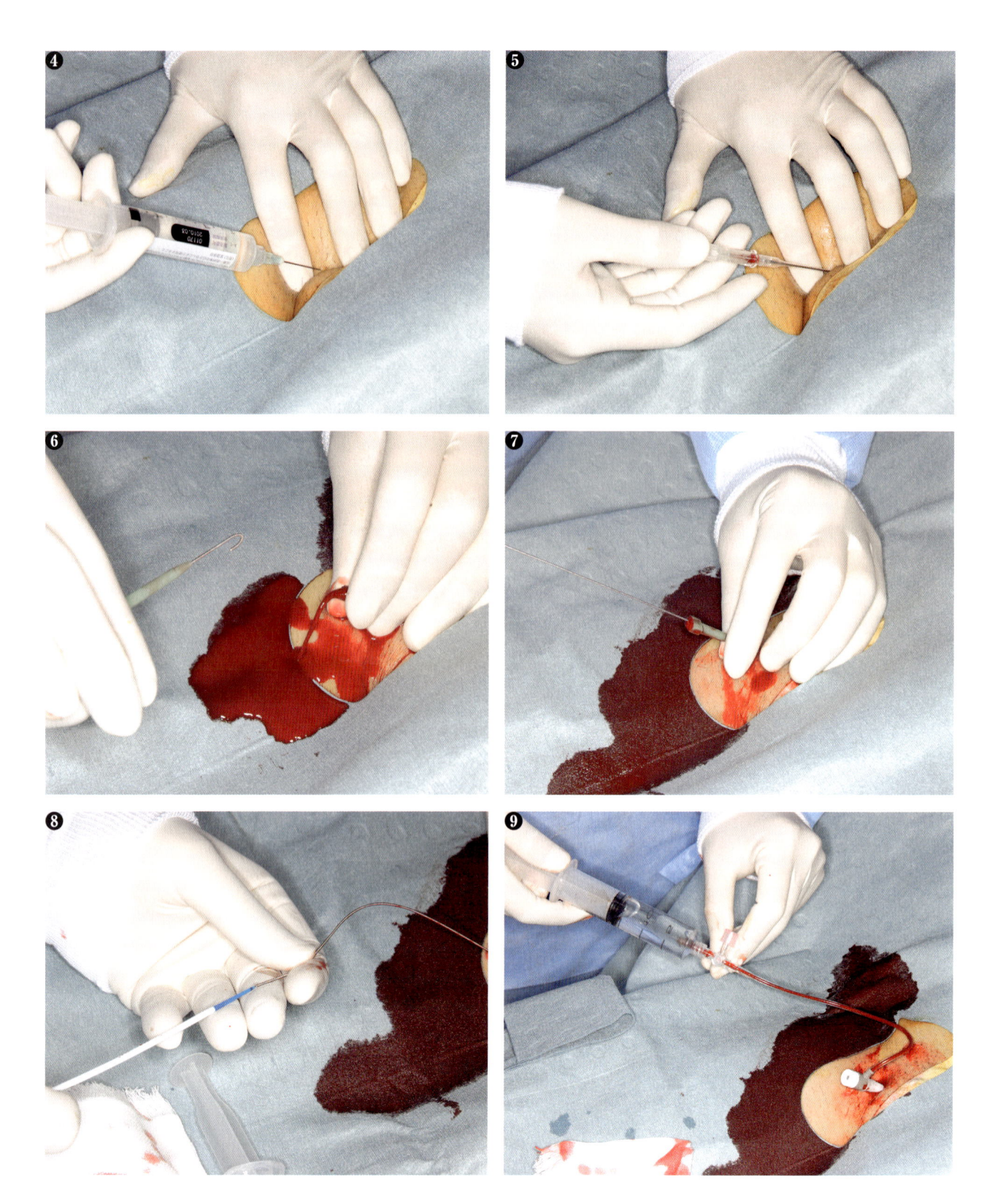

❹ 全身ドレープにて患者を覆い、シースを挿入する。局所麻酔は皮下だけでなく、血管周囲まで十分に行う。

❺ セルジンガー法にてシースを挿入する。ショック症例では、血管内容量が減少していることが多いため、前壁穿刺は行わずに、確実に血管を貫通させることで内膜損傷を防ぐ。

❻ 十分な血液逆流が確認できるまで外套をゆっくりと抜いてくる。ショック症例では、しっかりと穿刺ができていても血液逆流が微弱であることがあるため、注意を要する。

❼ ガイドワイヤーを挿入する。指先に抵抗を感じる場合には、必ず透視を用いて正しいルートであることを確認する。

❽ ガイドワイヤーに沿ってシースを挿入する。

❾ シース挿入後にはサイドアームから血液逆流を確認し、ヘパリン加生理食塩水で内腔を洗浄、ロックする。

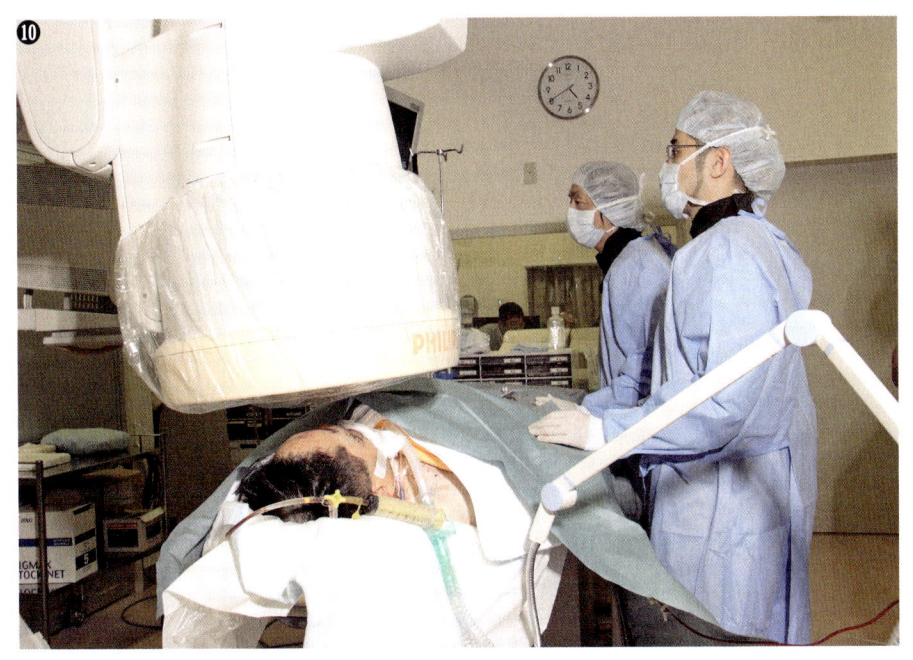

❿　手技中は、術者以外のスタッフが患者の頭側から呼吸循環管理を担当する。

透視台を動かす際には、人工呼吸装置や点滴類などに細心の注意を払う。

また、撮影時に呼吸停止を要する際などには、それに応じる。

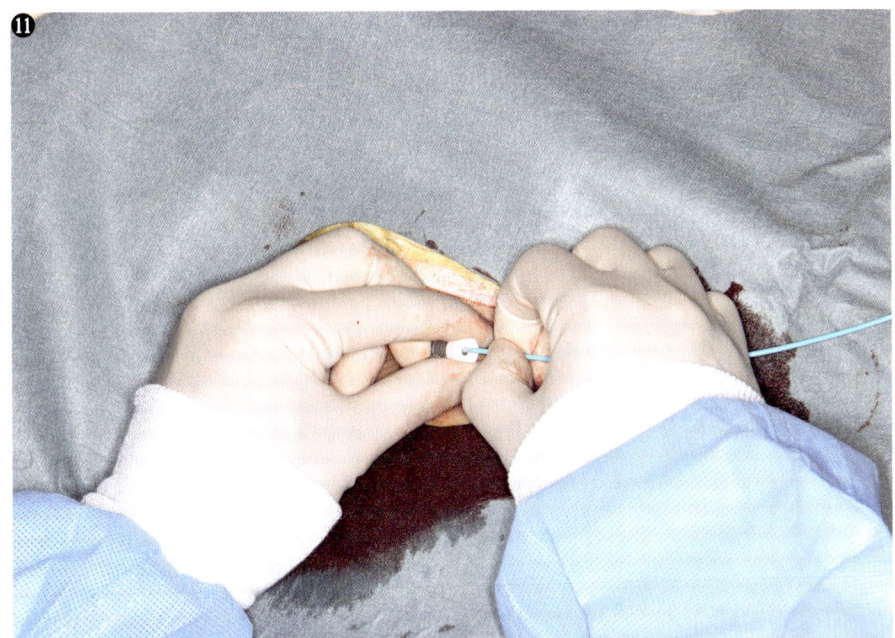

⓫　カテーテルをシースへ挿入し、ガイドワイヤーを先進させ、カテーテルを進めてゆく。

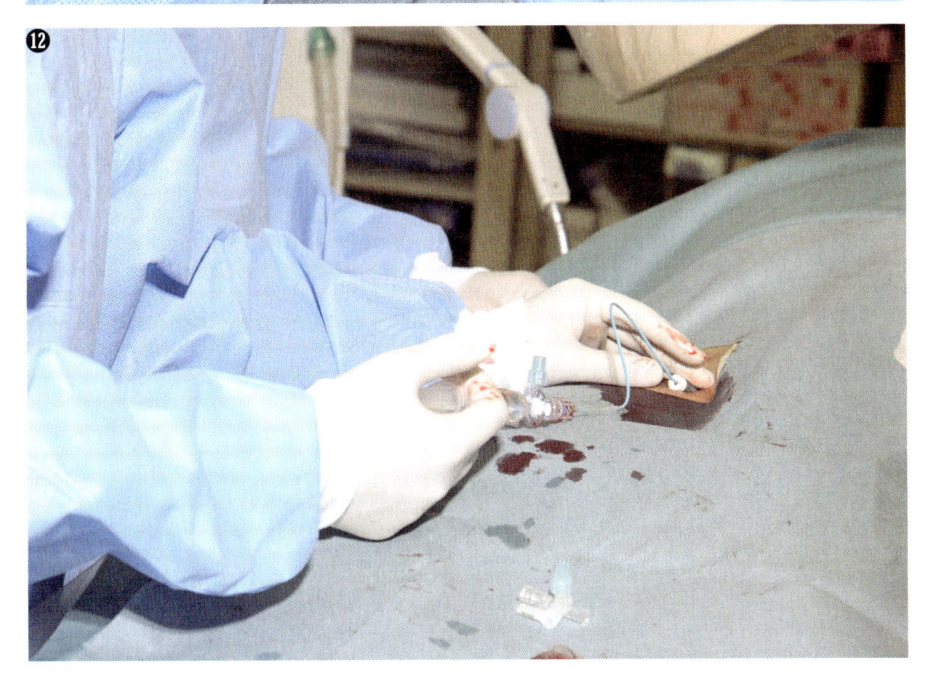

⓬　透視下での操作が基本である。

決して盲目的操作は行わず、適宜造影剤をフラッシュして、適切な血管内アプローチができているかどうかを確認する。

❸ 必要に応じてマイクロカテーテルを併用し、出血点近傍まで到達させる。
マイクロカテーテルの選択は、選択すべき血管の径や分岐の角度に合わせて行う。

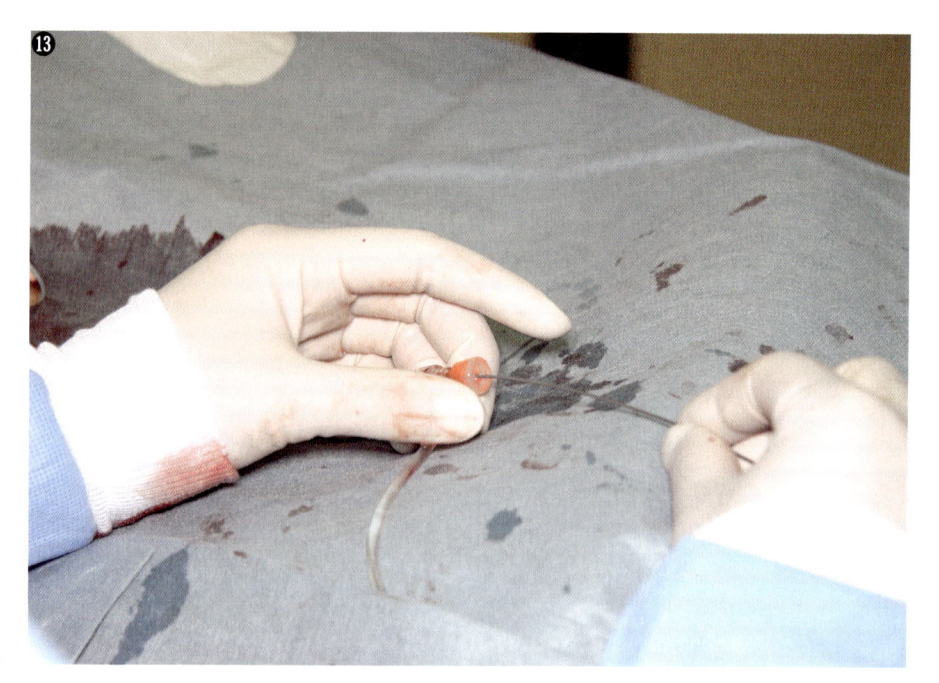

❹ カテーテル操作は、モニターをみながら、ていねいかつ迅速に行う。

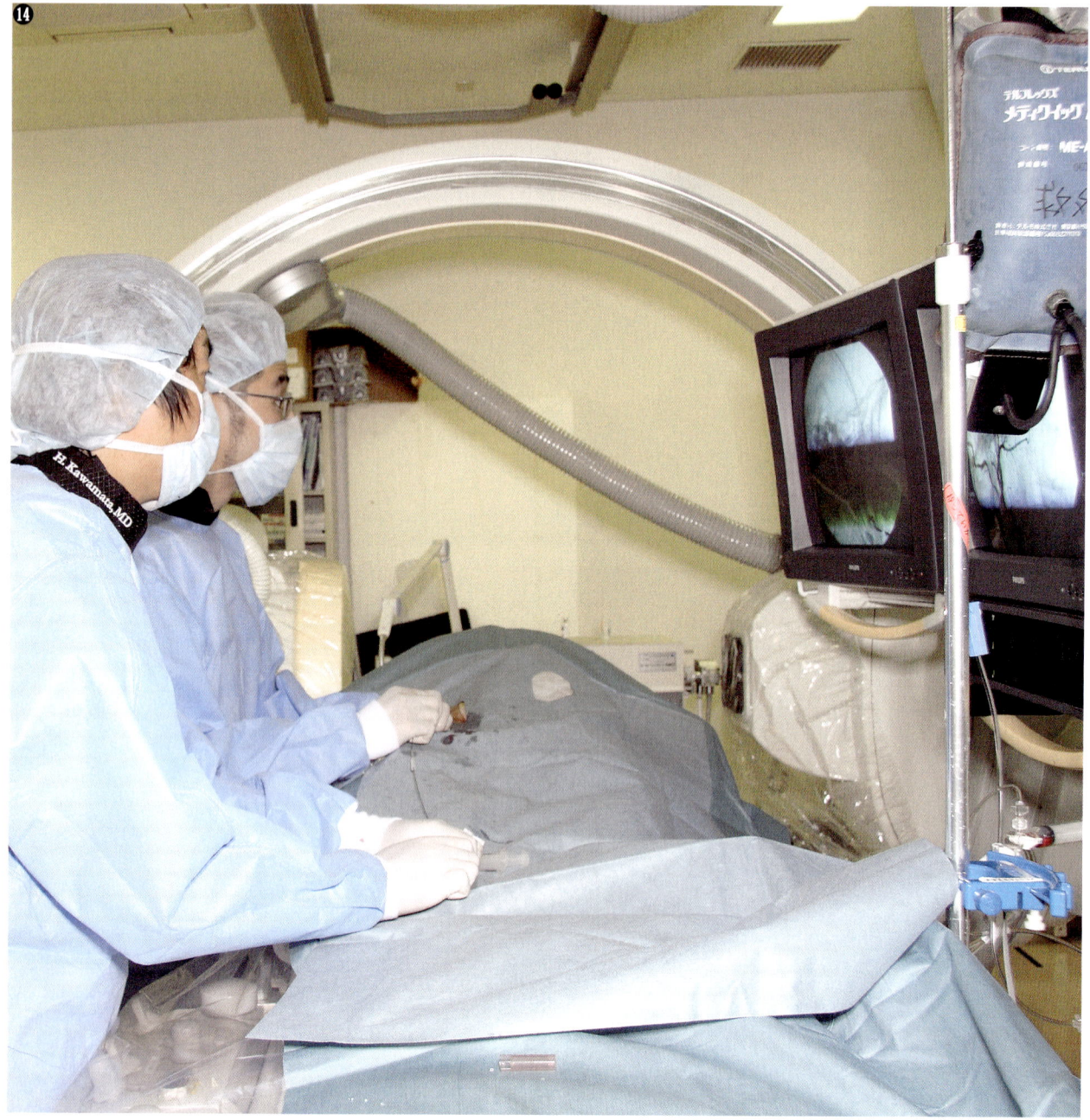

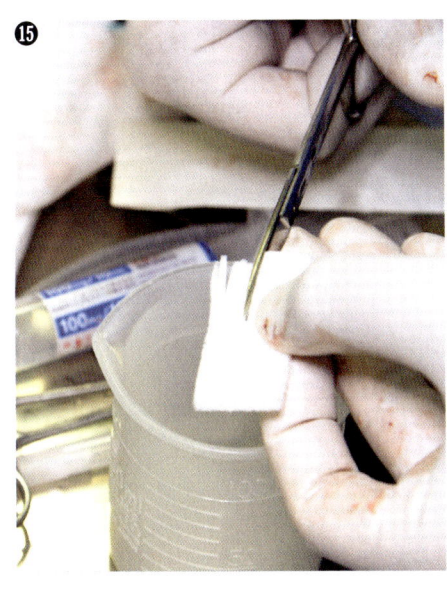

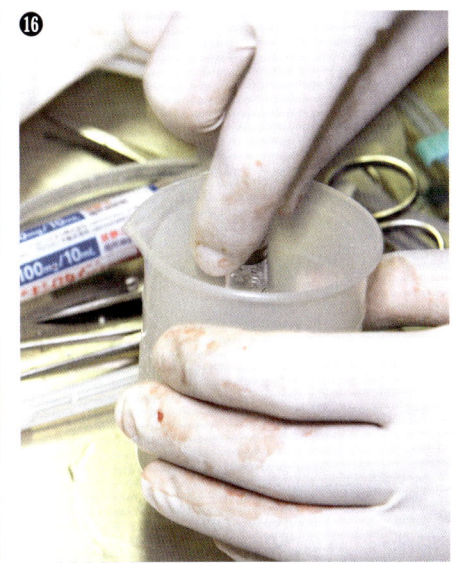

❺❻ 塞栓物質を準備する。写真は、鋏を用いてゼルフォーム®細片を作成し、造影剤と混和しているところ。

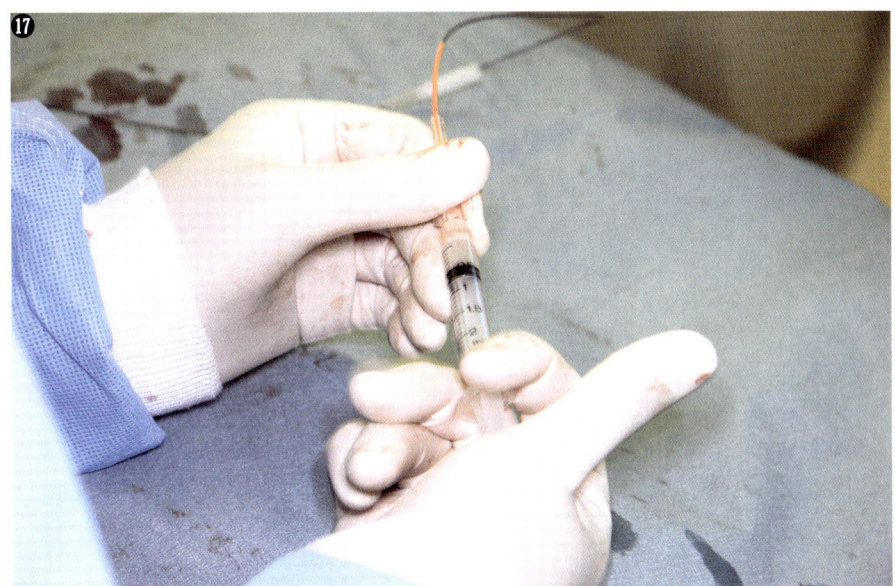

❼❽ 造影剤と混和したゼルフォーム®細片をマイクロカテーテルより注入する。必ず透視下に行い、不必要な範囲への逆流や迷入を防ぐ。透視下にて塞栓物質の停滞がみられるようになったら、確認造影を行い、良好な塞栓効果が得られるまで操作を繰り返す。
また、損傷形態や血管解剖に応じ、他の塞栓物質との組み合わせ（金属コイルやNBCAとの併用）も考慮する。

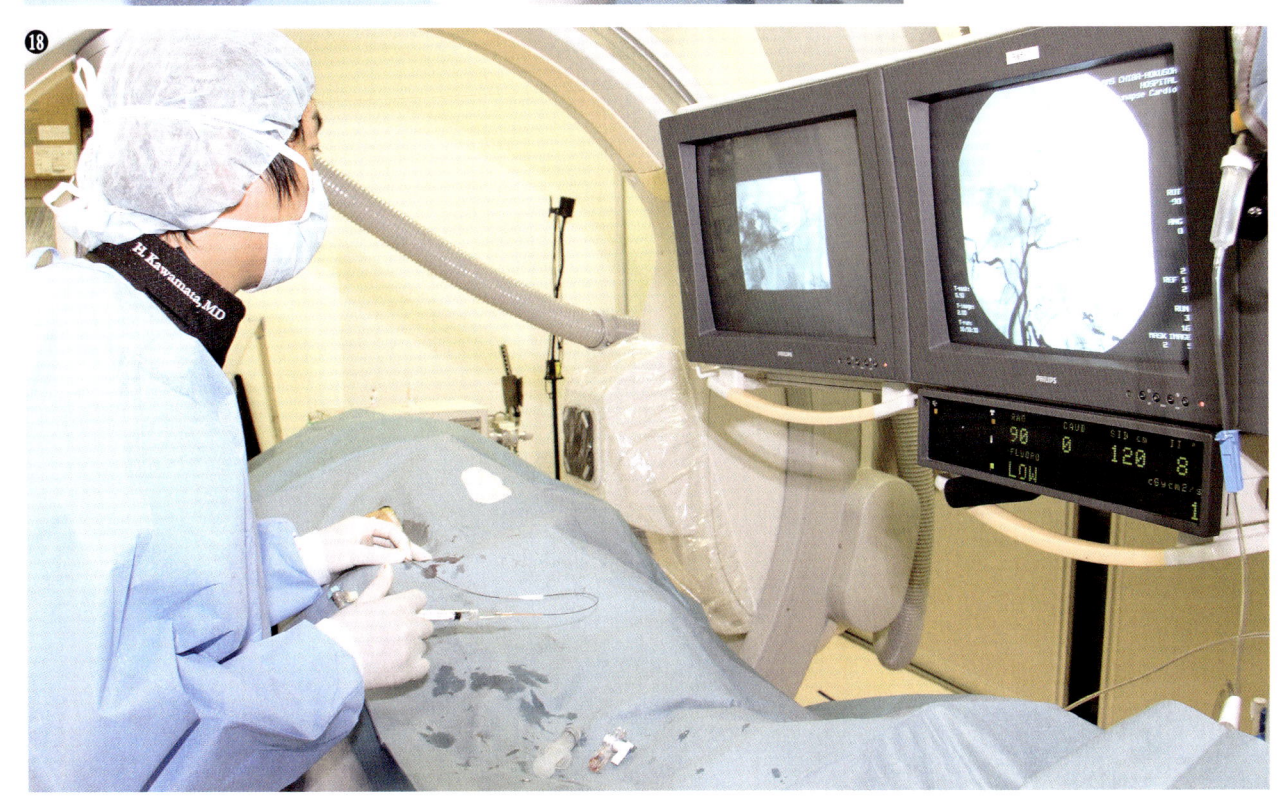

3-⑤ 骨盤創外固定法

　鈍的外傷による不安定型骨盤輪骨折は、後腹膜腔内に大量の出血をきたし、致死的となることが少なくない。骨盤骨折の整復と安定化は患者の苦痛を軽減させ、必要な検査・治療のための移動が安全に行えるようになるだけでなく、骨盤腔の容量を是正することでタンポナーデ効果を高め、骨折に伴う動脈性・静脈性・骨髄性の出血をコントロールする効果がある。また後方領域に存在する神経叢や、膀胱・尿道の二次損傷予防にも有効である。

適応	●不安定型骨盤輪骨折
禁忌	●ピン挿入部の高度汚染　●腸骨翼粉砕骨折
相対禁忌	●骨粗鬆症　●小児　●妊婦
必要物品	●切開縫合セット（メス・直ペアン鉗子・ガーゼ）　●局所麻酔薬　●電動ドリル　●創外固定セット

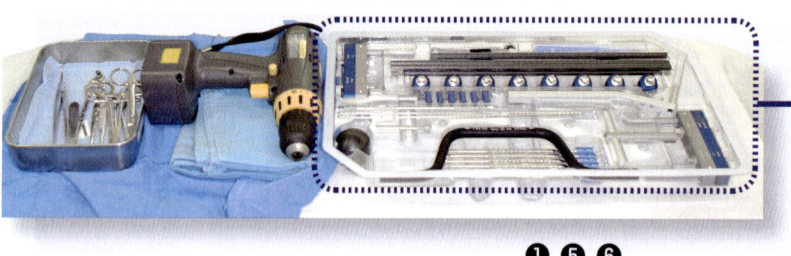

❶六角レンチ
❷手回しドリル
❸キルシュナーワイヤー
❹ドリル
❺ドリル外筒
❻カーボンストレートバー
❼ピンクランプ

※最近はディスポーザブル製品が主流である。
写真はストライカー社製ホフマンⅡ® 骨盤フレームセット。

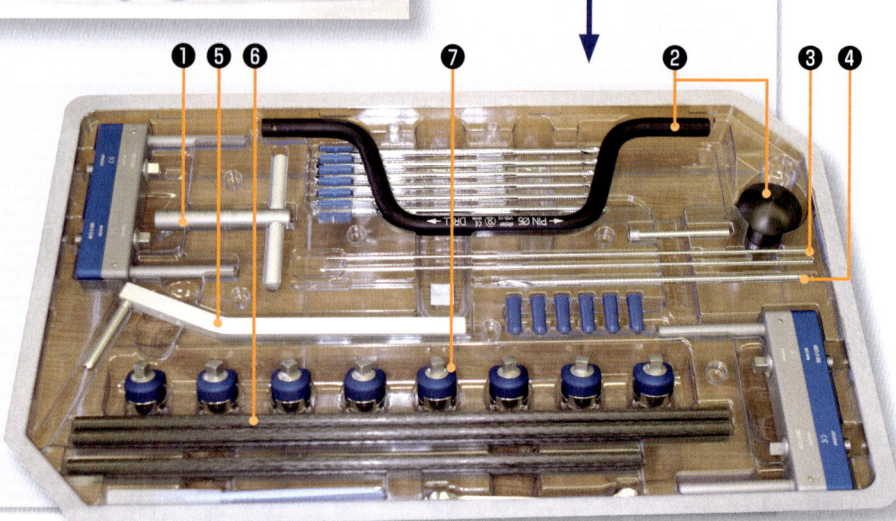

不安定型骨盤輪骨折の急性期固定法

急性期の不安定型骨盤輪骨折の整復固定法はシーツラッピング法、C-clamp法、創外固定法などがあり（**表1**）、それぞれに長所短所がある。創外固定法は骨盤輪後方要素に対して強固な固定力はないが、比較的低侵襲であり、初療室でも装着可能な固定法である。

表1 不安定型骨盤輪骨折に対する急性期固定法の長所短所

	シーツラッピング法	C-clamp法	創外固定法
長所	・全施設・フィールドでも施行可能 ・比較的強い固定力 ・安価	・後方要素の安定化 ・低侵襲 ・腹部・鼠径部が開放	・低侵襲 ・根治的固定になり得る ・整復操作が可能
短所	・長期間の固定には適さない ・鼠径部周辺の操作が不可能 ・側方圧迫型骨折には適応なし ・皮膚トラブル	・手技に習熟が必要 ・透視下が原則 ・高価 ・神経・血管損傷の可能性	・後方要素の安定化には弱い ・骨粗鬆症には固定力不足

骨盤輪骨折の分類法

不安定骨盤輪骨折の分類法は、Tileらの分類を改変したAO分類を使用することが多い（**図1**）。この分類は外力の方向と骨折部から分類されているが、後方要素の安定性を重要視しているのが特徴である。後方要素の損傷がないA型（安定型）と、後方要素の不全破綻によって骨盤輪に水平方向の不安定性のみを有するB型（部分不安定型）と、後方要素の完全破綻によって垂直方向の不安定性も合併したC型（完全不安定型）に分類される。

B型は創外固定法がよい適応になりうるが、C型では後方要素に対するスクリューやプレートを用いた強固な内固定の追加が必要となる。

図1 AO分類

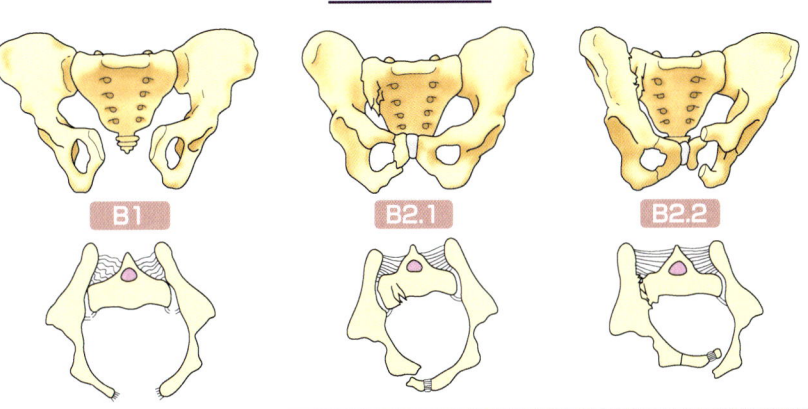

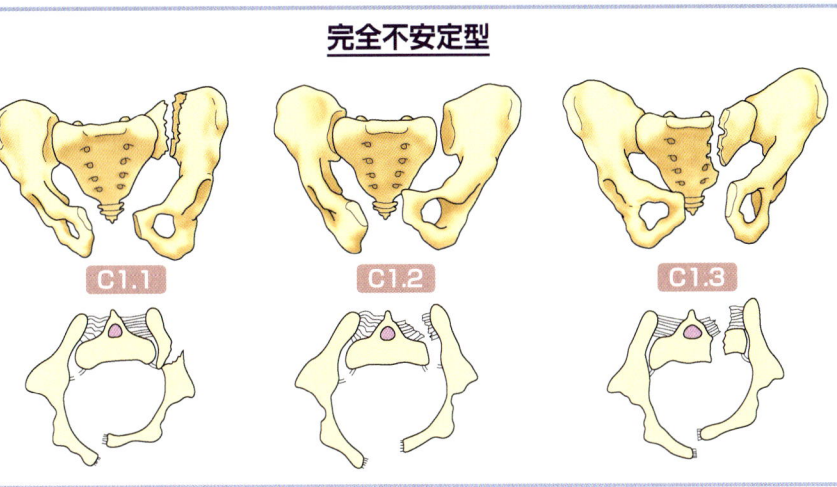

骨盤の解剖

骨盤創外固定を行う際には、骨盤の解剖学的知識を熟知しておくことが望ましい**(図2)**。特に、どの靱帯が破綻すると部分不安定型や完全不安定型となるかなど、骨盤輪を支持している靱帯の構成、主要血管（上殿動脈や、深腸骨回旋動脈、正中仙骨動脈など）、神経（外側大腿皮神経、L5神経幹など）の走向はピン挿入時や整復操作時に重要となる。

図2 骨盤の解剖

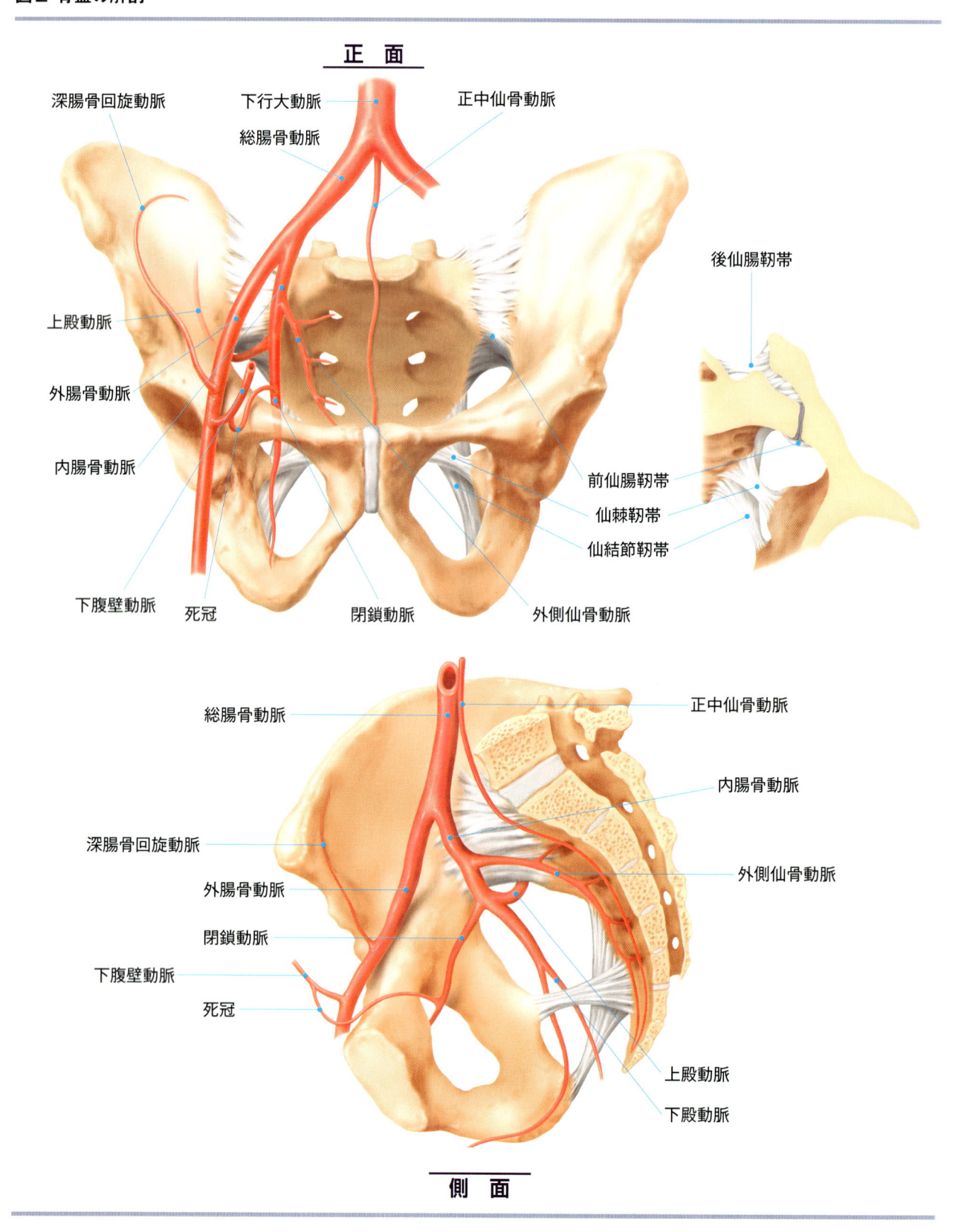

正面

- 深腸骨回旋動脈
- 下行大動脈
- 総腸骨動脈
- 正中仙骨動脈
- 上殿動脈
- 外腸骨動脈
- 内腸骨動脈
- 下腹壁動脈
- 死冠
- 閉鎖動脈
- 外側仙骨動脈
- 前仙腸靱帯
- 仙棘靱帯
- 仙結節靱帯
- 後仙腸靱帯

側面

- 総腸骨動脈
- 正中仙骨動脈
- 深腸骨回旋動脈
- 内腸骨動脈
- 外腸骨動脈
- 外側仙骨動脈
- 閉鎖動脈
- 下腹壁動脈
- 死冠
- 上殿動脈
- 下殿動脈

症例提示

　急性期不安定型骨盤輪骨折の整復固定法としてシーツラッピング法、骨盤創外固定法の施行例を示す。骨盤創外固定のピン挿入部は、一般的に上前腸骨棘後方の腸骨稜を選択する。

　下前腸骨棘を選択する方法は、腸骨部骨折、高度汚染のある場合などに適応となる。下前腸骨棘周辺は骨量が高齢者でも比較的豊富であり、両側各1本のピンを挿入することで強固な固定力が得られる。股関節内にピンが迷入しないように配慮することと軟部組織感染の予防が重要である。

症例1　42歳・男性　高所からの墜落：骨盤骨折＋頭部外傷＋胸部外傷

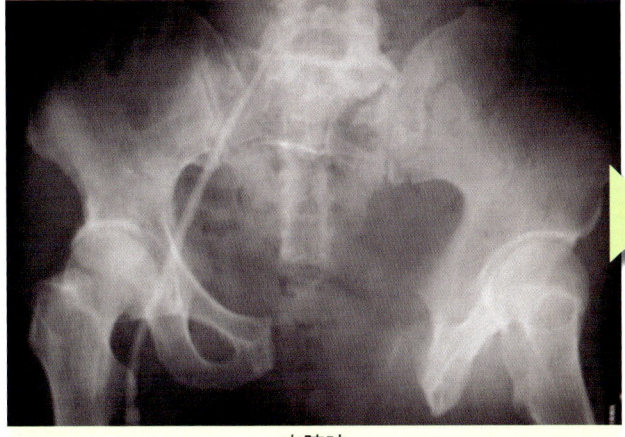

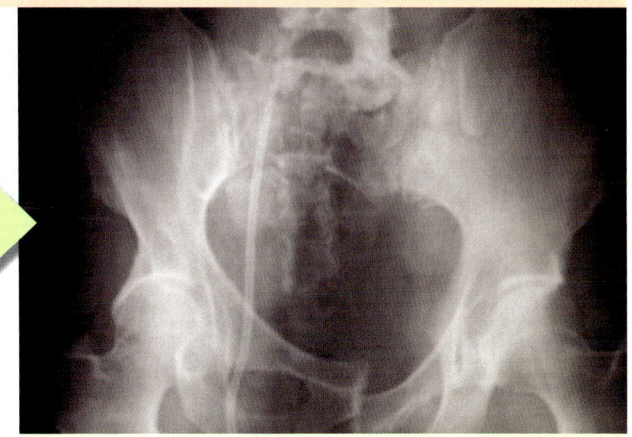

来院時 → シーツラッピング後

症例2　60歳・女性　重量物の下敷き：骨盤骨折＋上腕骨々折

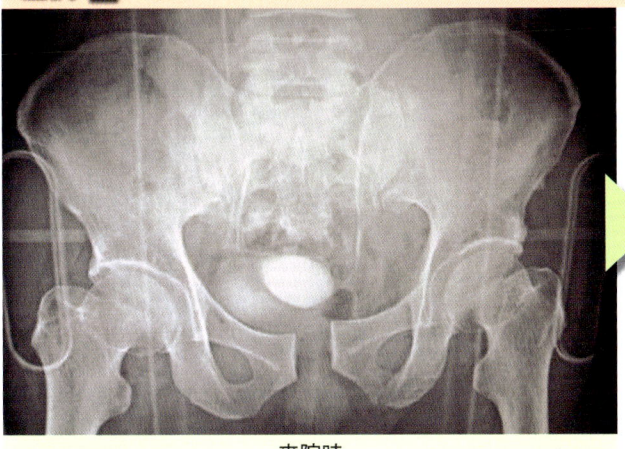

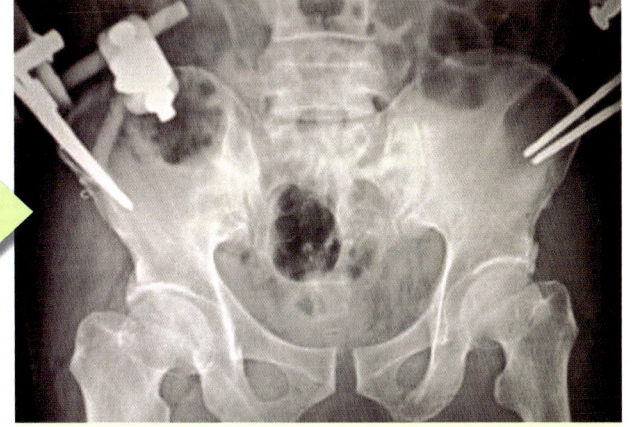

来院時 → 上前腸骨棘後方の腸骨稜からのピン挿入後

症例3　69歳・女性　トラックの下敷き：開放性骨盤骨折＋膀胱破裂

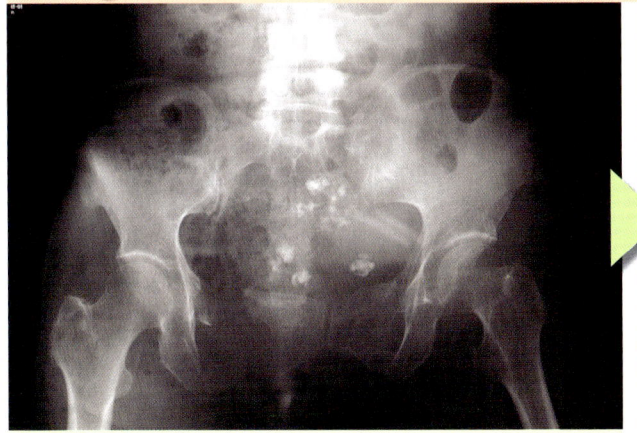

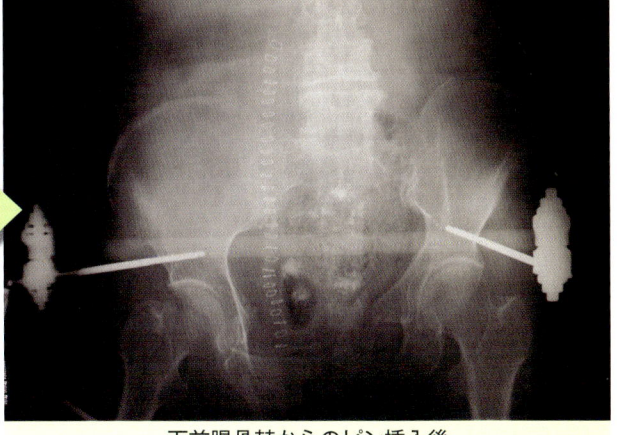

来院時 → 下前腸骨棘からのピン挿入後

骨盤創外固定法の手技

❶ 患者を仰臥位にする。上前腸骨棘から腸骨稜に沿って後方背側にピンを挿入する。
上前腸骨棘を中心に、骨盤部全体を消毒する。X線透視室や手術室で行うことが原則であるが、バイタルサインが不安定な患者の場合は、躊躇なく初療室で行う。

❷ 左右の上前腸骨棘を目印に、後方の腸骨稜部をドレープで覆う。上前腸骨棘やや下方に走行している外側大腿皮神経を損傷しないよう、ピン挿入部は腸骨稜を選択する。上前腸骨棘より1横指以上背側の腸骨稜を前方ピン挿入部とし、周囲に局所麻酔薬を浸潤させる。

❸❹ 徒手的に腸骨稜外側を触れ、キルシュナーワイヤー(直径は2.0mm前後)を腸骨外板外側に沿って10cmほど挿入、腸骨翼の傾きを目測できるようにする。
これはピン挿入時、ピンが過度に内側に傾斜して腸骨内板を超え、ピン先端で骨盤内臓器損傷を合併させないためである。

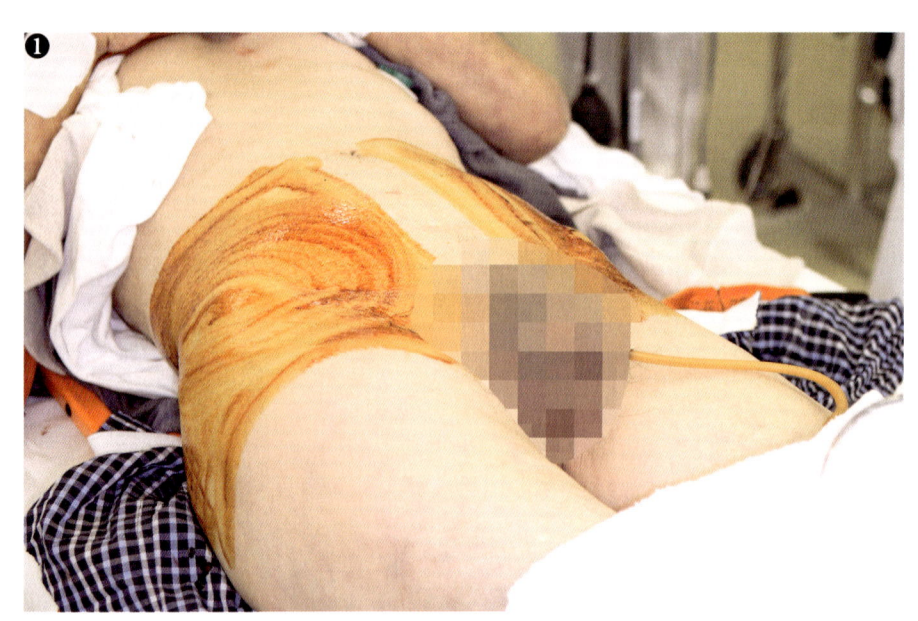

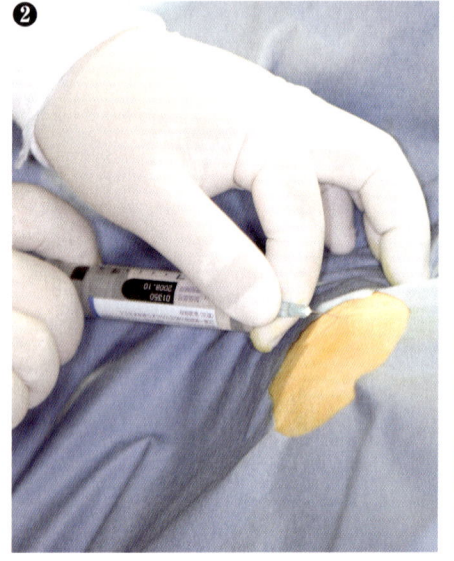

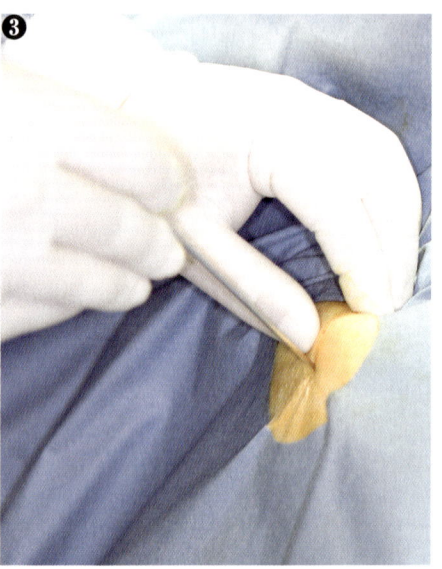

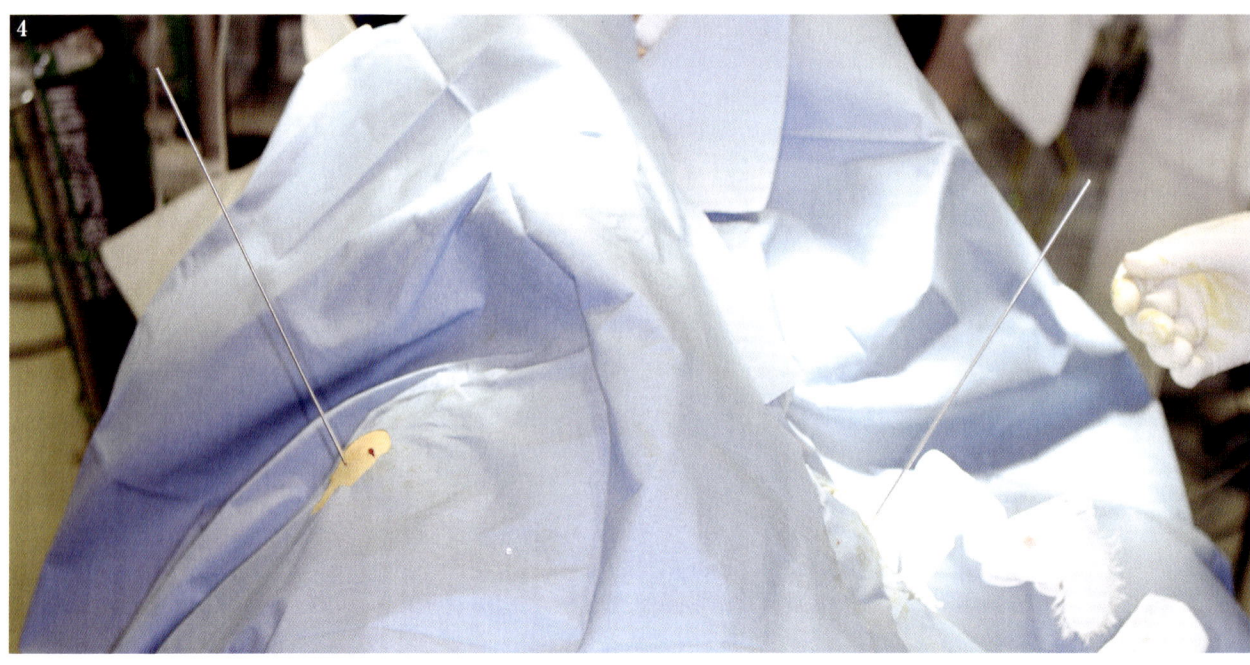

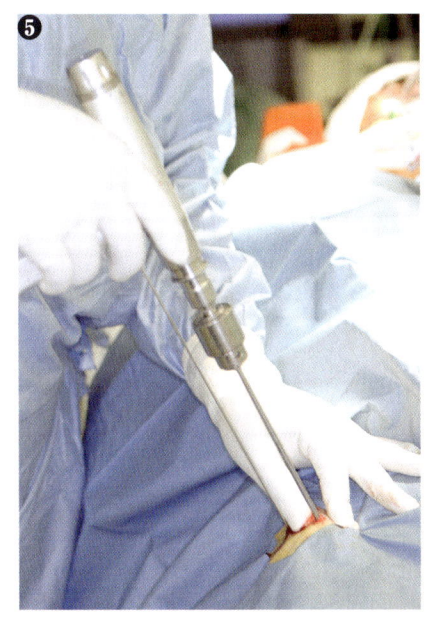

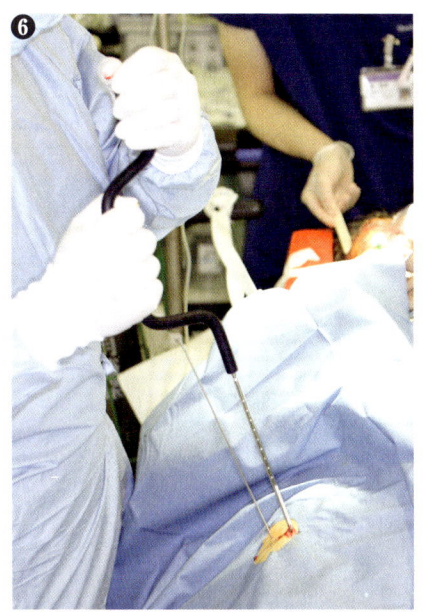

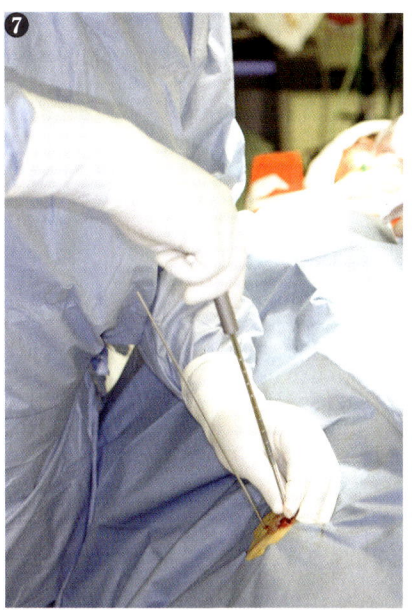

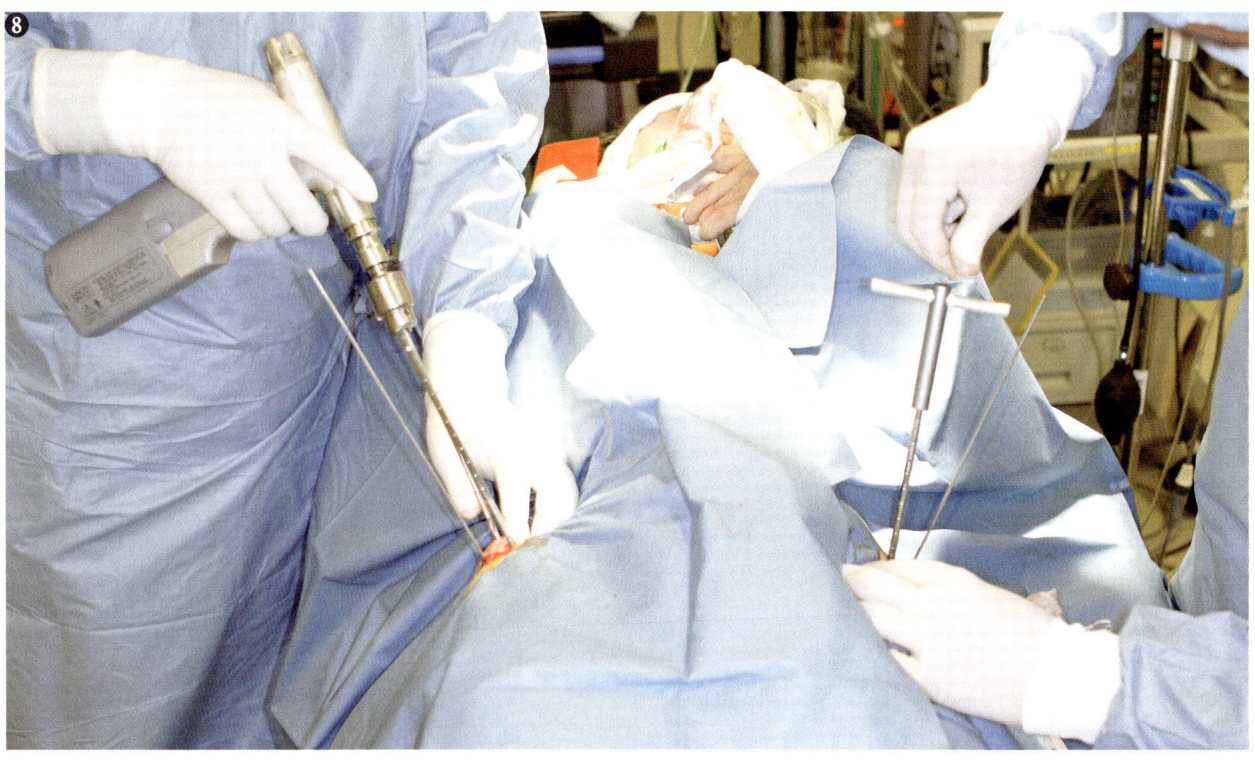

❺ 電動ドリルを使って、腸骨稜の嶺部分にピンの骨孔を作成する。腸骨の内板と外板の間にドリルが進むように、皮質骨のみを貫く。
前方の骨孔は軟部組織が少なく、外筒を必ずしも用いなくてよい。しかし、後方に向かうほど、腹斜筋筋膜が腸骨稜部を覆うため、外筒を用いて筋・筋膜組織を巻き込まないように工夫する必要がある。

❻❼ キルシュナーワイヤーの傾きを考慮しながら、骨孔に創外固定用ピンを当て、徒手的または電動ドリルを用いてピンを挿入する。
この際、腸骨外板と内板の間にピンが入っていくようにピン先端の抵抗を感じ取りながら、ピンを進めていく。
挿入距離はピンのねじ切り部分が骨内に埋没するところまでは、感染予防の点からも最低限必要である。それ以後は、ピンの固定力が十分得られたところで留置する。おおむね、日本人成人男性で7～10cm程度が目安である。操作中、腸骨外板を貫いてしまった場合、ピンの固定力が比較的良好であれば、そのままピンを留置する。徒手的にピンが不安定である場合や、挿入距離が短い場合は方向を変えて再挿入するか、別の場所に骨孔を作成する。
腸骨内板を貫いた場合は、固定力があってもピンを留置せずに、愛護的にピンを抜去し、挿入角度または骨孔の位置を変える。

❽ 創外固定器装着は、術者1名でも可能であるが、原則2名で行うことが望ましい。
ピン挿入は健側から行う。不安定となっている患側腸骨翼へのピン挿入は、容易ではないこともしばしばあり、熟練を要する。

❾　前方のピンが挿入されたら、次に後方ピン挿入に移る。使用する器材により異なるが、2横指から3横指後方に、次の骨孔を作成する。再度、キルシュナーワイヤーを骨孔作成付近の腸骨外板の外側に沿って挿入し、傾きの指標とする。腸骨稜は後方にいくにしたがって傾斜角が大きくなる傾向にあり、必ずしも前方の挿入ピンと平行にはならない。

❿　腸骨稜に挿入するピンは、2～3本必要である。各ピンに十分な固定力があれば、左右2本で良好な骨盤輪の固定力が得られる。骨盤輪の不安定性が強い垂直剪断型骨折では、3本必要なことが多い。ピンに創外固定用ピンクランプを、六角レンチを用いて取り付ける。

⓫　連結器を用いてストレートバーとピンクランプを連結する。この際、合併する外傷によってストレートバーの位置を考慮する。
腹部外傷により開腹術が必要となる場合は、ストレートバーを可能な限り下方に設定する。一方、下肢の外傷がある場合や、血管造影などを行う際には、やや頭側に設定する。

⓬　手術室や透視室であれば、X線透視下にピンを利用して骨盤のアライメントを可及的に整復、助手に六角レンチで連結器を締めてもらい、創外固定器を固定する。
救急外来の初療室で行う場合は、ポータブルの骨盤X線写真1枚で、大まかな整復位を決定し、固定する。この整復操作は救命のための止血であり、いたずらに良好な整復位を得ようとして操作を継続してはならない。
極端な整復不良でなければ固定を終了し、バイタルサインが落ち着いた後に全身麻酔、X線透視下に正しい整復位に修正、再固定する。

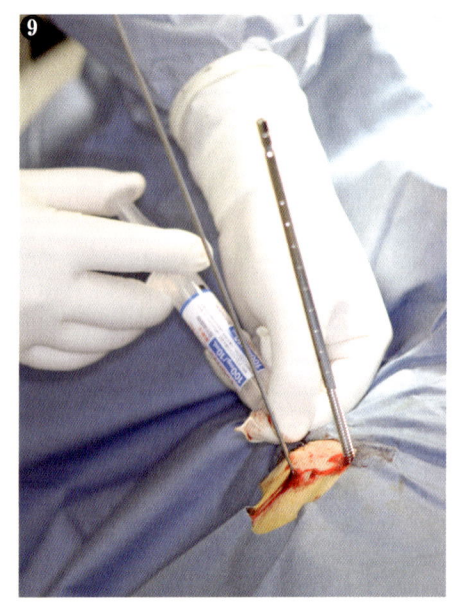

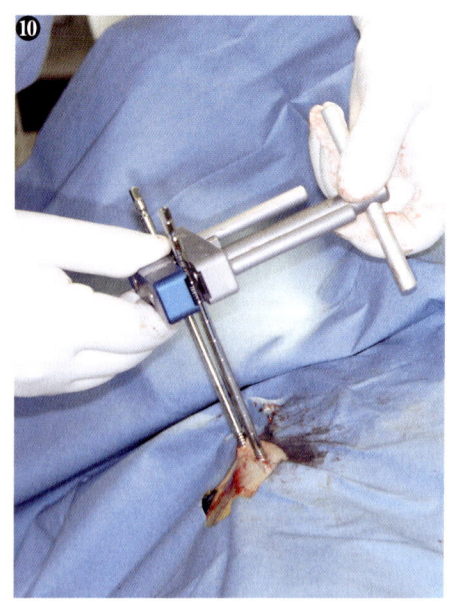

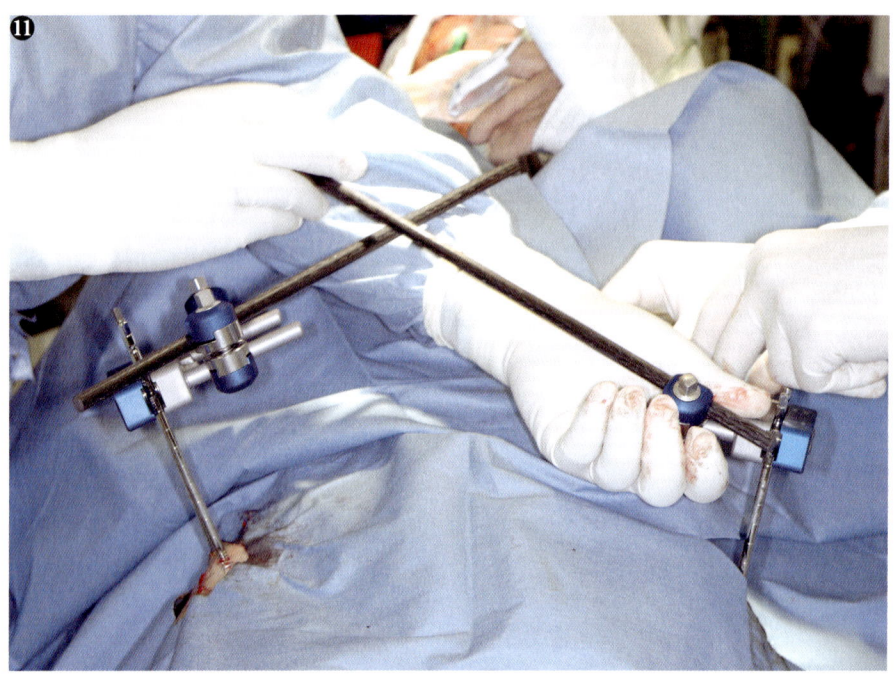

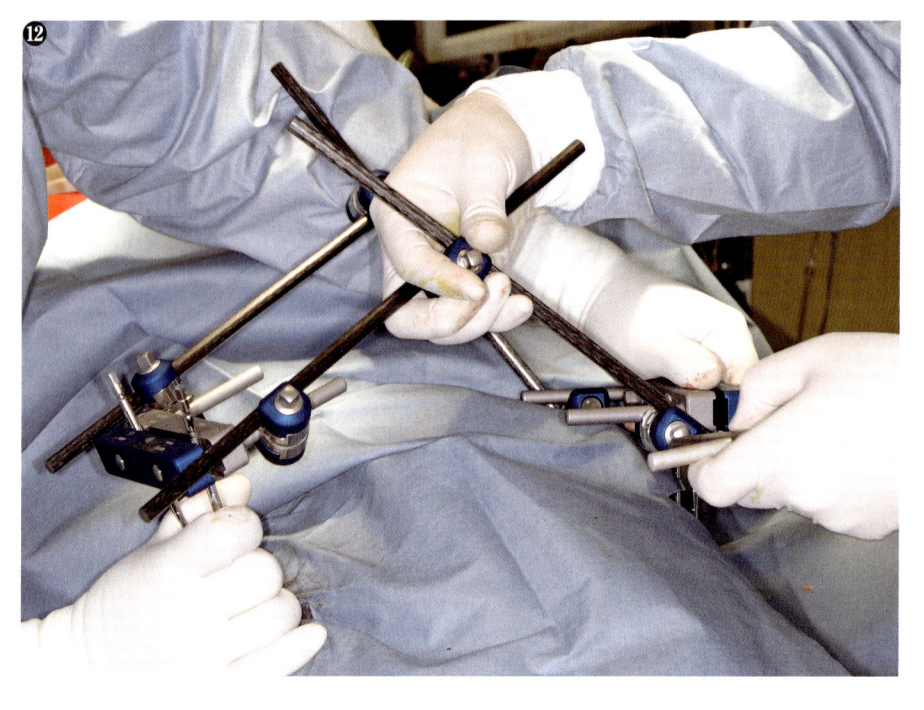

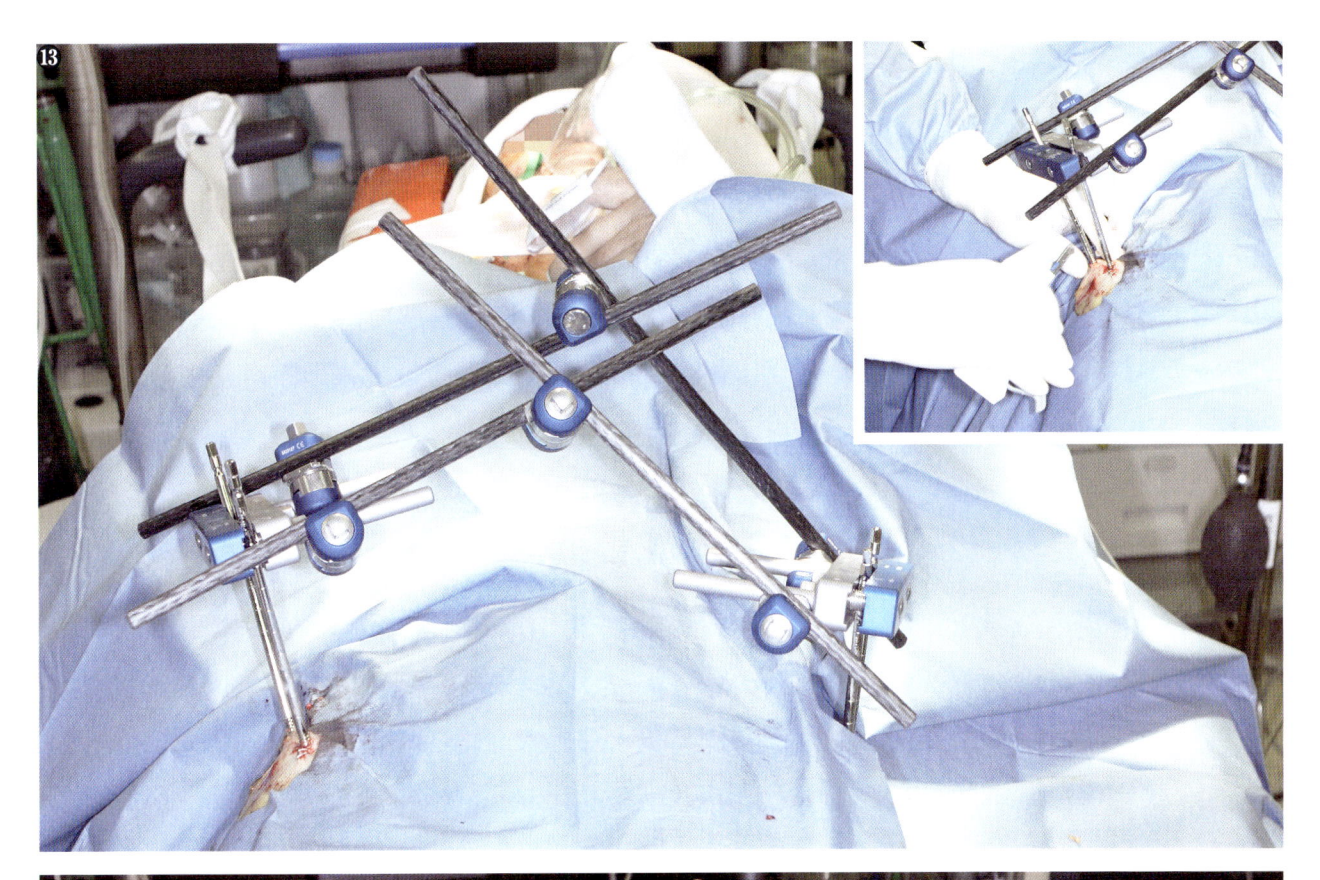

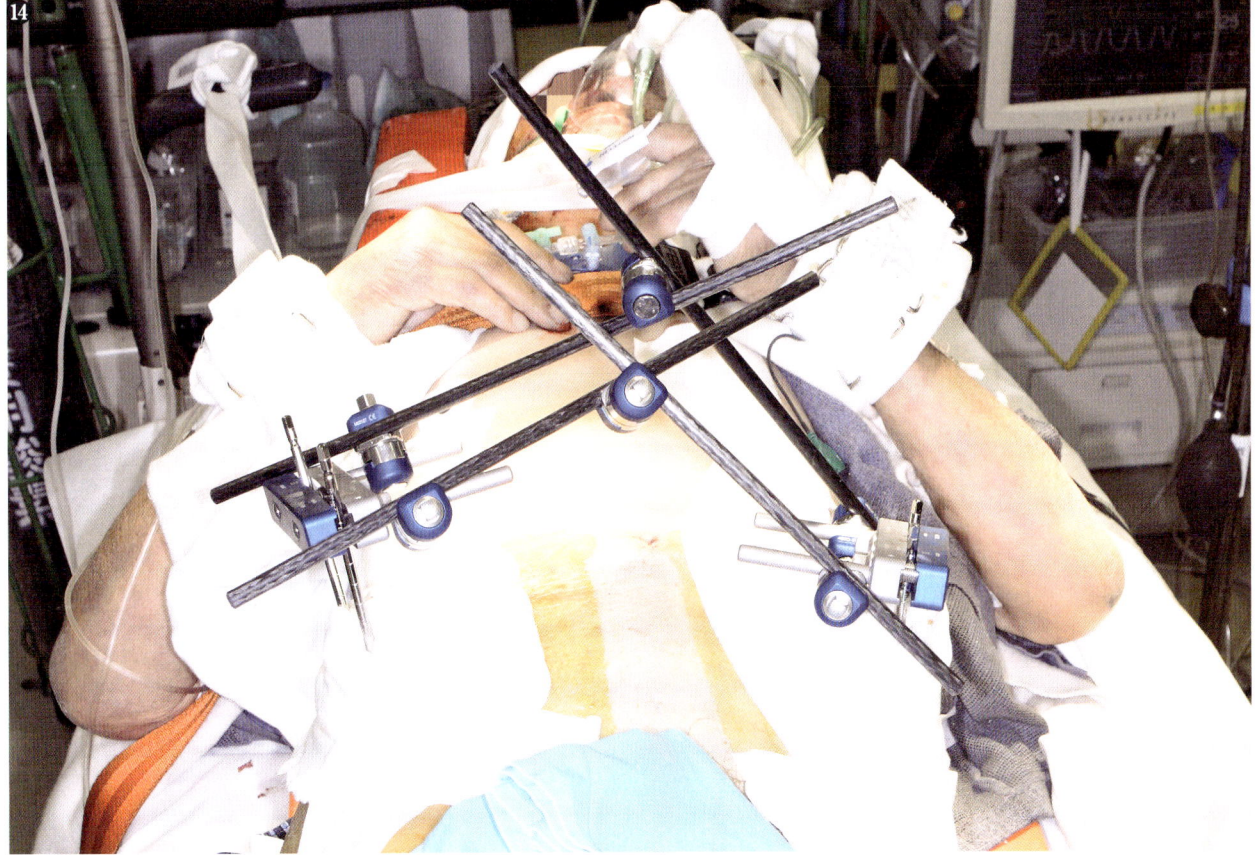

❸❹　骨盤創外固定が完成した状態である。
ピン挿入部は、感染予防と止血のため、表皮を縫合する。
出血が持続することもあるが、多くは圧迫により止血する。

創外固定法は低侵襲であり、多少のコツはあるものの、待ったなしの初療を行う救急医は使用法を習熟しておく必要がある。

3-⑥ ログロール

　高エネルギー事故による患者に対しては、全例に脊椎損傷が存在する可能性があるという前提で対応する必要がある。

　脊椎損傷のある患者を不用意に動かすことで生じる脊髄損傷は、患者の最終的な回復状況を大きく左右する。患者をバックボード上に固定する際は、ログロール（log roll）という方法を用いることで、二次的な脊髄損傷の発生を予防できる。

　ログロールとは、患者の身体を1本の丸太（log）に見立て、脊椎にひねりや屈曲を加えずに回す（roll）動作である。この方法により、脊椎軸を保持しながら背面観察を行い、素早くバックボード上に患者を移動することが可能になる。

適応
- 高エネルギー事故による患者
- 高エネルギー事故でなくとも、鎖骨よりも上の外傷、飛び込み外傷、頸部痛、四肢の麻痺やしびれのある患者
- 意識障害を伴う外傷患者

禁忌
- 不安定型骨盤骨折が疑われる患者

注意点
- 患者がバックボードの中央に乗っていない場合は、頭部保持者の合図に従って、体幹保持者、下肢保持者が協同してスライドさせる。
- それぞれが脊椎軸を一定に保つことを意識することが重要である。
- 頭部保持者は、頭頸部を積極的に押したり引いたりすることのないよう注意する。

ログロールの手技

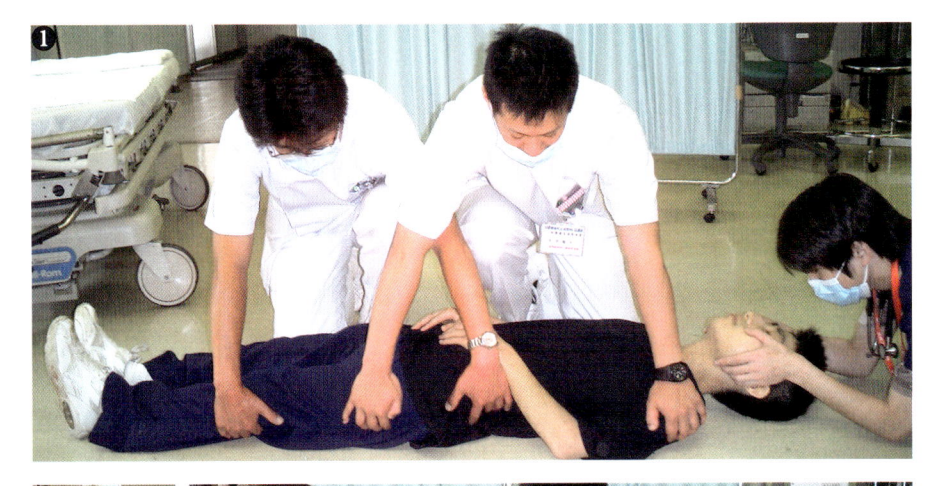

❶ 頭部保持者1名、体幹保持者2名の計3名で行う。
頭部保持者は頸椎軸の保持と気道管理を担当し、体幹保持者はそれぞれ肩と臀部、臀部と下腿をつかむ。

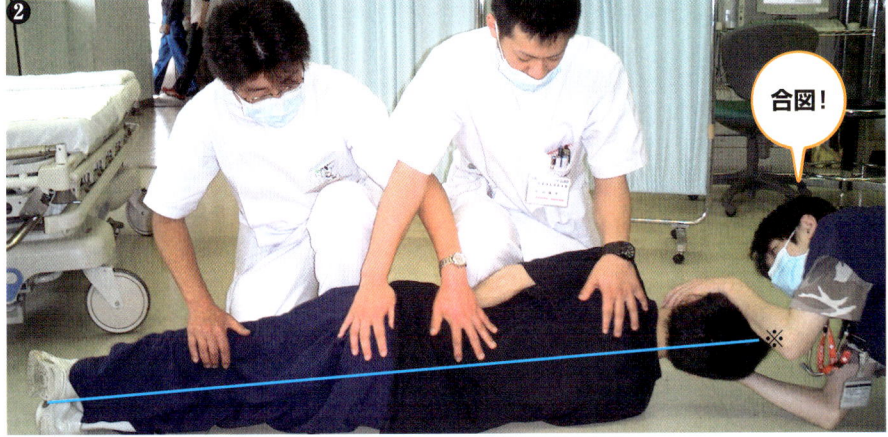

❷ 頭部保持者の合図により、患者の身体が90度になるまで横向きにする。
脊椎軸（※）がずれないように、常に注意しながら行う。

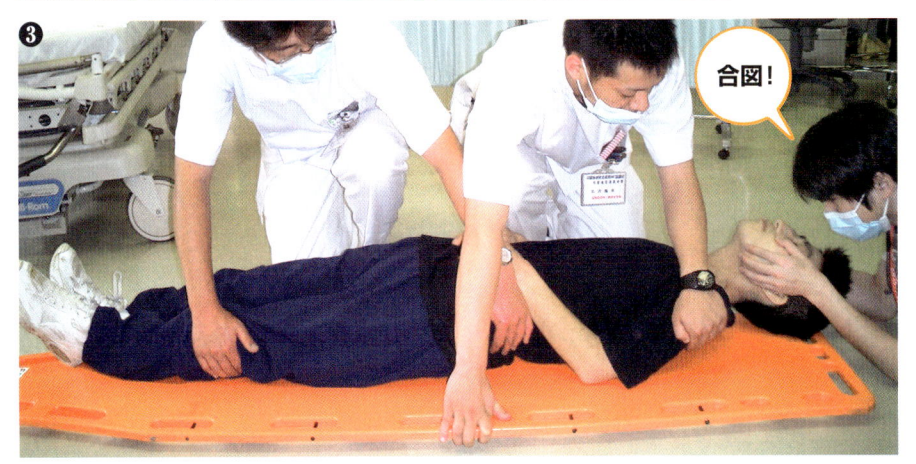

合図！

❸ 背面観察後、バックボードを引き寄せ、90度横向きにした時と逆の要領でバックボード上に載せる。この時も、頭部保持者の合図により行う。

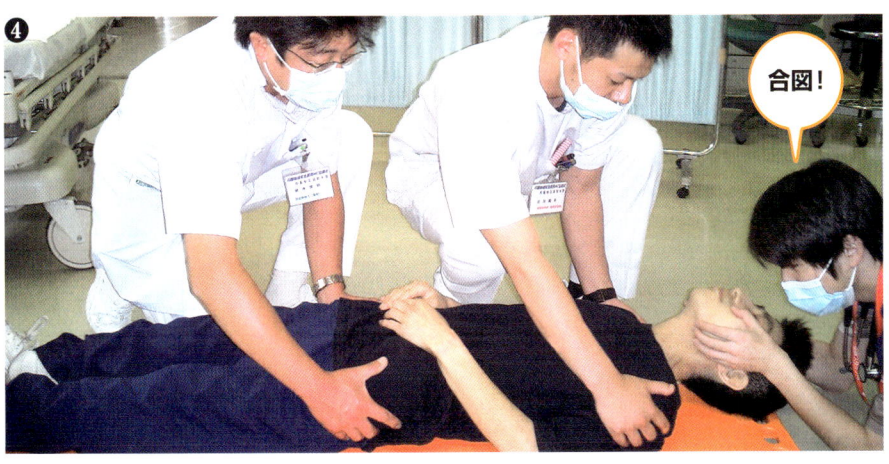

合図！

❹ 患者がバックボードの中央に乗っていない場合は、頭部保持者の合図に従って、体幹保持者、下肢保持者が協同してスライドさせる。
それぞれが脊椎軸を一定に保つことを意識することが重要である。特に頭部保持者は、頭頸部を積極的に押したり引いたりすることのないよう注意する。

合図！

4-① 副子固定法

　四肢の外傷、骨折・脱臼・靱帯損傷などの軟部組織損傷に対しては、まず、局所の安静を保持するために固定をすることが原則である。これにより、急性期における出血の防止、軟部組織の腫脹や浮腫の軽減、疼痛の緩和、血管・神経損傷などの二次損傷の回避が可能となる。

　救急治療の現場において、骨折を伴う症例は非常によく遭遇するものではあるが生命の危機に直結するものは少なく、ゆえに時として見落とされ、後に大きな機能障害を残すことがある。したがって、初期治療の段階で迅速な診断、処置がなされなければならない。

　副子固定は病院前応急処置から臨床の現場において広く用いられるが、以下では日常診療で最も使用頻度が高いギプスシーネ固定について述べる。

適　応	●骨折の有無にかかわらず、外固定の目的は身体の支持機能の保持にある。骨折が疑われる症例すべてに適応がある。副子固定法はギプス法に比べ固定力は劣るが、簡便であるため救急治療の現場では頻繁に使用される。
禁　忌	●すでに褥瘡や水疱などskin troubleがある場合
相対禁忌	●外固定をすることにより、二次損傷を増悪させる可能性がある場合（受傷早期は患部が腫脹するため、循環障害などの二次損傷を防ぐ点からギプス法は用いるべきではない）
必要物品	●プラスチックギプス、または既成のギプスシーネ（オルソグラス®など） ●下巻き用の綿包帯またはフェルトパッド ●水（室温程度） ●弾性包帯

固定材料について

近年、ギプス固定材料の進歩は目覚ましく、これまでの石膏ギプスに代わり、ガラス繊維にポリウレタン樹脂を含浸させたプラスチック性ギプスが多くの症例に用いられるようになった。既成のギプスシーネにも応用され、サイズも豊富となっている。我々はこのプラスチック性ギプスシーネを好んで使用している。

シーネの幅は2〜5インチのものがあり、適切な幅を選択する。固定範囲により、その長さを調整する。全周の少なくとも1/2を覆うサイズを選ぶ。1/2を大きく超えるサイズを使用すると循環障害の原因となるので避ける。

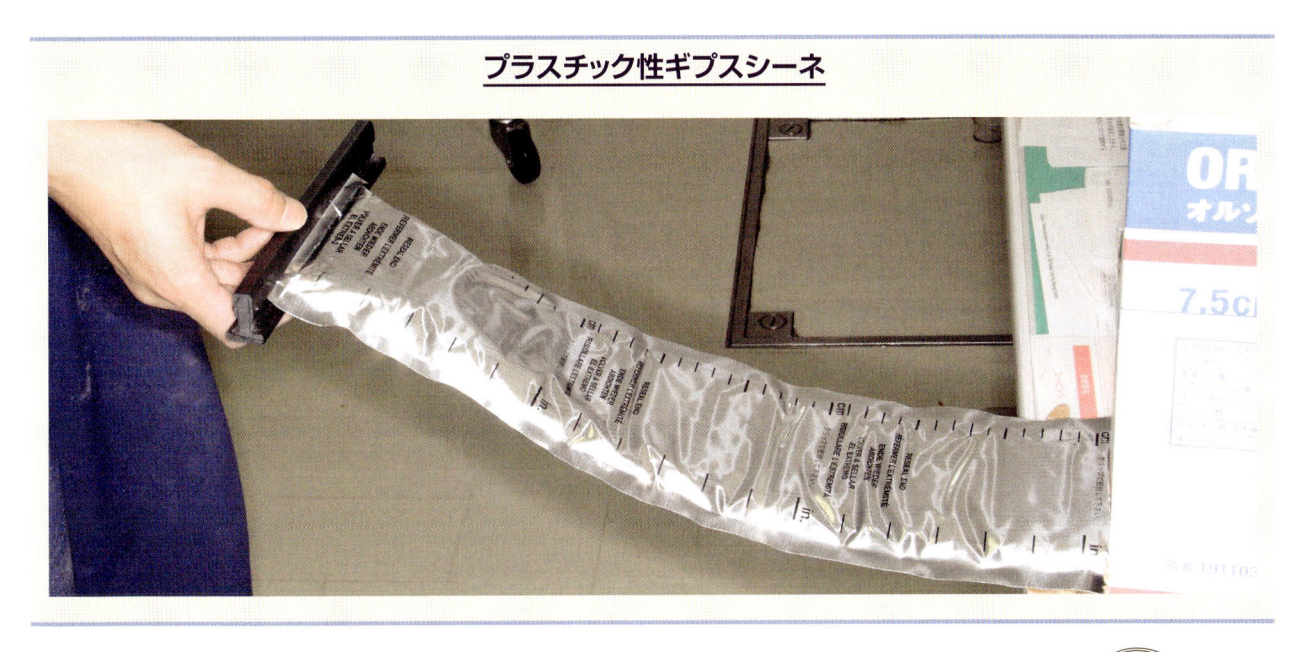

プラスチック性ギプスシーネ

固定範囲と肢位

損傷部（骨折、脱臼など）の近位、遠位の2関節の固定を原則とする。筋の起始、停止を含むためである。大腿骨骨折や上腕骨骨折の場合は、近位側は股関節、肩関節、遠位側は回旋予防のため膝関節と足関節、肘関節と手関節までを固定する。

通常は患肢の前面または後面の1方向に当てることが多いが、前腕や足関節などではU字型に当てることができる（sugar tongue法）。

固定肢位は良肢位が原則であり、**表1**に主な関節の良肢位を示す。

上腕骨骨折時の固定

近位側：肩関節
遠位側：肘関節、手関節

大腿骨骨折時の固定

近位側：股関節
遠位側：膝関節、足関節

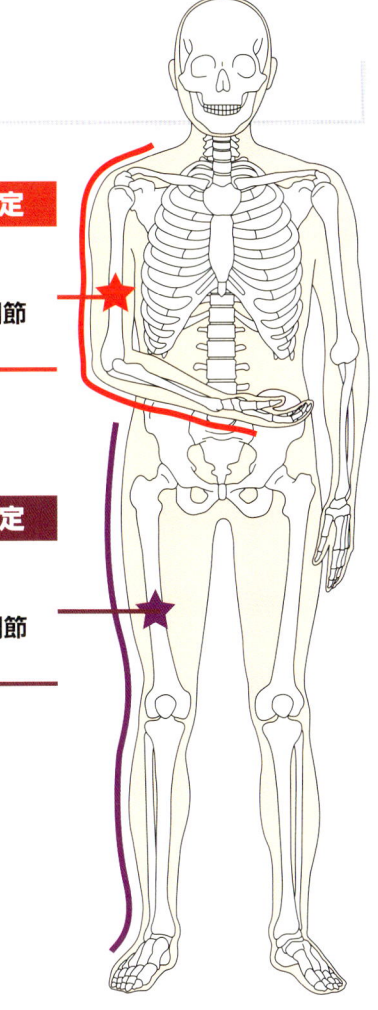

表1 主な関節の良肢位

肩関節	70°前外方挙上位
肘関節	90°屈曲位
手関節	軽度背屈・回外内中間位
指関節	30°屈曲位
股関節	30°屈曲・軽度外転位
膝関節	30°屈曲位
足関節	底背屈中間位

副子固定法の手技（前腕骨折）

❶ ギプスシーネを患肢に当て、長さと形を整え、折り曲がる部分には切り込みを入れる。空気中の水分によっても硬化するので、操作は手早く行う。

内面に皺や凹凸ができないように、患肢の輪郭にしっかり沿うように手掌や母指球部全体で圧迫する。この時、神経や骨性突起部を局所的に圧迫すると神経麻痺や褥瘡の原因となる。特に上肢では尺骨神経、下肢では腓骨神経を圧迫しないよう十分注意する必要がある。

❷ 助手に患肢を確実に保持させ、弾性包帯を圧迫しすぎないように、しっかりと適合するように巻く。弾性包帯は過度に圧がかかりやすく、循環障害などにつながるため、注意が必要である。転がすように余分な力を加えずに、適切な圧を保ちながら巻く。末梢から中枢へと巻くのが原則である。これにより静脈やリンパの還流を妨げず、かつ包帯がずれにくくなる。

ギプスシーネは5〜6分で硬化するが、強固に固まるまでさらに10分程度かかるので、その間良肢位をしっかりと保持する。

❸ 装着後は必ず手指、足趾の動きと知覚を調べる。循環障害を予防するために患肢を挙上する。循環障害の徴候は末梢の色調や静脈環流の状況を調べ、動脈閉塞の徴候は5P*に気を配る。

骨折の基本的治療目標は変形の矯正と機能の回復であり、固定範囲は最小限にとどめ、関節の固定肢位には十分配慮する。

固定後、隣接関節は積極的に動かすように指導し、関節の拘縮を防ぐ。患者や家族にも細かく注意事項を説明し、納得させることが大切である。

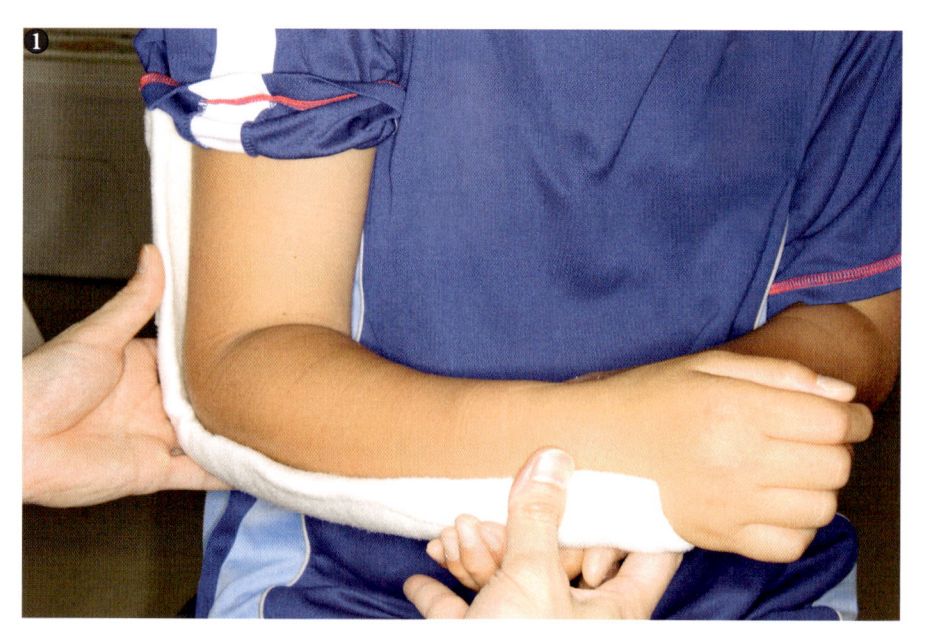

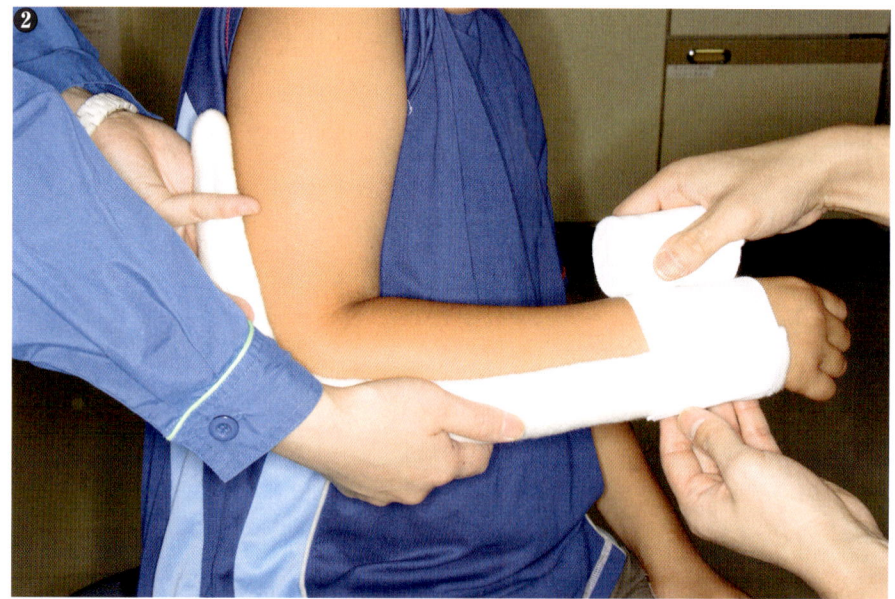

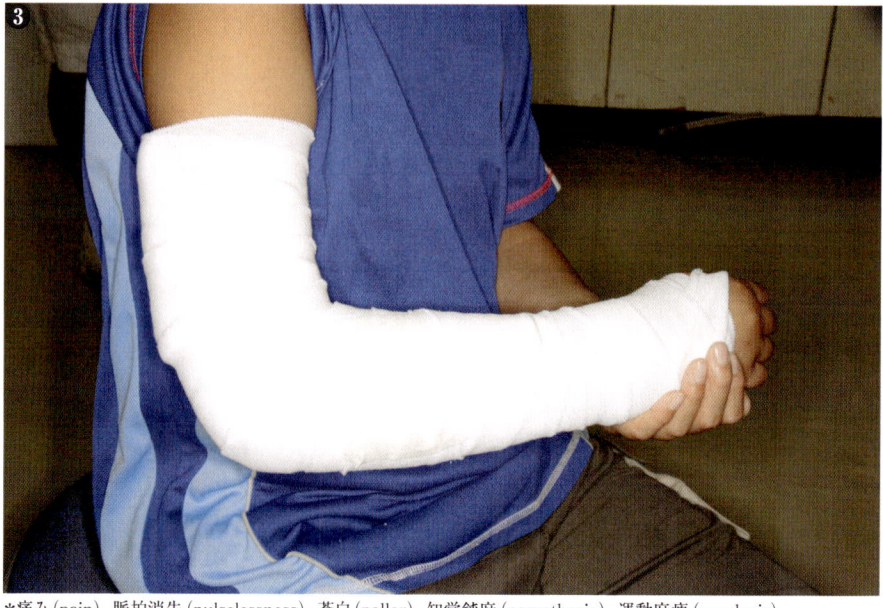

*痛み（pain）、脈拍消失（pulselessness）、蒼白（pallor）、知覚鈍麻（paresthesia）、運動麻痺（paralysis）

4-② プラスチックギプス固定法

　外傷患者を描けといわれたら、一般の人は三角巾、松葉杖、包帯、そして足にギプスをしている姿を想像するのではないだろうか。以前、ギプス固定法は整形外傷治療の中心であった。ベテラン整形外科医が、見事な芸術作品のようなギプス固定を行っているところを目にした若手医師も少なくないであろう。しかし1980年代以降、内固定材の開発が進み、創外固定法なども出現してきたことから、煩雑で生活に制限の多いギプス療法は治療の主流ではなくなった。

　整形外科医はギプス手技の十分な習熟よりも、内固定材を用いた手術手技の腕を磨くことが優先された。ところが近年、それまでの内固定絶対主義に異論を唱える報告が散見されるようになった。より低侵襲な治療法の模索が始まり、ギプス固定法の有用性も再認識されている。ギプス固定には静脈血栓塞栓症の誘因としての側面もあり、安易な適応は危険であるが、低侵襲という大きなメリットを考慮すれば上手に利用していくべき手技であろう。

適応
- 骨折、脱臼整復後の固定
- 靱帯・腱損傷に対する固定
- 先天性股関節脱臼を代表とした変形矯正
- 関節固定を目的とした外固定
- 義肢装具の採型（石膏ギプスが主）

禁忌
- 皮膚に創・皮膚炎・潰瘍などがある場合
- 著しい腫脹がある、または腫脹が予想される場合

必要物品
❶ 下巻き用ストッキング（綿またはポリエステル製のチューブタイプが主）
❷ 下巻き用綿包帯（綿とレーヨンの混紡、吸湿性・クッション性・手切れ性に優れている）
❸ 水
❹ ギプスカッター
❺ ギプス用はさみ
❻ ギプス（写真はスコッチキャスト™プラス-J：スリーエムヘルスケア株式会社）
❼ 新聞紙（または防水シーツ）
❽ ディスポーザブルプラスチック手袋
❾ 補助具（踵・ジョイントなど）

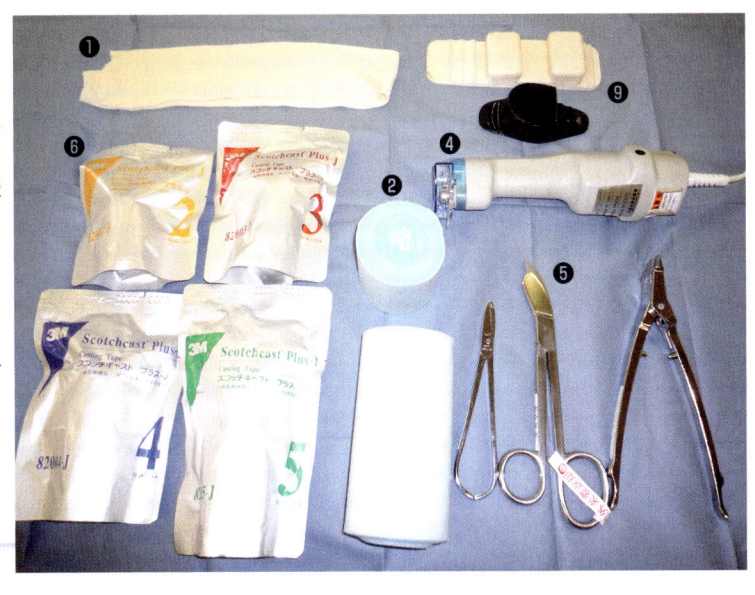

ギプス固定法とは

　有史以来、骨折時には患部を固定することで疼痛が軽減し、治癒も早いことが知られていたようである。木や竹を用いた外固定法は経験的に行われていたと考えられるが、副子固定の域を超えず固定力に問題があった。1850年代になってオランダ人医師Antonius Mathijsenが本格的な治療法として、石膏を用いたいわゆるギプス（独語で石膏の意）固定法を開発した。1970年頃までは素材といえば石膏に限られていたが、その後、石膏よりも軽量で通気性のいいプラスチック（ガラス繊維）製のものが登場し、現在ではほぼ石膏にとってかわった感がある。

　しかし、可塑性（形成のしやすさ）、価格などでは石膏ギプスが勝っており、依然好んで使用する医師も少なくない。基本的な手技、適応/禁忌については石膏もプラスチックギプスもほぼ同様である。手術療法や創外固定法が整形外科における外傷治療の中心となった現在においても、ギプス固定法はきわめて重要な治療法として位置付けられていることに変わりはない。合併症を考慮しながら、上手に利用していくべき手技である。

表1　ギプス固定法の合併症

静脈血栓塞栓症	◆致死的疾患である肺血栓塞栓症の原因疾患として、静脈血栓塞栓症は近年注目を浴びている。ガイドラインでは下肢の骨折患者はそれだけでハイリスク群となり、低分子ヘパリンなどを使用した積極的な抗凝固療法が推奨されている。 ◆下肢ギプスを施行した場合、有効な予防法である間欠的空気圧迫法を行うことができず、ベッド上の体動も制限されるためリスクは増加する。また、ギプス後早期の安易な抗凝固療法は骨折部からの出血を増長させ、コンパートメント症候群や皮膚障害の原因にもなるため慎重な管理が必要となる。
関節拘縮	◆骨折の治療のためには安静・固定が必須であるが、長期間のギプス固定は不可逆的な関節拘縮をきたすことがある。 ◆特に高齢者に対する使用には、十分な配慮が必要である。
廃用性筋萎縮	◆長期間のギプス固定よって引き起こされる。 ◆外固定早期からの等尺性筋力トレーニング※などの理学療法を行い、予防に努める。 ※等尺性筋力トレーニングとは、関節を動かさずにギプスの中で筋力を鍛える方法
皮膚トラブル （掻痒・発疹・潰瘍など）	◆夏季や体毛が多い人、アトピー性皮膚などの患者は高頻度に皮膚炎、毛嚢炎を引き起こす。 ◆症状が悪化すると不眠となるほどの掻痒感が出現し、夜間外来にギプス除去を依頼しにくることもある。沈掻スプレーや冷却などの対症療法が奏効しない場合は、いったんギプスシャーレなどへの変更を余儀なくされる症例もある。 ◆不適当なギプス法では、ギプスのたわみなどで皮膚潰瘍をきたす。
絞扼性神経障害	◆上肢では橈骨神経麻痺や正中神経麻痺、下肢では腓骨神経麻痺、後脛骨神経麻痺などが合併しやすい。 ◆特にギプス装着早期1週間は、頻回のチェックが重要である。

プラスチックギプス固定法の手技

❶　11歳・男児：転倒による橈骨骨幹部の若木骨折

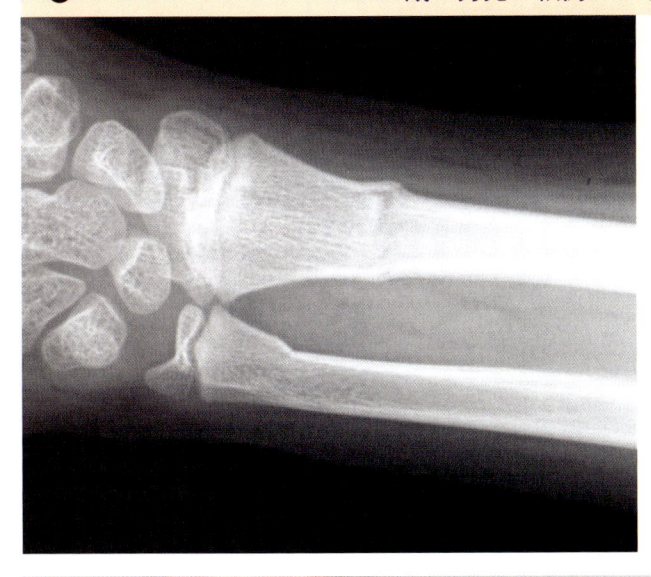

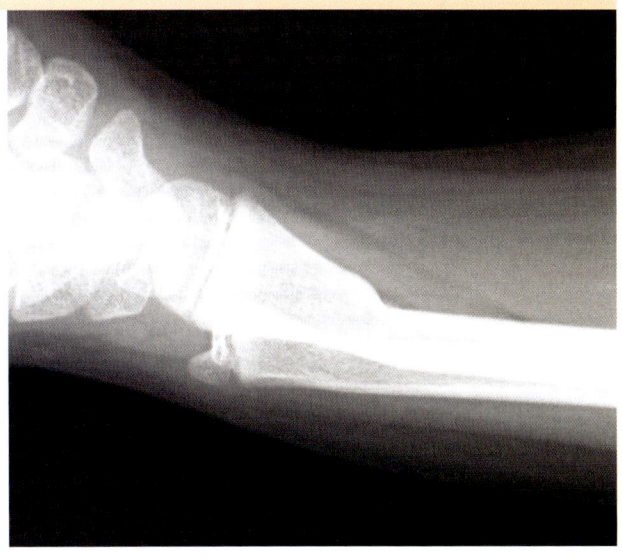

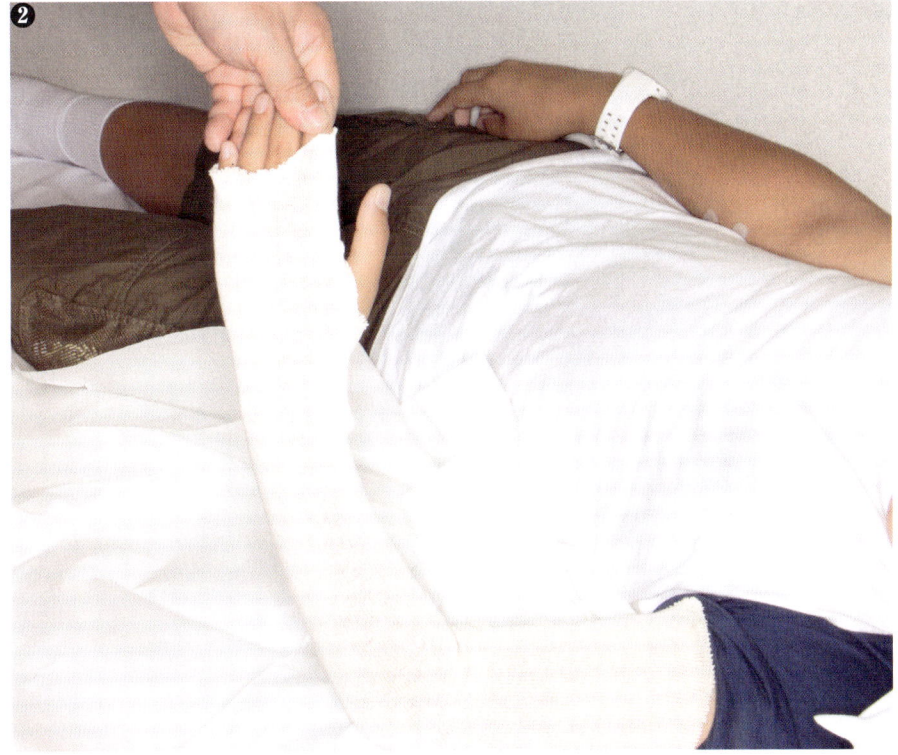

❶　患部に皮膚症状がないことを確認する。小範囲では開窓して対応可能であるが、広範囲の皮膚症状がある場合はギプスシーネなどに変更する。

❷　下巻き用ストッキングを、固定する骨折部に巻く。この際、骨折部を挟んで遠近の関節を含むように装着する。
上肢で手指を含むギプスの場合は母指をストッキングの側方から出しておく。

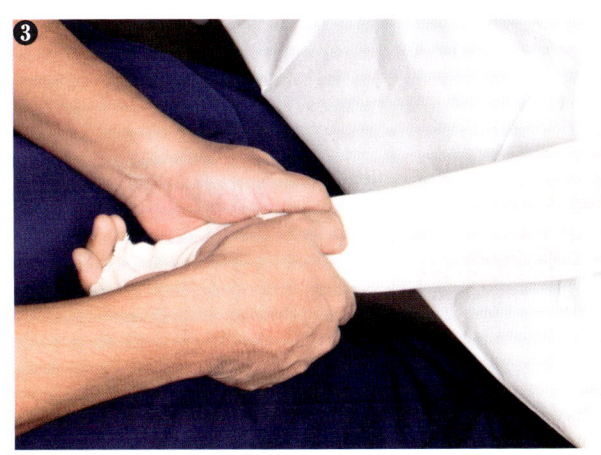

❸　徒手整復が必要な場合は、この時点で行い、助手に肢位を固定してもらう。

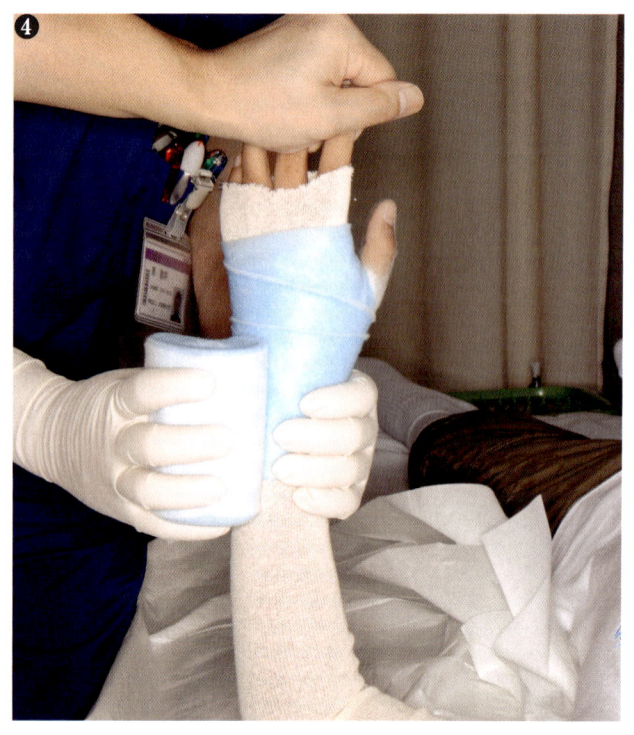

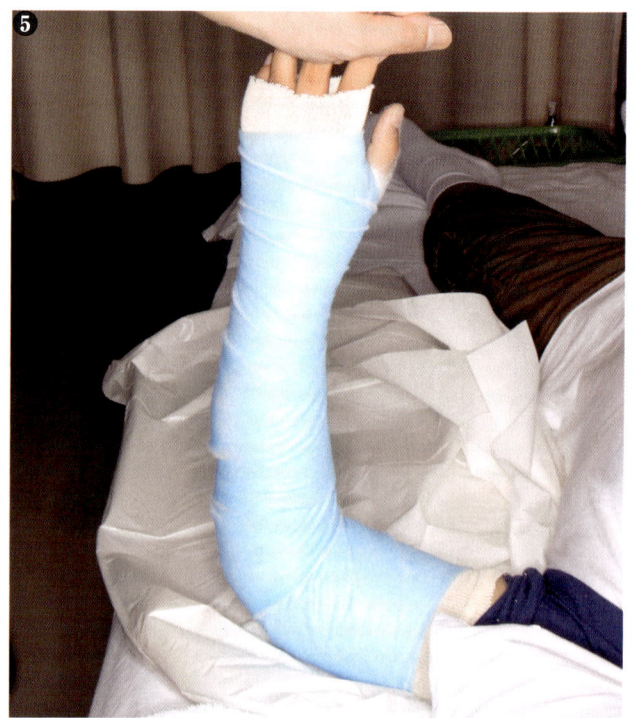

❹❺ 下巻き用綿包帯を遠位から巻いていく。下巻き用ストッキングより若干内側に、2/3ずつ重ねて巻く。下巻き後に肢位を変更すると、たわんだ包帯で皮膚トラブルをきたすことがあるので、この時点で肢位を決める。原則は良肢位であるが、外傷形態によって変化させる。
両端はプラスチックギプスから皮膚を保護するため、やや多めに巻いておく。
また踝部、創部、異物（ピンなど）の突出部もギプスカットの際、皮膚損傷を予防するため厚めに巻く。

❻❼❽ プラスチックギプスロールを防湿袋から出し、常温水（約20℃前後）に漬ける。10秒ほどで泡が出なくなったらプラスチック手袋をし、水中でギプスロールの芯を挟み込むように両手で持ち、水をギプスにしみ込ませるように絞る。
水を含んだギプスロールは発熱しながら硬化する。製品や浸す水の温度にもよるが平均3～5分が硬化時間であり、その間に素早く完成させる手際のよさが求められる。

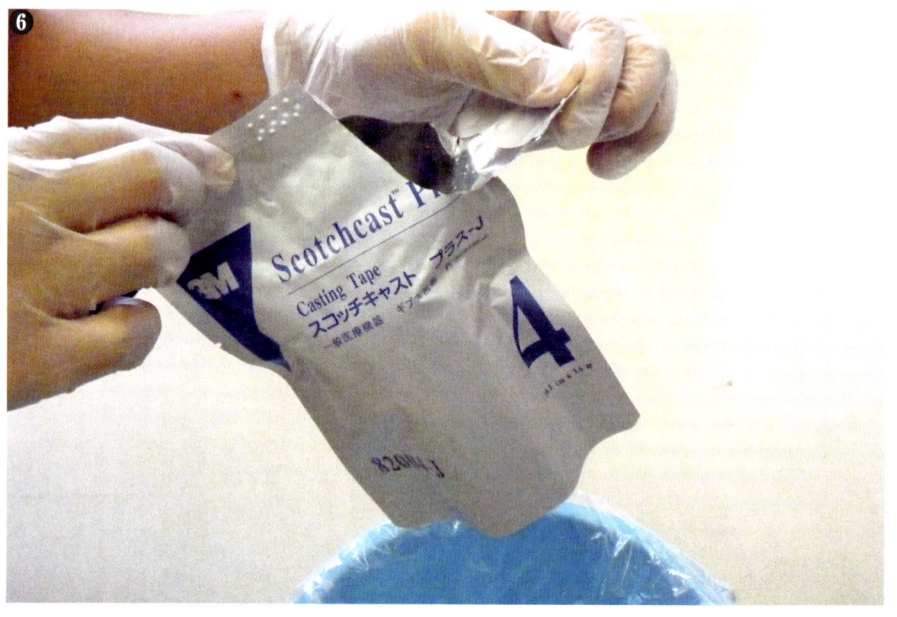

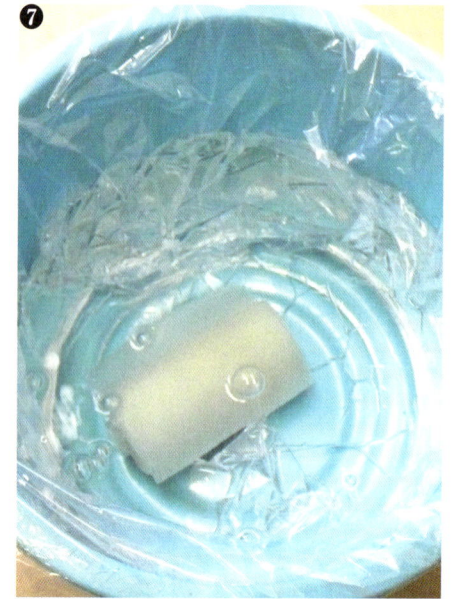

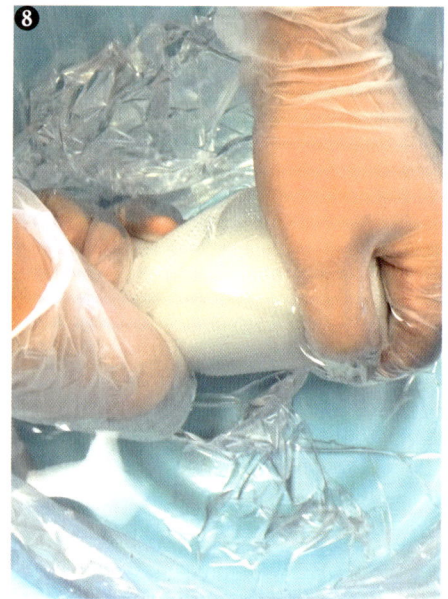

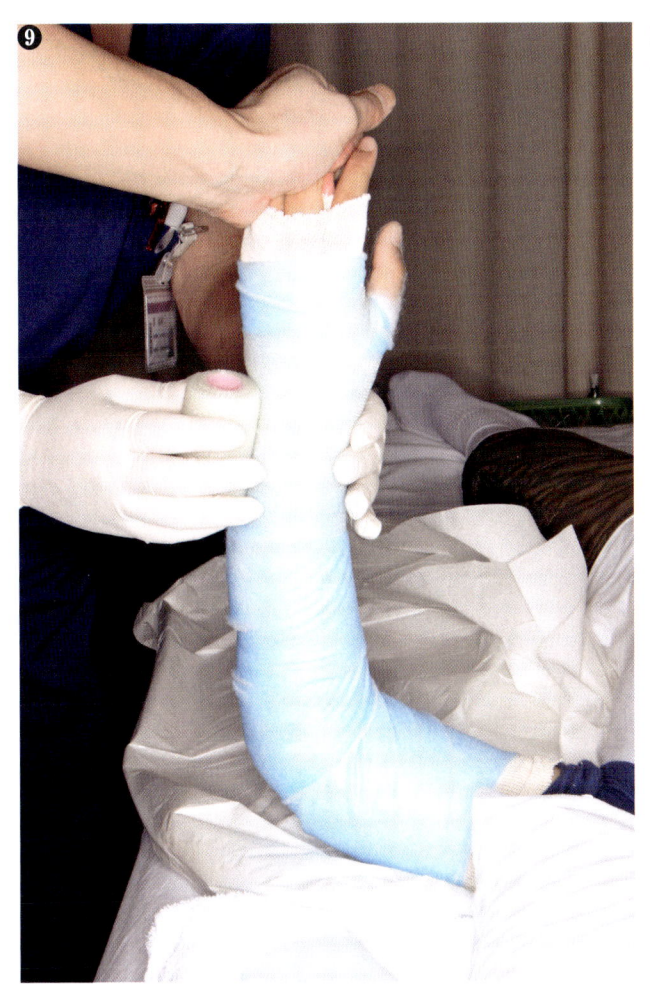

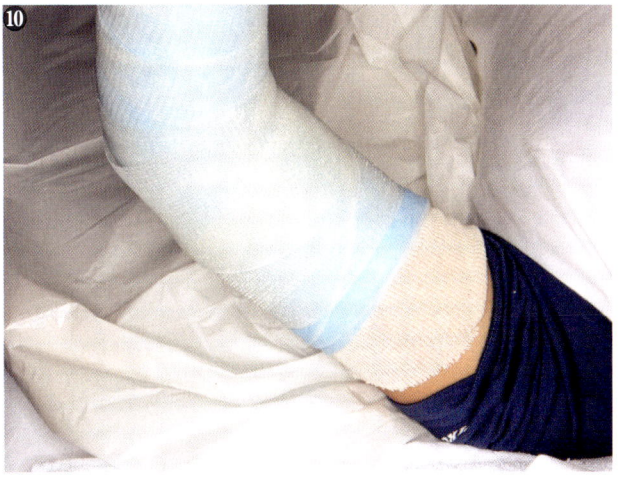

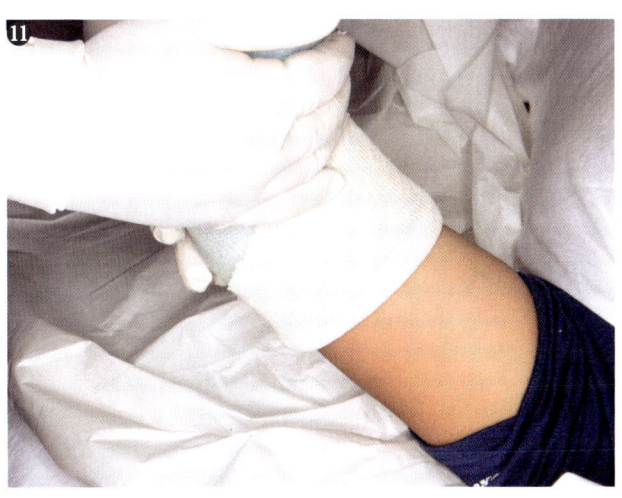

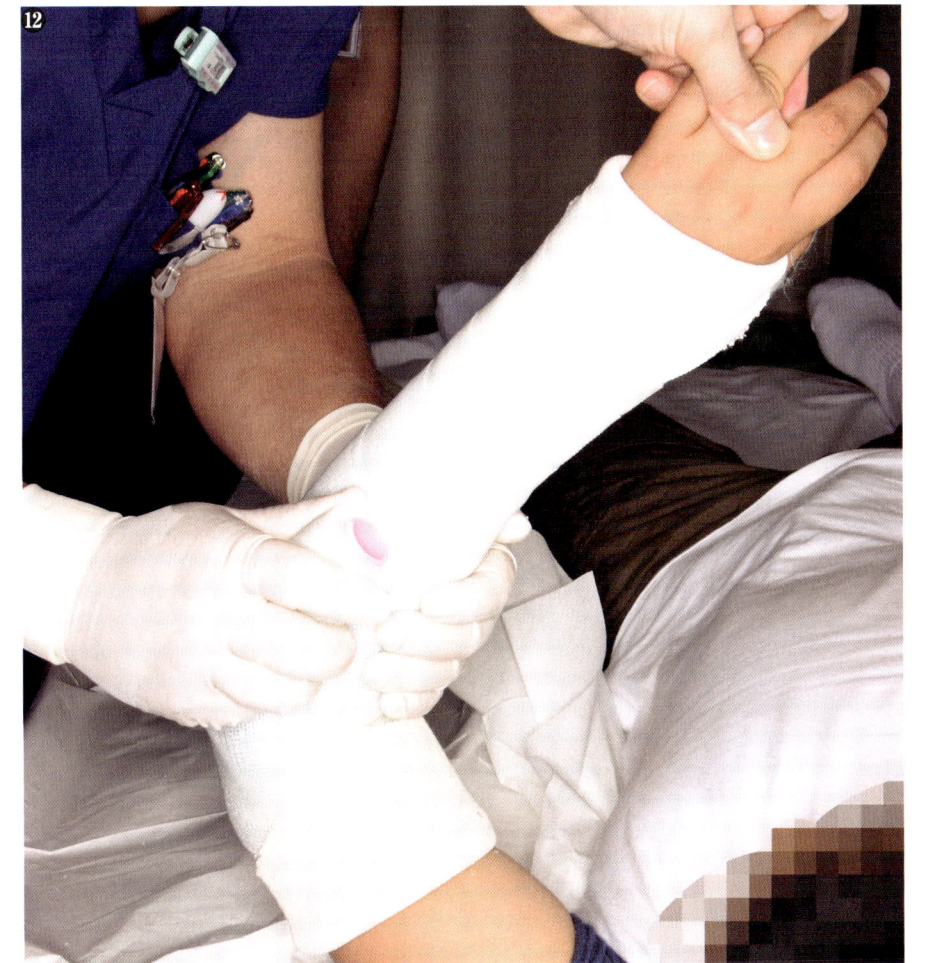

❾ 下巻き綿包帯を超えないように注意しながら、遠位側からギプスロールを転がすように1/2ずつ重ねて巻く。
この時、整復位保持を過分に求めるあまり、強く引き締めながら巻かないこと。末梢側の阻血や皮膚トラブルの原因となる。

❿⓫⓬ 上肢の場合、1本のギプスロールで端から端まで巻く。その後、下巻きストッキングを折り返すが、プラスチックギプスの端を下巻き綿包帯が包むようにする。さらにもう1本のギプスロールを同方向にその上から巻き足す。

❸ 患者が協力的で安静が保てる場合や、術者がギプス巻きにまだ不慣れで時間のかかる場合などは、1本目のギプスロールは水に漬けず、2本目で前述の手技を行ってもいい。

ギプスが硬化するまで、約5分間は指先に力を入れることなく手のひら全体でギプスをモールディング(molding：形成)する。

ギプスのたわみによる皮膚トラブルを避けるため、固定の肢位をこの時点で変化させることはしない。臨床上問題のない固定力が得られるには5〜10分程度であるが、完全硬化には約30分かかる。

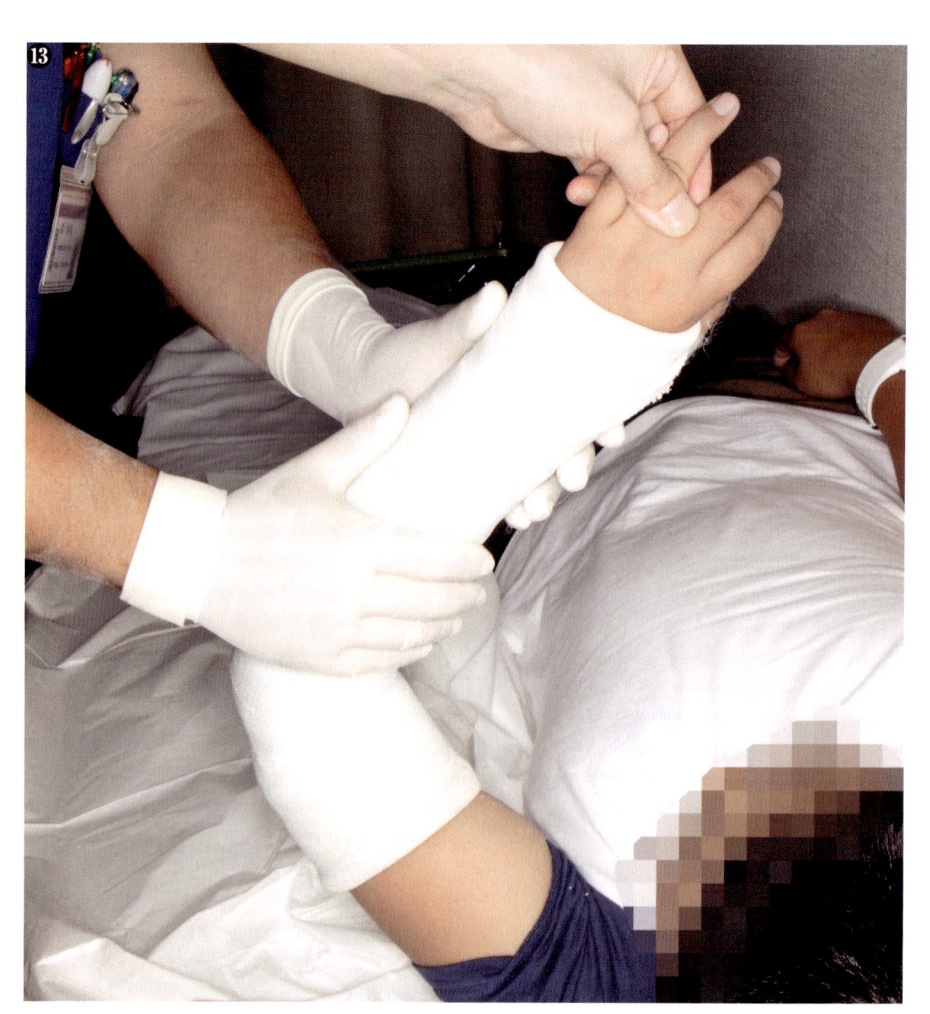

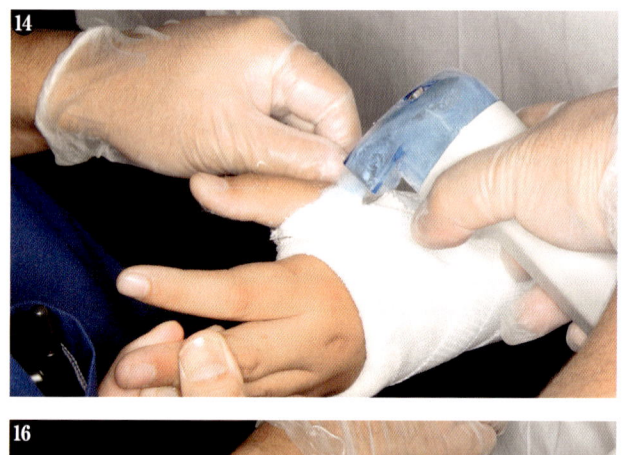

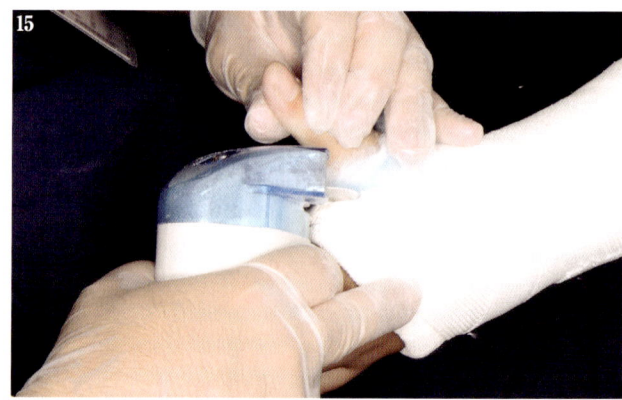

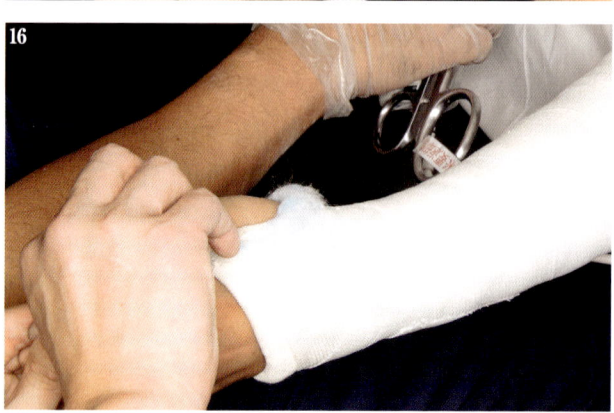

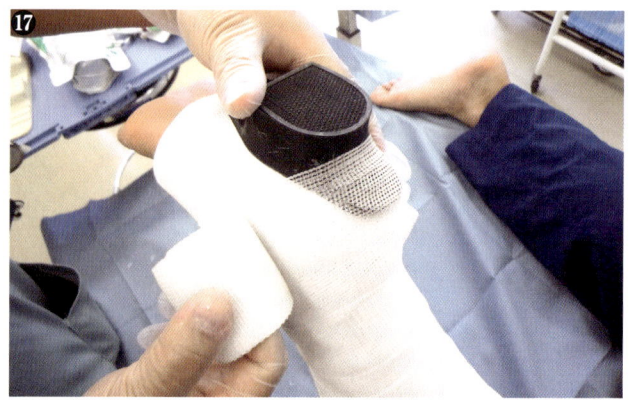

❹❺❻ 硬化が完了したのち、不要な可動域制限部(母指のMP関節など)を開放するため、ギプスカッターで形成する。

❼ 下肢ギプスで踵をつける際は、まず❶〜❻の手順でギプスを巻いたのち硬化を確認してから、踵を装着し、比較的細めのギプスロールで巻いていく。

ギプス法の応用

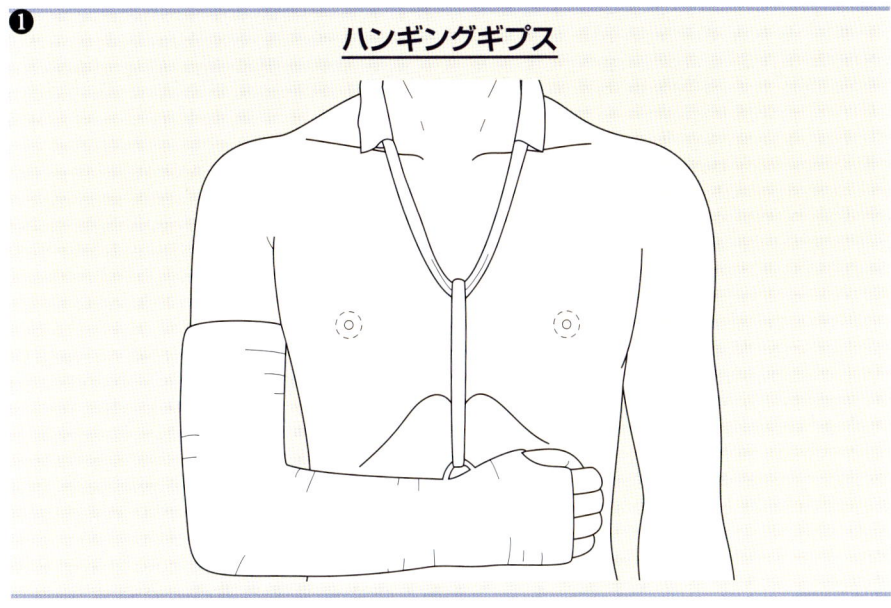

❶ ハンギングギプス

❷ PTBギプス

❸ シリンダーギプス

❶ ハンギング（Hanging）ギプスは上腕骨頸部骨折、上腕骨骨幹部骨折に対して使用する。ギプスの自重を利用して整復・癒合を期待する方法である。
一定の重さが必要であり、プラスチックギプスより石膏ギプスが好まれる。肩関節の拘縮を予防できる利点があるが、肘の拘縮や橈骨神経麻痺に注意が必要である。

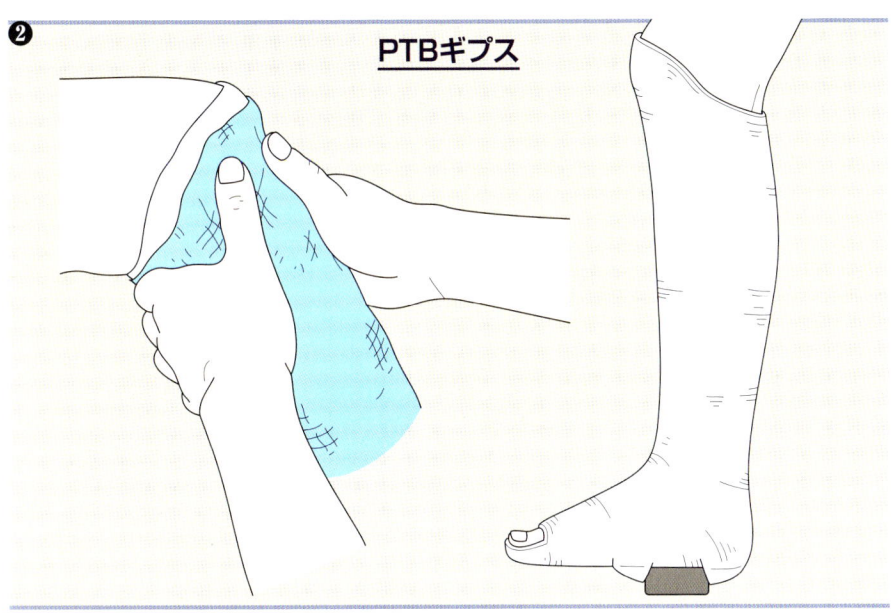

❷ PTB（Patella Tendon Bearing）ギプスは下腿骨幹部骨折、足関節骨折などで使用する。膝関節を軽度屈曲位とした際、膝蓋腱部で荷重できるようにmoldingして、歩行機能・膝関節機能を保ちながら下腿以遠骨折の外固定を行う。
骨折早期には疼痛が強く実用的ではないが、内固定術後や化骨が形成され始めた亜急性期には効果的である。荷重部の皮膚トラブルに注意を要する。

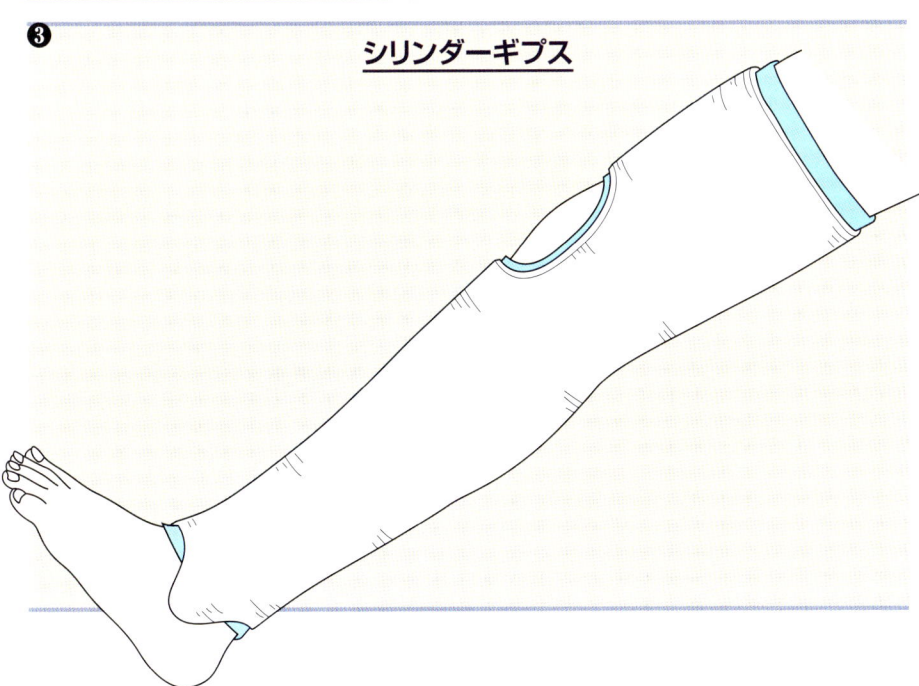

❸ シリンダー（Cylinder）ギプスは膝関節の靱帯損傷、膝蓋骨骨折の際に使用する。膝関節の可動のみを制限し、足関節の可動を開放するのが、一般の長下肢ギプスと異なる。
緩むと足関節部にギプスがずり落ちてくるため、巻き直しは早めに行う。最近は脱着が容易な膝関節用装具が主流である。

❹ ヒップスパイカギプス

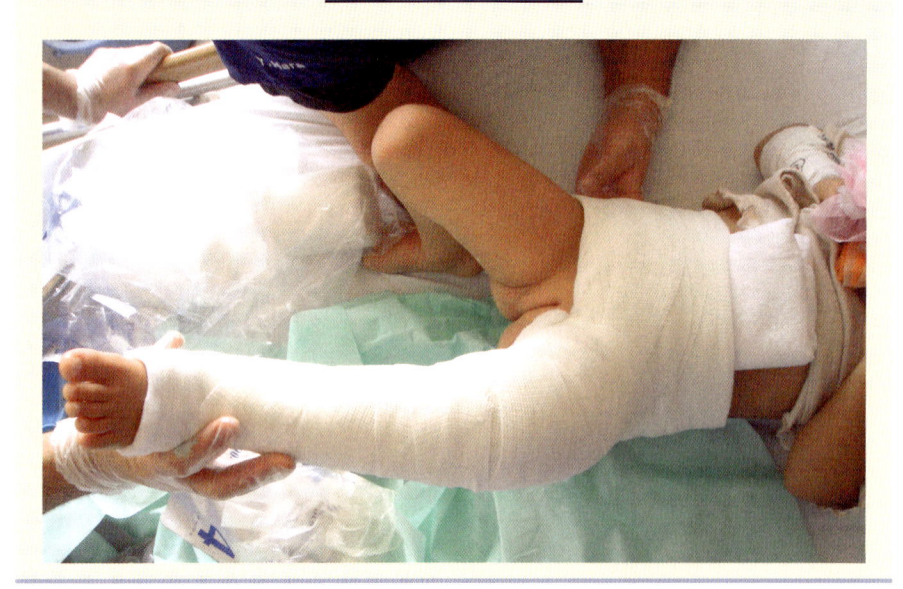

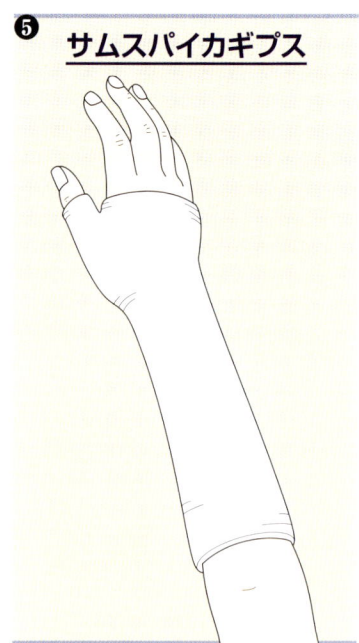

❺ サムスパイカギプス

❹ ヒップスパイカ（Hip Spica）ギプスは小児の大腿骨骨折に使用する。発症初期ではなく牽引にて化骨形成が確認されてから使用することが多い。
成人には手術的療法が主となっているが、認知症を合併した人工関節置換術後などでは、脱臼を予防する目的に使用することもある。

❺ サムスパイカ（Thumb Spica）ギプスは舟状骨骨折、Bennett骨折などで使用する。前腕から母指の動きをIP関節まで制限する。示指から小指のMP関節は開放する。

❻ ベーラーギプス（Böhler）は胸椎・腰椎圧迫骨折で使用する。脱臼骨折などの不安定性がある骨折には使用しない。
成人への装着には専用のテーブルが必要であり、大がかりとなる。胸部・恥骨部・腰部の3点で支持する。

❼ ピン＆プラスター（Pin & Plaster）ギプスは踵骨骨折などで使用する。ピンやスクリューにより経皮的に矯正固定を行い、ピンなどとともにギプスを巻いて、矯正力を維持させる方法である。

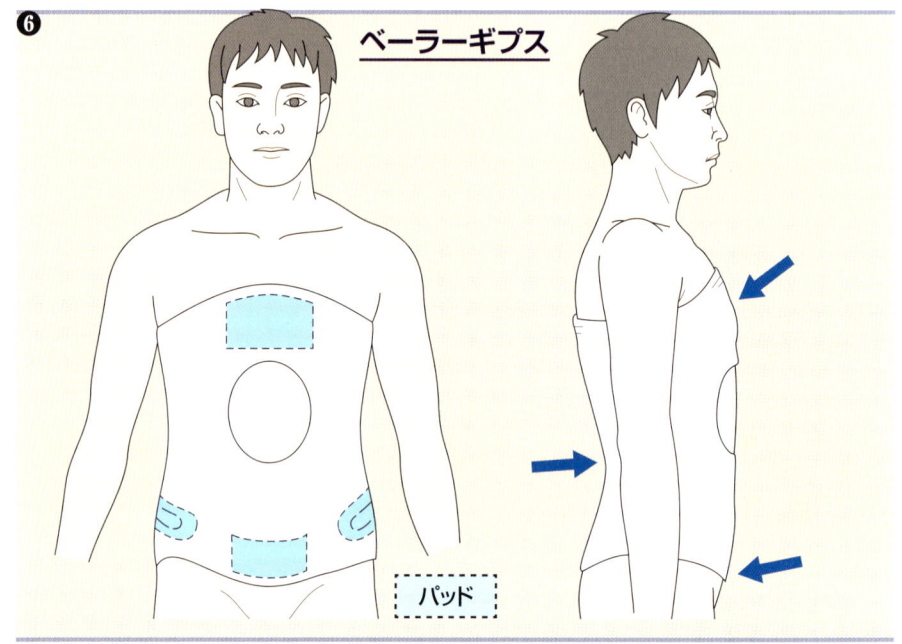

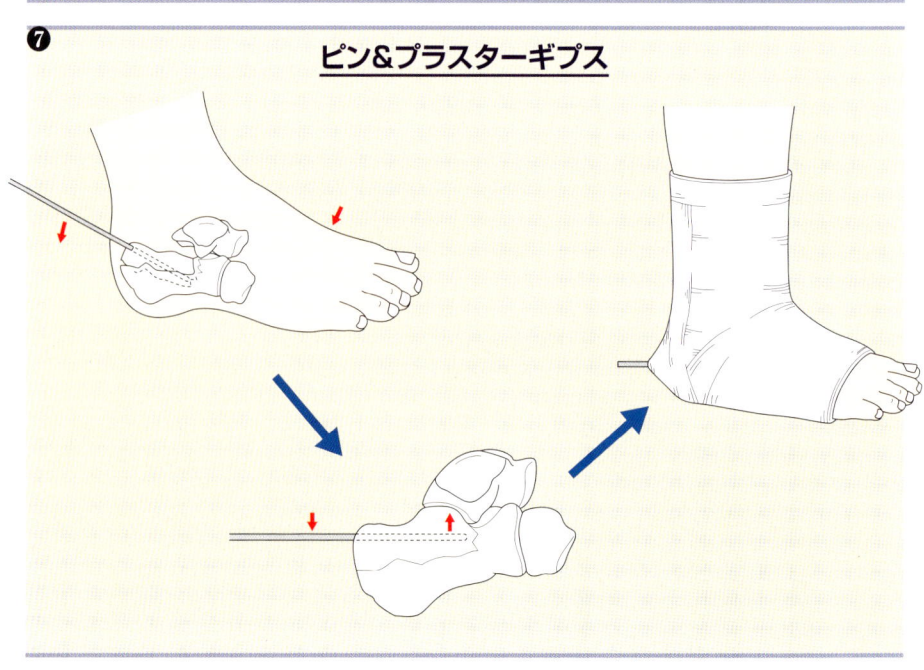

❻ ベーラーギプス

パッド

❼ ピン＆プラスターギプス

4-③ ギプスカット

　ギプスによる外固定法は別項（プラスチックギプス固定法）に述べるように、さまざまな意図で巻くものであり、整形外科的知識が必須となる。関節拘縮、静脈血栓塞栓症合併の問題もあり、安易に行うべき手技ではない。

　しかし、患部の腫脹やスキントラブルなどにより、臨床上早急なギプス除去や除圧を必要とする機会は皆無ではなく、夜間外来に昼間巻かれたギプスのトラブルで患者が来院することはしばしばある。したがって、ギプスカットは整形外科医に限らず、すべての医師が行えるようにするべき手技である。

　ギプスを使用し、骨癒合などの目的が達成された後には、当然ギプスを除去する必要がある。石膏ギプスであっても、プラスチックギプスであっても完全に除去する場合には、軟部組織を可能なかぎり保護し、容易に除去できる方法を選択する。

　しかし、別項（ギプスシャーレ法）に述べるようにカットしたギプスをギプスシャーレとして利用する場合は、その用途によって切断方法には工夫が必要となる。また、高齢者や小児に対するギプスカットは恐怖心を煽らないように、ていねいな説明と配慮が必要である。

適応
- 外固定治療の終了
- 外固定トラブル（皮膚・軟部組織・骨などの異常）
- 再固定（loosening：ギプスが緩くなってくること）
- 骨折部矯正のための楔状カット
- 余分な外固定の形成
- 治療上必要な部位の開窓

禁忌
- 不安定性の残存する骨折

必要物品

❶ギプスカッター
❷スプレッター
❸ギプス用はさみ

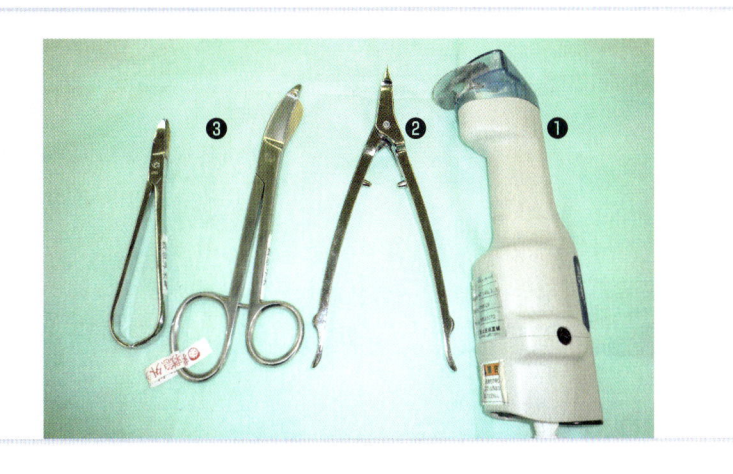

ギプスカットにあたって

　石膏ギプスは焼石膏粉末を綿布に塗布したものであり、水を加えることにより水和反応で硬化する性質を利用した固定材である。硬化時間は10分程度であるが、完全に硬化乾燥するには48時間必要であるといわれている。

　また、プラスチックギプスはガラス繊維に熱可塑性ポリウレタン樹脂をしみこませたもので、これも水と反応し硬化する。硬化時間は約10分であり、30分で完全に硬化乾燥する。

　ギプスカットは原則完全に硬化した後のほうが容易であり、軟性が残存している状態での施行は皮膚の損傷をきたしやすく、緊急事態を除いて推奨しない。

表1　ギプスの性質

	素材	硬化時間
石膏ギプス	◆焼石膏粉末を綿布に塗布 ◆水と反応して硬化	約10分 （完全な硬化乾燥：48時間）
プラスチックギプス	◆ガラス繊維に熱可塑性ポリウレタン樹脂をしみこませてある ◆水と反応して硬化	約10分 （完全な硬化乾燥：30分）

表2　ギプスカットに必要な器具

◆ギプスを切るための器具。多くは電動であり刃（ブレード）は回転式ではなく振動式であるものが主流（写真はStryker社製）である。 ◆近年は超音波技術を利用したギプスカッターもある。騒音がなく恐怖感は少ないが、カット時間がやや長い。 ◆他に同様の器具で「ギプス刀」があるが、プラスチックギプスでは用いることはまれである。	ギプスカッター
◆カットしたギプスに隙間を作り、下巻き用ストッキングおよび綿包帯を容易に切れるようにする展開器。 ◆また、軟部組織の腫脹などにより絞扼性神経障害が出現した際、割を入れて一定の固定力を維持したまま減圧を行う。	スプレッター
◆ギプスカッターで石膏もしくはプラスチックギプスを切った後、下巻き用ストッキングおよび綿包帯をカットする器具。 ◆刃の一方の先端を鈍的にして、皮膚の損傷を防ぐ工夫がなされているものが多い。	ギプス用はさみ

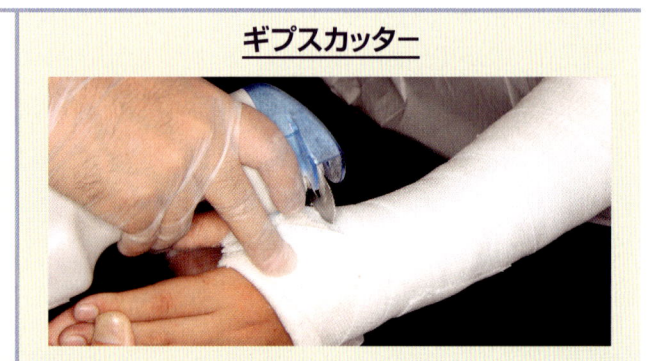

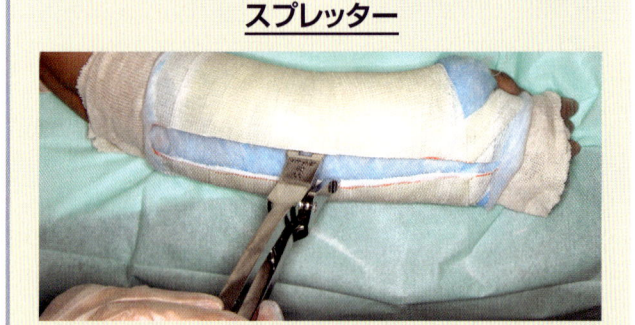

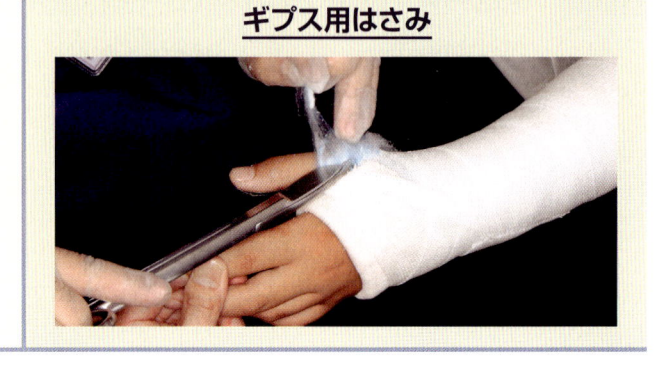

ギプスカットの手技

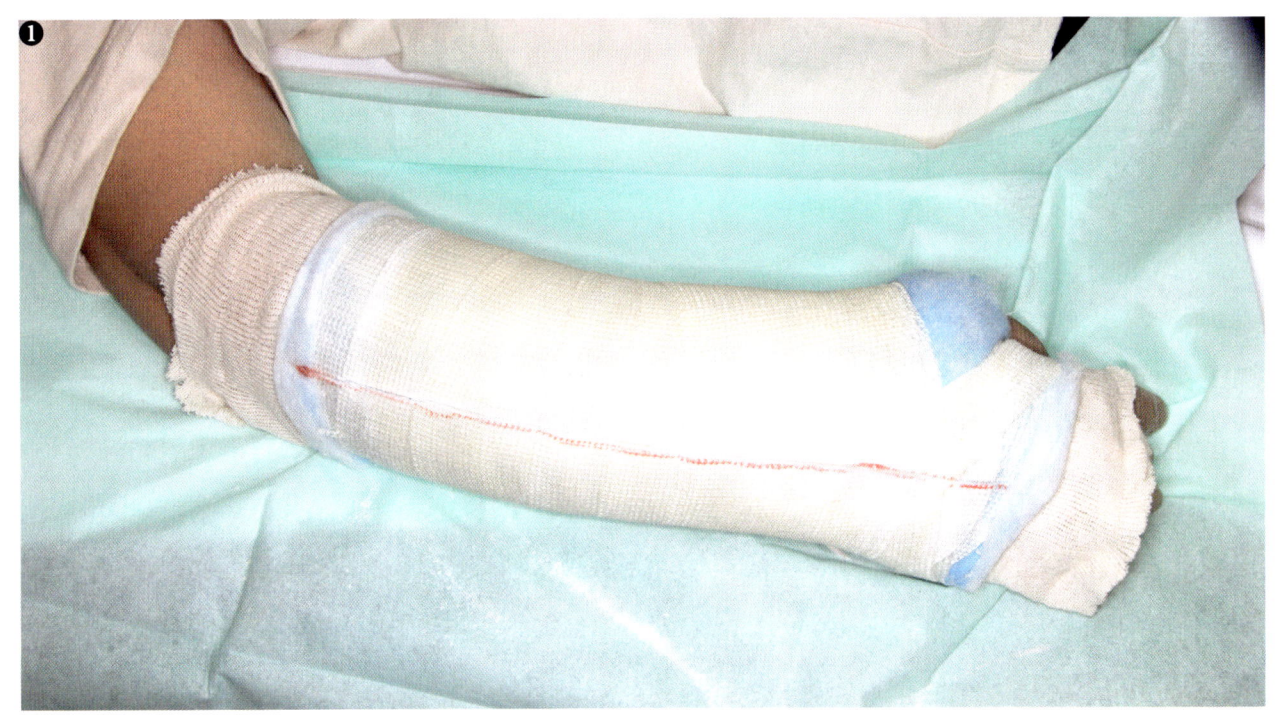

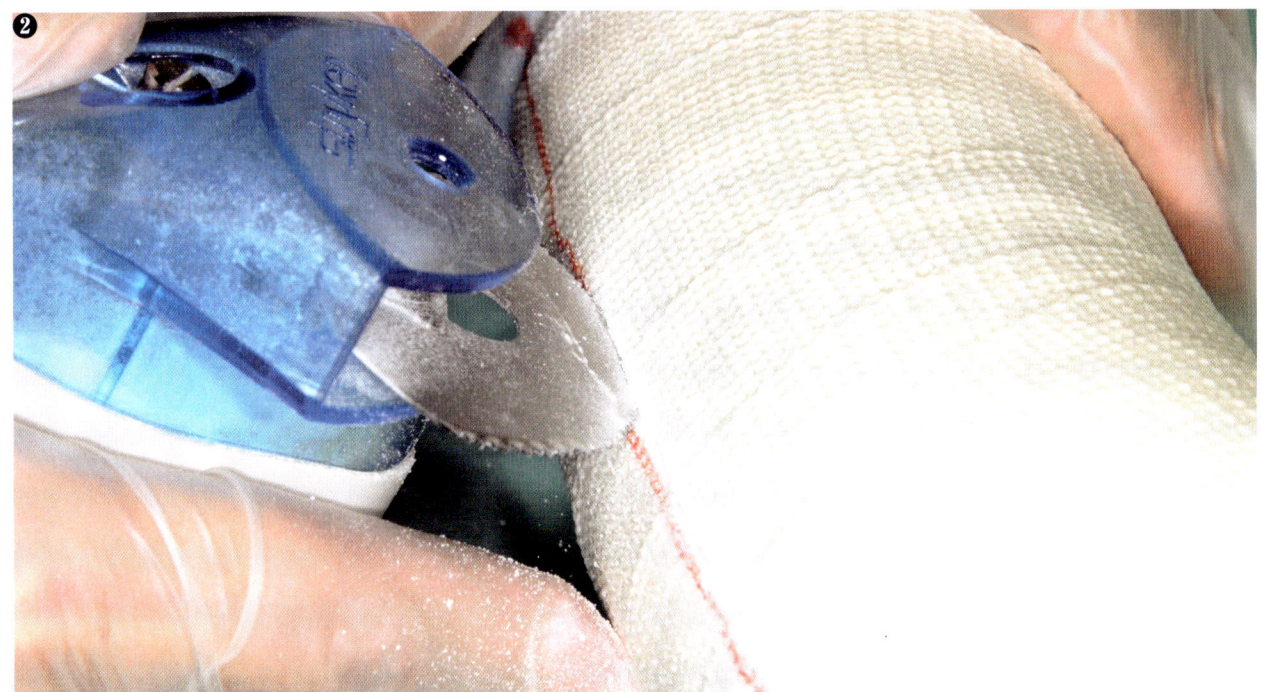

❶ ギプスをカットした後の用途を考慮してカットするラインをデザインする。
踝部や皮膚の可動性の少ない部位、下巻き用綿包帯が少なめの場所はギプスカッターのブレードが当たると擦過することがあり、ギプス除去のみが目的ならカットラインからは離すようにする。
いったんギプスカッターを起動し、医師の手掌などでブレードが皮膚を傷めないことをみせておくと患者は安心する。

❷ 恐怖心をあおらないように、痛みに鋭敏でない部分からギプスをカットし始める。ブレードがギプスと一定の間隔に維持されるようにギプスカッターを持った手の指先をギプスに当てる。
ギプスカッターは、決して横にスライドさせながら切り進むのではなく、垂直方向に割を入れる要領で切っていく。
ブレードの刃先がギプスを越えると急激に軽くなる感じが手技者にはわかるので、すぐに垂直方向に皮膚から遠ざけるようにする。その場で刃先を止めると擦過傷となり、患者は「痛い」というより「熱い」と訴える。

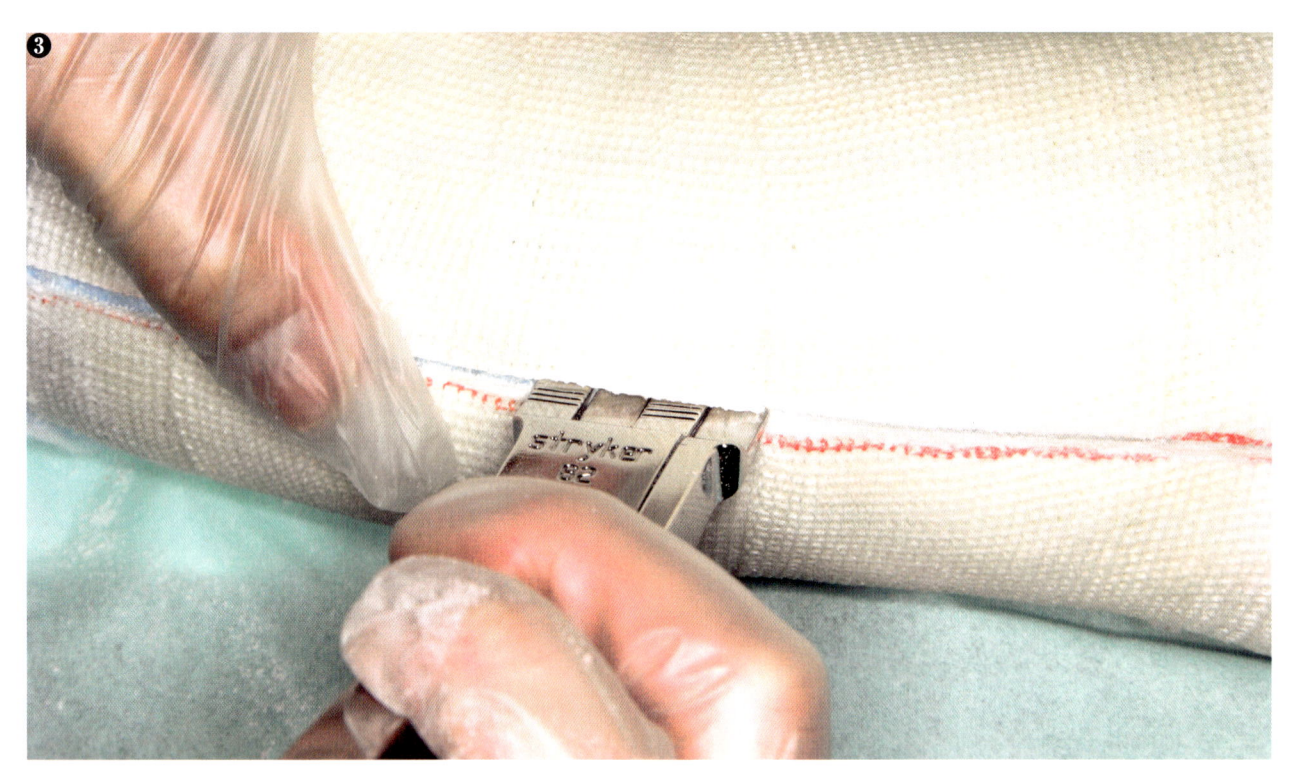

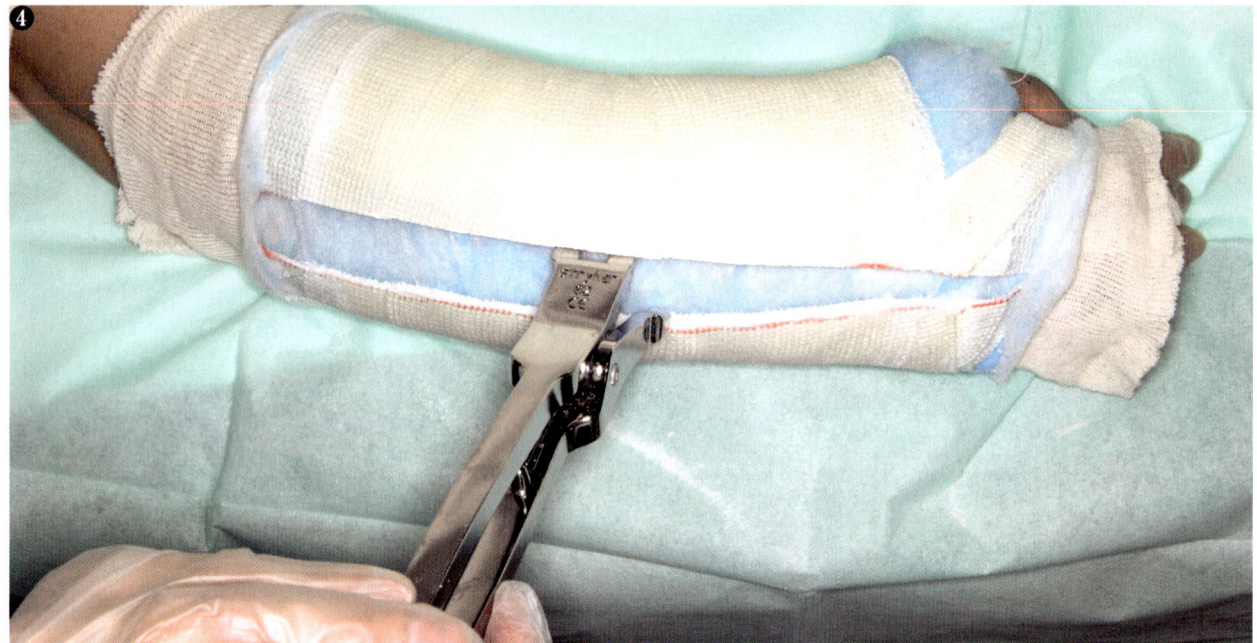

❸❹ ギプスの一方の割線全体に割を入れたら、スプレッターを隙間から侵入させ、割面を広げて完全に割線が切れていることを確認する。
この作業で、カットが不十分な部分も多くは離断できる。ギプスの固定力をある程度維持しながら除圧することが目的であるなら、この時点でやめることもある。

❺ 次に、カットした割線のおおよそ180度対側に割線を決める。

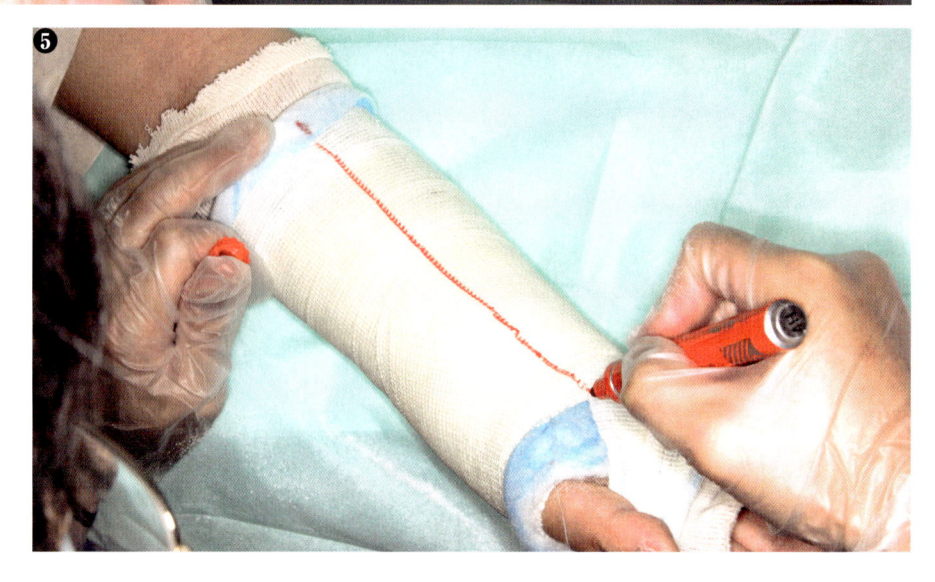

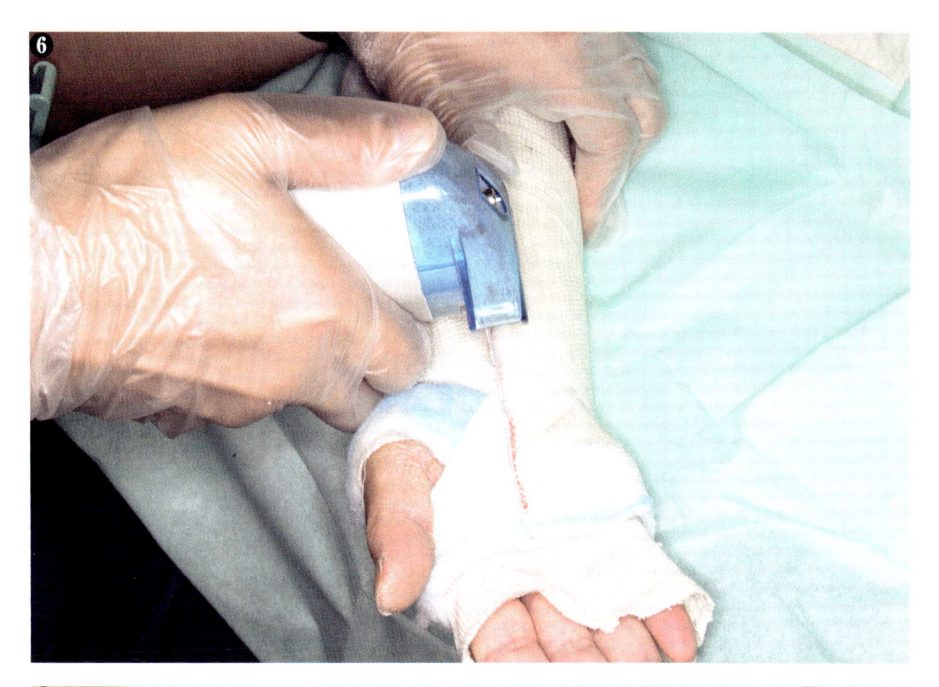

❻ 前記と同様の手順で割を入れる。

割線2本のカットが完成すれば、ギプスの固定力はほぼ消失するため、まだ骨折部の安定性が得られていないギプスの巻き替えなどでは慎重に扱う。

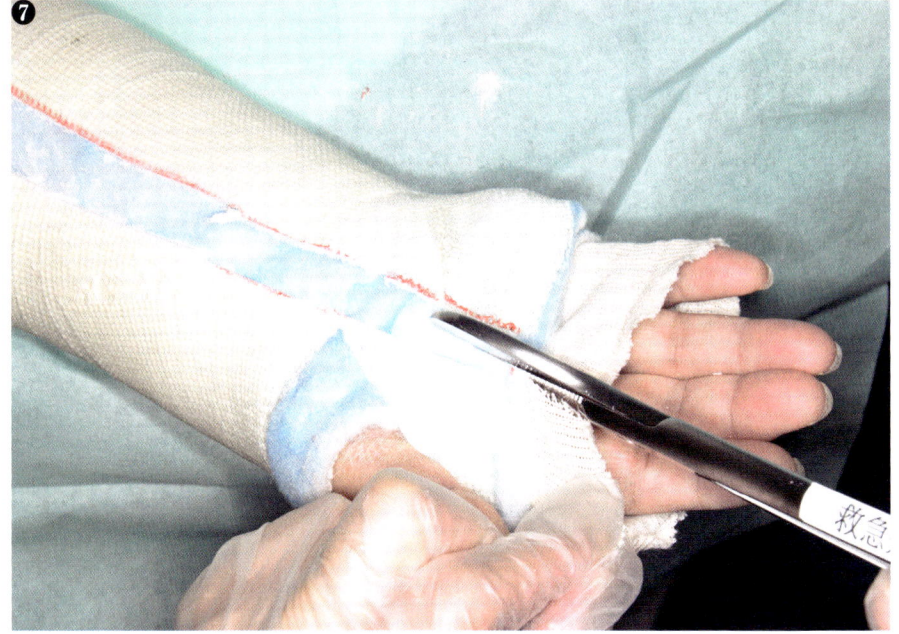

❼ ギプス用はさみを割線部分の下巻き用ストッキングと皮膚の間にすべり込ませる。

皮膚を損傷しないように注意しながら、下巻き用ストッキングと下巻き綿包帯を同時に切っていく。

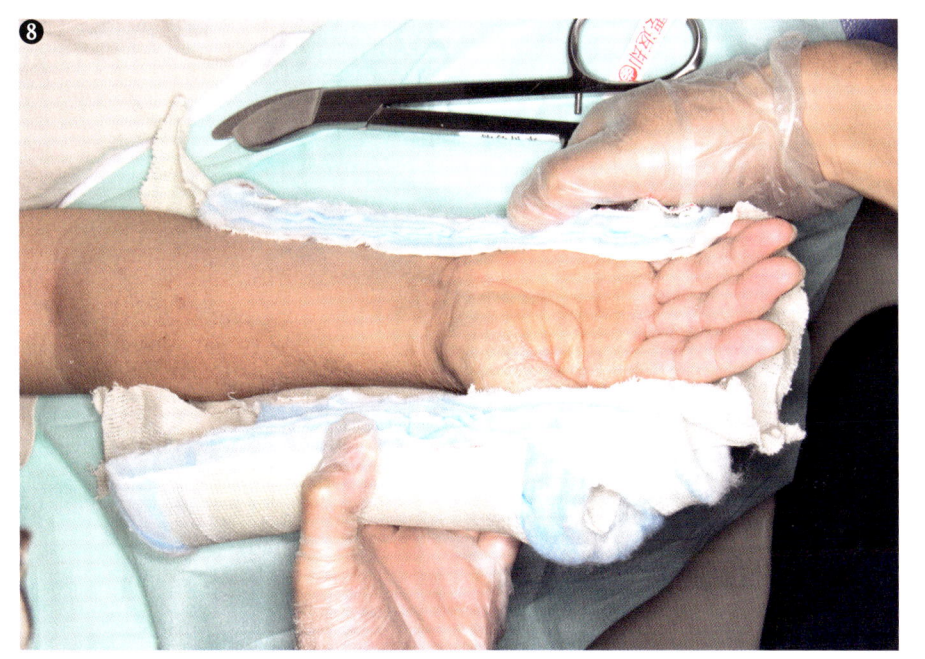

❽ 一方の割線部の下巻きをカットしたら、愛護的にギプスを開き除去する。

この際、決して暴力的に除去を行ってはならない。

ギプスカット後の患肢は安静を保ち、カット時の皮膚トラブルがないかを確認する。

ギプスカットの応用

開窓法

❶ 開窓法は、ギプスを巻く四肢の皮膚に損傷がある場合、患部を開窓し、患部の観察や治療を行いながらギプス固定を継続させる方法である。

開窓は、ギプスを巻く際におおよその患部の位置をあらかじめ推定しておき、硬化を待って行う。

開窓部がギプス全周の1/2を超えると、ギプスとしての固定力は大きく失われ、破損してしまうことがある。

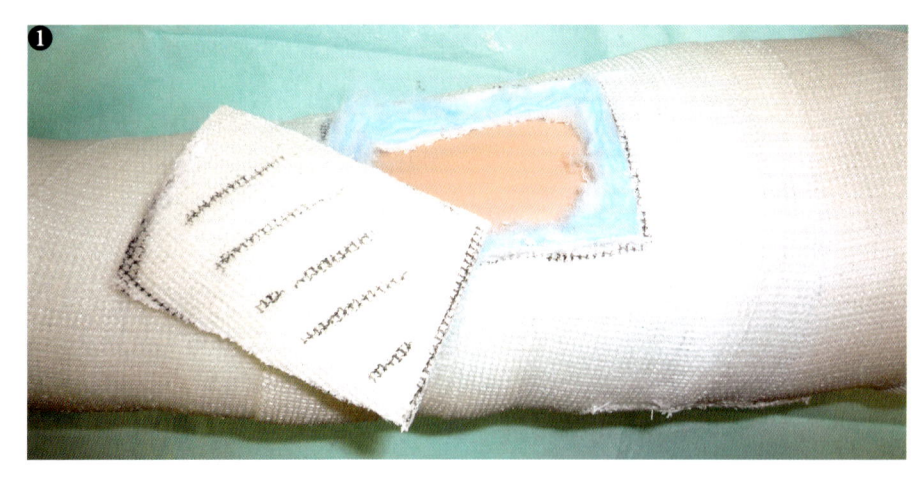

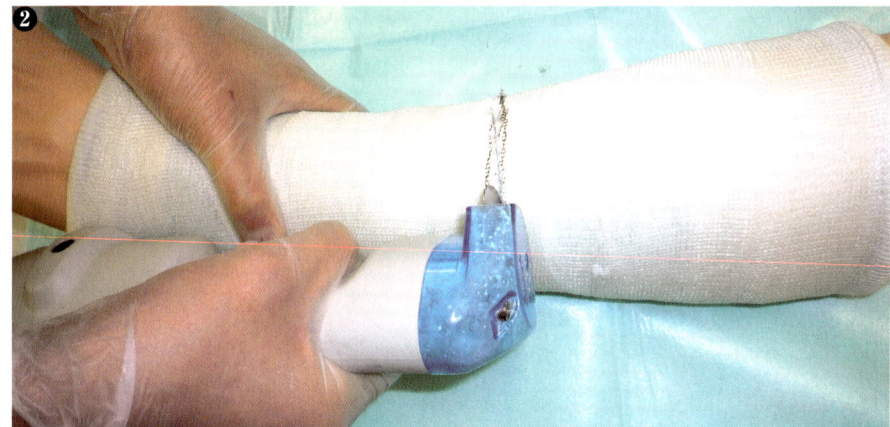

矯正法(wedging)

❷❸❹❺ 四肢の骨幹部骨折に対してギプスを巻いた際、固定後のX線写真で骨折部のアライメントを矯正したい場合に、骨折部でギプスを全周性にカットし、骨折部を透視下に矯正、スペーサーをかませて(今回はシリンジを切ってスペーサーとした)、再度上からギプスを巻いて補強する。

三次元的に矯正が必要なので、2人以上の医療者が必要で熟練を要する。

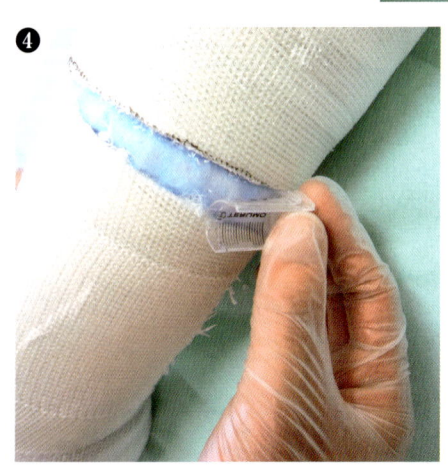

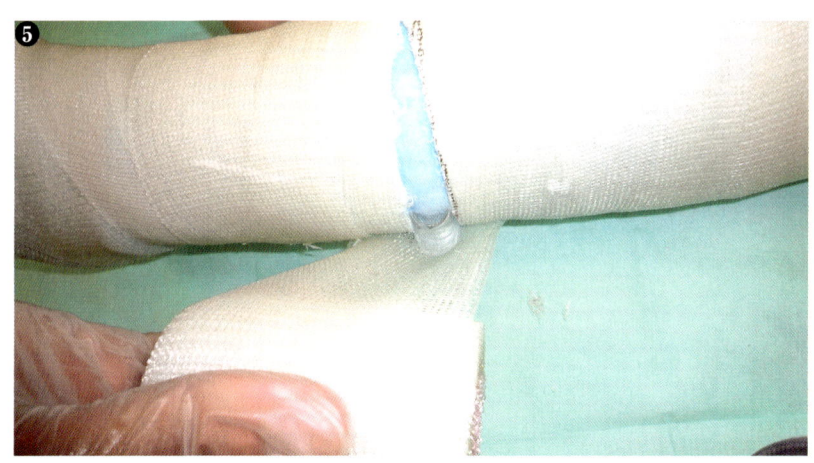

4-④ ギプスシャーレ法

　1980年代までは「ギプスなきところに整形外科医なし」といわれるほど、ギプス法は外傷整形外科治療の中心であった。その後、創外固定法や内固定材の進歩、静脈血栓塞栓症などの合併リスクの顕在化、早期リハビリテーション、入院期間短縮の推奨などからギプス治療は主役から脇役に追いやられた感がある。一方、安易な観血的治療に対する疑問や低侵襲治療のニーズ、手術治療後の補助療法としての使用もあり、ギプス治療が消滅することはない。

　ギプスシャーレ（Gips Shale*）法はギプス治療の後半期や手術療法の補助固定法、機能的外固定法として今でも重要な役割を担っている。皮膚の状態を随時確認でき、腫脹に対して比較的対応可能である。ただし、固定力が落ちるため、不安定性の著しい骨折・脱臼などに対しては強固な固定力は期待できず、適応を慎重に検討しなければならない。（*Shale：泥板、豆などの殻の意）

適応
- 骨折、脱臼整復後の固定
- 靱帯・腱損傷に対する固定
- 骨折・軟部組織損傷術後の外固定
- 関節のある一定の動きを制限する外固定

禁忌
- 不安定性の著しい骨折・脱臼
- 静脈血栓塞栓症の既往

必要物品
- ギプスカッター
- スプレッター
- ギプス用はさみ
- 下巻き用綿包帯・下巻き用ストッキング
- ディスポーザブルプラスチック手袋
- 新聞紙（または防水シーツ）

*プラスチックギプス固定法参照

合併症
- 廃用性筋萎縮
- 関節拘縮
- 静脈血栓塞栓症
- 皮膚トラブル（掻痒・発疹・潰瘍など）
- 絞扼性神経障害

*プラスチックギプス固定法参照

ギプスシャーレ法とは

　ギプスシャーレ法は、プラスチックギプス固定法で使用した外固定材を破棄せずに利用するものである。汚染度が高いものや、カット時に破損したものは使用できない。個人にフィットした外固定材ではあるが、固定力は乏しく、あまり過信せず、安静を継続するための材料程度に考えておいたほうがいい。特に病識に乏しい患者、小児や認知症のある老人などでは容易に除去してしまうことも想定しなければならない。

　一方で、患者に装着期間の限界を伝えておかなければ、安心感を得るために不必要に長期装着を行う患者も多く、重篤な筋萎縮や関節拘縮が完成してから外来受診してくる事例もまれではない。

　ギプスカットした半側を利用することが多いが、両側をそのまま利用して挟み込む方法もある。関節の屈曲・伸展のみを制限する場合は半側ギプスシャーレを用い、回旋まで制限する場合は両側ギプスシャーレで挟み込む。いずれもギプス法のような固定力はないことに注意する。

プラスチックギプスを再利用

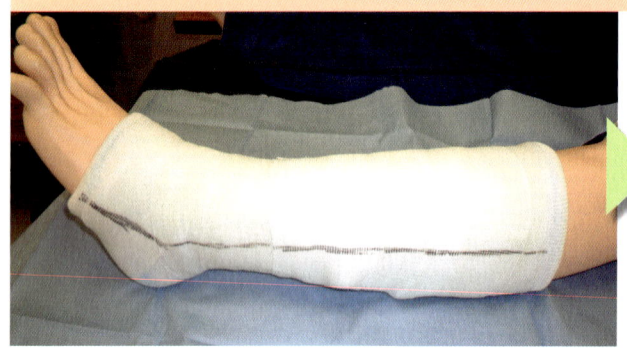

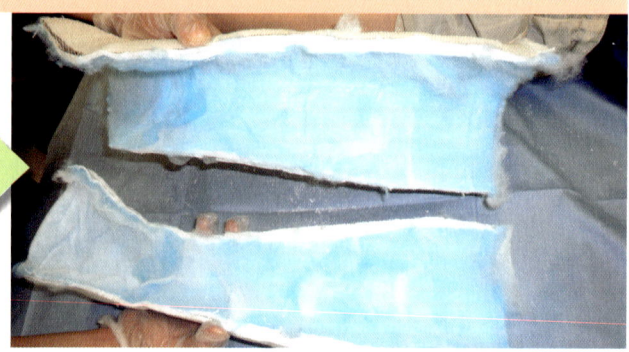

ギプスシーネ法とは

　ギプスシーネ（Gips Schiene*）法はギプスシャーレ法と似ているが、もう少し簡便な方法である。ギプス包帯と綿包帯で作成できるが、最近はプラスチックギプスをシート状にして綿包帯で挟んだ既製品（オルソグラス®など）が一般的に使用されている。

　骨折や脱臼の急性期に腫脹が強い症例に対して使用するもので、固定力・矯正力を期待するものではなく、あくまでも患部の安静が目的である。いったんギプスシーネを巻いて患肢の安静・鎮痛を図り、腫脹が軽減したところでギプス法を行う。術後の短期間の外固定などにも頻用される。

（*Schiene：独語。レール、あて木、鎧の意）

プラスチック性ギプスシーネ

ギプスシャーレ法の手技

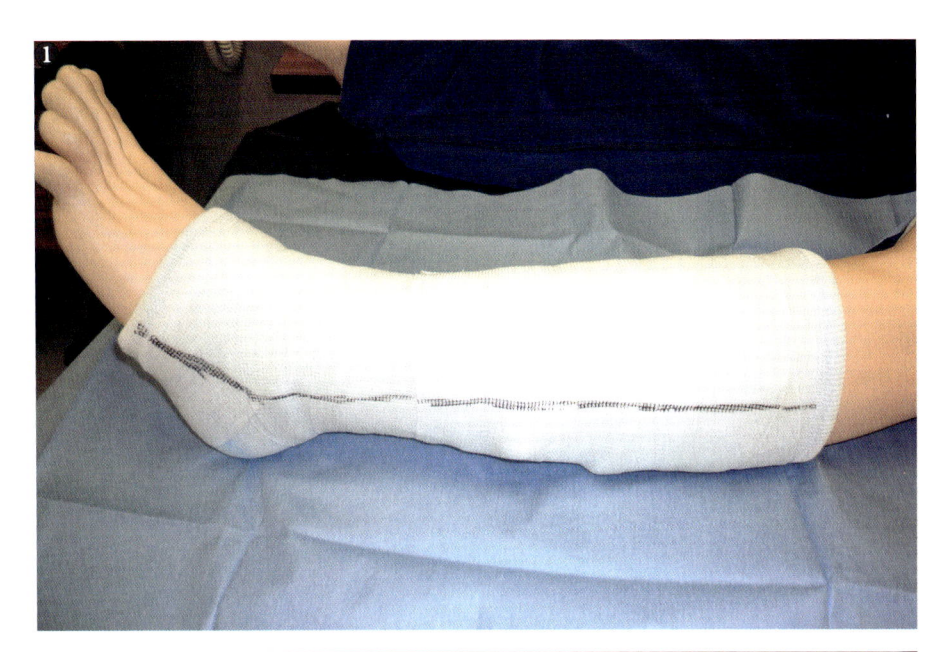

❶ カットするギプスに、シャーレのデザインを描く。

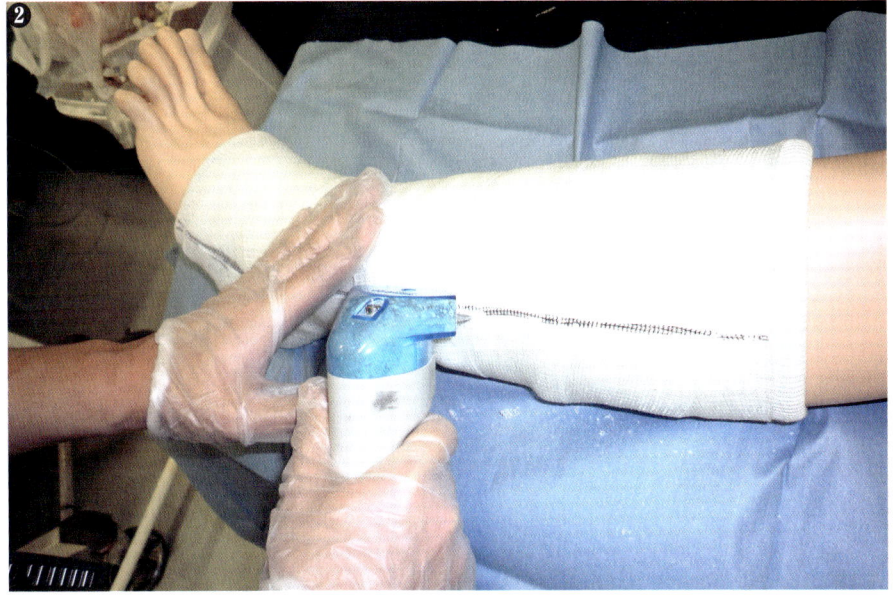

❷ 後に使用するため、慎重にギプスカッターでギプスを除去する。ギプスが患肢から除去できたら、皮膚の状態を観察し、愛護的に患肢を洗浄するか拭いておく。

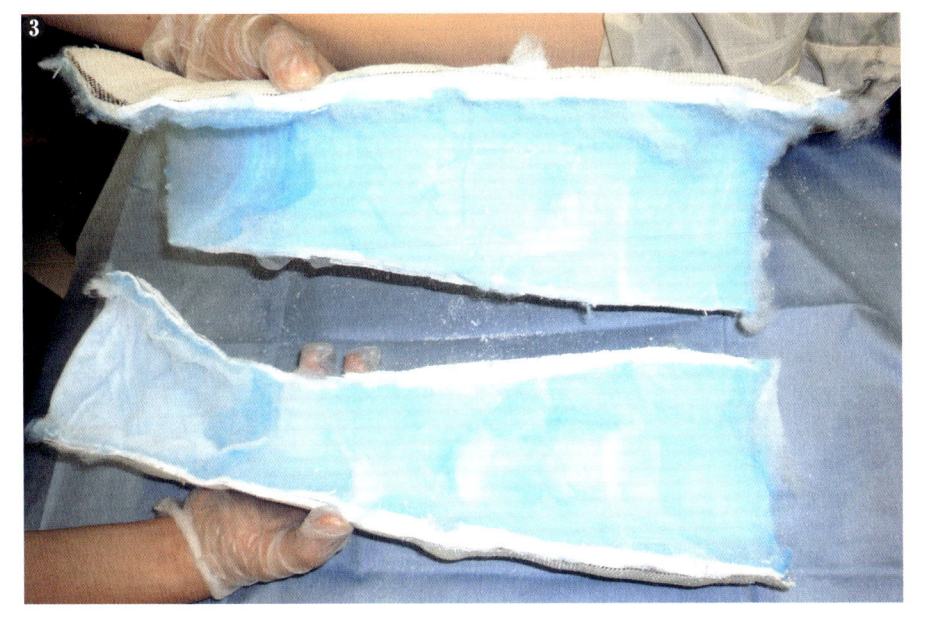

❸ 除去した片側ギプスシャーレは、下巻き綿包帯を可及的に除去する。

❹ 新たな下巻き綿包帯を何層かの厚みにして敷く。
この際、カットした断端は鋭的であるため、綿包帯で十分カバーしておく。

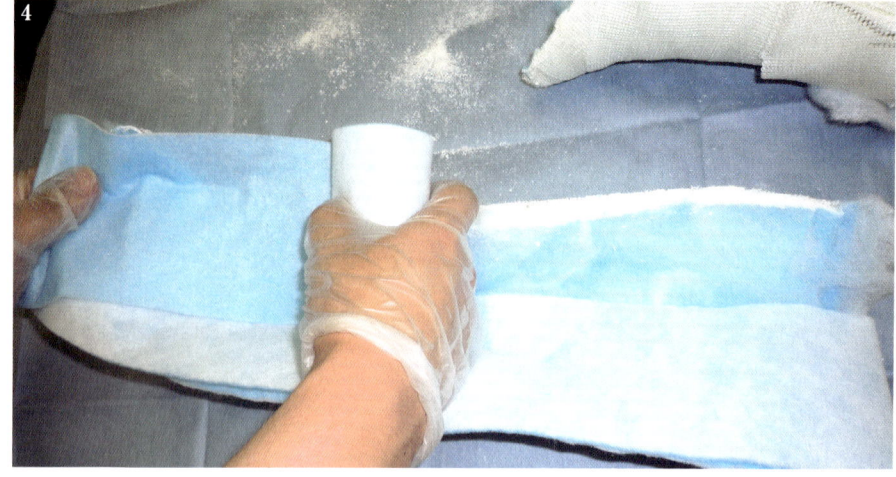

❺ 下巻き用ストッキングに、下巻き綿包帯がたわまないように注意しながら、片側ギプスシャーレ全体を通す。

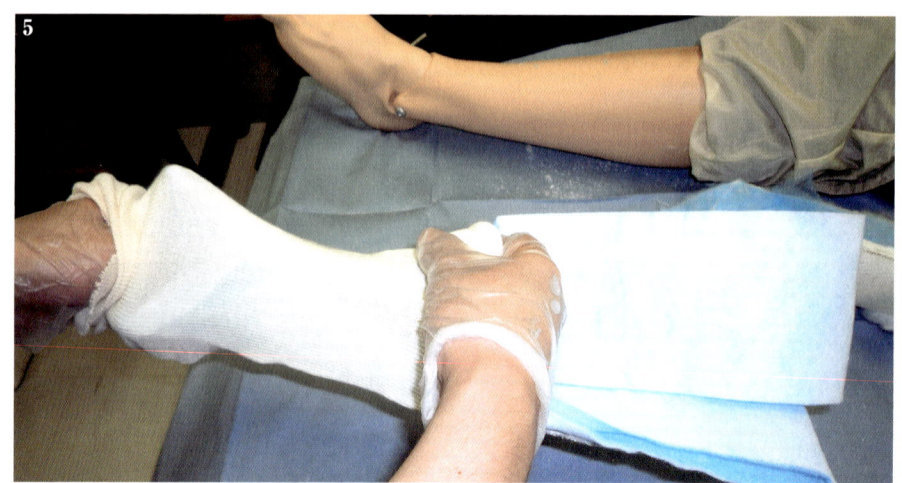

❻ 片側ギプスシャーレのみを使用する場合は、患肢に当て、弾性包帯で末梢側から巻いて固定する。

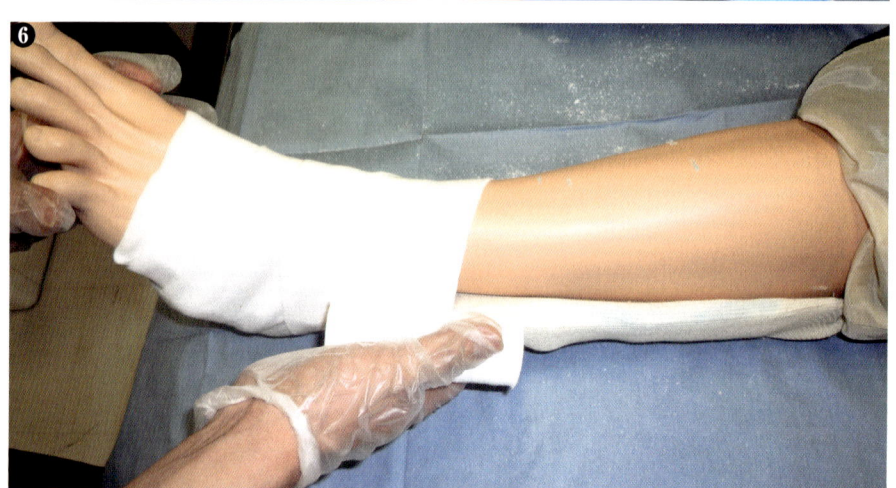

❼ 両側ギプスをシャーレとして使用する場合は、シャーレで患肢を挟み込み、同様に末梢側から弾性包帯で巻いて固定する。
表皮が上下のシャーレで挟まれないよう注意する。

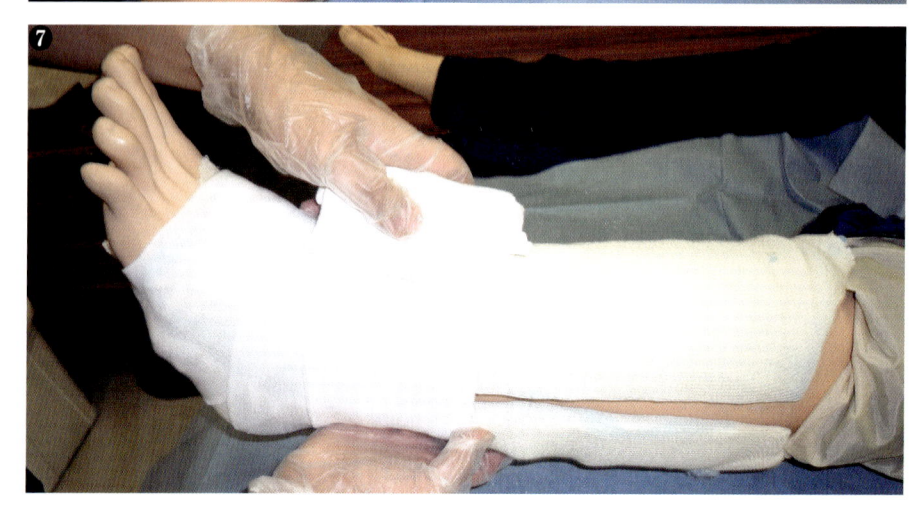

ギプスシーネ法の手技

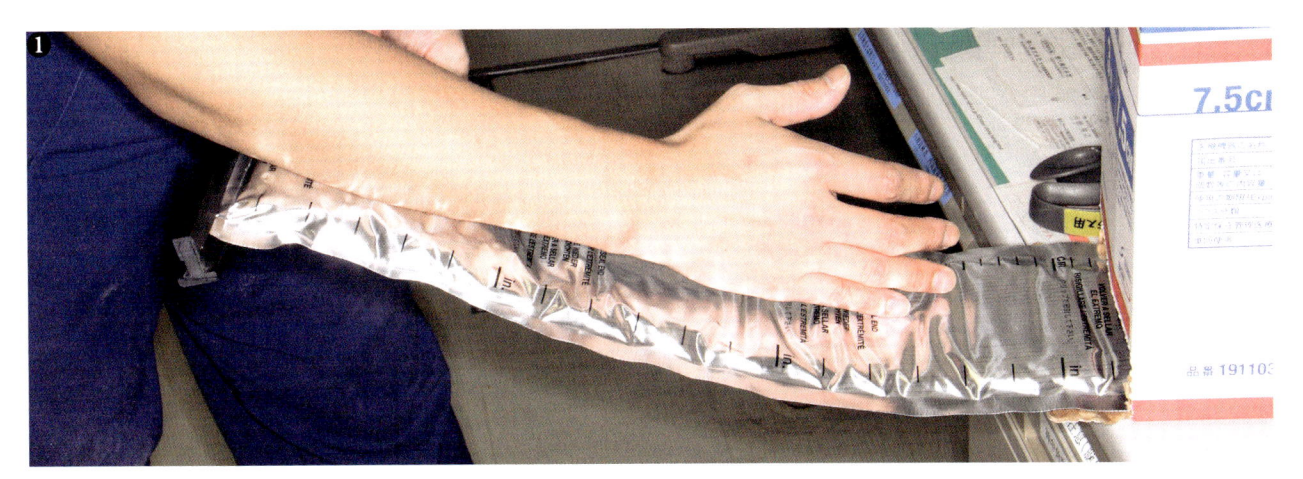

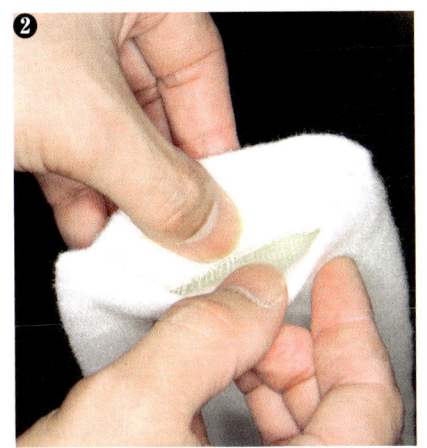

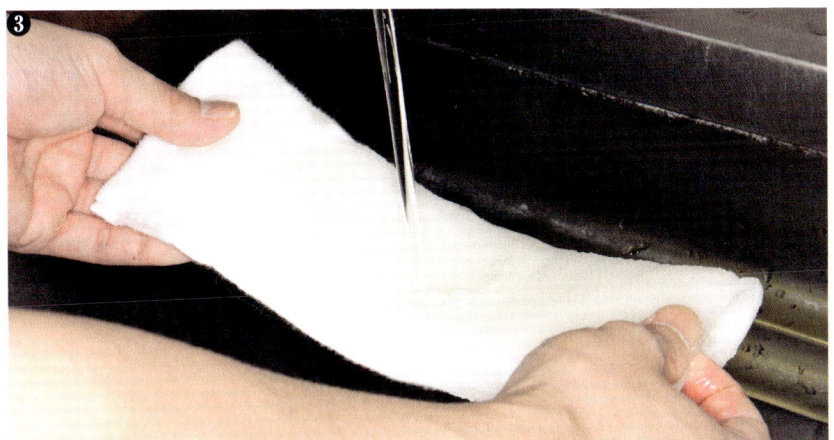

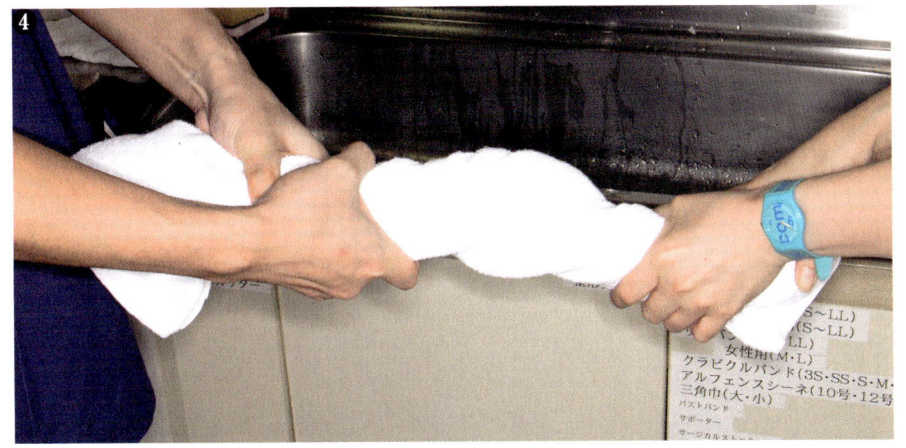

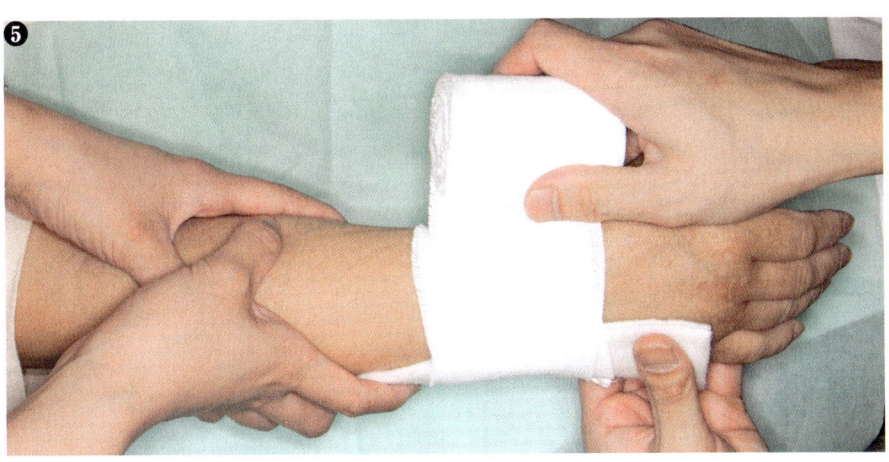

❶ 固定に必要な長さを決めて、ギプスシーネをカットする。

❷ 断端のギプス部分を折り返して、綿包帯内に埋没させる。

❸❹ ギプスシーネ全体に水を浸し、バスタオルなどにくるんでよく絞る。

❺ 素早く患部にギプスシーネを当て、弾性包帯で末梢側から巻いていく。

4-⑤ 三角巾固定法

　三角巾は止血、創傷部の保護、疼痛緩和のため、応急処置の一環として使用される。傷口の大小にかかわらず、三角巾のたたみ方、折り方によって体のどの部分にも使用でき広く活用されている。

　主な使用方法として、❶被覆 ❷圧迫 ❸支持 ❹固定の4つがある。以下では日常臨床で最も使用頻度が高い❹固定、特に提肘固定について述べる。

適　　応
- 肩甲帯・肩関節の外傷
- 上肢外傷または上肢外傷の治療後
- 単純な胸郭外傷

相対禁忌
- 肘屈曲不能な場合

三角巾の結び方、解き方

　固結びをすると解く時になかなか解けないばかりか、場合によっては患者に苦痛を与えることがあるので本結びで結ぶことが原則である。結び目が平らなので、患者がより快適である。損傷部の周囲や直上に結び目を作ることは、不快感を生じるので避ける。

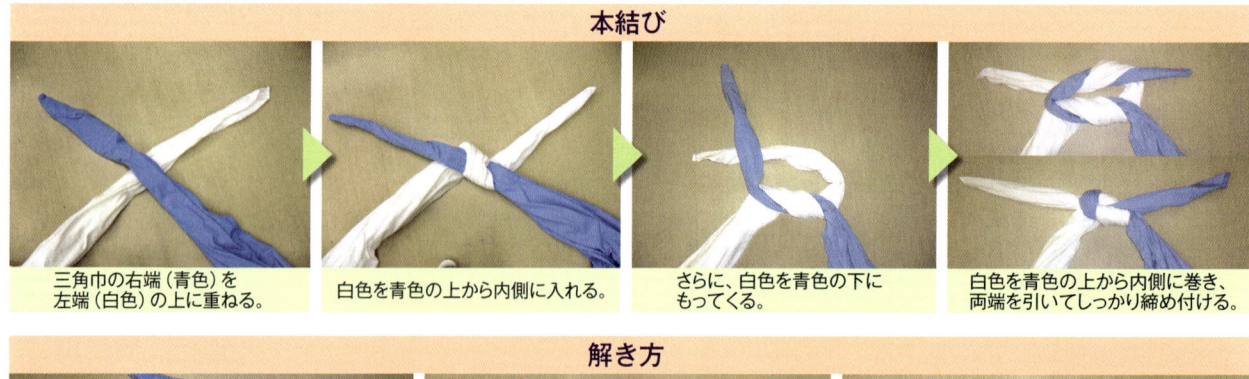

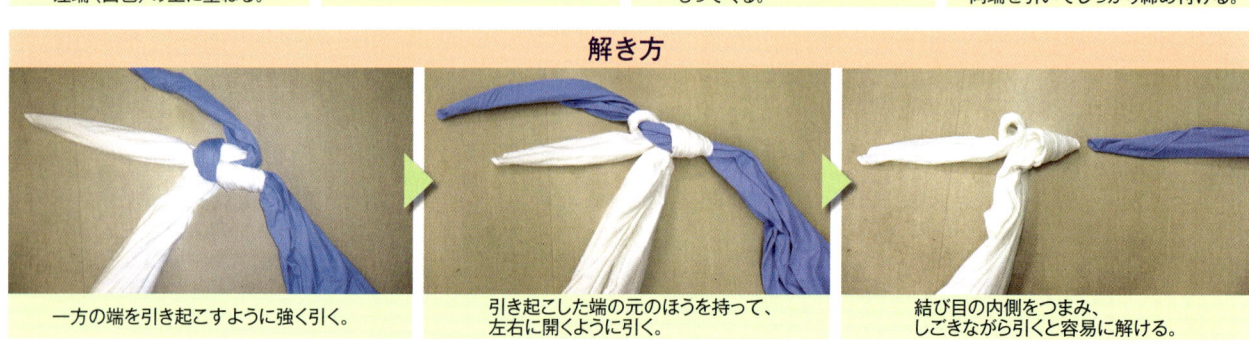

本結び

- 三角巾の右端（青色）を左端（白色）の上に重ねる。
- 白色を青色の上から内側に入れる。
- さらに、白色を青色の下にもってくる。
- 白色を青色の上から内側に巻き、両端を引いてしっかり締め付ける。

解き方

- 一方の端を引き起こすように強く引く。
- 引き起こした端の元のほうを持って、左右に開くように引く。
- 結び目の内側をつまみ、しごきながら引くと容易に解ける。

提肘固定法の手技

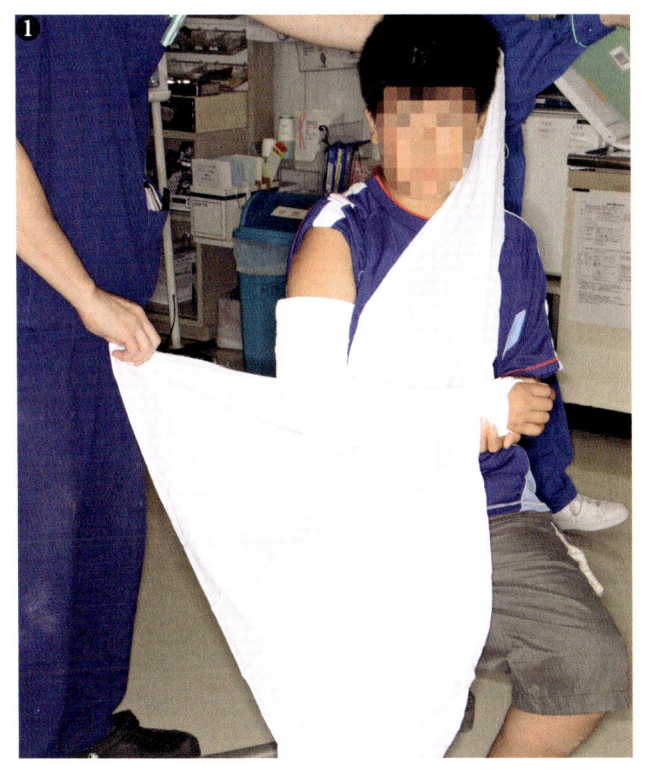

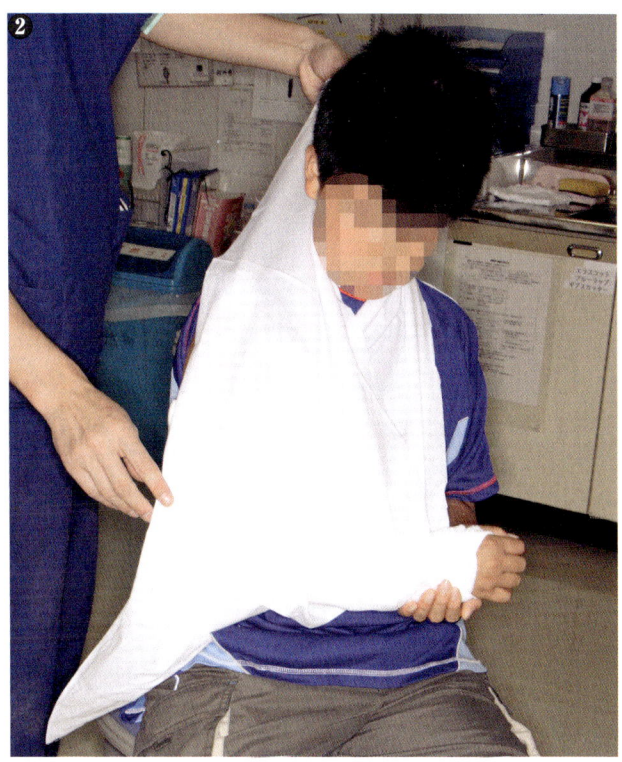

❶ 体位は座位が望ましい。手先をやや挙上させたまま、損傷した上肢を支える。三角巾の一端を健側肩部にかけ、布の端が体軸と平行となり、かつ小指まで届くようにする。三角巾の頂点は患側肘部に置き、患側手掌は胸に当てるか、手掌部を上側または下側に向ける。

❷ 三角巾の下端を持ち上げて前腕を包み、肩のところで上端と合わせる。この時、前腕と手から小指まで支えていることを確認する。両端は後頭部か患側鎖骨のくぼみで本結びで結ぶ。

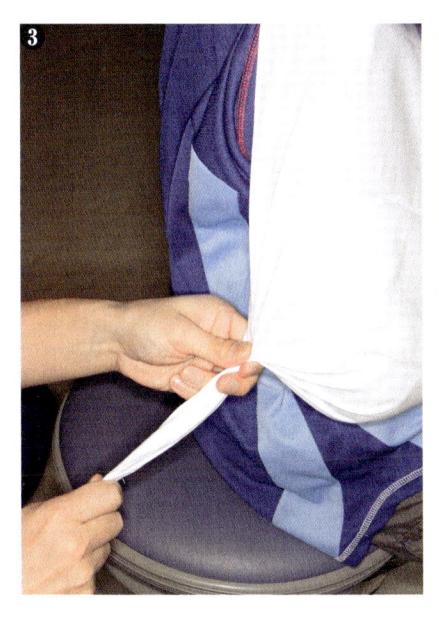

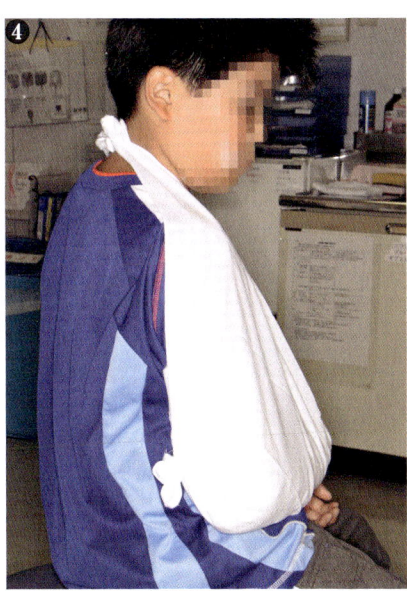

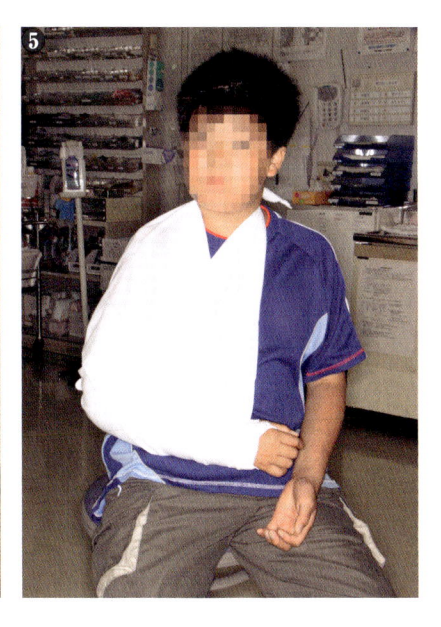

❸ 三角巾の頂点は、肘部を適度に固定して結ぶ。これでより安定感が増す。

❹❺ 提肘固定が完成した状態を示す。指先は循環を確認するため、覆わないで若干露出させるようにする。

胸郭外傷の場合は、これに引き続きバストバンドやたたみ三角巾などで上腕部を体幹に固定する。

4-⑥ 牽引法

　牽引法は四肢骨折や脱臼に際し、患肢を牽引することにより疼痛の軽減を図り、骨折に伴う変形の予防・矯正を目的に施行される。観血的整復手術の待機期間中に一時的に行うことが多い。

　牽引法には直達牽引法と介達牽引法がある。直達牽引法は鋼線を骨に直接刺入して牽引するため、熟練を要するが、より大きな牽引力をかけることができる。介達牽引法は皮膚を介して牽引を加える方法で、簡便に行うことができるが、皮膚潰瘍形成や末梢循環障害を生じることがあり、大きな牽引力をかけることはできない。四肢外傷の診療において、牽引法は必須の処置のひとつであり、外傷診療に従事する医師はその適応や手技に精通する必要がある。

適応

【直達牽引法（鋼線牽引法）】
- 大腿骨転子部～大腿骨遠位部骨折（脛骨近位部での牽引）
- 骨盤骨折（大腿骨遠位骨幹端部での牽引）
- 大腿骨転子部～大腿骨骨幹部骨折（大腿骨遠位骨幹端部での牽引）

【介達牽引法（スピードトラック牽引法）】
- 大腿骨頸部骨折・大腿骨転子部骨折（高齢者の場合、転位の軽度な場合）
- 転位の少ない股関節周辺骨折、股関節脱臼整復後

禁忌

【直達牽引法（鋼線牽引法）】
- 鋼線刺入部付近に内固定材料など異物がある場合（人工膝関節置換術後など）
- 鋼線刺入部付近に汚染創がある場合

【介達牽引法（スピードトラック牽引法）】
- 粘着テープ装着部に創がある場合
- 患肢に循環障害がある場合

必要物品

【直達牽引法（鋼線牽引法）】
❶チャックハンドル　❷手回しドリル　❸キルシュナー鋼線（φ2mm）　❹鋼線ガイド（必ずしも使用しない）　❺レンチ　❻鋼線緊張器　❼鋼線緊張弓（馬蹄とも呼ばれる）　❽固定用ネジ　❾固定用皿　❿鋼線緊張弓牽引鉤

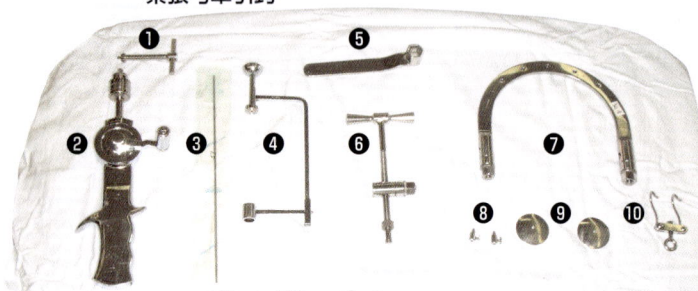

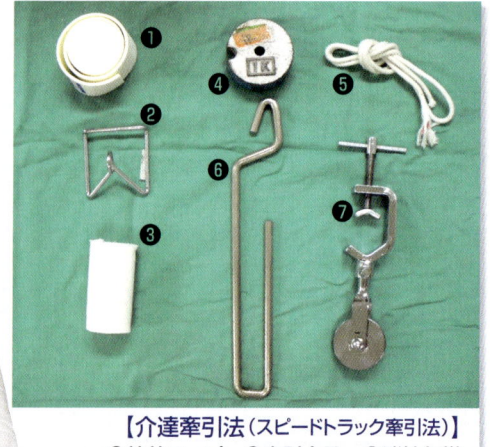

【介達牽引法（スピードトラック牽引法）】
❶粘着テープ　❷牽引金具　❸弾性包帯　❹重錘　❺牽引コード　❻重錘用ロッド　❼滑車

直達牽引法（鋼線牽引法）

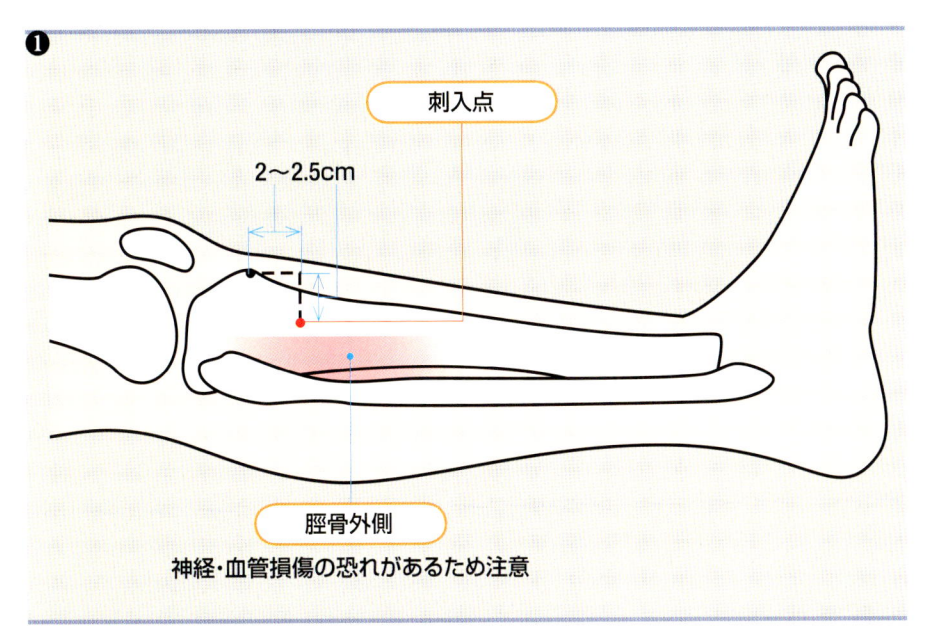

脛骨近位部での牽引

❶ 刺入点
2～2.5cm
脛骨外側
神経・血管損傷の恐れがあるため注意

❶ 刺入点は、脛骨粗面よりおよそ2～2.5cm遠位部で、2～2.5cm後方となる（1インチ弱と覚えればよい）。
下腿外側より刺入する。脛骨外側後方寄りにある神経・血管（前脛骨動静脈・腓骨神経）を損傷しないように注意する。

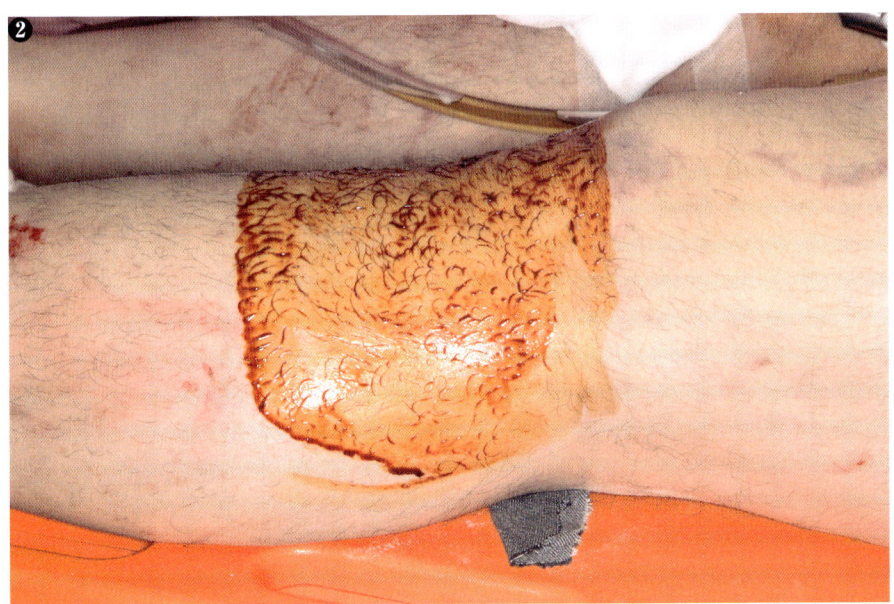

❷ 膝蓋骨が正面を向くよう助手に患肢を把持してもらい、必要があればマーキングを行う。
刺入部周辺を十分に消毒する。

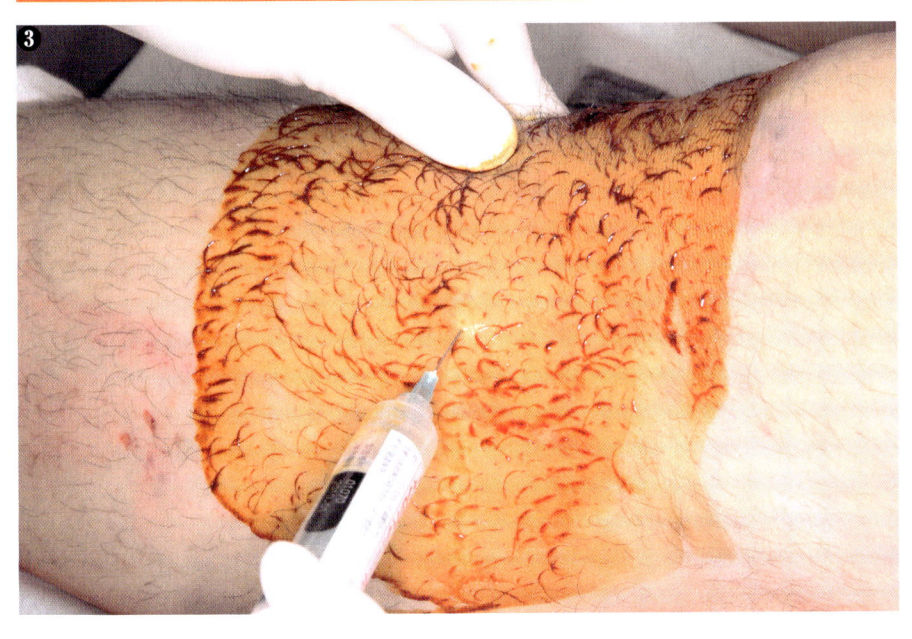

❸ 皮膚、骨膜に十分麻酔を行う。注射針の先端で骨の形状を把握し、キルシュナー鋼線の刺入点をイメージしておく。

❹ キルシュナー鋼線を皮膚から刺入する。骨への刺入点が適切な位置となるよう、キルシュナー鋼線の先端で骨表面を探る。

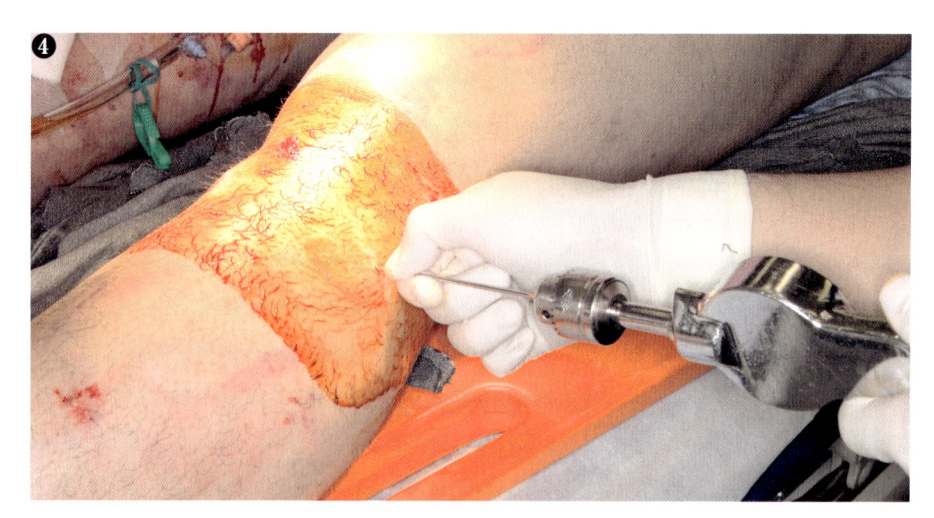

❺ キルシュナー鋼線の刺入位置を決定したら、次にキルシュナー鋼線の刺入方向を決定する(脛骨骨幹部の軸に垂直、前額面に対し平行)。
ドリルを回し、刺入していく。刺入している際は常に、キルシュナー鋼線が適切な方向を向いているかに注意する。

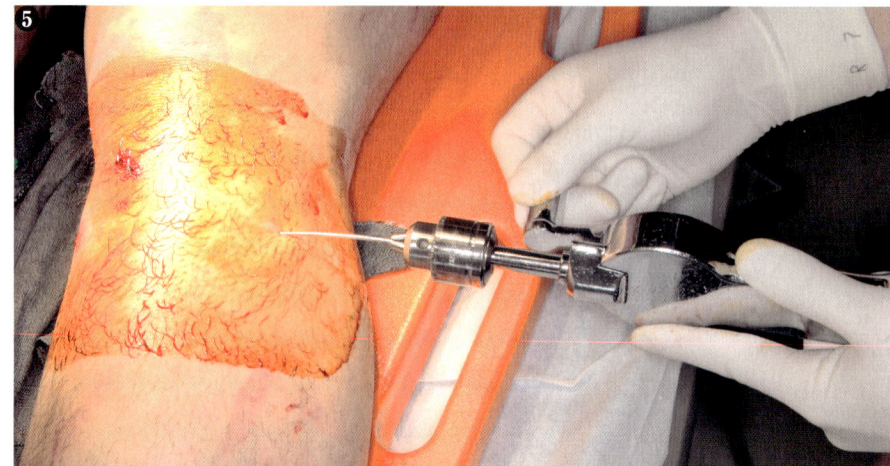

❻❼ キルシュナー鋼線が対側の皮膚を貫いたら、キルシュナー鋼線の中央が脛骨骨幹部にくるよう深さを調整する。

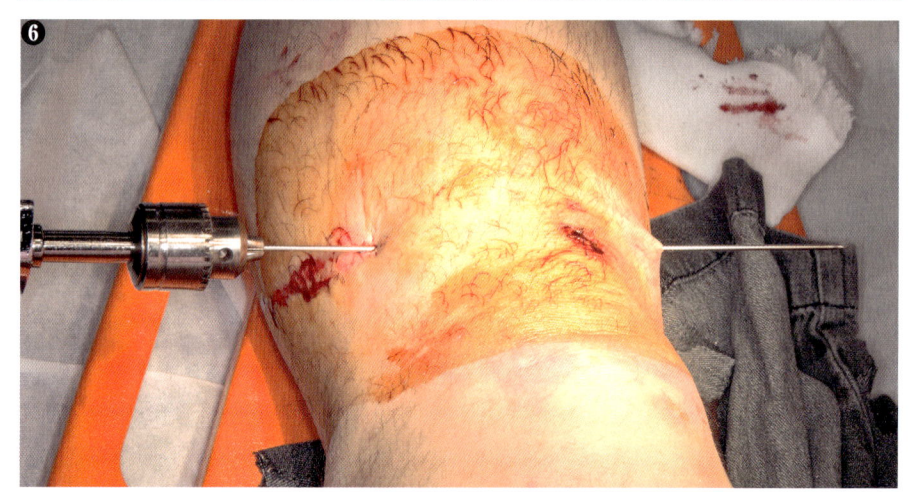

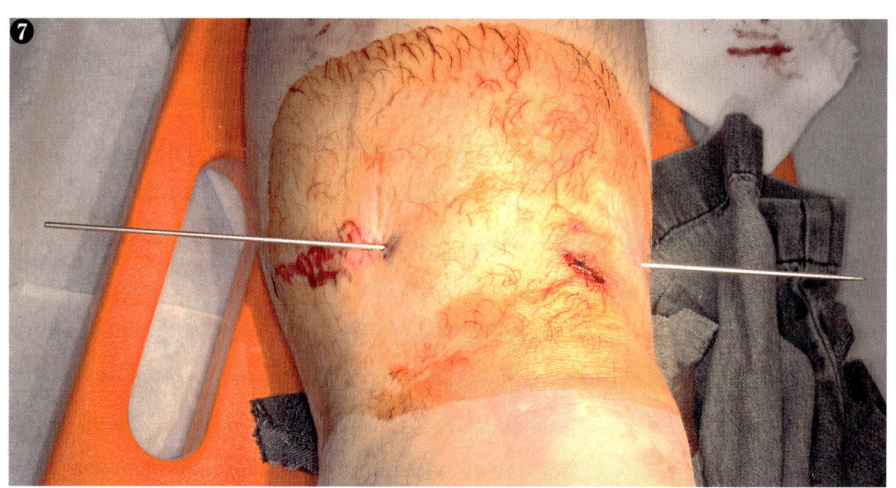

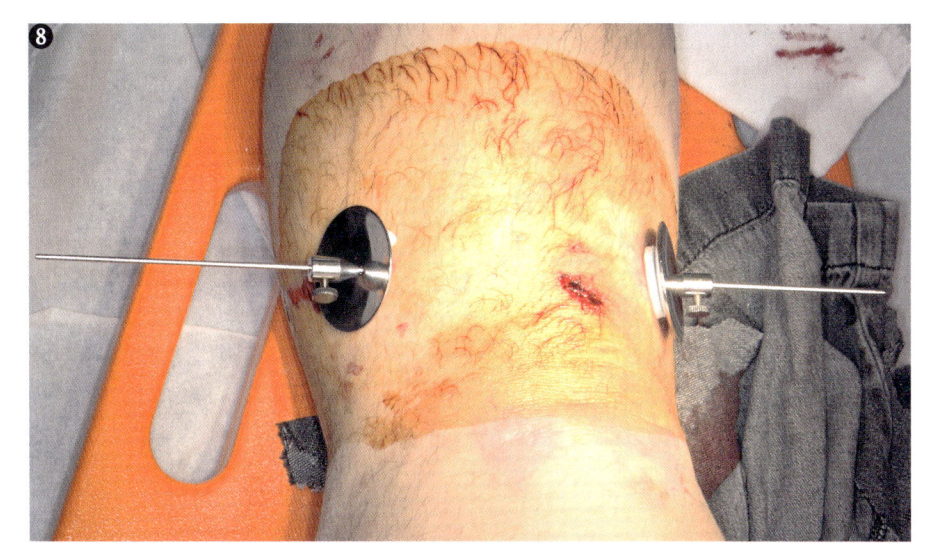

❽❾ 固定用皿・固定用ネジ・鋼線緊張弓・鋼線緊張器を装着する。固定用皿が皮膚に接触しないよう、皮膚と固定用皿の間にガーゼなどをはさんでおく（写真はバイオパッチ®）。固定用皿は皮膚に押し付けない。

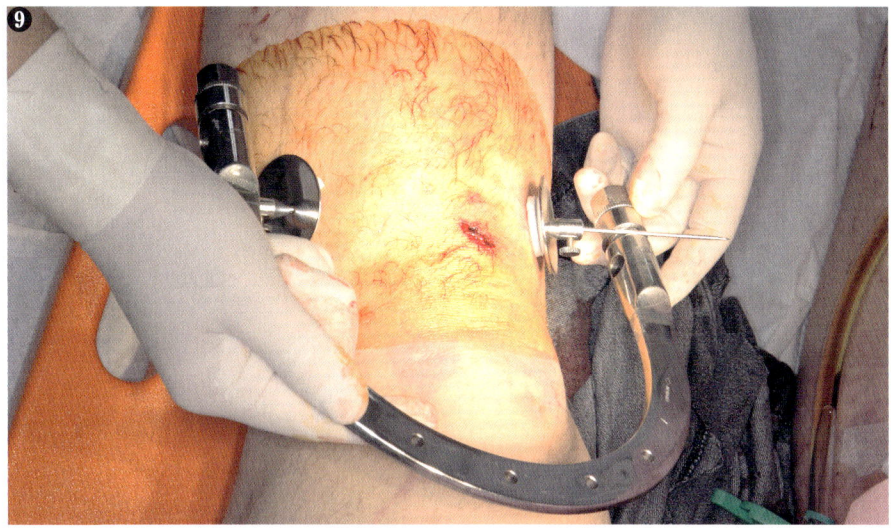

❿ キルシュナー鋼線に、緊張をかける。キルシュナー鋼線に緊張をかけずに牽引すると、重錘の力によりキルシュナー鋼線が曲がってしまうため、十分緊張をかけておく。

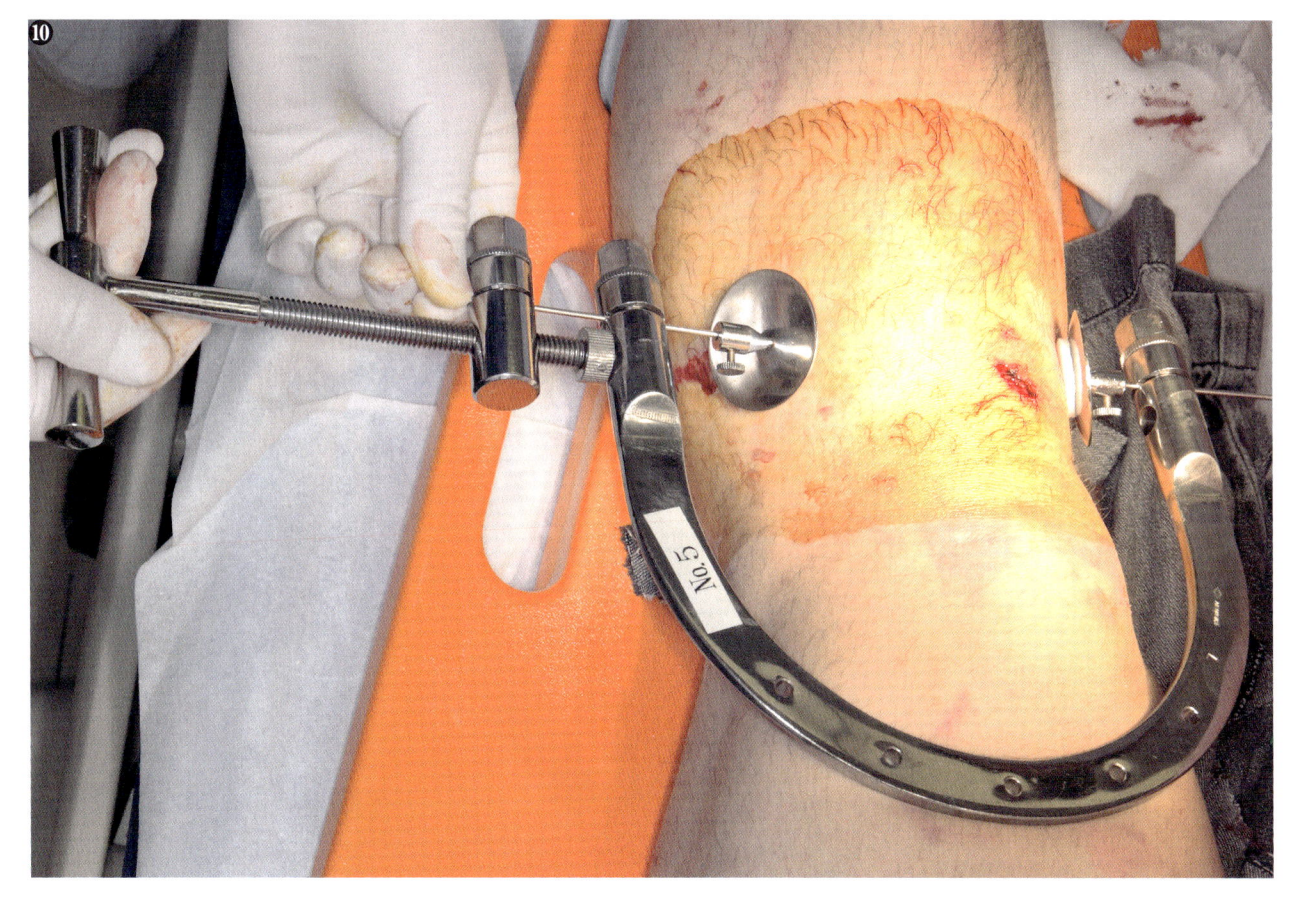

写真でわかる 外傷基本手技 **177**

❶❶ 鋼線緊張器を除去した後、キルシュナー鋼線を曲げる。
この際、キルシュナー鋼線の先端で指を切らないよう注意する。

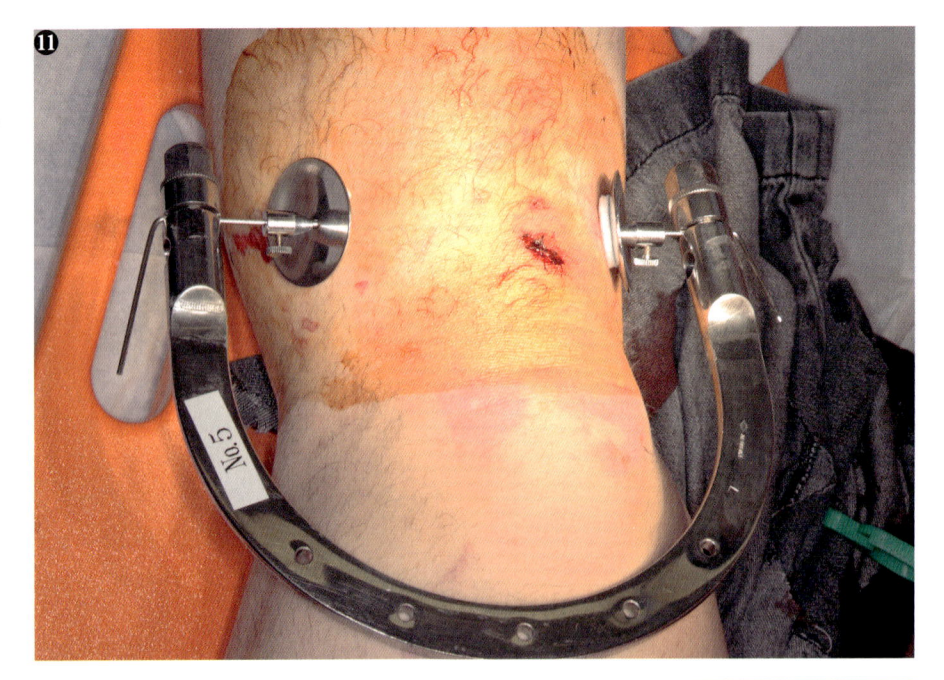

❶❷❶❸ 安全のため、注射針のキャップをキルシュナー鋼線にかぶせる。
使用する重錘の重量は、症例により異なるが、体重の1/7を用いることが多い。
牽引後、レントゲン撮影を行い、骨折部の状態に応じて重錘の量を調節する。重錘を増やす際は、患者の骨質や体重を考慮する。キルシュナー鋼線が骨を裂いてしまったり、患者の体がずり落ちてしまうことがあるので注意しなければならない。

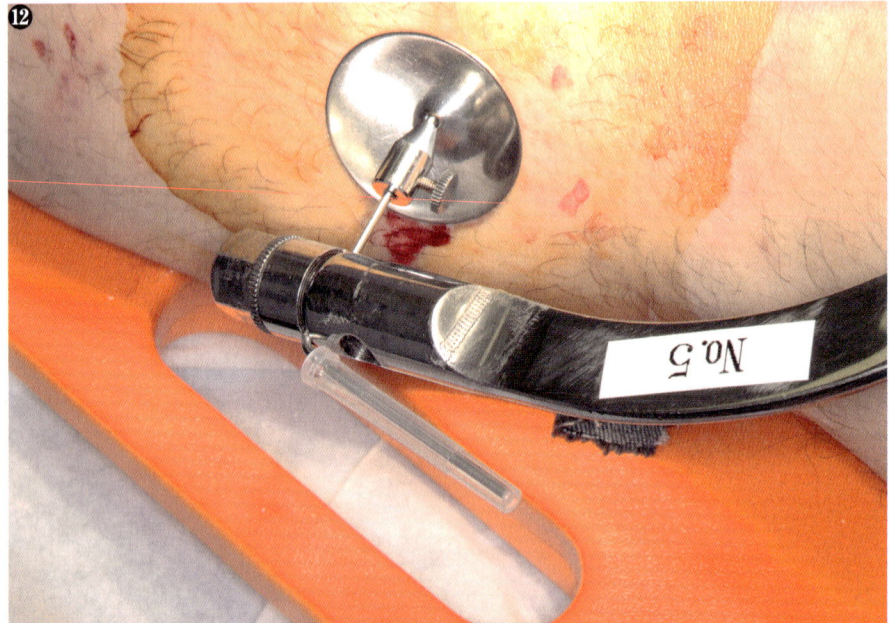

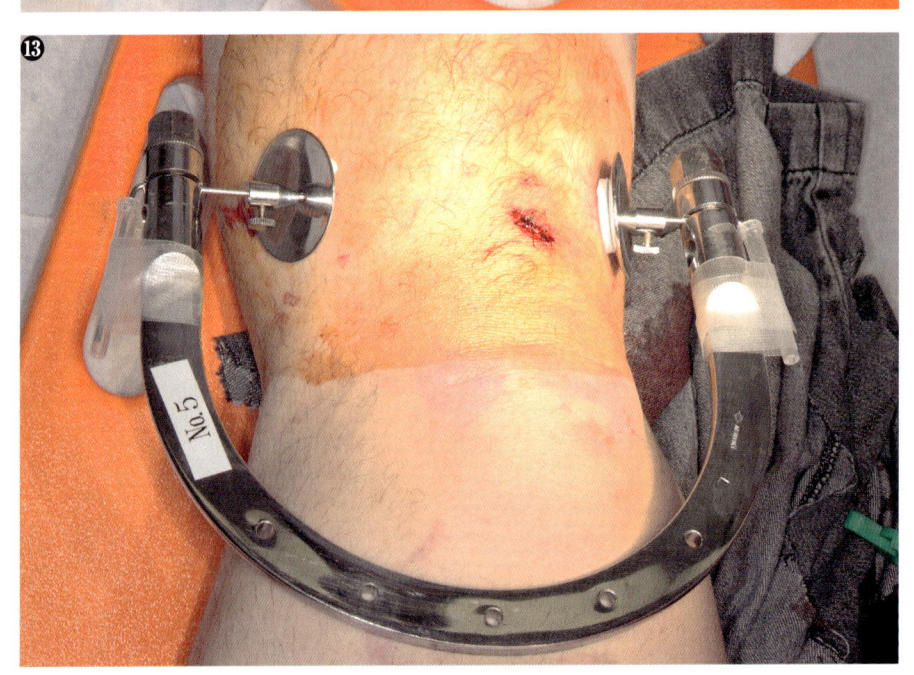

❶❹ 膝蓋骨上縁　刺入点

大腿骨骨幹部
前後径の中央

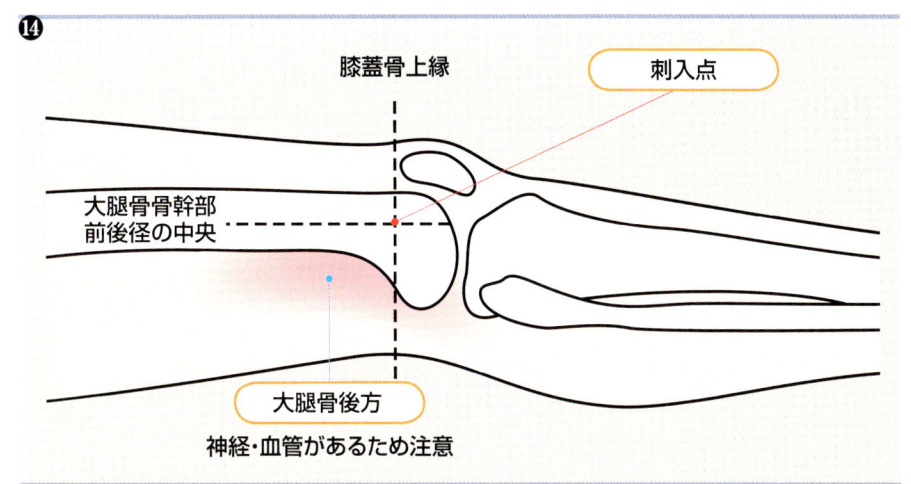

大腿骨後方
神経・血管があるため注意

大腿骨遠位骨幹端部での牽引

❶❹ 刺入点の目安は、外側よりみた場合、膝蓋骨上縁の位置で、大腿骨前後径の中央に入ればよい。大腿外側より刺入する。
大腿骨の後方の神経・血管（総腓骨神経・脛骨神経・膝窩動静脈）を損傷しないよう注意する。

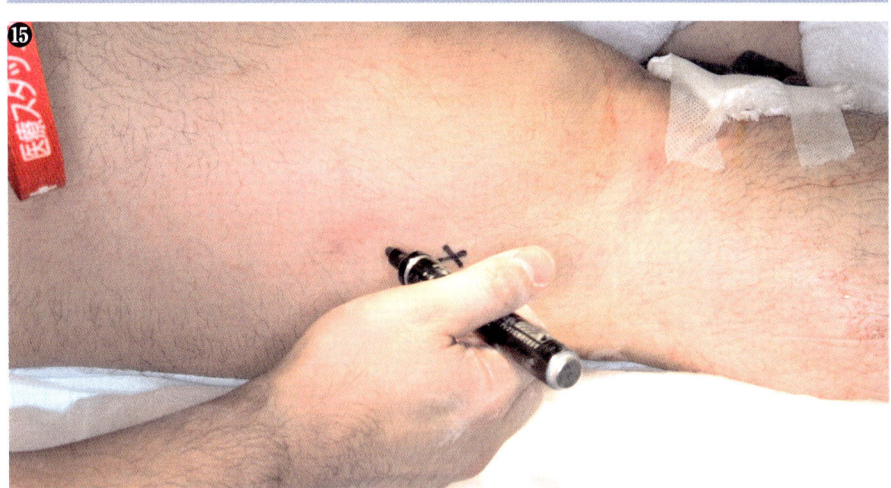

❶❺ 膝蓋骨が正面を向くよう助手に患肢を把持してもらい、必要があればマーキングを行う。

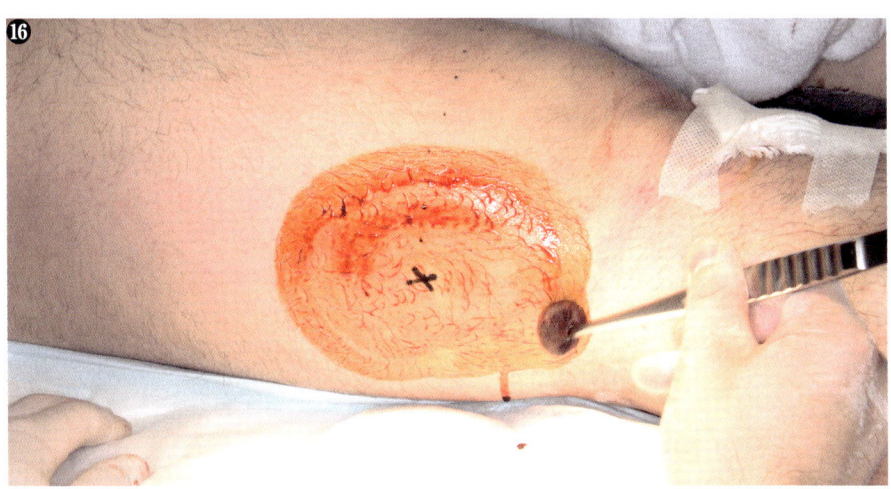

❶❻ 大腿部外側～内側にかけて十分に消毒する。皮膚から骨まで距離があるため、脛骨での牽引よりも刺入点を決めにくいので注意する。広い範囲を消毒しておく。

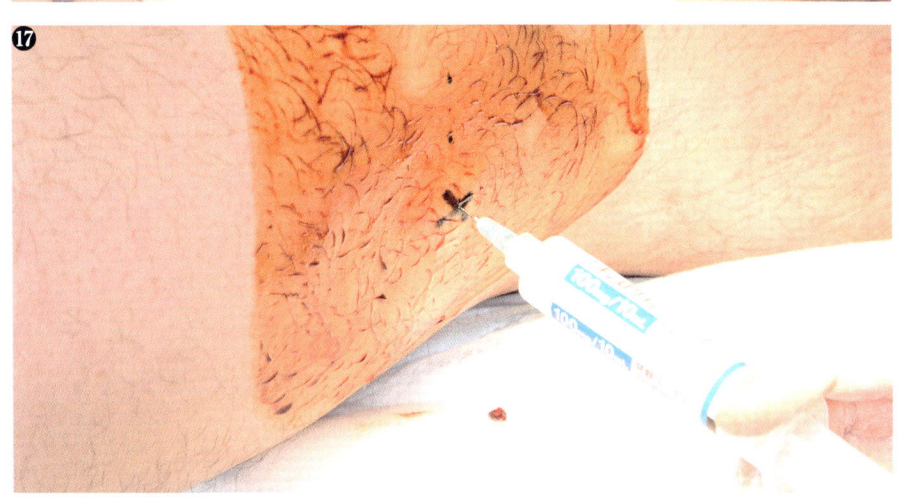

❶❼ 皮膚、骨膜に十分麻酔を行う。キルシュナー鋼線の大腿内側皮膚の貫通点は予測しにくいため、内側皮膚は若干広めに麻酔を行っておく。

⑱ マーキングした位置を目安に、ドリルにセットしたキルシュナー鋼線を皮膚から刺入し、骨に当てる。

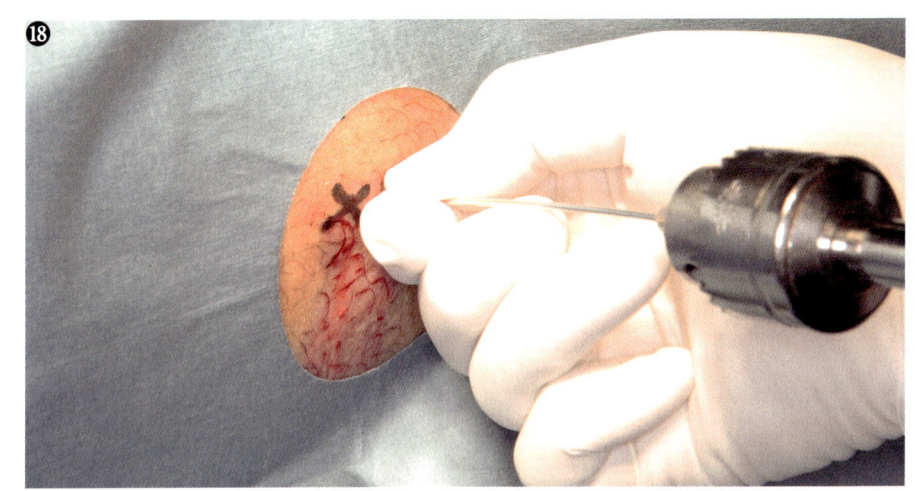

⑲ 骨への刺入点が適切な位置となるよう、キルシュナー鋼線の先端で骨表面を探る。
骨の断面はおおよそ円形であり、この円の形状を把握し、円のどの部分にキルシュナー鋼線の先端があるかを知ることにより、最大横径を通すことができる。

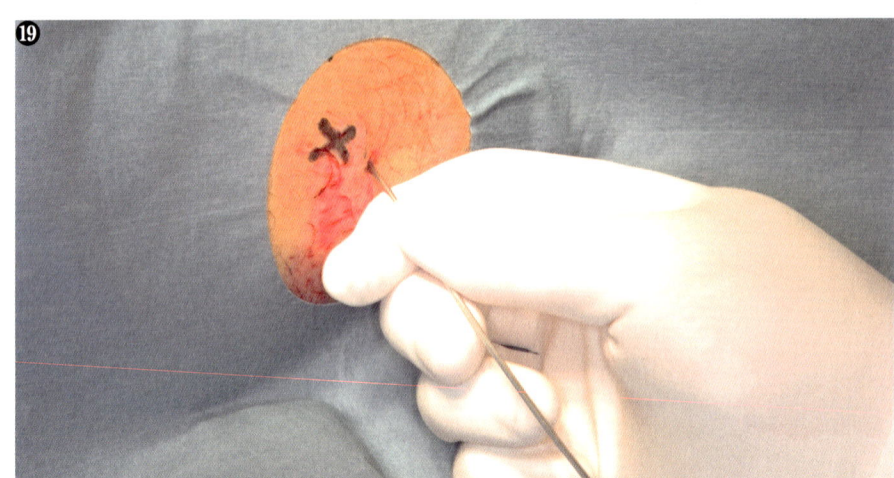

⑳ キルシュナー鋼線の刺入位置を決定したら、次にキルシュナー鋼線の刺入方向を決定する（大腿骨骨幹部の軸に垂直、前額面に対し平行）。
ドリルを回し刺入していくが、刺入している際は常に、キルシュナー鋼線が適切な方向を向いているかに注意する。

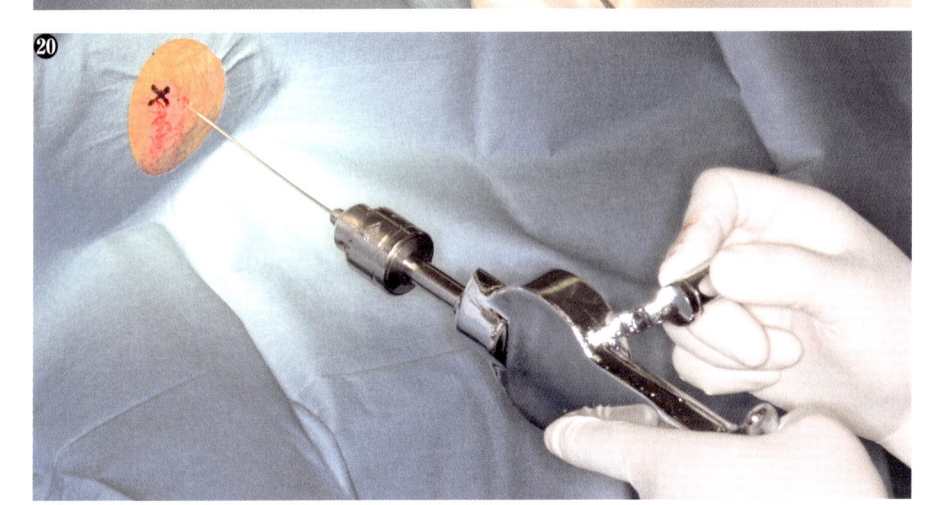

㉑ キルシュナー鋼線が対側の皮膚を貫いたら、キルシュナー鋼線の中央が大腿骨骨幹部にくるよう深さを調整する。
固定用皿・固定用ネジ・鋼線緊張弓・鋼線緊張器の装着から完成までは脛骨近位部での牽引と同様である（p177〜178参照）。
使用する重錘の重量は症例により異なるが、体重の1/7を用いることが多い。

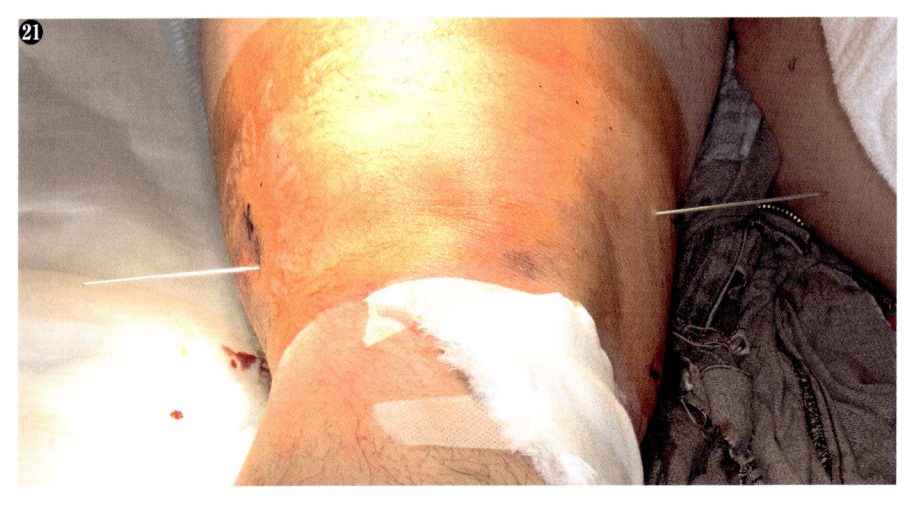

介達牽引法(スピードトラック牽引法)

❶ 腓骨頭
下腿近位部・外側の皮下に触知

総腓骨神経

脛骨

腓骨

腓骨頭

5cm

腓骨頭の遠位5cm(約3横指)
圧迫すると腓骨神経麻痺を生じる恐れがあるため、包帯などを巻かない

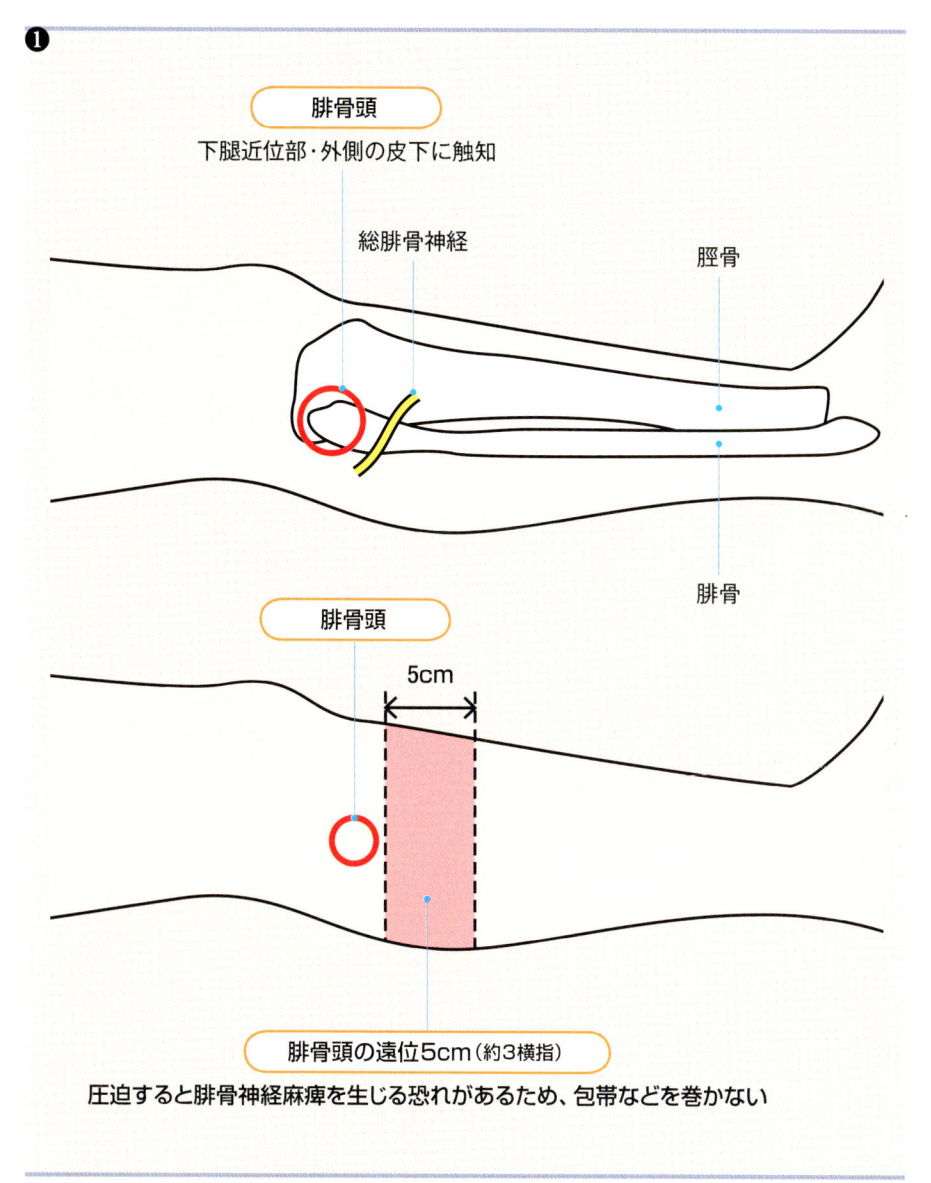

❶ 牽引時は、総腓骨神経の走行に注意する。下腿近位部外側の腓骨頭が指標となる。
総腓骨神経は、腓骨頭のすぐ遠位を走行する。この神経を圧迫し、腓骨神経麻痺をきたすことがあるので十分に注意する。

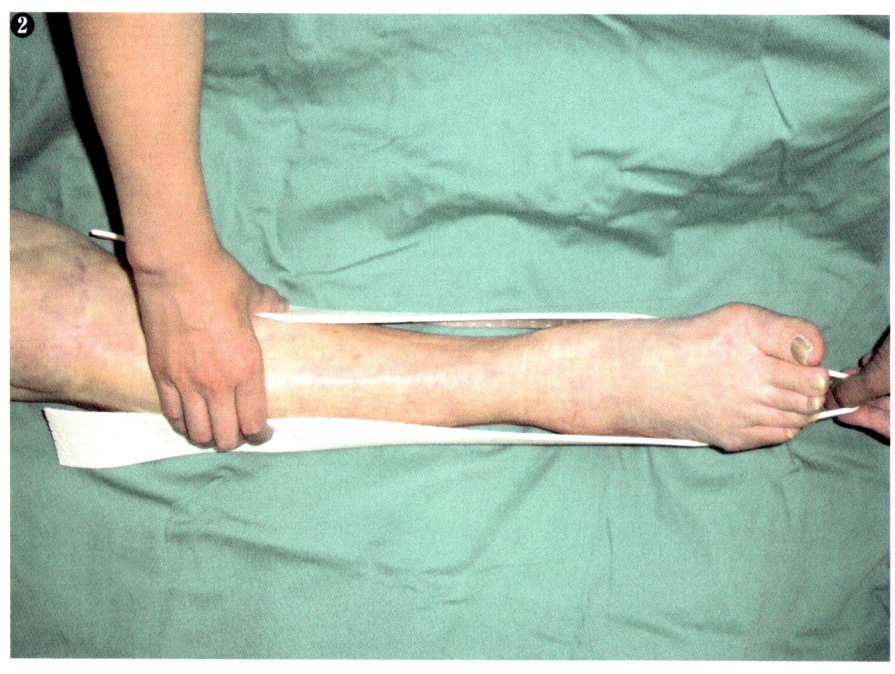

❷ 患肢の下腿の内外側に、スピードトラック粘着テープを当て、助手に把持してもらう。
粘着テープが接触する部分に、水疱や傷がないか確認しておく。

❸❹ 弾性包帯を巻く。
下腿近位部に包帯を巻く際は、腓骨神経麻痺を起こさないよう注意する。腓骨頭〜腓骨頭より遠位5cmまでの範囲には、包帯を巻かないようにする（※）。

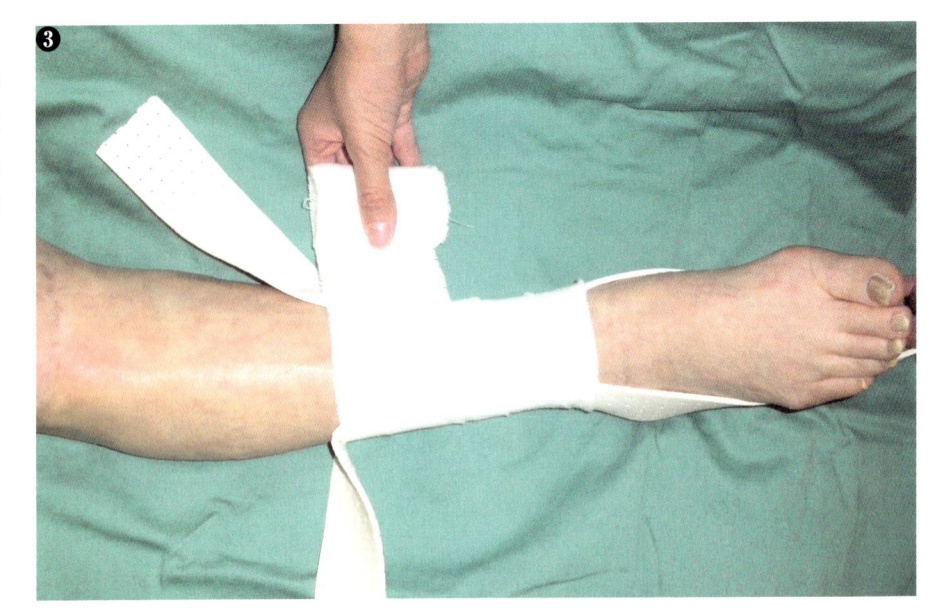

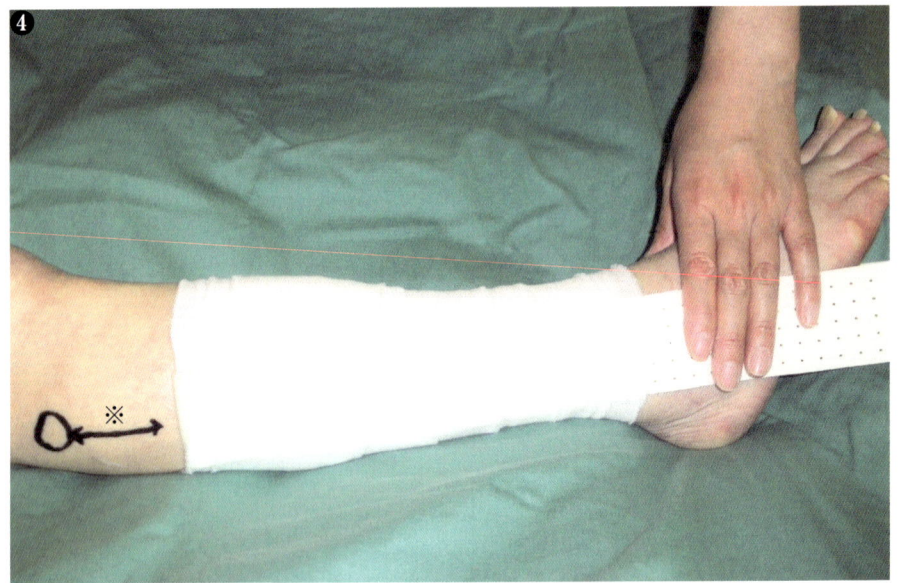

❺❻ 牽引鉤をスピードトラック粘着テープにつけ、重錘をかける。重錘の重さは3.0kgを超えないようにする。
皮膚の循環障害を起こす場合があるため、適宜粘着テープを巻きかえ、皮膚の状態をチェックする。

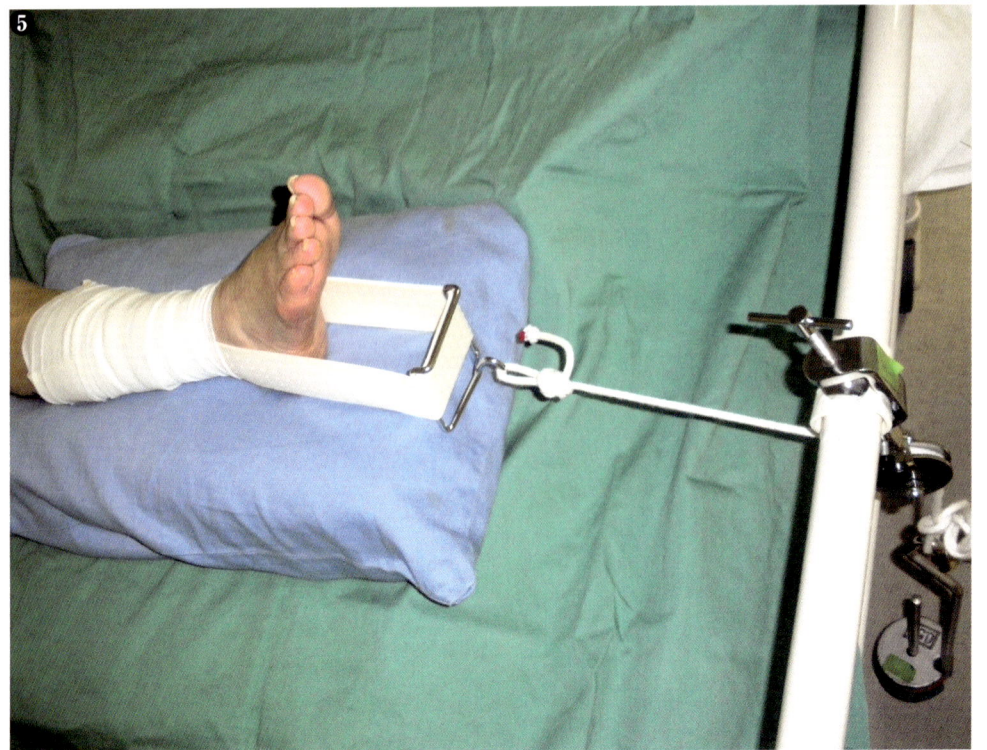

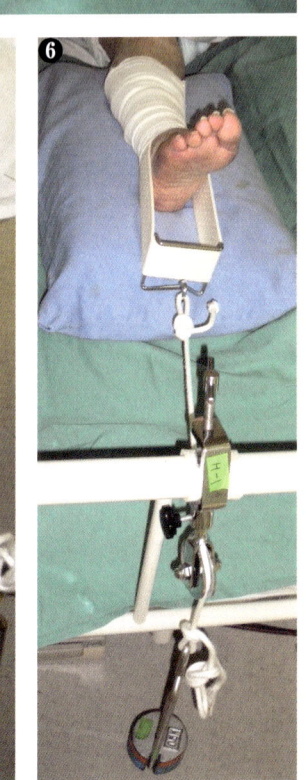

4-⑦ 切断・断端形成

　救急・整形領域においては、四肢切断を決断しなくてはならないケースにしばしば遭遇する。もっとも多いのは糖尿病などによる末梢血管障害によるものであるが、若年者においては外傷による切断が最多である。切断術は制御不能な感染症に対して、生命を維持するために必要となるほか、骨軟部悪性腫瘍でも最良の治療法となる場合もある。

　外傷において四肢を温存するか否かを判定するガイドラインはいくつか紹介されているが、われわれはMangled Extremity Severity Score (MESS)を基準に切断の指標としている。重度損傷肢を温存しようとすることで代謝の過負荷と二次的な臓器不全を引き起こし、救命困難となることは避けなければならない。

　早期の切断と義肢装着は、致死率、手術回数、入院期間、医療費、リハビリテーション期間を減らし、社会復帰を早める。切断は患者にとっては受け入れがたい治療方針であるが、その必要性と利点、将来の展望について十分に説明し、治療の理解を得ることが大切である。

適応
- 患肢の阻血を伴う修復不能な血管損傷
- 受傷後6時間以上のGustilo Ⅲ-Cの下腿開放骨折　　など

禁忌
- 血管修復により温存可能な四肢外傷　　など

必要物品
- 一般的な骨折手術器械、ボーンソウ　　など

損傷四肢重傷度スコア (MESS:Mangled Extremity Severity Score)

タイプ		特徴	備考	点数
受傷機転	1	低エネルギー	刺創、単純な閉鎖骨折、小口径の銃創	1
	2	中エネルギー	開放骨折または多発骨折、脱臼、中等度の挫滅創	2
	3	高エネルギー	散弾銃による(至近距離からの)高速の銃創	3
	4	大損傷	伐採事故、鉄道事故、油田掘削事故	4
ショック区分	1	血圧正常	屋外・手術室内のいずれにおいても血圧は安定	0
	2	一過性低血圧	血圧は不安定だが、静脈内輸液にて反応する	1
	3	持続性低血圧	屋外では収縮期血圧90mmHg未満で、手術室内においてのみ静脈内輸液にて反応する	2
虚血区分	1	なし	拍動があり、虚血徴候を認めない	0*
	2	軽度	徐脈がみられるが虚血徴候は認めない	1*
	3	中等度	ドップラで拍動を検出しない、毛細血管再充血時間の遷延、知覚異常、自発運動の減少	2*
	4	高度	拍動なし、冷感、麻痺、しびれを認め、毛細血管再充血がみられない	3*
年齢区分	1	30歳未満		0
	2	30歳以上50歳未満		1
	3	50歳以上		2

*虚血時間が6時間を超える際には点数を2倍にする。
*患肢を温存するか切断するかの選択が困難な場合、MESSスコアが有用である。
*この評価法は外傷のエネルギー、虚血の程度、ショック、患者年齢を基礎とし、外傷を評価したものである。6点以下で患肢温存が可能と評価され、7点以上では切断を考慮する。

Helfet DL, Howey T, Sanders R. Johansen K : Clin Orthop 256 : 80, 1990

切断・断端形成の手技

❶ ローラーに左上肢を巻き込まれて受傷した症例である。
出血性ショックの状態であり、左上腕が近位で切断されている。

❷❸ 清潔野を作る前に十分に洗浄し、可及的に異物を洗い流す。その際、活動性の出血が認められた時には、速やかに結紮または電気メスなどで止血を行う。

❹❺ ポビドンヨードで消毒し、覆い布をかけ、清潔野を作る。

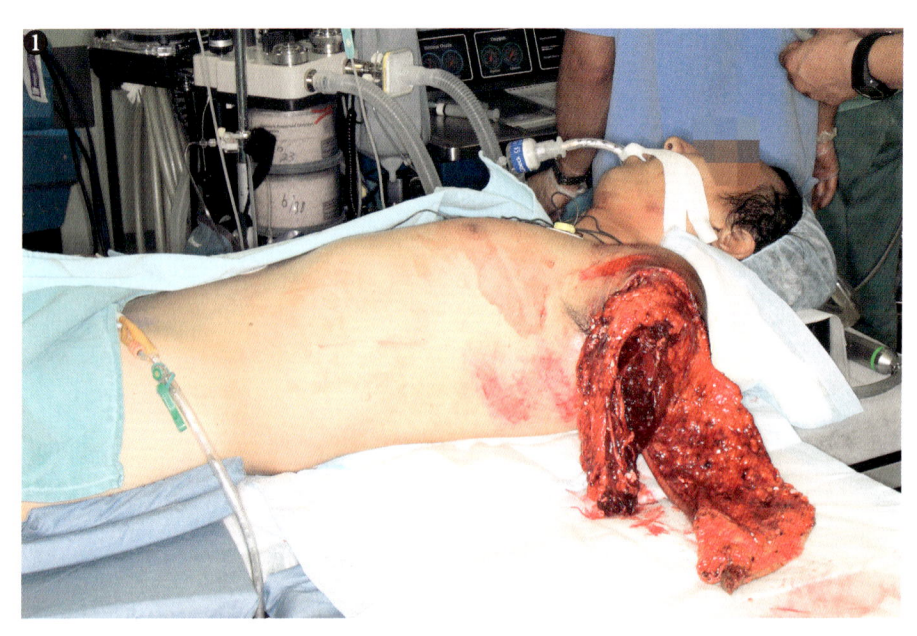

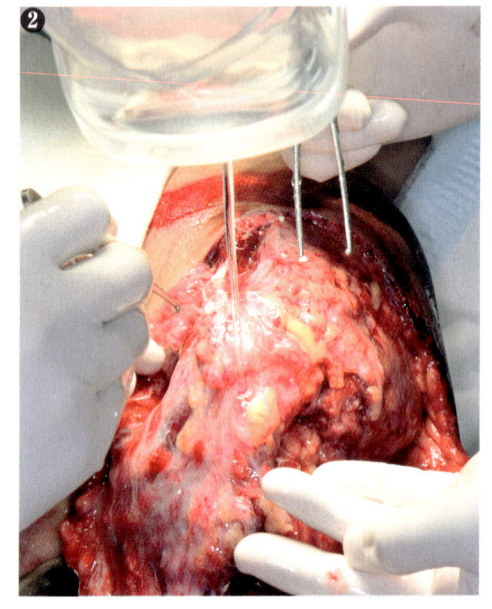

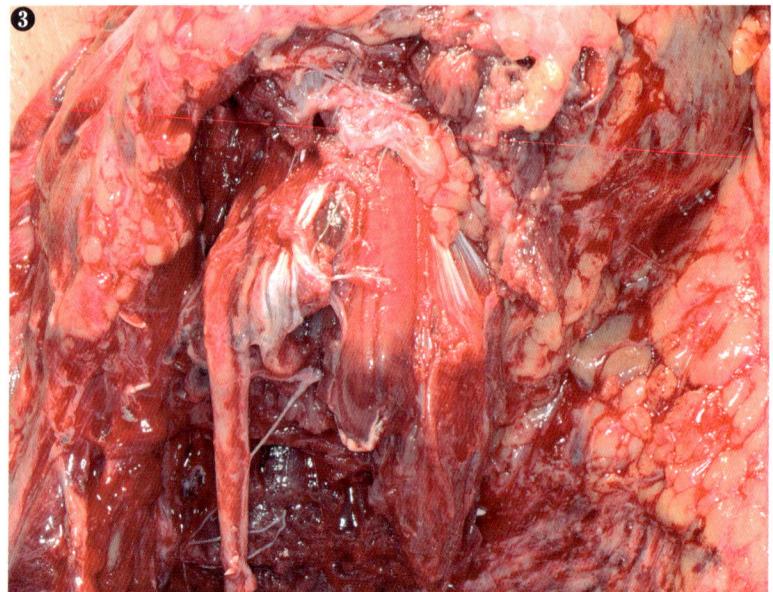

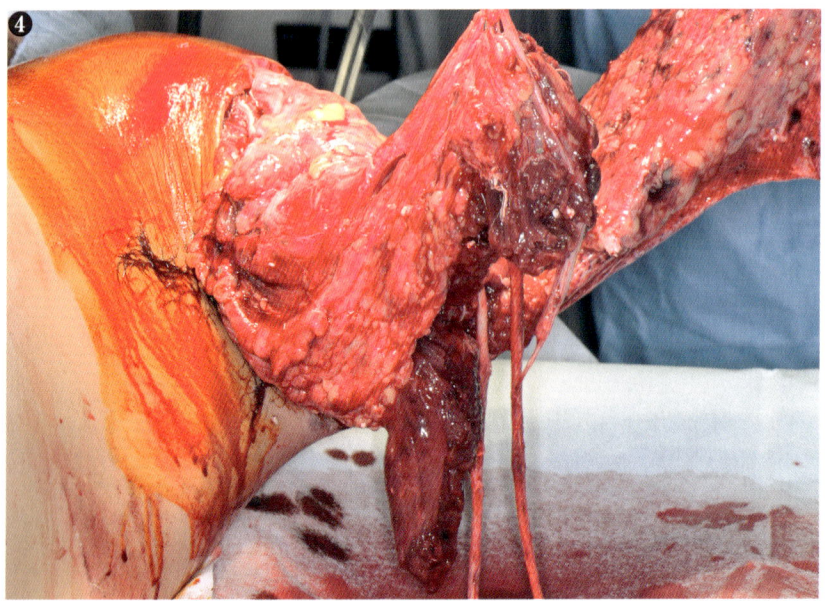

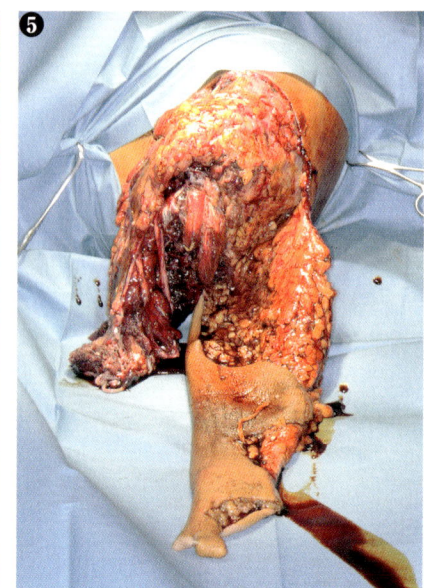

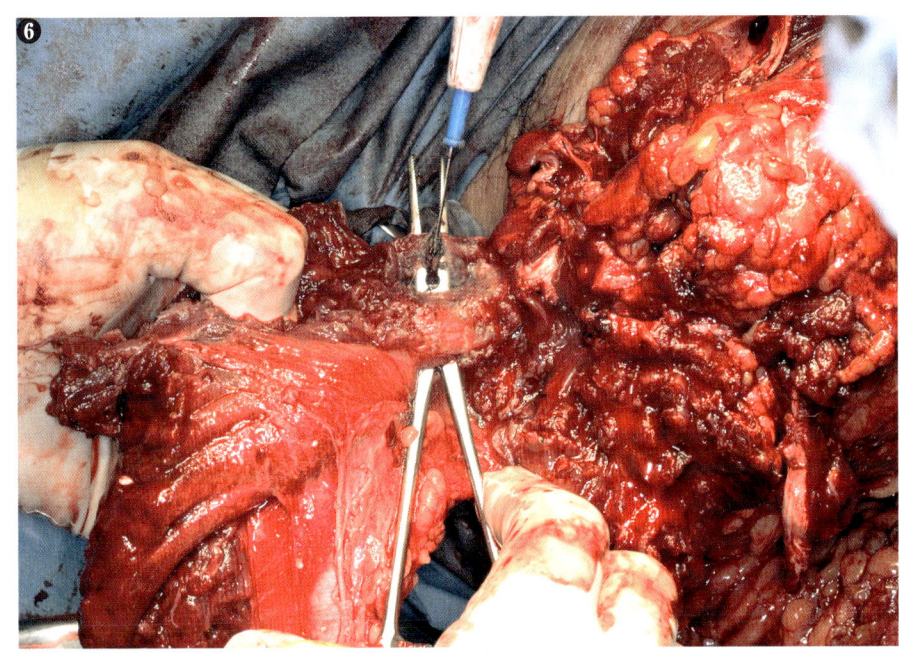

❻ 汚染が強い部分や挫滅が強く、組織が壊死した部分を見極め、デブリドマンを行う。
出血を防ぐために、組織の切離は電気メスで行う。

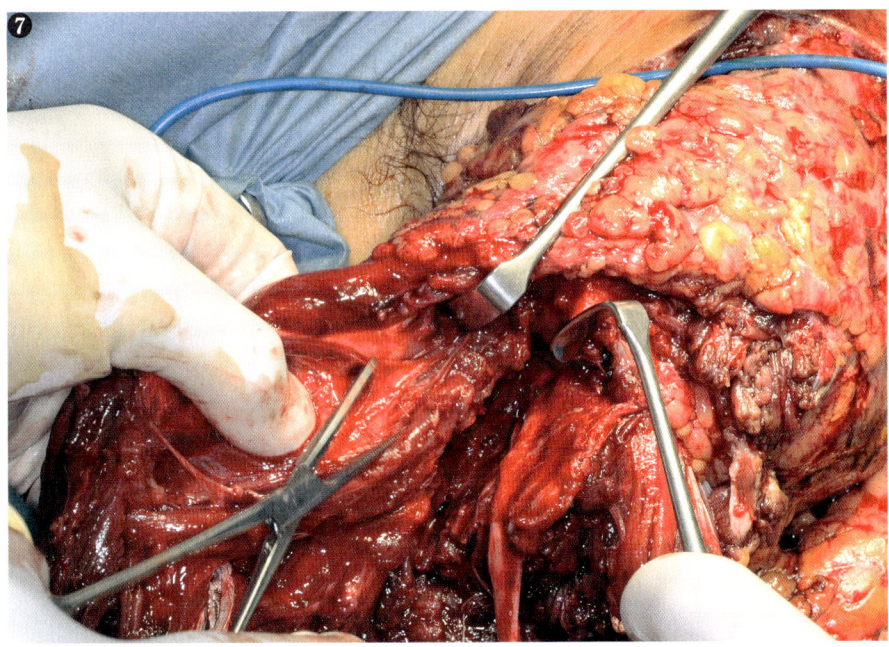

❼ 血管を同定し、慎重に剥離を行う。切断部位の解剖は熟知しておく必要があり、主要な血管・神経束の位置は頭に入れておく。

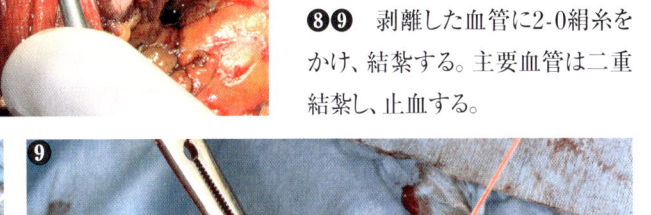

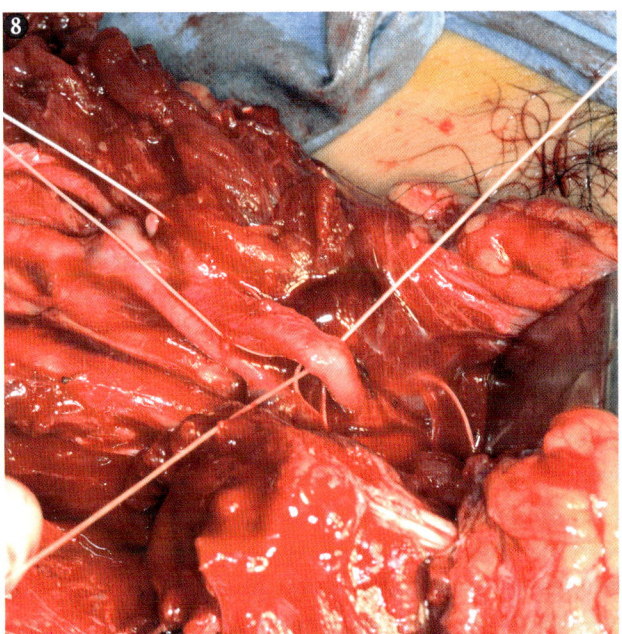

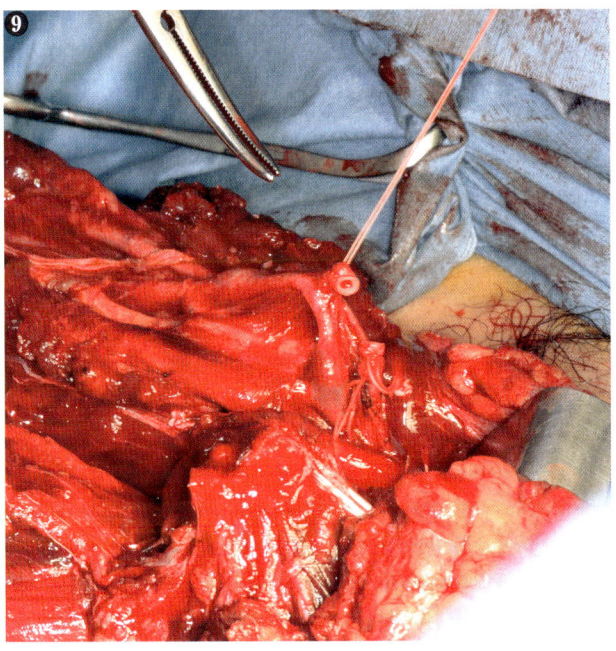

❽❾ 剥離した血管に2-0絹糸をかけ、結紮する。主要血管は二重結紮し、止血する。

❿　神経に関しては愛護的に遠位に引き、鋭利なメスで切断する。これにより十分に創内に後退させ、有痛性神経腫の形成を防ぐ。

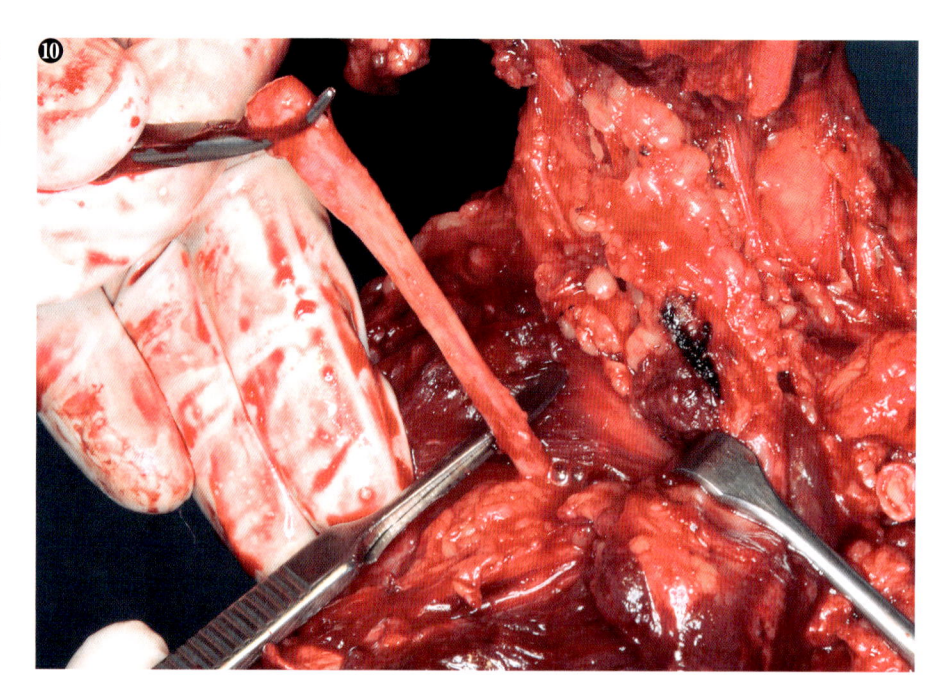

⓫⓬⓭　ラスパトリウムで可及的に骨膜を剥離し、ボーンソウにて骨切りを行う。
この際、広範な骨膜剥離は腐骨の形成や骨の過形成を引き起こすので注意する。
また、軟部組織に被覆されない骨の突出部は必ず切除し、やすりにて断端を平滑にする。

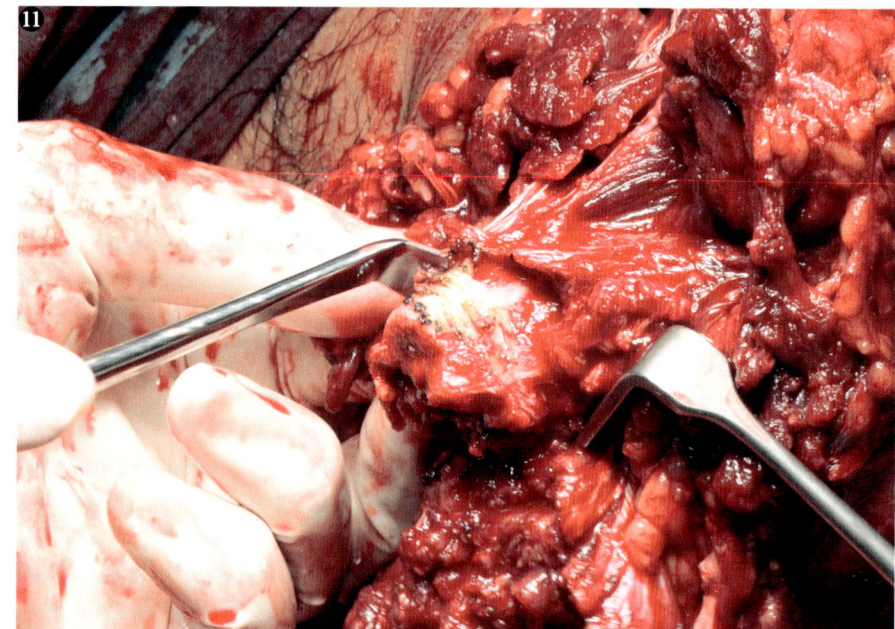

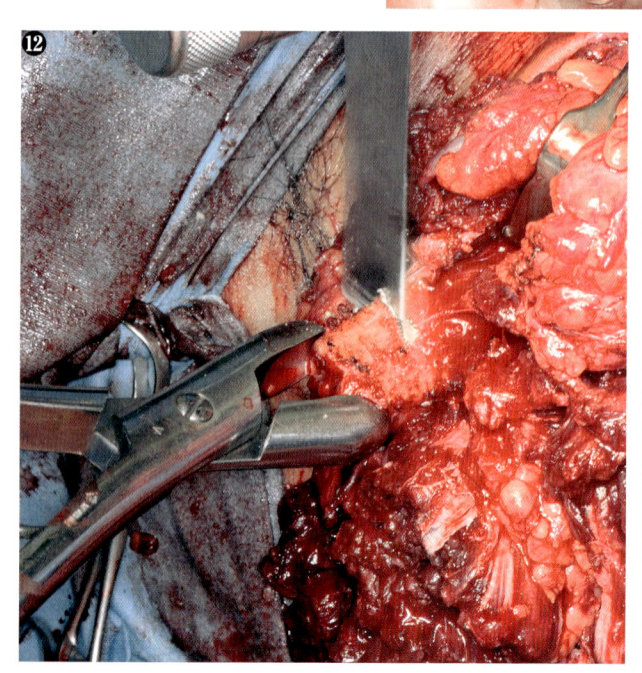

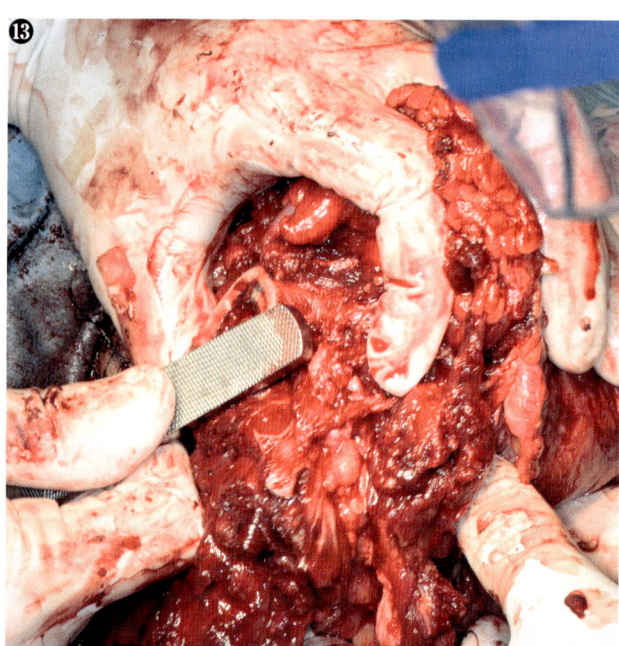

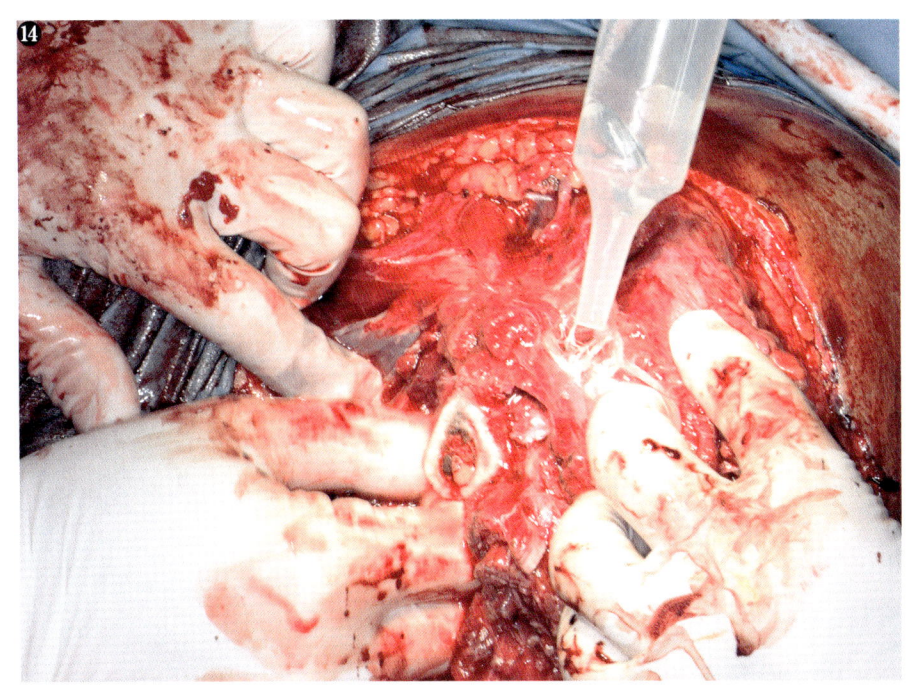

❶❹ 再度、十分に洗浄を行い、出血部があれば止血する。

❶❺❶❻ 軟部組織（筋・筋膜）にて骨を被覆する。頑強な軟部組織にて断端を覆うことが最も重要である。筋は筋固定（筋または腱の骨への縫合）もしくは筋形成術（筋の骨膜または拮抗筋の筋膜への縫合）を行うことより、拘縮を予防することができる。

❶❼❶❽❶❾ 皮下を大まかに寄せ、ドレーンを挿入する。

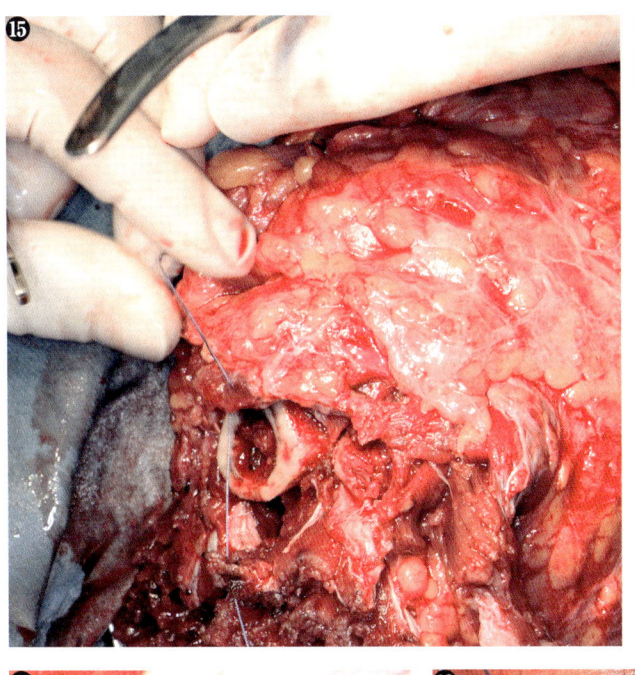

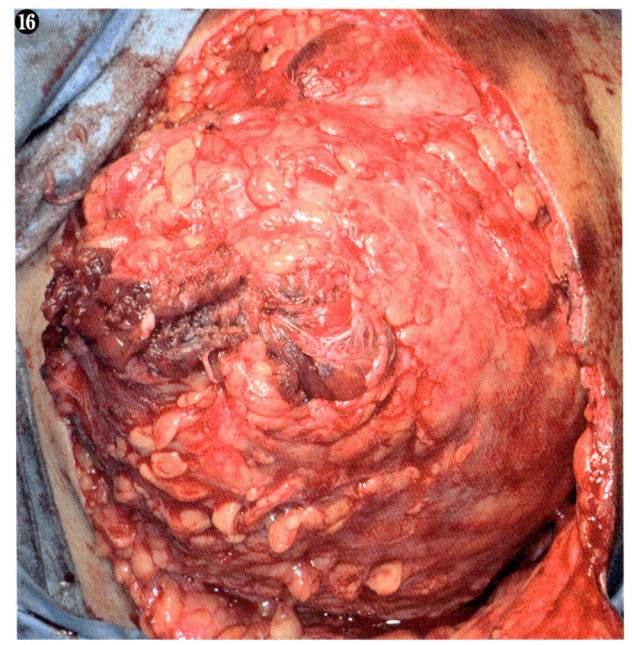

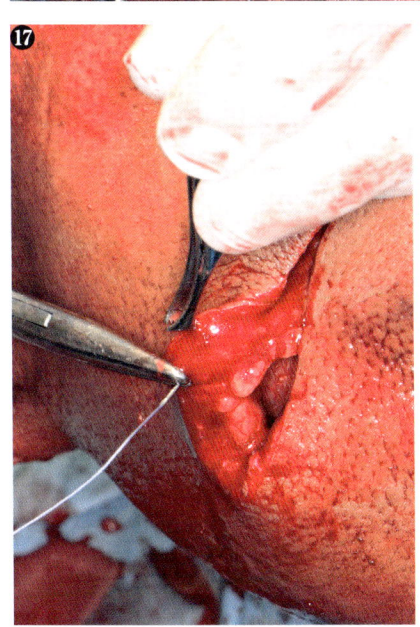

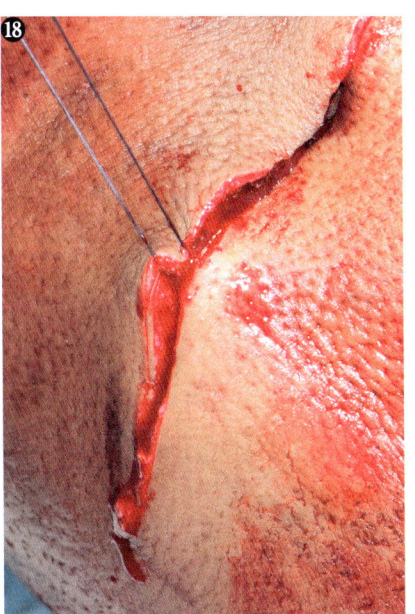

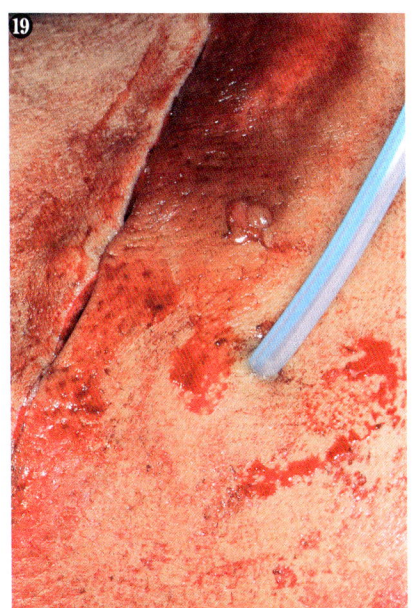

㉑ 本症例では、挫滅部のデブリドマンによって生じた皮膚欠損部に対し、挫滅されていない皮膚を全層植皮とした。

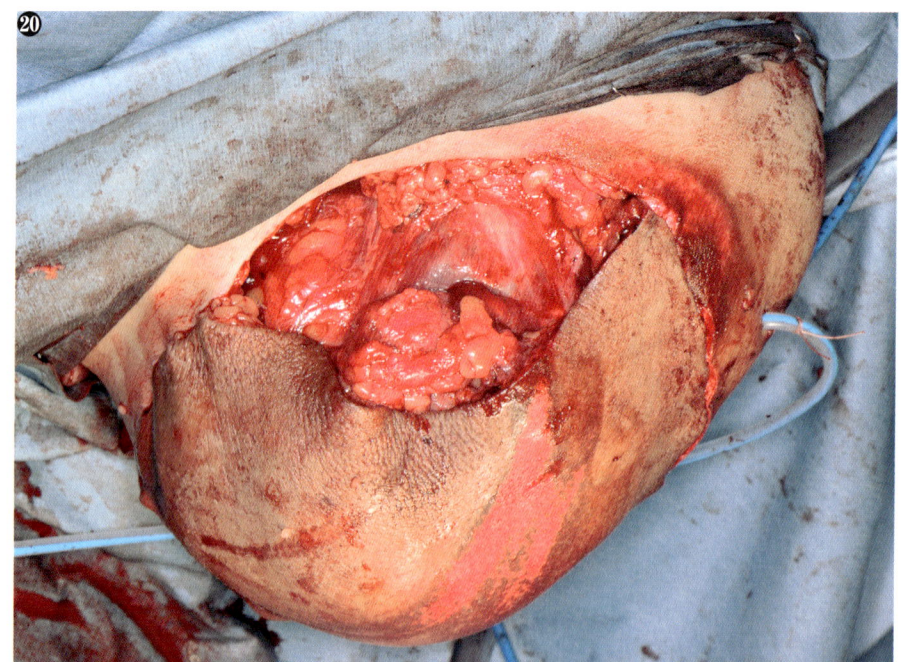

㉑㉒ 採皮した皮膚を反転し、固定する。ハサミを使用し、真皮の最下層を含めて脂肪組織を除去する。

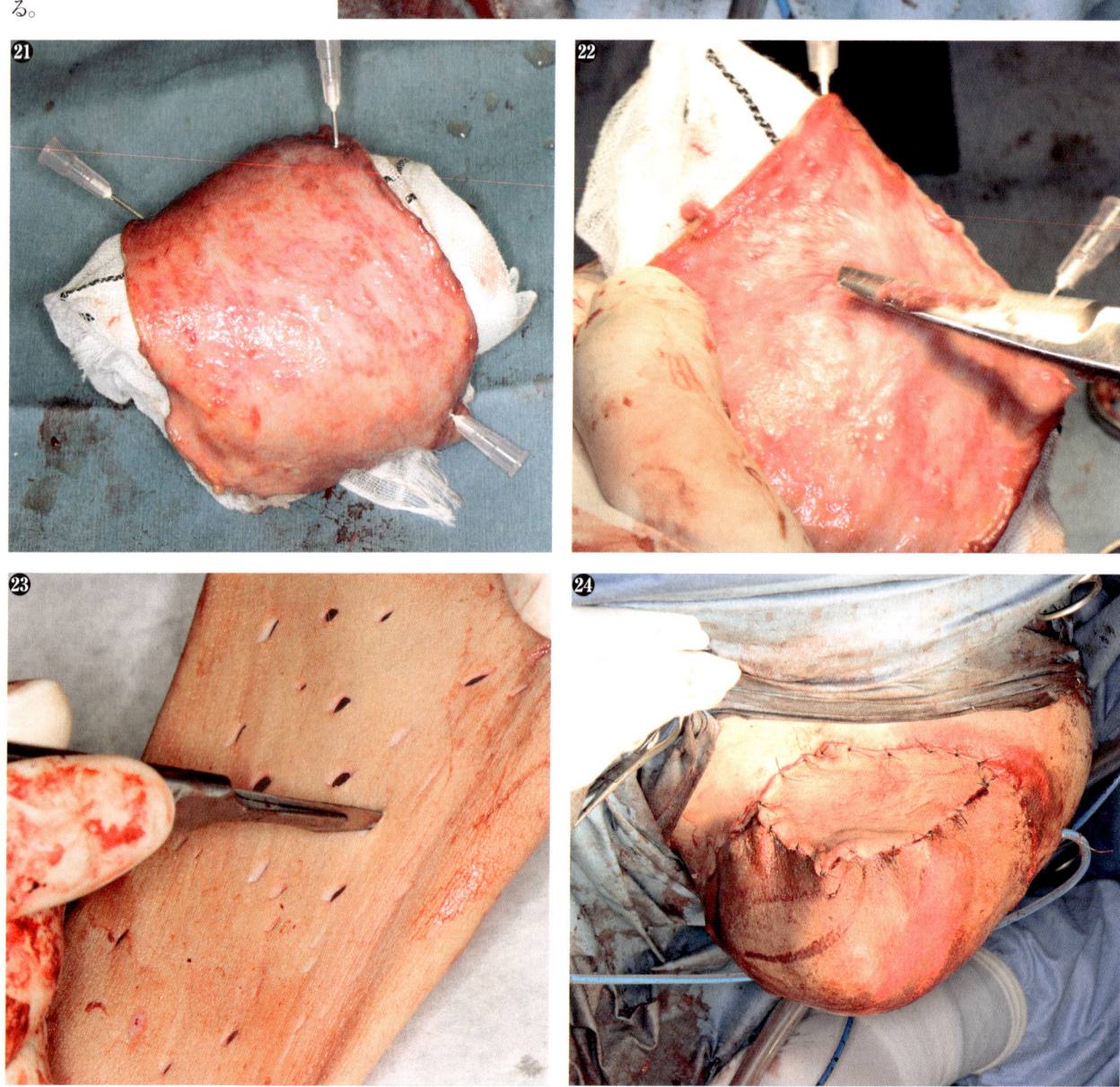

㉓㉔ ドレナージ用の孔を開け、皮膚欠損部に植皮する。

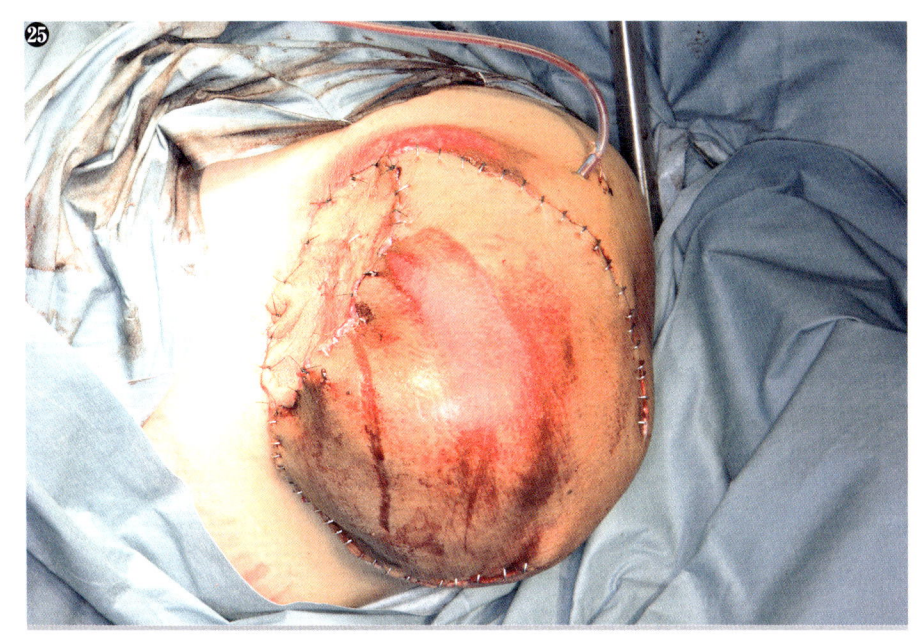

㉕㉖㉗ ガーゼを細かく切り、ポリミキシン軟膏®とよく混ぜ合わせ、凹みのある植皮した部分に充填する。

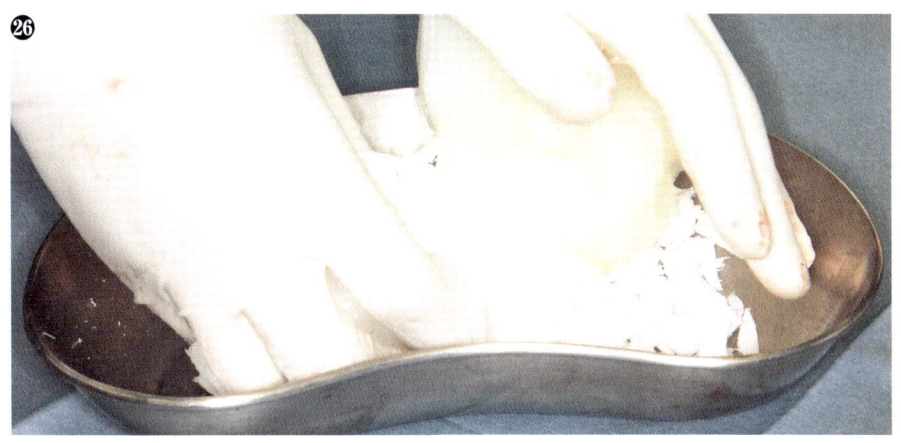

㉘㉙㉚ その上からガーゼをあてがい、絹糸でtie overを行う。その後、当てガーゼでドレッシングして処置を終了する。

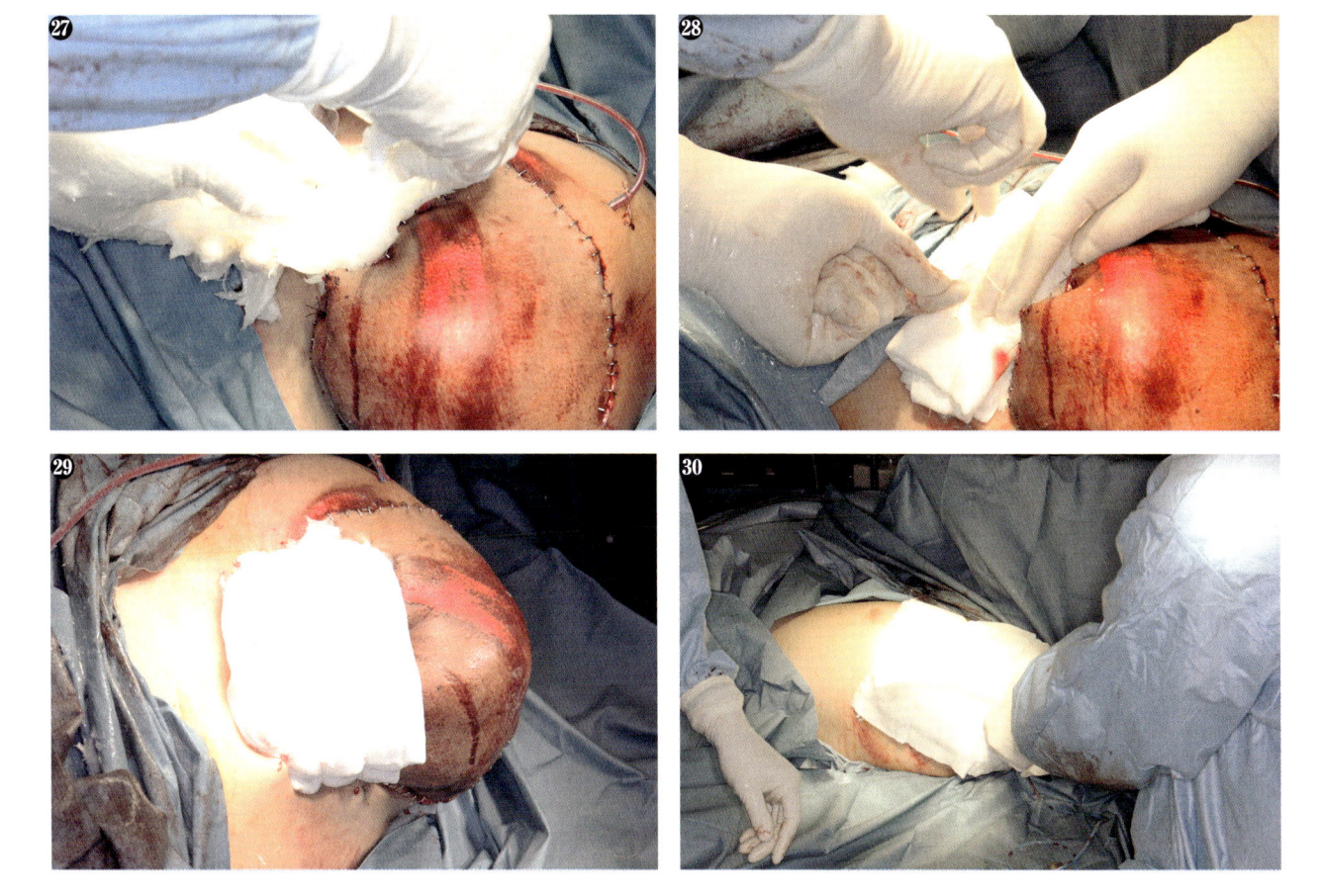

4-⑧ コンパートメント症候群に対する減張切開法

　コンパートメント症候群は、四肢体幹の様々な部位で起こることが知られている。一定の限られた容積の中で何らかの理由により組織圧が上昇し毛細血管圧を越えると、組織の循環障害をきたし阻血変化が現れる。組織の阻血による酸素欠乏は浮腫を誘発し、さらなる組織圧の上昇をきたす。この悪循環を放置するとやがて組織は不可逆的な壊死に陥り、四肢においては切断などの著しい機能障害を残存させることになり、体幹（腹部）では生命を脅かす問題となる。

　四肢のコンパートメントとは皮膚で覆われた皮下組織・筋膜・筋・骨・神経・血管などの組織群であり、急激な組織容量の増加や膿や血液などの組織外液体やガスの増加により皮膚や筋膜の伸展性の限界を越えると内圧が上昇する。容量変化をきたしやすい組織としては筋が最も重要であり、筋量が多くコンパートメントの伸展性が少ない（圧上昇を緩衝できる作用が少ない）部位でコンパートメント症候群に陥りやすい。これらの条件を満たす四肢の好発部位としては前腕部と下腿部があげられる。

　コンパートメント圧を上昇させる原因は、骨折やそれに伴う出血、筋損傷、血管損傷、組織感染による局所の浮腫、膿瘍貯留、熱傷、激しい運動による筋腫脹など様々なものがある。まれにではあるがマムシ・ハブ咬傷によっても発症することがある。

　また、しばしば混乱を招く疾患として挫滅症候群（crush syndrome）がある。これは重量物などで長時間にわたって四肢が圧迫されるため、筋組織の血流阻害や物理的細胞膜破壊から組織浮腫をきたす病態である。崩壊した筋組織から漏出するミオグロビンやカリウムが大量に全身を循環するため、急性腎不全や致死的不整脈などの極めて重篤な合併症を引き起こす。もちろん圧挫された局所はコンパートメント症候群に移行することもあるが、挫滅症候群では必ずしもコンパートメント圧が高いわけではないことに注意を要する。逆にコンパートメント症候群の一部は著しい筋崩壊から上記逸脱酵素や電解質を放出し、全身状態を不良にする挫滅症候群と類似の病態となる例もある。

適応

【減張切開を要する組織圧基準】
- 組織圧の絶対値が35〜40mmHgを越えた場合
- 拡張期血圧とコンパートメント内圧の差が30mmHg以下となった場合

＊ショックの症例などでは適応基準を低く設定する必要があり、時間経過を十分に考慮して何度も測定する慎重さが大切である。

診断・適応

　四肢のコンパートメント症候群の診断は、臨床症状と局所の組織圧の上昇で判断する。コンパートメント症候群をきたす原疾患により違いがあるが、局所循環不全の際に見られるpain（痛み）、pallor（蒼白）、pulselessness（拍動消失）、paralysis（麻痺）、paresthesia（異常感覚）のいわゆる5Pがすべて揃うことはむしろ少ない。

　四肢のコンパートメント症候群に陥った患者は骨折などの痛みとは異なり、安静にしていても継続する自発痛やしびれ感を訴えることが多い。診断のための徒手テストとしてはpassive stretch testやresisted motion testなどがある。前者はコンパートメント内の筋を他動的に伸展するもので、後者は収縮しようとする筋に抵抗を加えるテストであり、いずれも痛みが誘発されたときに陽性と判断する。片麻痺や意識障害が存在する患者や小児、高齢者では明らかな訴えがないことがあるので注意を要する。

　血液検査では筋原性酵素（ミオグロビン、CPK、GOTなど）の上昇、カリウムの高値、代謝性アシドーシスの進行などがみられるものの特異的なものではない。最も確実な診断法はコンパートメント内の組織圧を直接測定することである。専用の組織圧測定器（STIC catheter system：Stryker社）も販売しているが、一般病院に常備されていないことが多い。そこで点滴チューブ、血圧計、シリンジなどを使って簡易的に組織圧を測定する方法（needle manometer法：**図1**）や動脈圧測定用の圧トランスデューサーの先端に18G針を付け測定する方法などを利用する。

　減張切開を要する組織圧基準は様々な報告があるが、組織圧の絶対値が35～40mmHgを越えた場合や、拡張期血圧とコンパートメント内圧の差が30mmHg以下となった場合が適応と考えられている。しかし、ショックの症例などでは当然適応基準を低く設定する必要があり、時間経過を十分に考慮して何度も測定する慎重さが大切である。

　一般にコンパートメント症候群に陥ってから減張切開までの時間は、短ければ短いほど機能予後はよい。筋・神経は阻血時間が約8時間で不可逆的変化をきたすといわれているため、確定診断したら可及的速やかに減張切開を行う必要がある。

　一般に予防的な減張切開は原則禁忌と考えられている。この操作は骨折によるコンパートメント症候群であれば、あえて開放骨折を作成することを意味し、創部の感染・浸出液の漏出など身体への侵襲とメリットを十分に考慮して決定するべきである。

図1　needle manometer法

POINT
シリンジに圧を加えていき、チューブ内にある生理食塩水が組織内側に移動し始める時の圧を水銀血圧計から読み取る。

水銀血圧計
20mL注射器　空気
18G針を筋肉に穿刺　生理食塩水　空気　閉　空気　延長チューブ

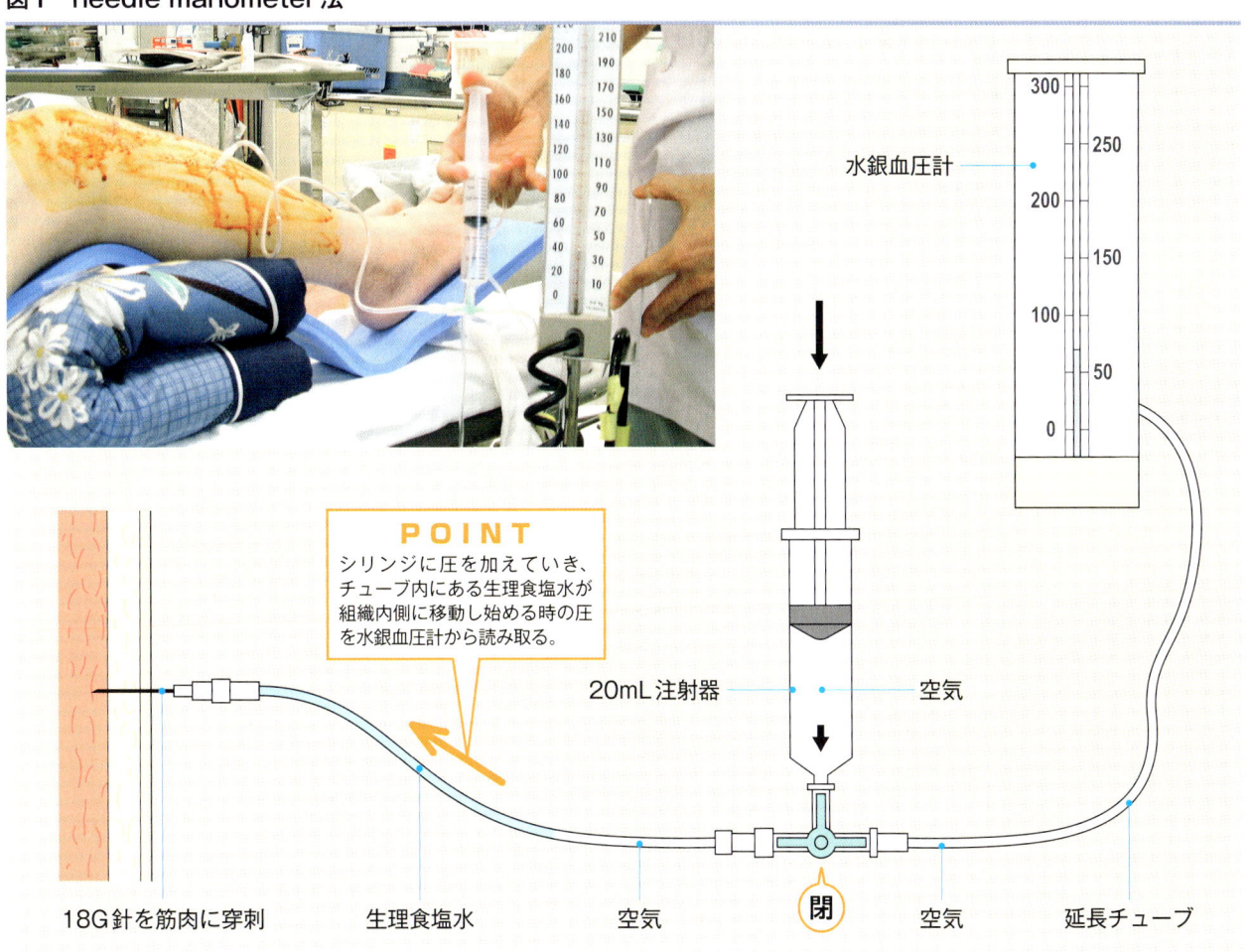

合併症

　四肢のコンパートメント症候群に対する筋膜切開による減張切開法は、皮膚の持つバリア機能を奪うことになる。多発外傷患者や重症感染症患者では免疫能は著しく低下しており、さらなる侵襲に対しては極めて無防備である。減張した創部は、十分な創部管理を行う必要がある。

　当科では開放創に対して人工真皮を用いて被覆し、wet dressingを行っている。また、創部からの浸出液が多い場合は洗浄と持続吸引療法を行い、組織圧の減圧に成功したら早期に創閉鎖術を計画している。創閉鎖が不可能と判断した場合には植皮術を行うことになるが、その診断はおおよそ発症から約1週間程度で行いたい。やみくもに創閉鎖にこだわり植皮術をためらっていると、創部からの水分・蛋白質・電解質などを喪失させる以外に創部感染を惹起させ、局所の予後を悪化させることにつながる。

　また、減張切開時の合併症としては神経・血管損傷が重要である。頻度の多い下腿部の筋膜切開時に注意を要するが、そのポイントは次項の操作の実際で言及する。その他の部位での注意点は以下に示す。

大腿部

　大腿部は3つのコンパートメントからなり、筋量も多いことから外傷により著しい腫脹をきたすことがある。しかし、コンパートメント症候群に陥る症例は決して多くない。

　すべてのコンパートメントを開放するためには内側・外側に長軸方向の切開を加えるが、内側は浅層に走行する大伏在静脈損傷に注意を要する。骨折時の大腿部コンパートメント症候群は、深大腿動脈・外側大腿回旋動脈の損傷を伴うことが多く、経カテーテル的動脈塞栓術を要する症例もある（**図2**）。

上腕部

　上腕部のコンパートメント症候群はまれである。減張切開時は外側に長軸方向1本の切開で十分であることが多いが、上腕二頭筋外側に走行する橈側皮静脈に注意する。

図2　大腿部の動脈

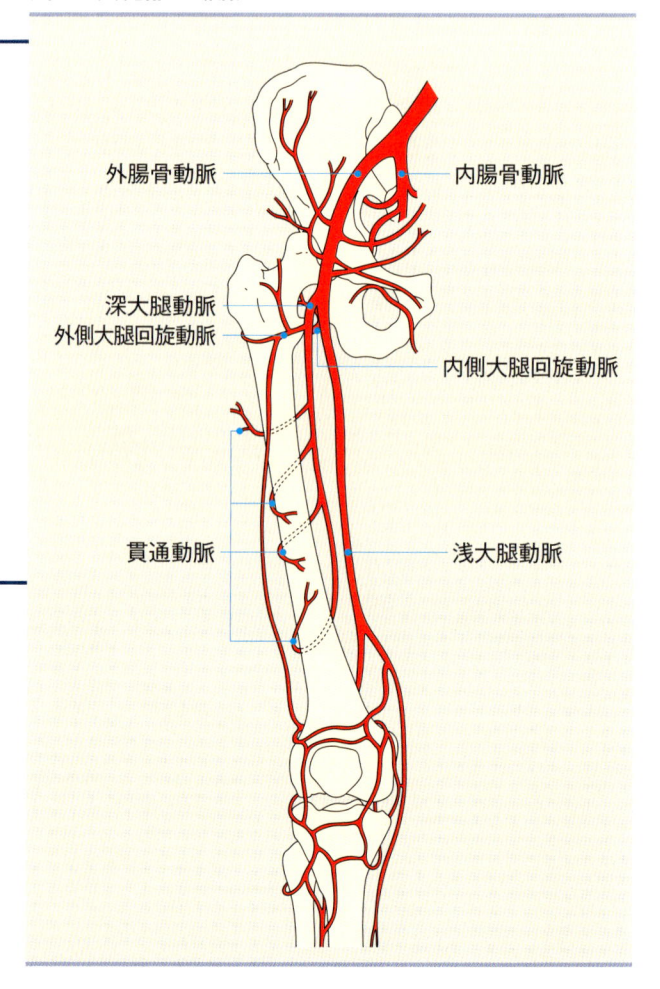

前腕部

　前腕部は、下腿に次いでコンパートメント症候群の頻度が多い部位である。小児の上腕骨顆上骨折に伴う前腕部のコンパートメント症候群は、フォルクマン拘縮として古くから知られている。

　前腕部は、掌側と背側の2つのコンパートメントからなり（掌側を浅層と深層に分けて3つのコンパートメントとする説もある）、まずは掌側コンパートメントを減張することで症状が改善することが多い。不十分な場合は背側に切開を行うこともある。

　掌側切開で注意しなければならないのは、正中神経であり、深部の軟部組織に押し上げられて思いのほか浅層を走行していることがある。手部の腫脹が著しい場合は、手根管やGuyon管（尺骨神経管）の開放も行う。

フォルクマン拘縮

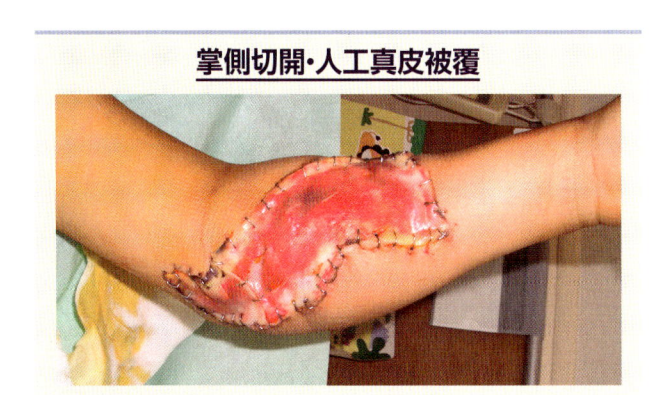

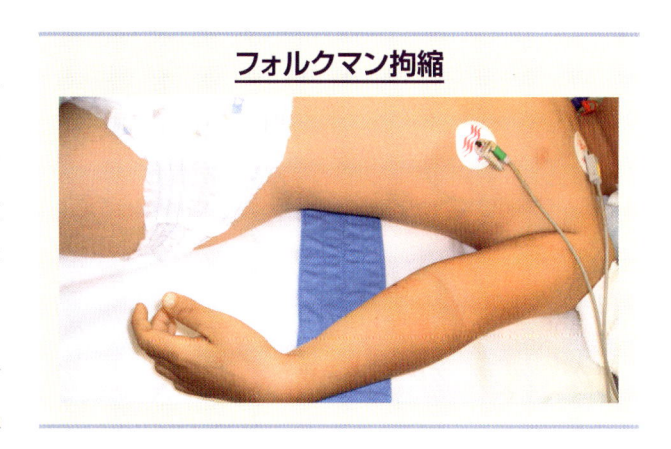

掌側切開・人工真皮被覆

図4　掌側切開・背側切開

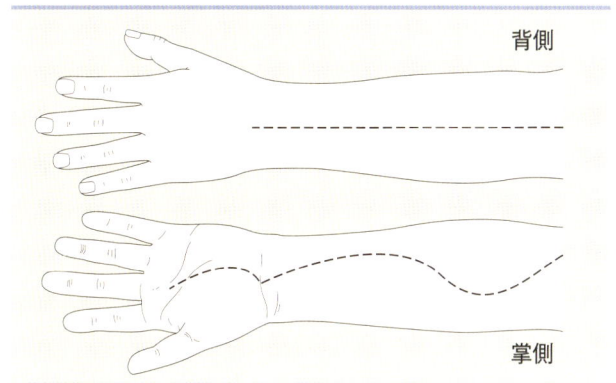

手部

　手指の血管と神経は指側方のやや掌側を走行しているため、切開は背側気味に行うことが重要である。

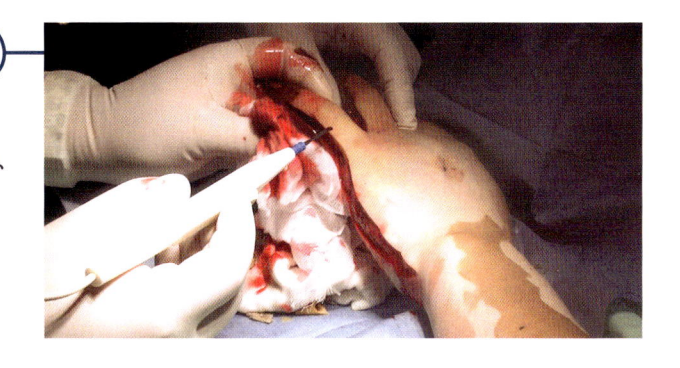

足部

　足部は4つ（内側・中央・外側・骨間部）のコンパートメントからなり、内側・中央に筋組織が多く、コンパートメント症候群に陥りやすい。そのため、内側足底に沿った横切開で減張する。

図5　足部コンパートメントの減張切開術

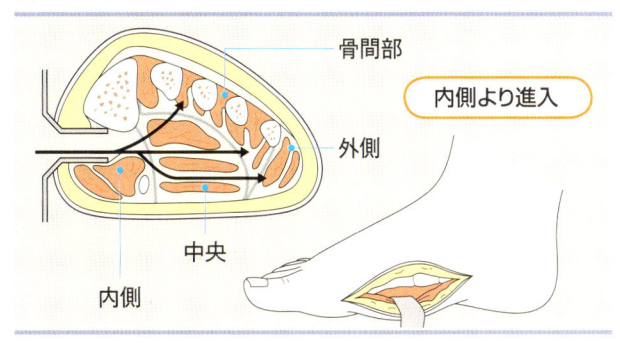

頻度の高い減張切開法

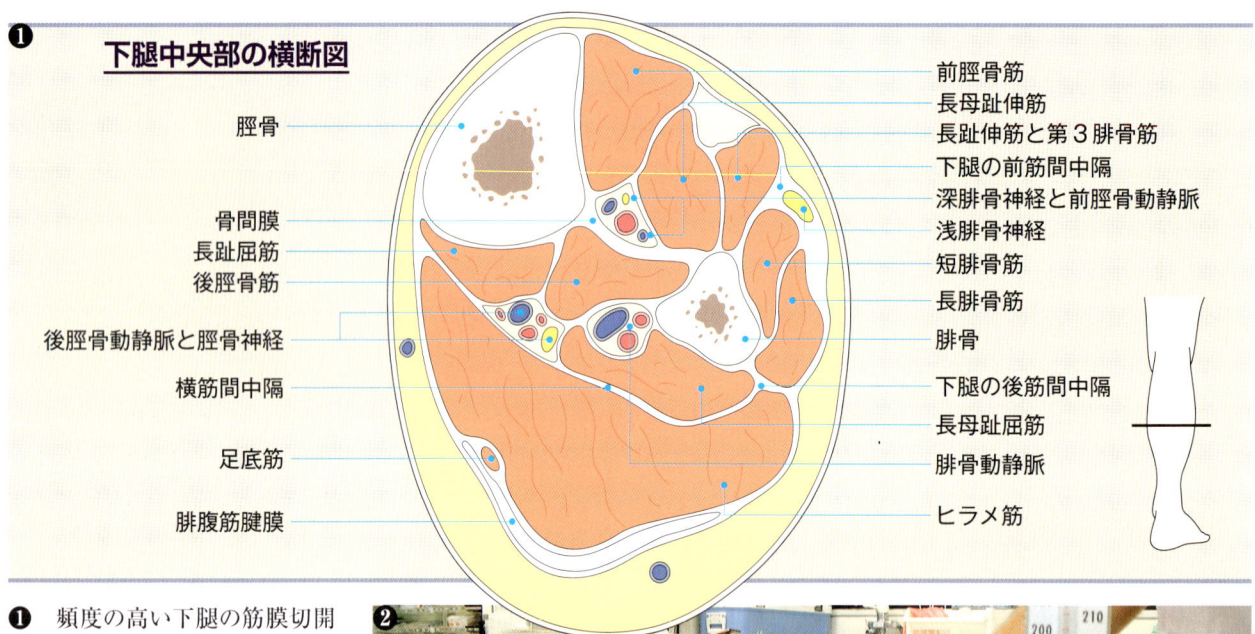

❶ 下腿中央部の横断図

- 脛骨
- 骨間膜
- 長趾屈筋
- 後脛骨筋
- 後脛骨動静脈と脛骨神経
- 横筋間中隔
- 足底筋
- 腓腹筋腱膜

- 前脛骨筋
- 長母趾伸筋
- 長趾伸筋と第3腓骨筋
- 下腿の前筋間中隔
- 深腓骨神経と前脛骨動静脈
- 浅腓骨神経
- 短腓骨筋
- 長腓骨筋
- 腓骨
- 下腿の後筋間中隔
- 長母趾屈筋
- 腓骨動静脈
- ヒラメ筋

❶ 頻度の高い下腿の筋膜切開法を述べる。下腿のコンパートメントは4つ（前方・外側・後方・深部）からなる。

手術室の清潔な環境で行うことが望まれるが、全身状態が移動に耐えられないほど悪い場合は、やむを得ずベッドサイドで行うこともある。写真の事例は、ICUのベッドサイドで筋膜切開を行った。

準備するものは一般的な切開縫合セット、電気メス、被覆用の人工真皮などがあればよい。

❷ コンパートメント症候群を疑ったら、needle manometer法で組織内圧を測定する。シリンジに圧を加えていき、チューブ内にある生理食塩水が組織内側に移動し始める圧を水銀血圧計から読み取る。

拡張期圧と組織圧の差が30mmHg以下となるようであれば、その他の臨床所見（血液検査など）も加味して確定診断とする。

❸❹ 腓骨頭から足関節外果を結んだ直線を切開線とし、局所麻酔薬1%キシロカイン®を皮下注射する。写真は、すでに骨折に対して創外固定術が施行されている。

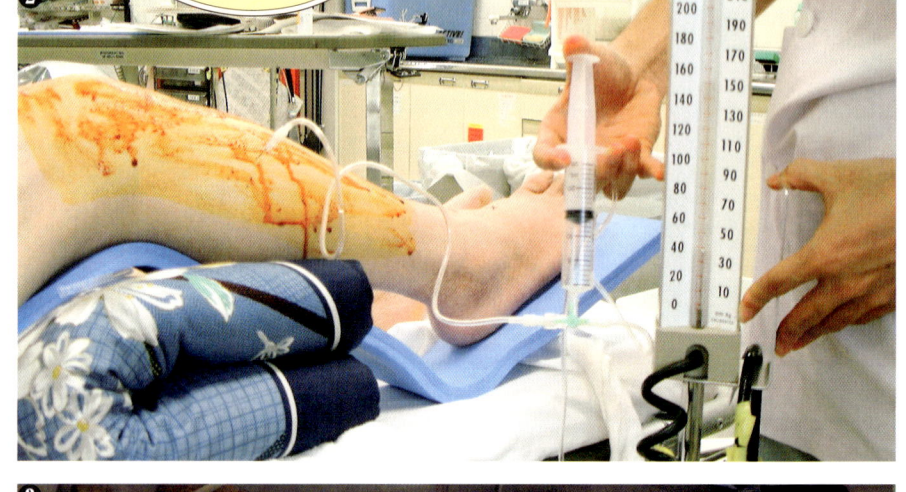

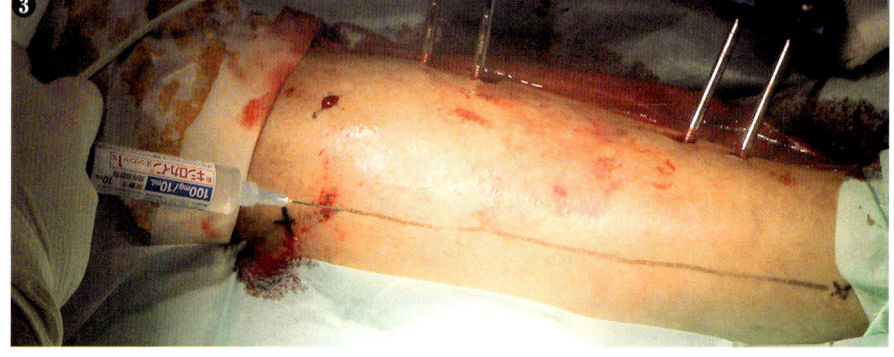

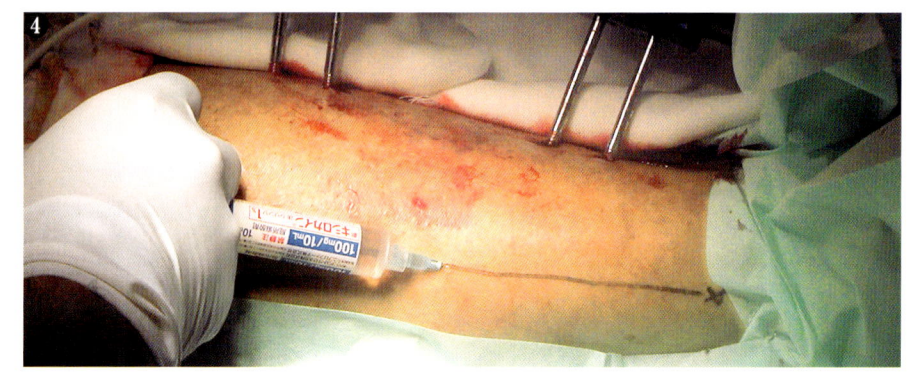

❺ メスにて慎重に切開を加える。

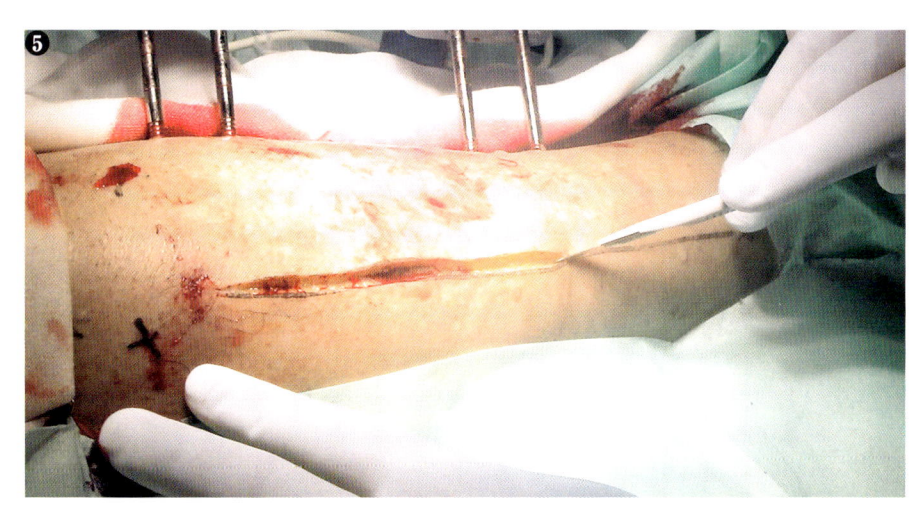

❻❼ 皮下の出血をていねいに止血しながら、筋膜前面まで進入する。この際、遠位側で小伏在静脈の損傷に気をつける。
写真では筋膜下に浅腓骨神経を認める。

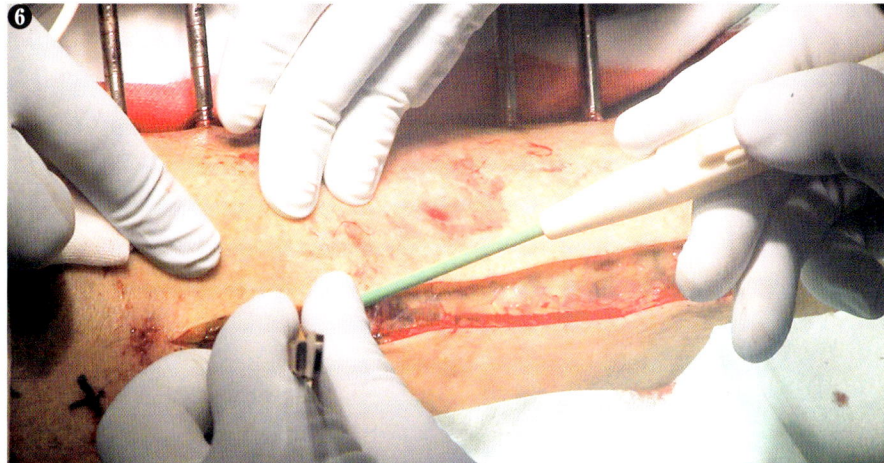

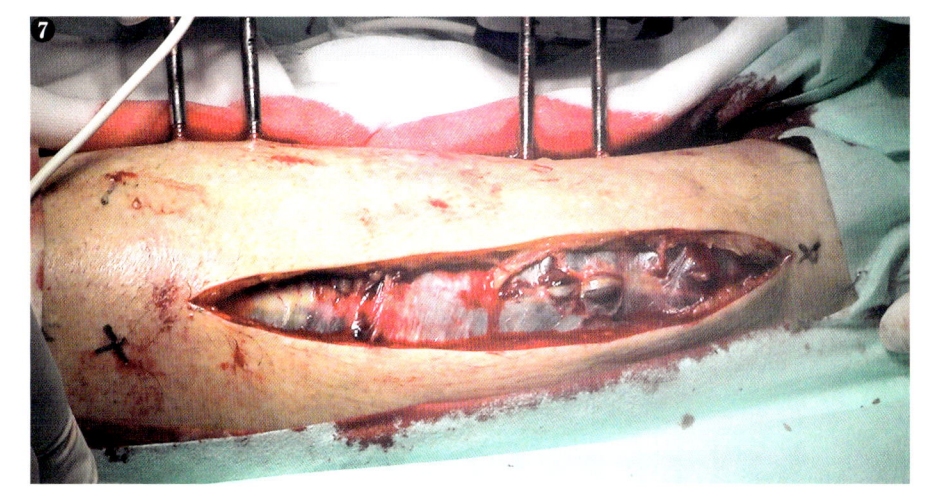

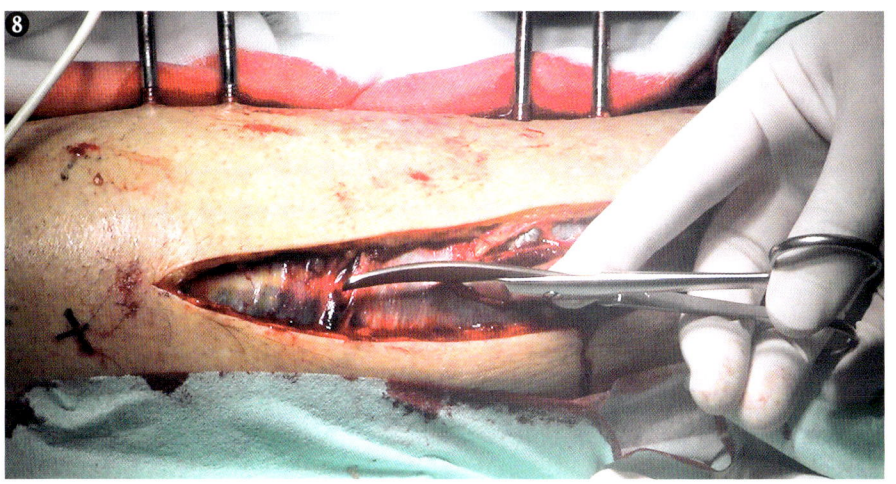

❽ クーパーで慎重に筋膜を切離していくが、深部から筋腹が膨隆してくることが多い。近位側では総腓骨神経、遠位側では浅腓骨神経の損傷に注意する。

❾

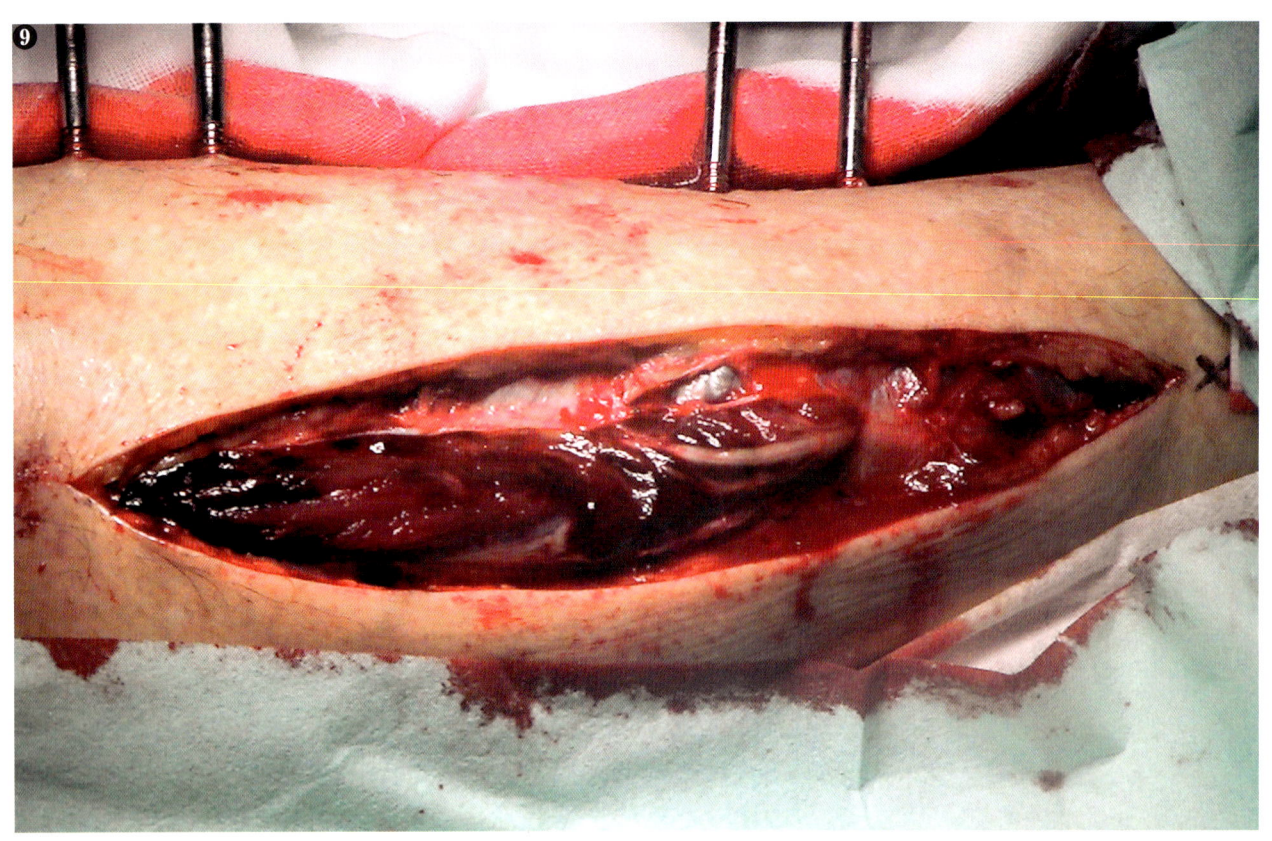

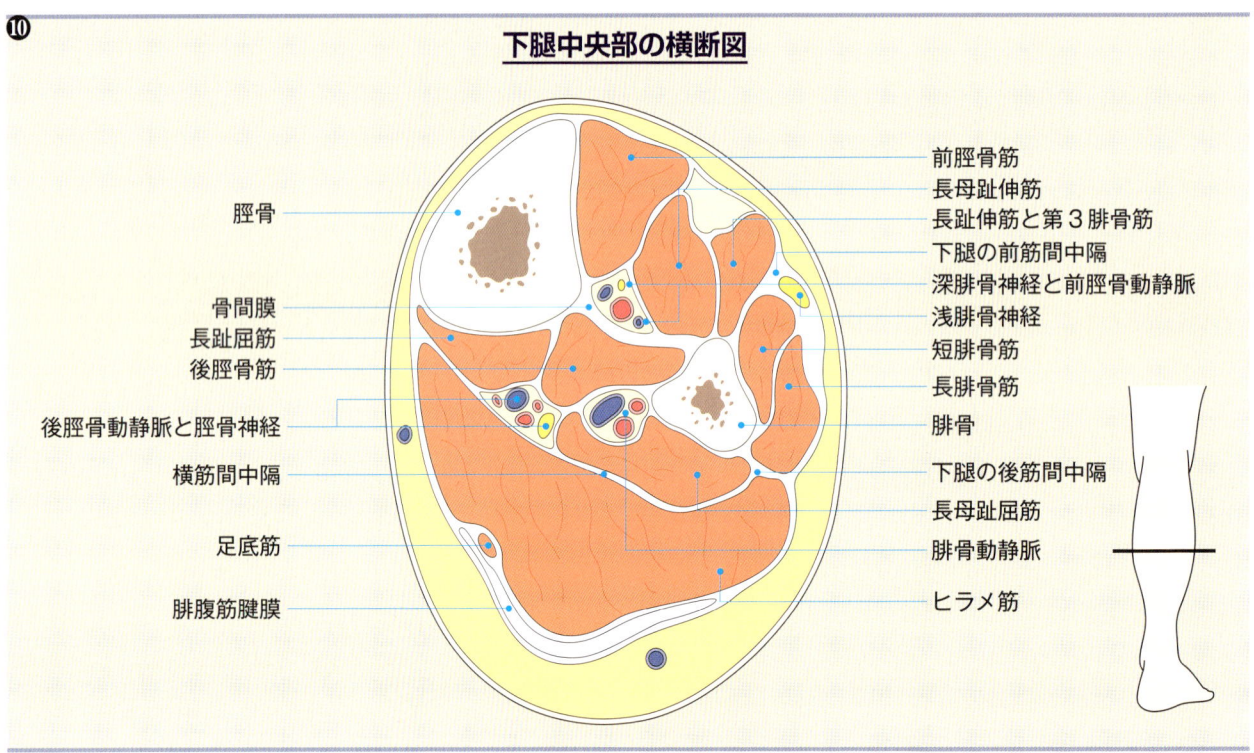

下腿中央部の横断図

- 脛骨
- 骨間膜
- 長趾屈筋
- 後脛骨筋
- 後脛骨動静脈と脛骨神経
- 横筋間中隔
- 足底筋
- 腓腹筋腱膜

- 前脛骨筋
- 長母趾伸筋
- 長趾伸筋と第3腓骨筋
- 下腿の前筋間中隔
- 深腓骨神経と前脛骨動静脈
- 浅腓骨神経
- 短腓骨筋
- 長腓骨筋
- 腓骨
- 下腿の後筋間中隔
- 長母趾屈筋
- 腓骨動静脈
- ヒラメ筋

❾ 外側コンパートメントは、長短の腓骨筋を内包している。
全長にわたって筋膜を切開すると、外側コンパートメントの除圧が行えたことになる。

❿ 下腿で初めにコンパートメント症候群に陥る部位は、前方コンパートメントであることが多い。
このコンパートメントには前脛骨筋、長趾伸筋、長母趾伸筋が内包されており、上記の除圧で間接的には除圧される。しかし、前方-外側コンパートメントの筋間中隔（前下腿筋間中隔）を切開して直接除圧するほうが安心であり、筋線維のバイアビリティ（電気メスで刺激して筋収縮があるか調べる）を診断できる。
前方コンパートメント内の筋線維が壊死に陥っていなければ可逆的腫脹でとどまっていることが多く、患肢の温存が可能である。

外側コンパートメントの筋線維を前方に寄せると腓骨と連続する筋間中隔が下方に触れる（後下腿筋間中隔）。これは外側コンパートメントと浅後側コンパートメントを隔てる中隔であり、浅後側コンパートメントには腓腹筋、ヒラメ筋、足底筋などが内包されている。
これを開放すると3つのコンパートメントが開放されたことになり、多くのコンパートメント症候群は解除される。

下腿のもう一つのコンパートメントである深部コンパートメントには後脛骨筋、長母趾屈筋、長趾屈筋や膝窩・後脛骨動静脈、脛骨神経などが内包されている。
浅後側コンパートメント内の筋群を割って侵入すると強靭な筋膜を触れるが、盲目的に筋膜を切開することは神経血管損傷を惹起させる可能性もあり避けたほうがよい。

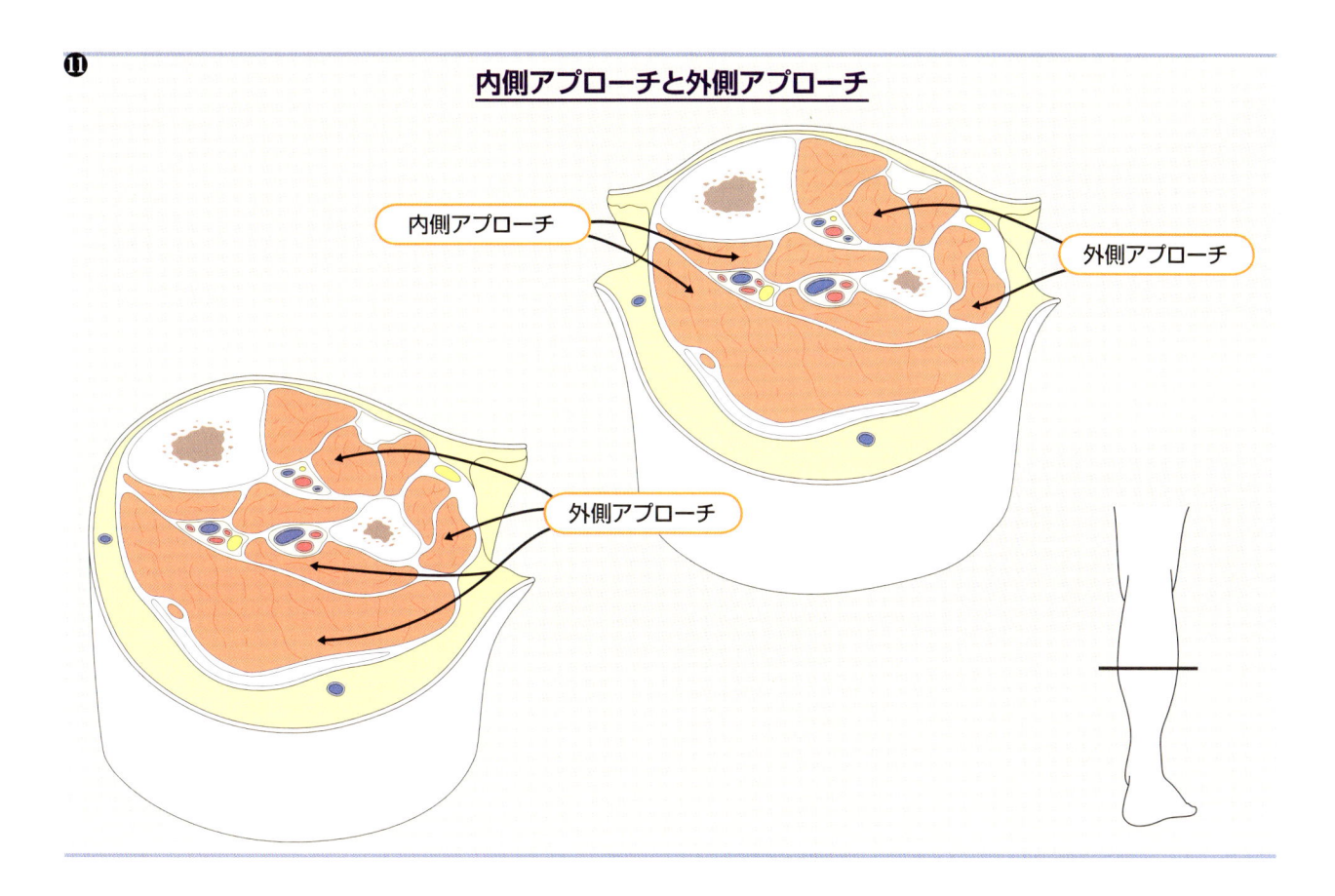

⓫ 内側アプローチと外側アプローチ

⓫ 4つのコンパートメントを完全に減圧するには、外側からの進入だけでは安全に行うことが困難である。深部コンパートメントを開放する場合は、下腿の長軸に沿って脛骨内側後方に切開を加え、脛骨後面に進入する。
この際、大伏在静脈と伏在神経の損傷に気をつける必要がある。脛骨に沿って進むと強靭な筋膜があり、それを切開すると長趾屈筋、後脛骨筋などの筋腹が触れる。

以上で4つのコンパートメントすべてを開放したことになるが、それぞれのコンパートメントの横紋筋に電気メスで刺激を与えて、筋のバイアビリティを確認しておくことを忘れてはいけない。
コンパートメント症候群での筋線維の肉眼的所見は、発症早期にはあまりあてにならず、筋収縮の有無が重要といわれている。挫滅症候群では筋崩壊が著しく、コンパートメント症候群に陥って超早期に減張切開を行っても、多くの筋線維で収縮が認められない。

特殊な減張切開法（Ⅲ度全周性熱傷に対する減張切開法）

広範囲熱傷などの重症熱傷では、熱傷創が真皮を越えて皮下組織にまで及ぶⅢ度熱傷が四肢体幹の全周性（circumferential burn）にみられることがある。

胸郭全周にⅢ度の熱傷がある場合、皮膚の伸展性が消失しているため胸壁運動が抑制され呼吸が制限される。特に肥満の強い症例などでは腹部内臓のせり上がりにより腹式呼吸も制限されているため、極端に呼吸状態が悪化しやすい。

また四肢の熱傷においても全周性のⅢ度熱傷に加え、組織の浮腫・炎症などが生じた場合、皮膚の伸展性がなくなっているために末梢循環障害からコンパートメント症候群に陥る場合がある。

これらの病態に対しては速やかに減張切開を行わなければならない。多くは受傷後24時間以内に行うことになる。一方で、易感染性の熱傷創に感染源となりうる創を追加することや、出血・タンパク漏出の助長、神経・血管の損傷、美容的な醜形残存などデメリットも十分考慮しなければならない。

また熱傷創に対する減張切開は皮下組織までの切開で十分であることが多く、原則的には筋膜切開を行うことはない。これがコンパートメント症候群との大きな違いである。したがって、表層の神経・筋・血管の走行に注意し、美容的配慮も行う。

胸郭

人工呼吸器管理下において極端な気道内圧の上昇（平均40mmHg以上）をきたし、十分な換気量が得られずPaCO$_2$を50mmHg以下にできない場合に適応を考慮する。

両側の前腋窩線に長軸方向に電気メスで切開を加える。十分でない場合は胸骨に沿って長軸方向に減張切開を追加する。

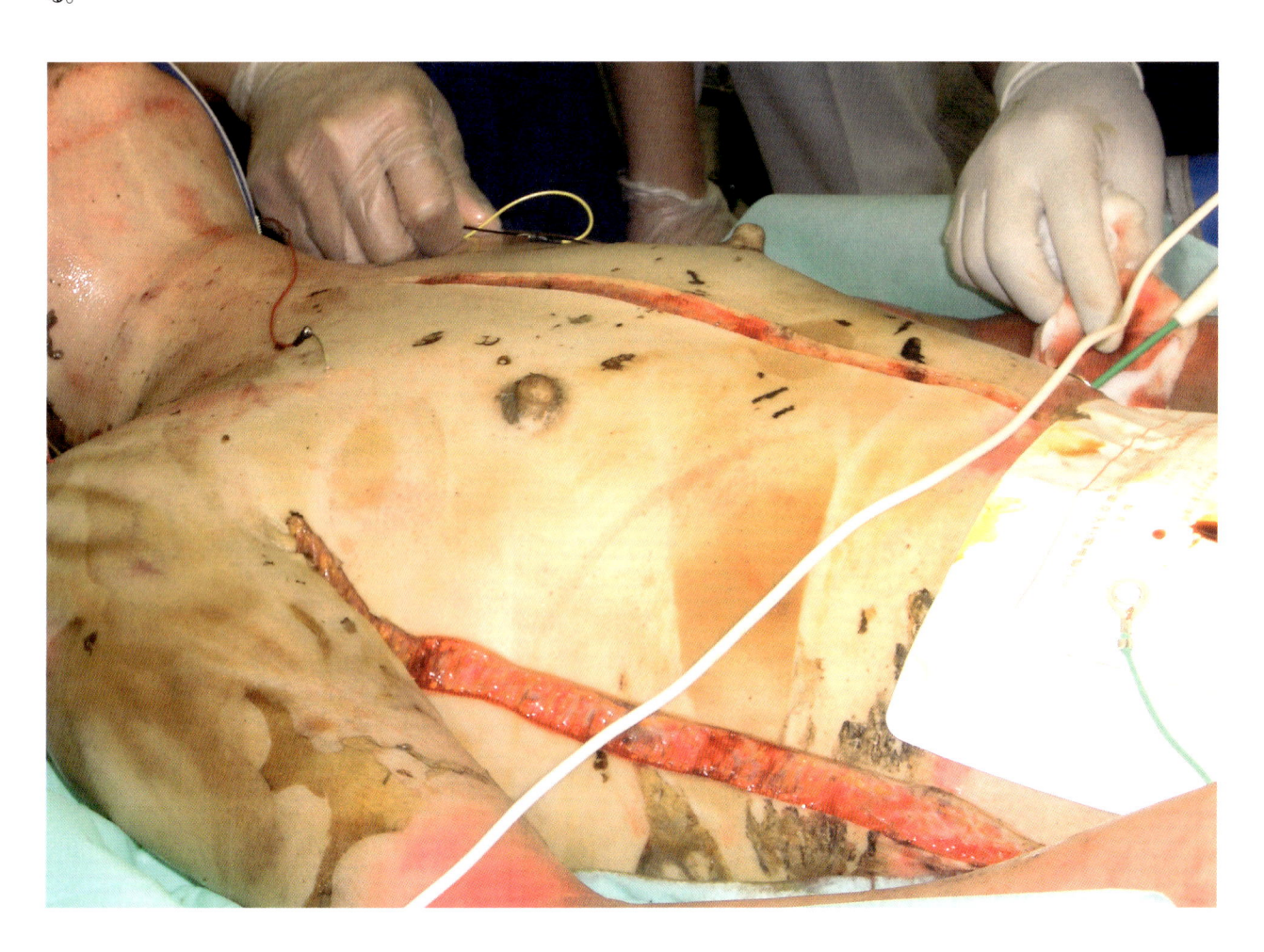

四肢

四肢の全周性のⅢ度熱傷における減張切開は、大関節の可動方向を避け屈曲側と伸展側の境界部に長軸方向の切開を加える。

上肢では内側肘周辺の尺骨神経、手関節外側の橈骨神経、下肢では外側膝〜下腿の腓骨神経などの損傷に注意を払う。血管では上腕外側、前腕外側、下腿外側に比較的太い皮静脈が走行しており、慎重に切開を進める。

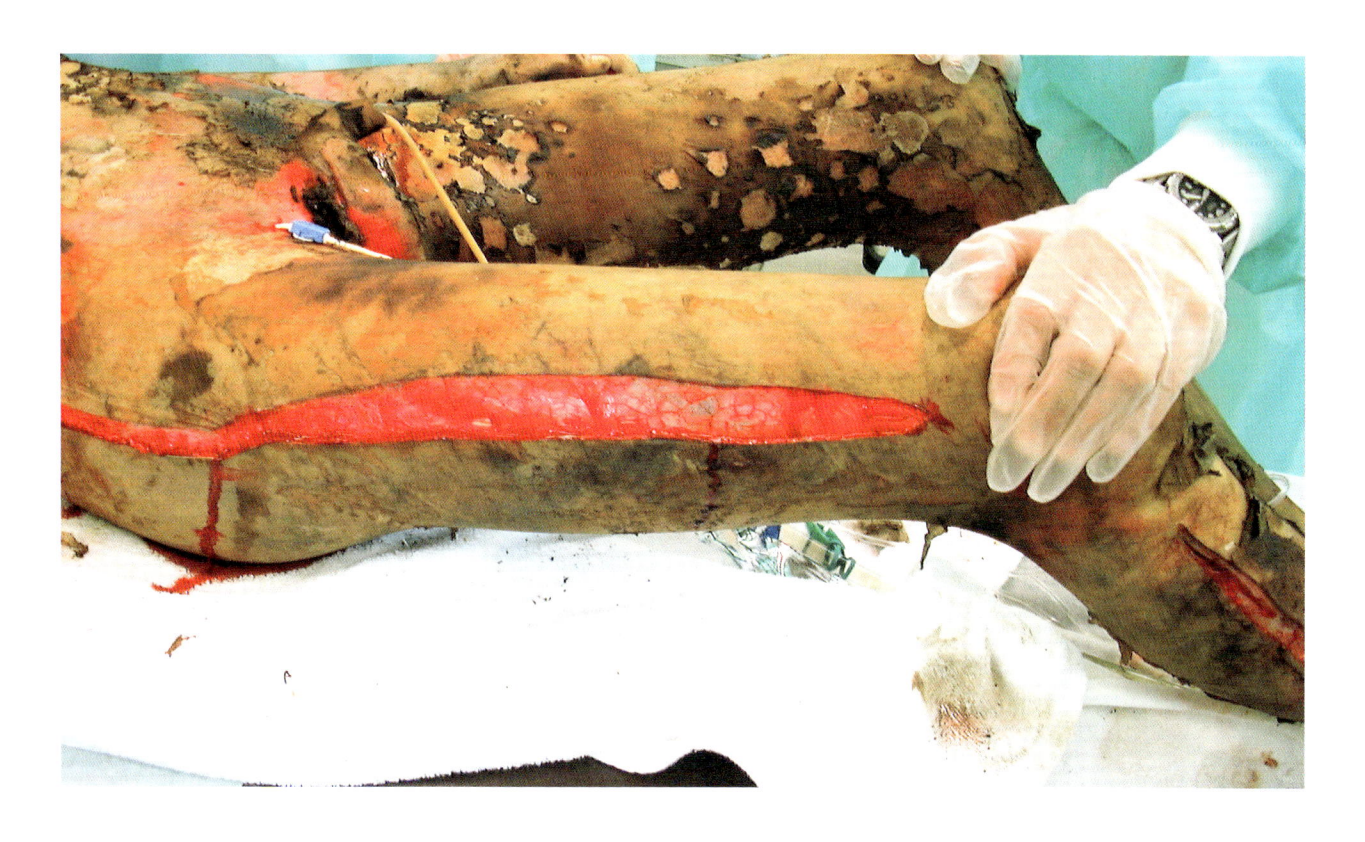

手 指

指動脈・神経の損傷を避けるため、側部やや背側に長軸切開を行う。美容的配慮により正面視にて創の目立ちにくい尺側に切開を置き、効果が十分でなければ橈側にも追加する。

末梢の血流が改善したことを、23G針などを用いて確認しながら行うとよい。手関節部まで腫脹が著しい場合は手根管も開放しておく。

表1　熱傷創に対する減張切開法の特徴

- 胸郭や四肢に全周性のⅢ度熱傷がある場合、皮膚の伸展性が消失し、胸郭運動の制限により呼吸状態が悪化したり、末梢循環障害からコンパートメント症候群に陥り、減張切開の適応となる場合がある。

- 易感染性の熱傷創に感染源となる創を追加することに加え、出血・タンパク漏出、神経・血管損傷、美容的デメリットを考慮する必要がある。

- 熱傷創に対する減張切開は皮下組織までの切開で十分であることが多く、原則的には筋膜切開を行うことはない。

5-① 止血法

　外傷に伴う外出血により、重篤な出血性ショックに陥ることがある。それゆえ、外傷病院前救護ガイドライン（JPTEC™）および外傷初期診療ガイドライン（JATEC™）では、（循環に影響を及ぼすような）外出血に対する止血の必要性を指導している。

　一方で、著しい体表損傷は、外傷初期診療における治療の優先順位を誤らせる要因となる。決して目立つ損傷から治療を開始することなく、致命的な体幹損傷などの合併を想定して初期診療を行うことが肝要である。

　外傷に伴う外出血の中でも、軟部組織の挫滅が著しい場合や、骨折合併例、および血管損傷合併例では止血に難渋することが多い。このような場合には初療室での安易な止血操作は禁物であり、直接圧迫あるいは駆血により一時的止血を行い、後に清潔操作のうえで確実な止血術を行うことが望ましい。

外出血における止血法手順

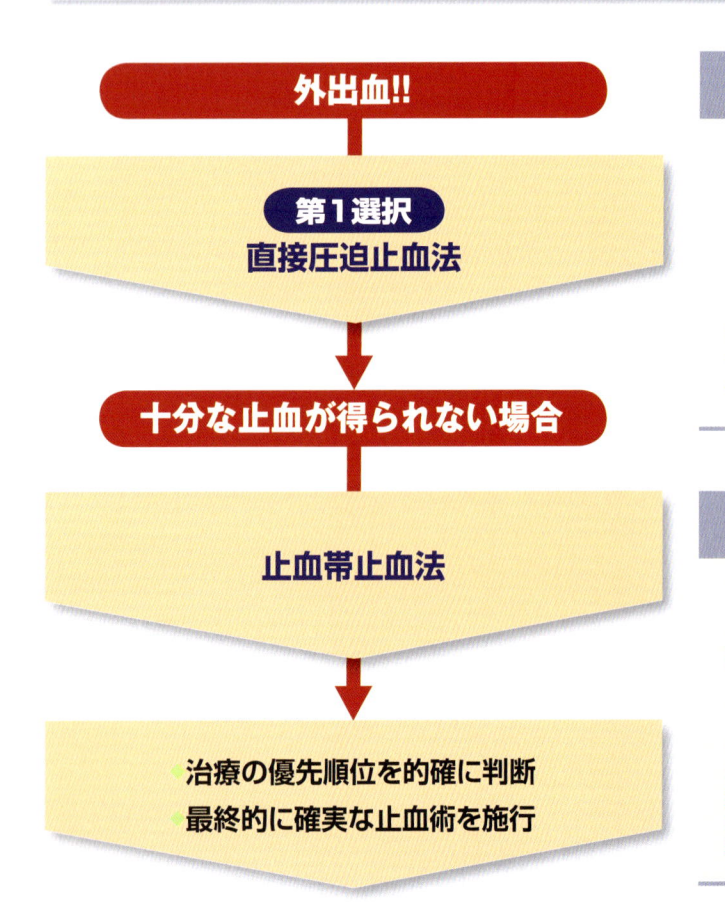

外出血!!

↓

第1選択　直接圧迫止血法

↓

十分な止血が得られない場合

↓

止血帯止血法

↓

- 治療の優先順位を的確に判断
- 最終的に確実な止血術を施行

四肢の主な出血部位に骨折を合併する場合

原則として、骨の整復固定から開始
↓
骨の早期固定による創の安定化を図る

- 出血量の減少
- 軟部組織の続発する損傷の減少
- 感染症や脂肪塞栓など合併症の予防

拍動性出血や四肢末梢の虚血症状がある場合

主幹動脈損傷を疑い、検索
↓
主幹動脈損傷は可能な限り手術室での動脈再建を行う
↓
やむをえない場合（体幹部に重篤な外傷があるなど）は結紮止血法を行う

注）結紮止血法は、末梢壊死や重篤な四肢機能障害（四肢切断を含む）が残存する危険性があることを念頭におく。

直接圧迫止血法の手技

❶

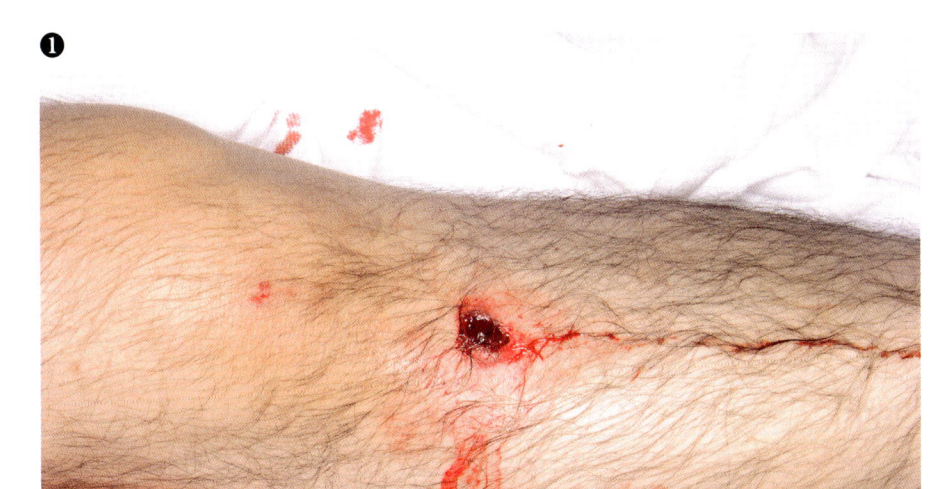

❶ 急性期における外出血の止血操作の基本は、直接圧迫法である。止血を急ぐあまりに、出血部位を盲目的に鉗子などで把持することは、副次的な損傷を招く危険性が高く、避けるべきである。

❷

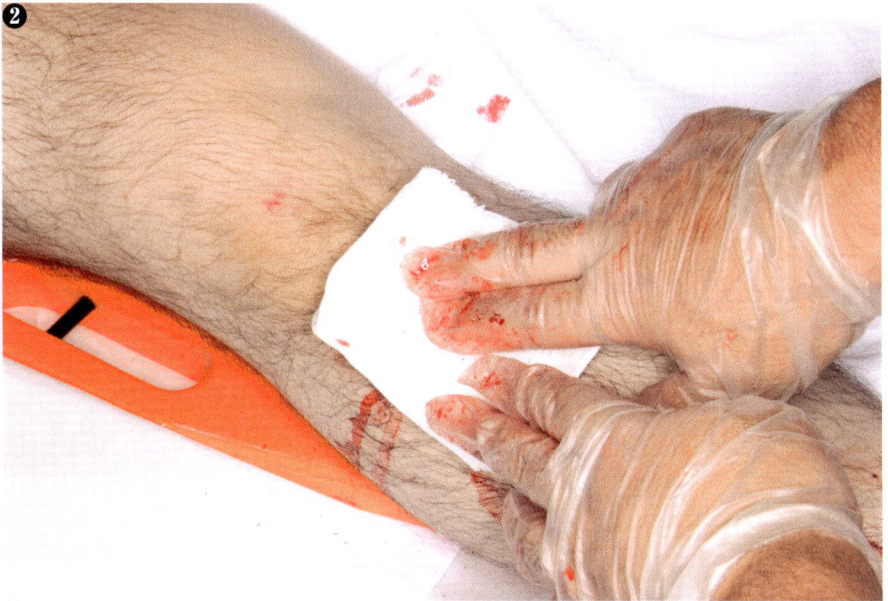

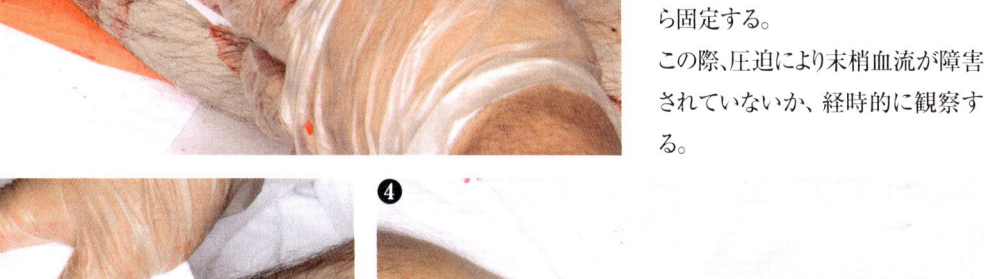

❷ 清潔なガーゼを出血部位に当て、用手的に強く圧迫する。

❸❹ 包帯でガーゼを圧迫しながら固定する。
この際、圧迫により末梢血流が障害されていないか、経時的に観察する。

❸　❹

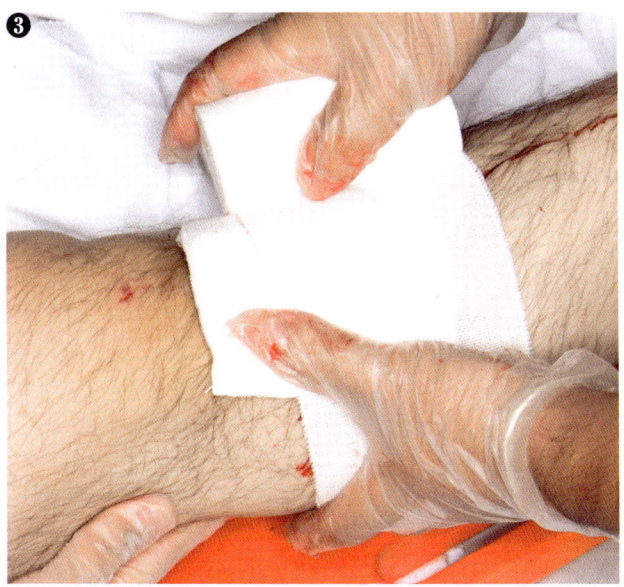

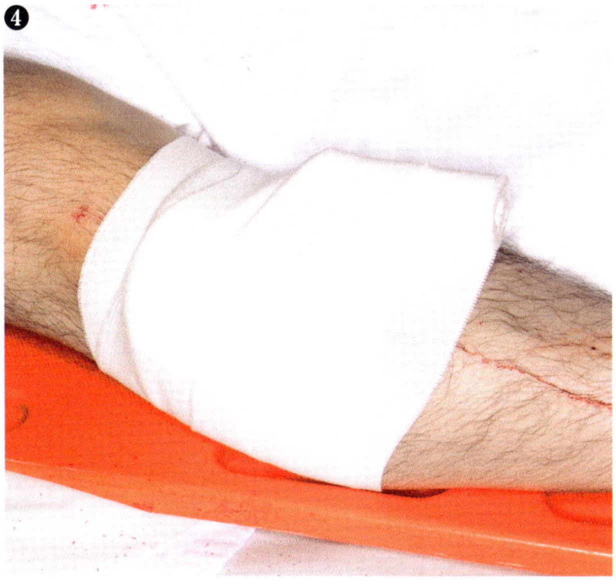

止血帯止血法の手技

❶ 止血帯止血法は、損傷部中枢側を緊縛することによって、止血を得る方法であり、直接圧迫止血が無効な場合に考慮する。
ただし、紐のような細い索状物で四肢を駆血することは、駆血部の軟部組織損傷や神経障害をきたす危険があり行うべきではない。
空気圧式ターニケットやエスマルヒ止血帯、それらの代用品となるタオルやシーツなどを用意する。

完全な止血を得るためには、末梢血管を完全に遮断する必要があり、低圧による駆血は静脈還流のみ遮断し、うっ血のため出血量を逆に増加させる。
本法は末梢組織の虚血をきたす緊急避難的な方法であることから、駆血時間は2時間を限度とする。長時間の駆血が必要な場合は、1時間に1回の割合で10分以上の血流再開時間を確保する。

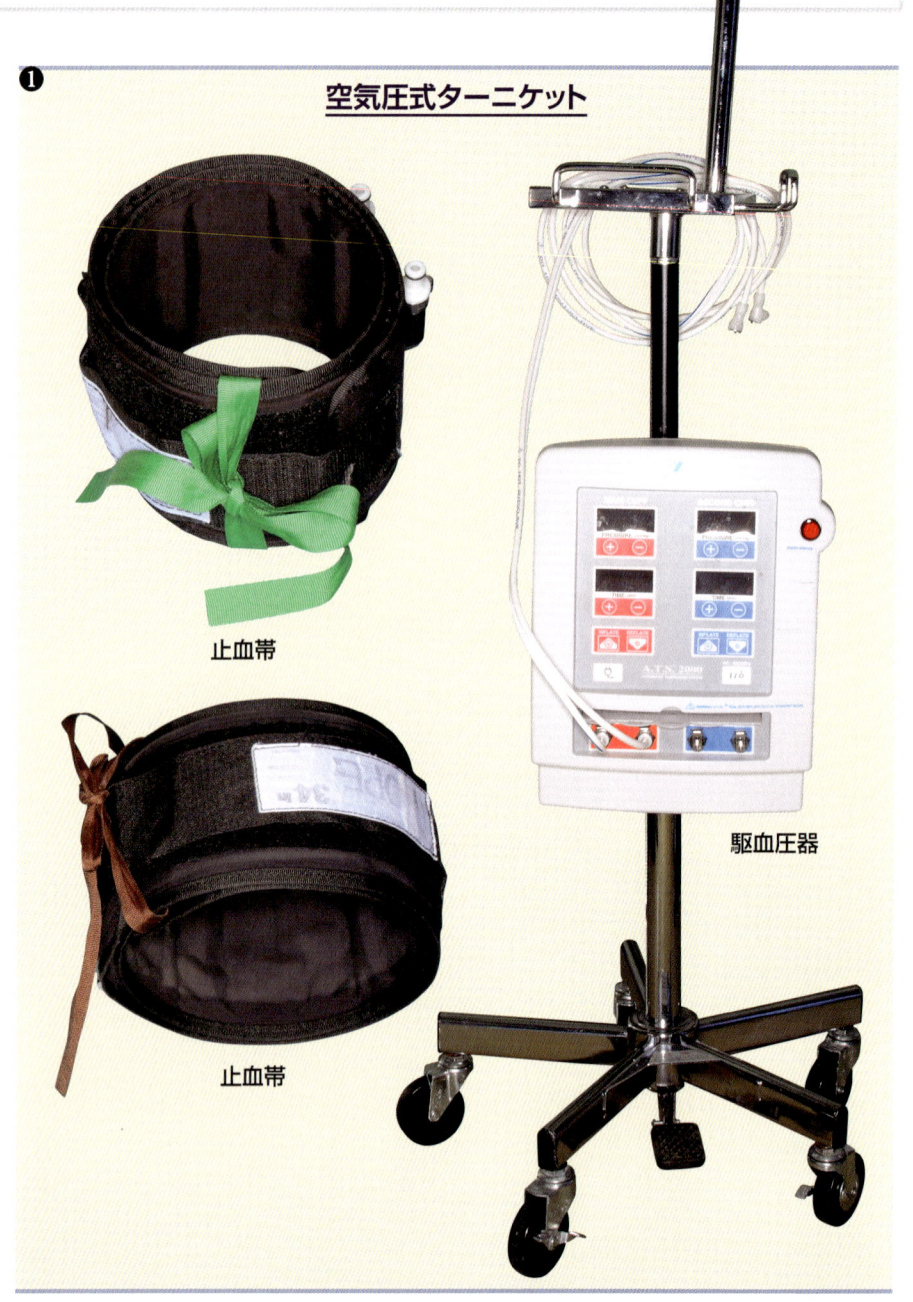

❶ 空気圧式ターニケット
止血帯
止血帯
駆血圧器

❷ メリヤス編みチューブ包帯（ストッキネット®）を止血すべき創傷の中枢側に装着する。

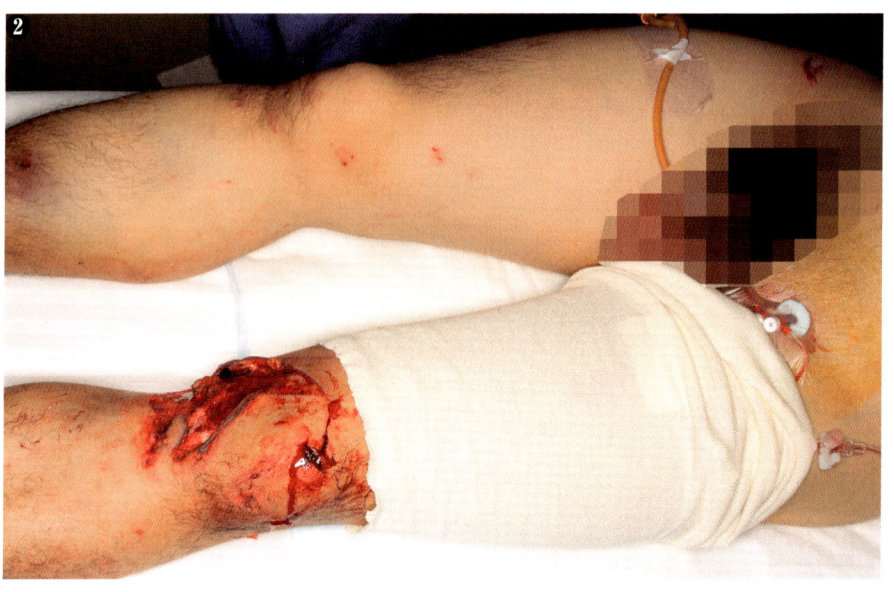

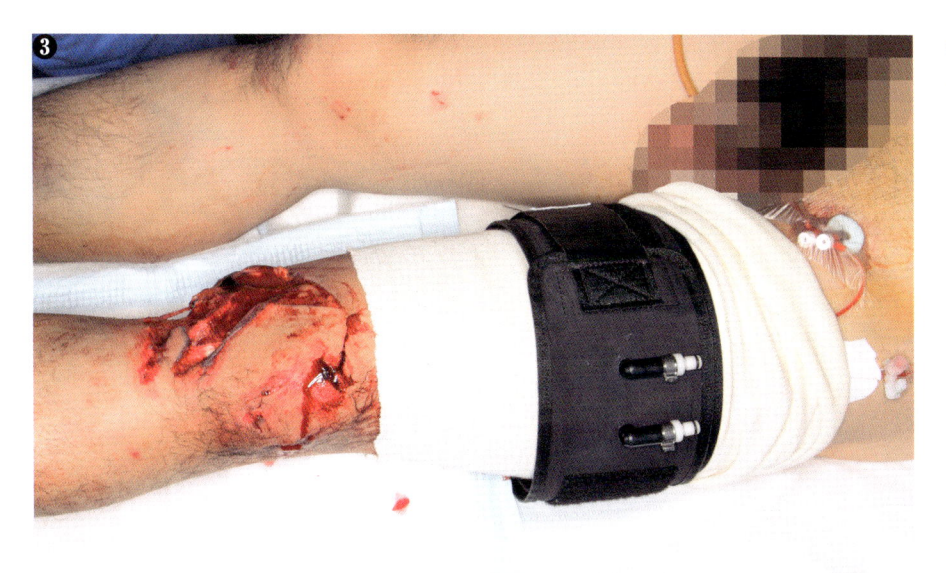

❸ 同部位に止血帯を巻きつけて、固定する。写真は、空気圧式ターニケットである。

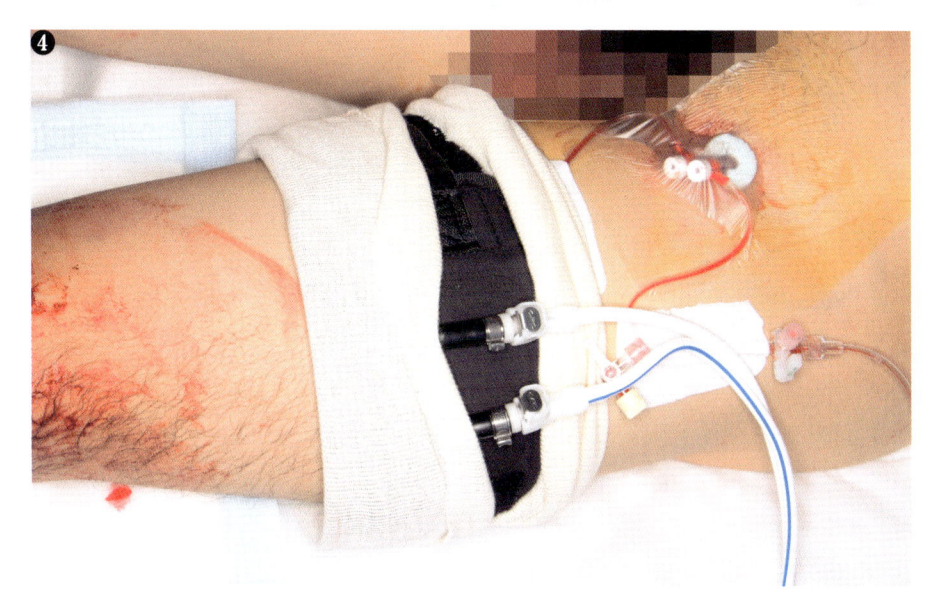

❹❺ 駆血圧器を止血帯に接続し、駆血圧を設定する。
駆血圧はその時の血圧にもよるが、上肢で250mmHg、あるいは収縮期血圧+100mmHg、下肢で350mmHgあるいは収縮期血圧+200mmHgを目安にする。

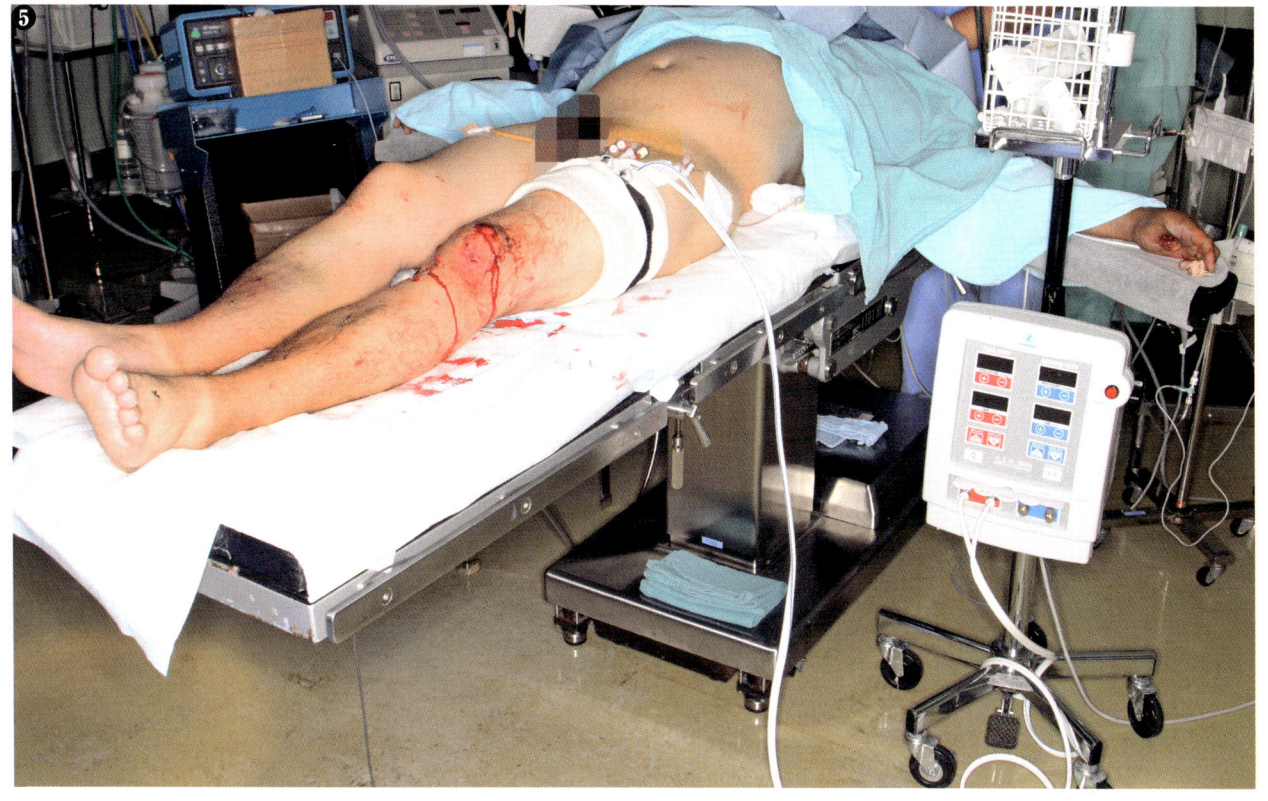

シーツラッピングの手技

❶ シーツラッピングは、垂直圧迫型不安定性骨盤骨折の際における簡易的止血法として用いる。
利点は特別な器具や技術を必要とせず短時間で行える点である。
なお、骨盤骨折における経カテーテル的動脈塞栓術（TAE）については別項に譲る。

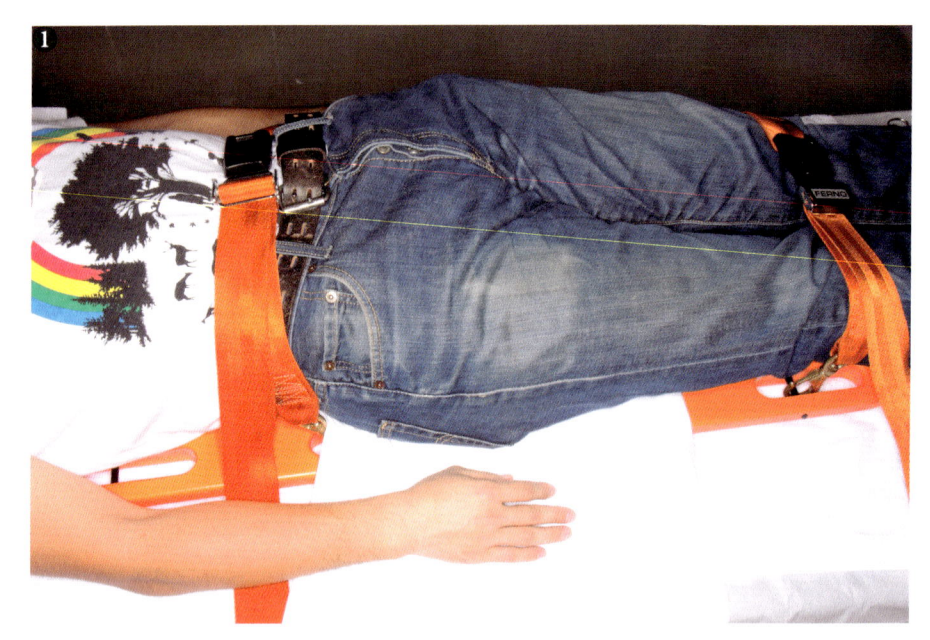

❷ まず、シーツや幅広の抑制帯を後臀部に慎重に滑り込ませる。この際、人員がいる場合は、ファイアマンズリフトを行って、シーツを滑り込ませるほうが望ましい。
2名が患者の左右に立ち、後臀部に滑り込ませたシーツを両側から挙上し、交差させる。

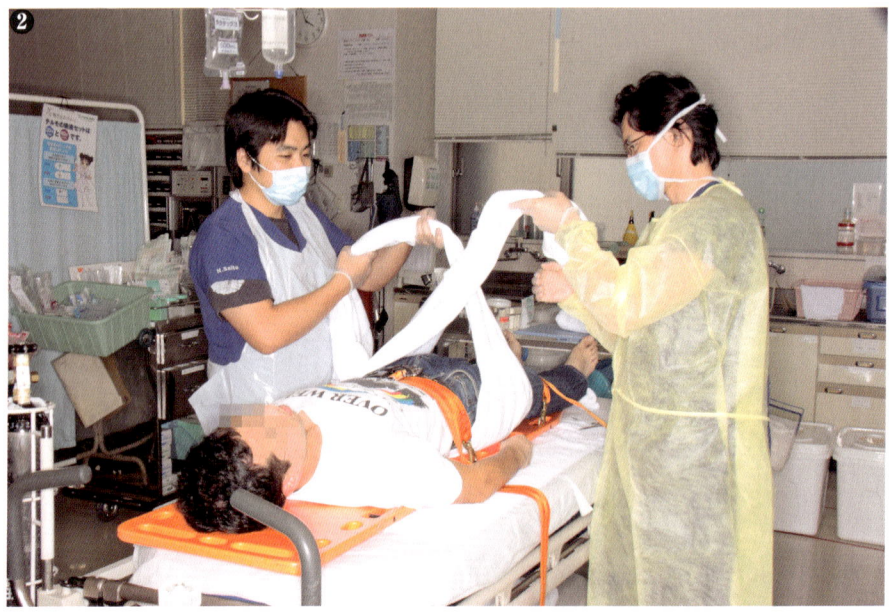

❸ 骨盤を包むように大転子から腸骨翼にかけてシーツを巻き、患者の左右から骨盤を締めるように外力を加える。
圧迫の強度は約200ニュートンとの報告があるが、具体的には患者の左右に立った成人男性2名が、全力で締め上げる程度である。

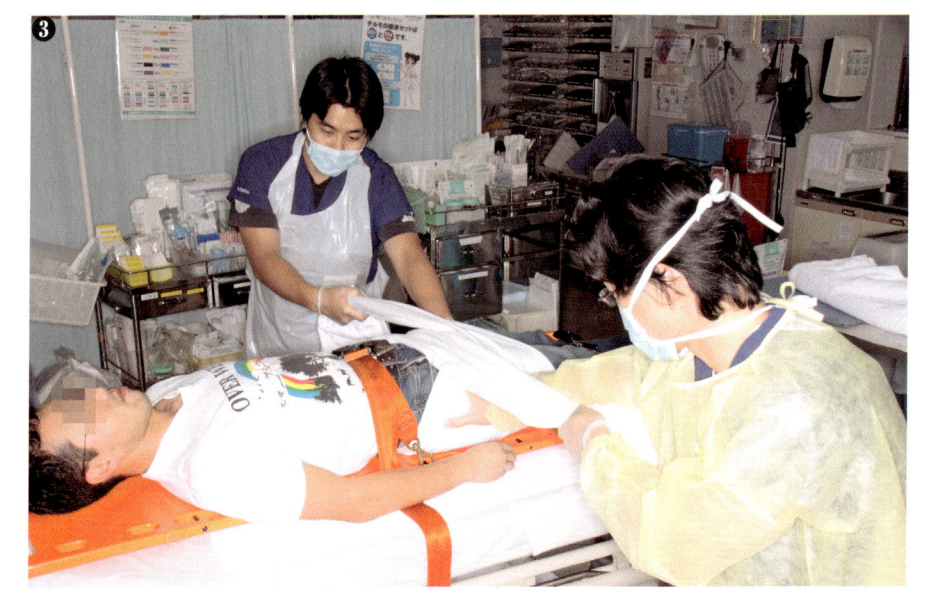

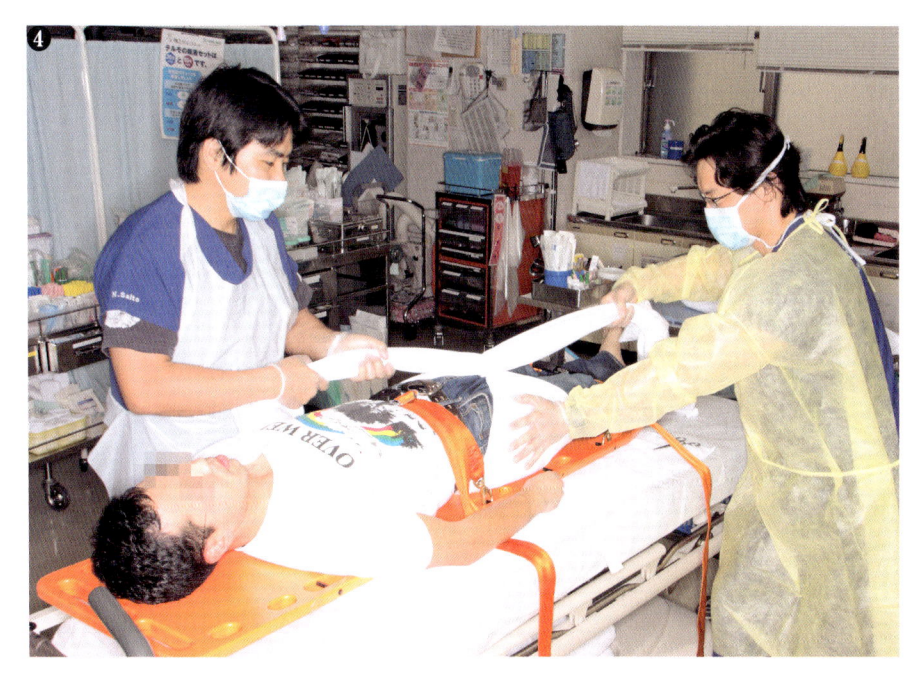

❹ 患者の左右から締めたシーツを、中央で交差させ回転させる。

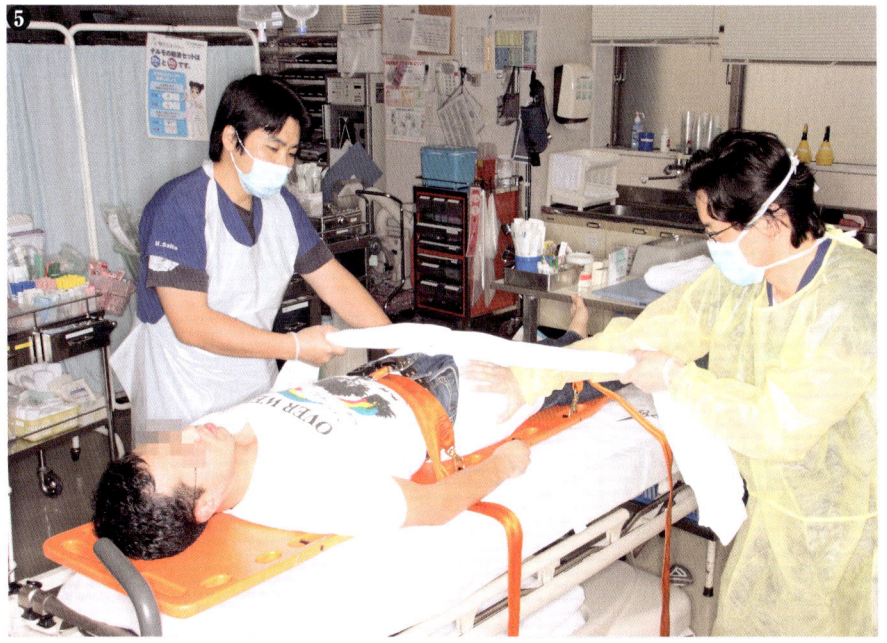

❺ もう1度、左右から骨盤を締めるように外力を加える。
圧迫の強度は、左右の術者が全力で締め上げる程度とする。

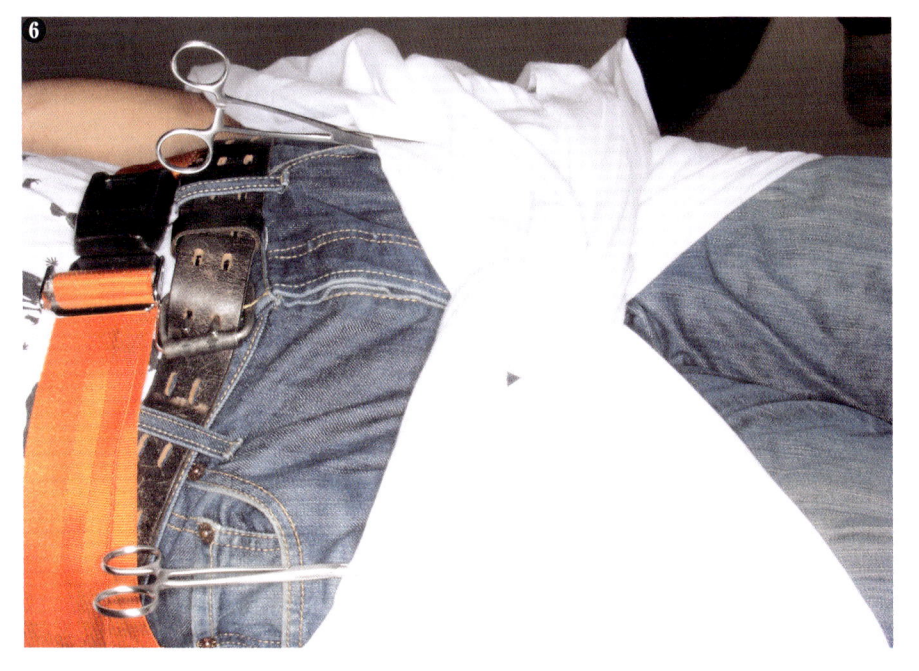

❻ 左右対称に、ペアン鉗子でシーツを固定する。
この際に、ペアン鉗子の根元までシーツを入れる必要はない。ペアン鉗子の先端部での固定が好ましい。

結紮止血法

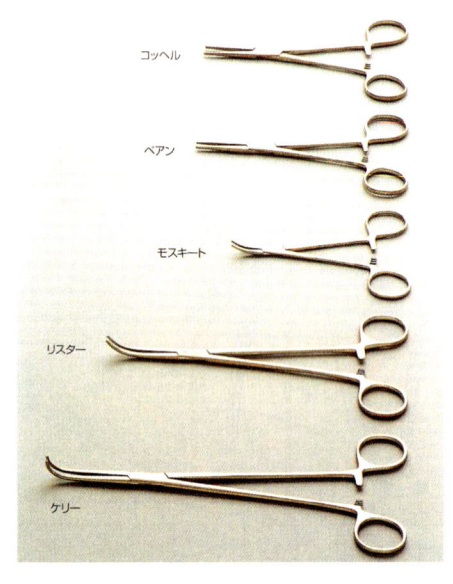

もっとも確実な止血法は、出血血管を同定し、結紮止血することである。しかし、結紮止血法は生命に関わる体幹部損傷がないことを確認したうえで行うべきである。

主幹動脈以外の血管であれば、結紮止血しても重大な障害を残すことはほとんどない。

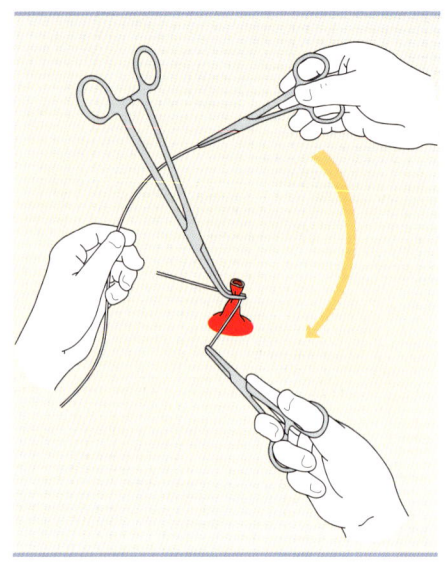

主幹動脈の結紮は、末梢組織の虚血壊死や機能障害を引き起こす危険性があるため、血行再建を考慮すべきである。ただし、生命の危機的状況にあっては、主幹動脈であっても結紮せざるを得ないこともある。結紮に必要な鉗子を上に示す。

止血手順

❶ 出血の原因となっている血管を同定する。

❷ 鉗子を用いて血管を把持する。

❸ 鉗子は、その先端で組織をもっとも有効に把持できるように、鉗子の先端が最初に閉じる構造になっている。したがって、彎曲型の鉗子で把持する時は、鉗子のヒール部ではなく、できるだけ先端部を用いる。

❹ 糸を把持した鉗子を持ち、血管の断端を把持している鉗子の背側を通し、血管を結紮する。結紮時には、血管を引っ張らないように結紮点を動かしてはならない。

❺ 第1結紮の後、鉗子をゆっくりと取り外す。

縫合止血法

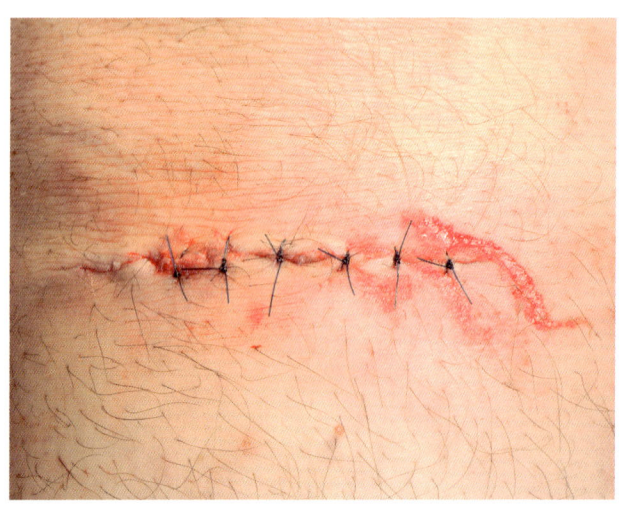

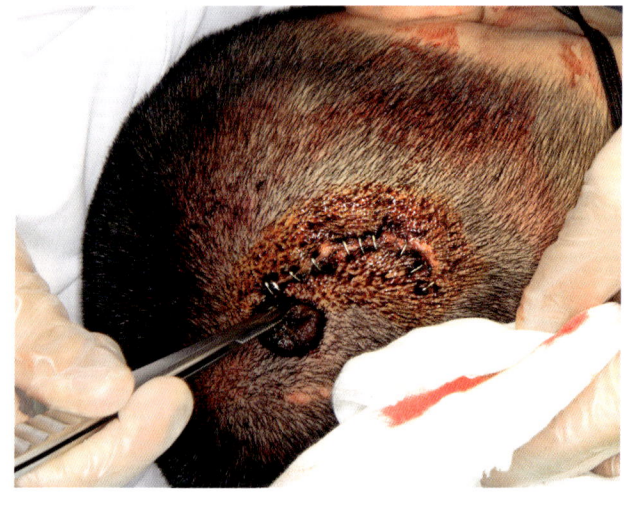

切創や挫創における静脈もしくは毛細血管からの出血に対しては、創縁を確実に縫合接着させることにより止血できる。

実際には、まず圧迫止血法を図り、出血をコントロールしたうえで縫合する。コントロールできない出血に対しては、無理に縫合することは避けるべきで、電気凝固法か結紮法で止血する。

過度にきつく縫合すると、良好な創治癒が得られないばかりか、創縁の壊死を招く危険性があるため、やむを得ない場合を除き避ける。

やむを得ない場合とは、多発外傷患者などで他に治療を優先すべき損傷がある場合などである。なお、このような場合にはスキンステープラーを用いて創縁を合わせて創閉鎖を行うだけでも、一時的止血が得られる。

5-② 浸潤麻酔法

　浸潤麻酔法は皮下組織へ直接局所麻酔薬を注入し、知覚神経を遮断することで、支配神経領域を無痛にするものである。

　救急外来では、創処置が日常的に行われており、この際疼痛除去のために、局所麻酔薬を使用することも多い。しかしながら、局所麻酔薬の基本的知識と、浸潤麻酔に伴う合併症を熟知していなければ、不測の事態を起こしかねず、注意を要する。

適応	●体表面の創処置　●カテーテル挿入時
禁忌	●局所麻酔薬アレルギー
相対禁忌	●同意が得られない場合　●穿刺部位の汚染が著しい場合
必要物品	●消毒薬　●局所麻酔薬　●23－25G針　●注射器

局所麻酔薬の注入方法

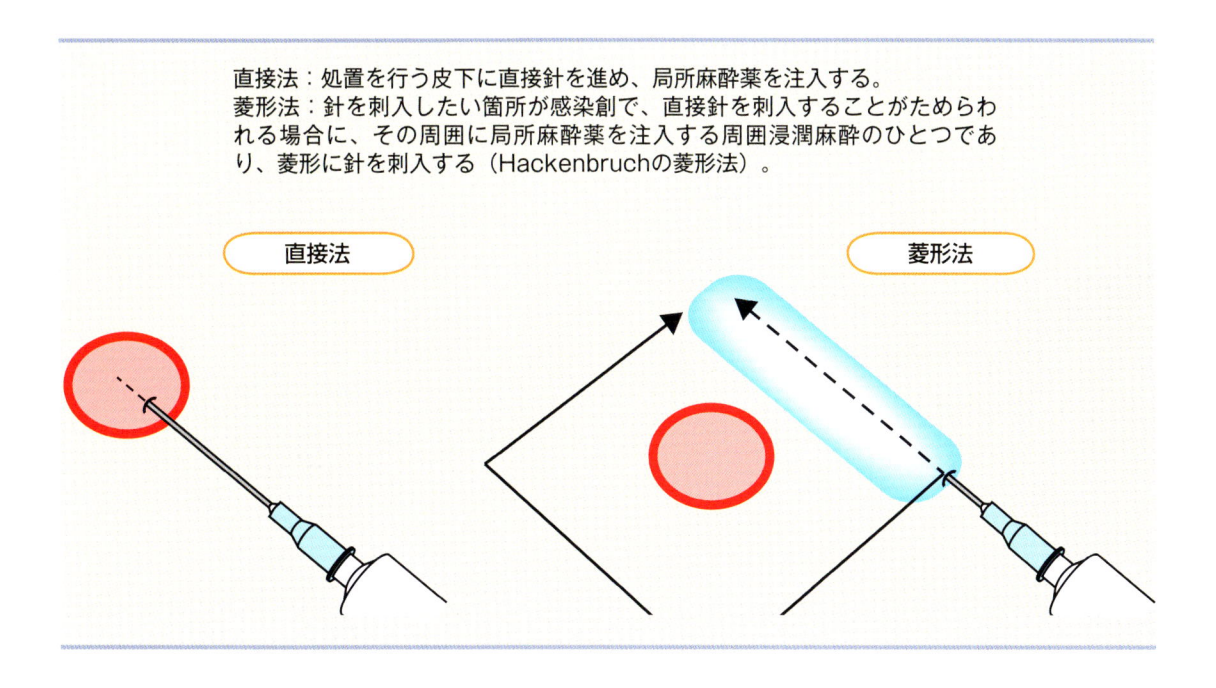

直接法：処置を行う皮下に直接針を進め、局所麻酔薬を注入する。
菱形法：針を刺入したい箇所が感染創で、直接針を刺入することがためらわれる場合に、その周囲に局所麻酔薬を注入する周囲浸潤麻酔のひとつであり、菱形に針を刺入する（Hackenbruchの菱形法）。

直接法　　　　　　菱形法

局所麻酔薬の種類と特徴

　局所麻酔薬の基本構造は、芳香環（aromatic ring）—中間鎖（intermediate chain）—アミノ基（amino group）から構成されている。中間鎖はエステル結合鎖、またはアミド結合鎖からなるため、局所麻酔薬はエステル型とアミド型に分類される（**表1**）。

　エステル型にはプロカイン、テトラカイン（テトカイン®）などがあり、アミド型にはリドカイン（キシロカイン®）、ブピバカイン（マーカイン®）、ロピバカイン（アナペイン®）などがある。

　局所麻酔薬は神経細胞膜のナトリウムチャネルに作用し、神経細胞の脱分極を抑制する（膜安定化作用）ことで、神経伝達を可逆的に遮断する。たんぱく質への結合能が強い薬剤は神経細胞膜に長くとどまるため、作用持続時間が長い。pHが一定のときは、pKa（解離定数）が小さいほど、神経細胞膜を通過できるイオン化されていない塩基が多いため、麻酔の効果発現が速い。また、神経線維の径が小さいほど速やかに麻酔される（**表2**）。

表1　エステル型局所麻酔薬とアミド型局所麻酔薬の特徴

	代　謝	安定性（溶液中）	アレルギー反応
エステル型	血漿エステラーゼ	不安定	稀
アミド型	肝酵素	安定	ごく稀

Longnecker DE : Introduction to Anesthesia. 9th ed. Saunders, 1997.

表2　局所麻酔薬の種類と特性

		化学構造			生理化学的特性				薬理的特性		
		芳香族（親油性）	中間鎖	アミン（親水性）	分子量（塩基）	pKa（25℃）	分配係数	たんぱく結合率	作用発現時間	相対作用強度	作用持続時間
エステル型	プロカイン				236	8.9	0.02	6	遅い	1	短い
エステル型	テトラカイン				264	8.5	4.1	76	遅い	8	長い
エステル型	クロロプロカイン				271	8.7	0.14	-	速い	1	短い
アミド型	プリロカイン				220	7.9	0.9	55	速い	2	適度
アミド型	リドカイン				234	7.9	2.9	64	速い	2	適度
アミド型	メピバカイン				246	7.6	0.8	78	速い	2	適度
アミド型	ブピバカイン				288	8.1	27.5	96	遅い	8	長い
アミド型	エチドカイン				276	7.7	14.1	94	速い	6	長い
アミド型	ロピバカイン				274	8.1	6.1	92	遅い	8	長い

Longnecker DE : Introduction to Anesthesia. 9th ed. Saunders, 1997.

局所麻酔薬中毒

　局所麻酔薬の中毒症状は、中枢神経系のものとして口唇・舌のしびれ、異味感、めまい、悪心、嘔吐、多弁、興奮があり、重篤な場合には痙攣、意識消失、昏睡、無呼吸に至る。また、心血管系への影響として心筋伝導速度の遅延、心筋抑制、末梢血管拡張が知られており、低血圧、徐脈のほか、時に心停止に至ることがある。これらの防止のためにも、適切な投与量を守り、注入前に針先が血管内にないことを確認する必要がある。

　エピネフリンは局所の血管を収縮させて局所麻酔薬の吸収を遅らせることにより、目的の神経と薬剤を"長く"接触させる。このため、エピネフリンを添加した局所麻酔薬を使用すると、麻酔効果の持続時間が延長する。また、血管収縮により血管内への局所麻酔薬の吸収を抑えるため、血中濃度の上昇を防ぐことも可能となる。各薬剤の極量を表3に示した。ただし、オベルスト法による指の局所麻酔においては壊死を起こす危険が強く、エピネフリンの併用は禁忌である。

表3　局所麻酔薬の極量

	エピネフリン無添加 (mg/kg)	エピネフリン添加 (mg/kg)
クロロプロカイン	11	14
リドカイン	4	7
メピバカイン	4	7
プリロカイン	7	8.5
ブピバカイン	2.5	3.2
エチドカイン	6	8

注）施行されたブロックや臨床状況により、これらの極量を超過してもよい場合がある

Longnecker DE : Introduction to Anesthesia. 9th ed. Saunders, 1997.

浸潤麻酔法の手技

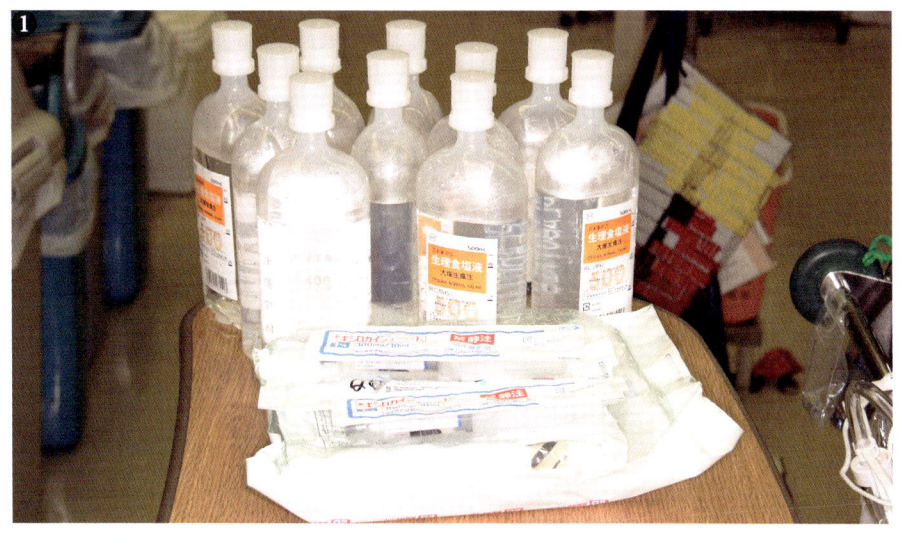

❶　挫創処置時の必要物品を示す。
1％キシロカイン®、23G穿刺針、挫創洗浄用の生理食塩水、縫合セットを準備する。

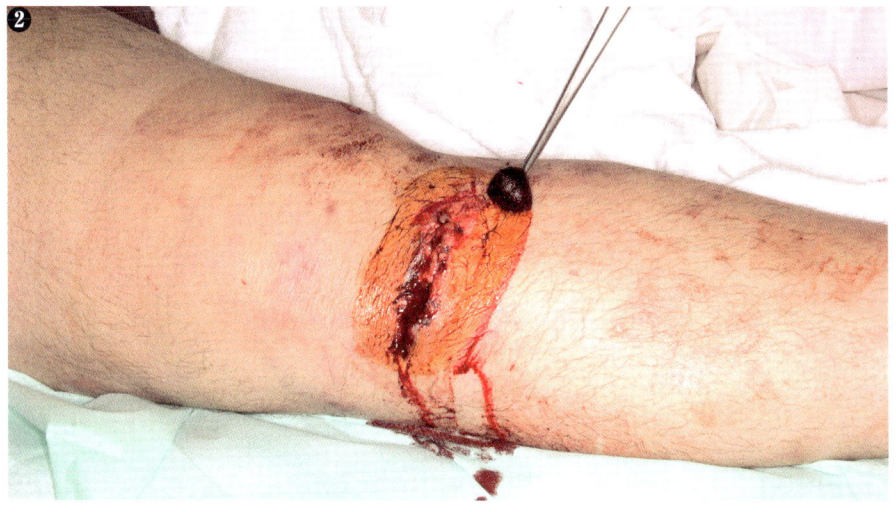

❷　創部周囲を十分に消毒する。

❸ 皮下に針を刺入し、局所麻酔薬を直接注入する。
この際、患者が異常な放散痛を訴えたら、神経損傷の可能性があるので穿刺箇所を変える。また、局所麻酔薬注入前に一度シリンジを引いて、血管内に針先がないことを確認する。
麻酔薬投与により皮膚に膨隆ができるのを確認する。

❹ 局所麻酔薬の注入位置を変えて同様の操作を行う。

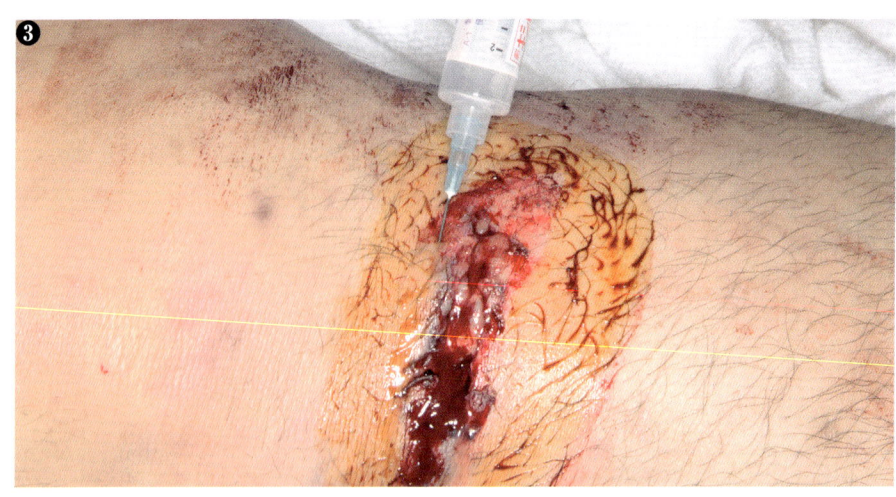

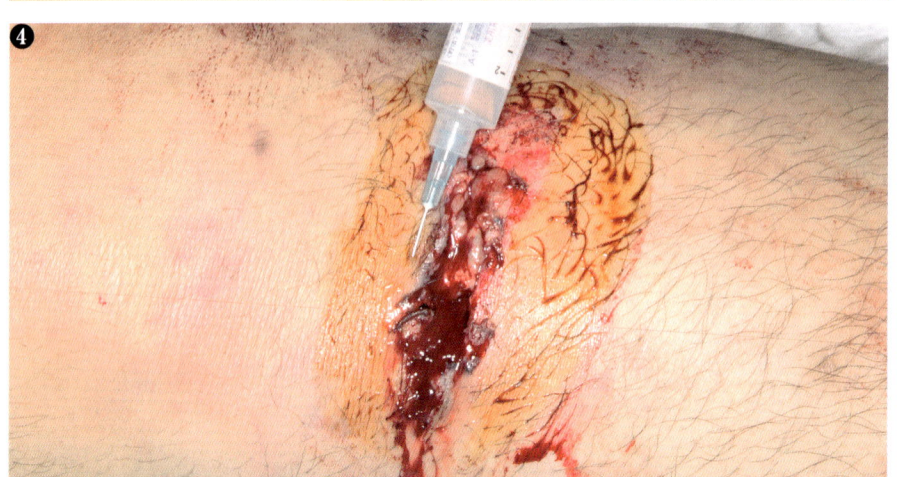

❺ さらに、対側も同様に局所麻酔薬の注入を行う。

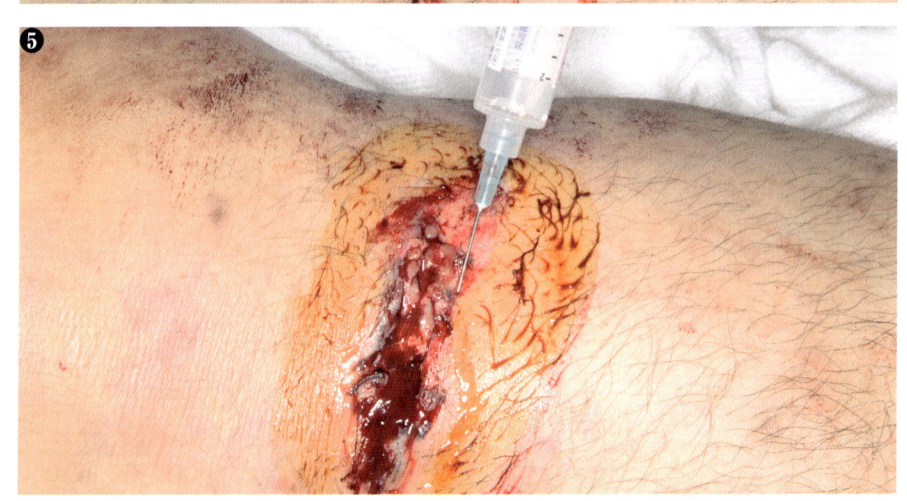

❻ 位置を変えてさらに麻酔薬の注入を行い、処置する箇所すべてに麻酔を注入できたら、終了する。処置の最初に、患者の体重から局所麻酔薬の総投与量を確認しておき、これを超えないようにすることが必要である。

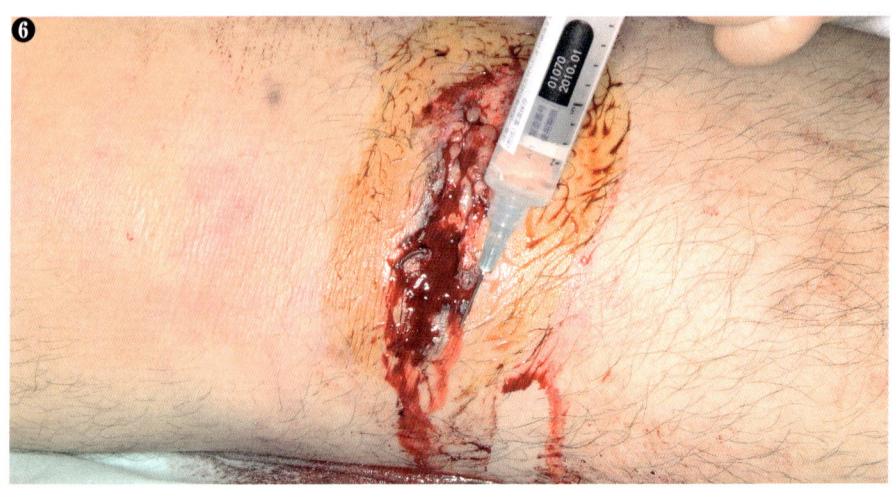

5-③ オベルスト法

　オベルスト法は、指趾外傷の際に用いられる神経ブロックであり、指趾根部に針を刺入して目的とする指趾全体を麻酔する方法である。
　外来での指趾の処置の際に必要であり、比較的容易に施行可能であるが、施行に際しては解剖学的な知識を頭に入れておかなければならない。

適応
- 針穿刺部位より末梢の単一指趾外傷処置（脱臼、骨折、挫創、爪剥離など）

禁忌
- エピネフリン添加局所麻酔薬の使用（指趾の壊死をきたす）
- 局所麻酔薬アレルギーの既往

相対禁忌
- 穿刺部位に大きな挫滅創がある場合
- 穿刺部位の汚染が著しい場合
- 患者の同意が得られない場合
- 糖尿病などを合併し、末梢循環障害を伴っている場合

必要物品
- 26G以下の2cmのブロック針（神経損傷を予防するためできるだけ細いものが望ましい）
- 1～2%リドカイン

手指の神経

　それぞれの指には背側、掌側に2本ずつの知覚神経が走っている。背側神経は橈骨神経浅枝と尺骨神経手背枝に由来する1対の固有背側指神経からなり、掌側は正中神経と尺骨の総掌側指神経に由来する1対の固有掌側指神経から構成されている。

背側・掌側指神経
- 尺骨神経手背枝
- 固有背側指神経
- 固有掌側指神経
- 橈骨神経浅枝

図1　固有背側・掌側指神経の走行

1回注入指神経ブロック法

オベルスト法では指1本に麻酔をかける場合、左右の掌側・背側神経をブロックする必要があるため、計2回の針刺入を必要とするが、1回の針刺入で済む方法もある。

これは幼小児のように痛みを与える機会を減らしたほうが処置をしやすい場合に使用したり、指基部まで損傷が及んでしまい、オベルスト法ではブロックされない場合に使用したりすることが可能である。Chiu法(経腱鞘指神経ブロック法)、Whetzel法(経腱鞘指神経ブロック法)、皮線上皮下1回注入指ブロック法が知られている。(オベルスト法の手技は、p213〜215参照)

図2　1回注入指神経ブロックの刺入点

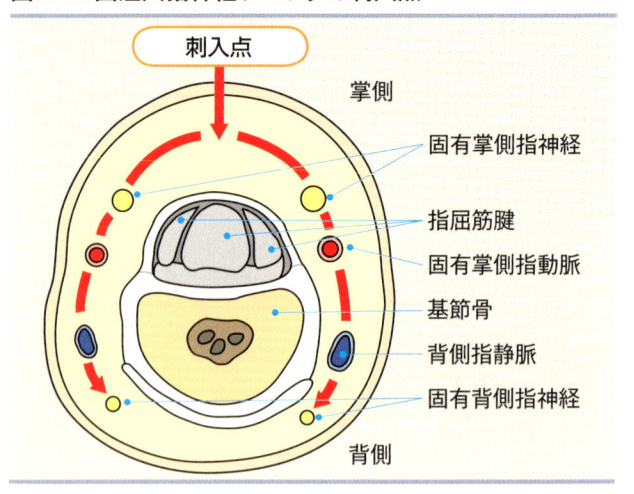

図3　1回注入指神経ブロック法

Chiu法（経腱鞘指神経ブロック法）　　Whetzel法（経腱鞘指神経ブロック法）　　皮線上皮下1回注入指ブロック法

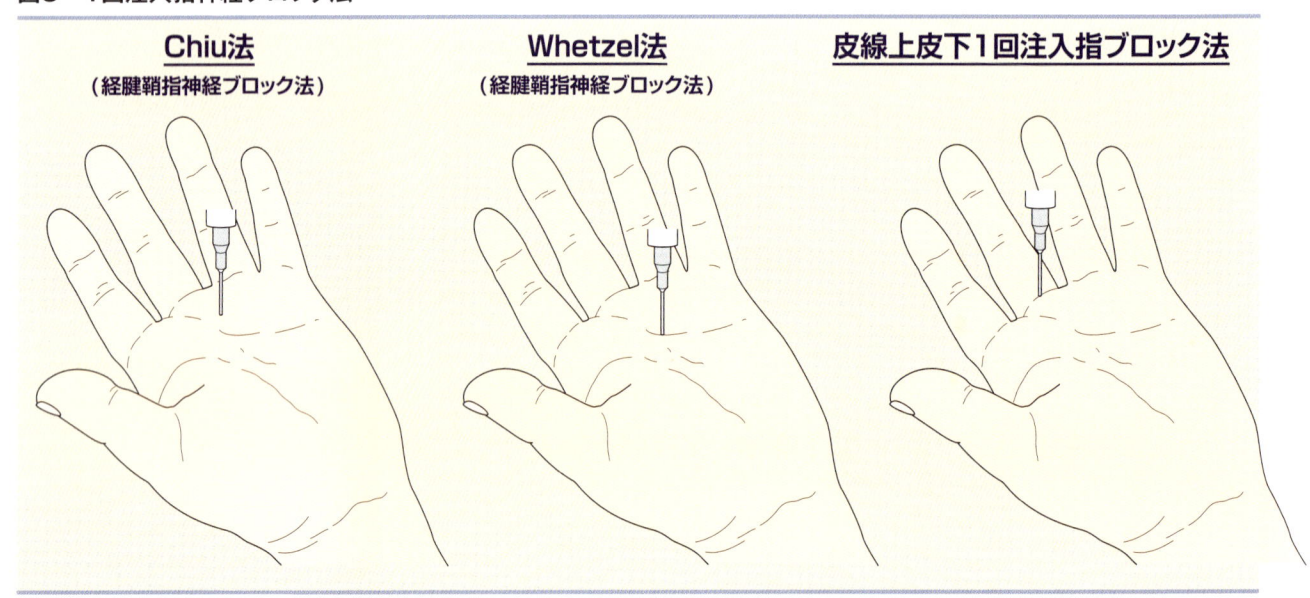

症例提示

プレス機に指を挟まれ、右第3・4指の開放骨折となった症例である。先に第3指、次いで第4指に対してオベルスト法を用い、神経ブロックを行った。

神経ブロック施行後、第3・4指の断端形成術を行った。

54歳・男性　右第3・4指の開放骨折

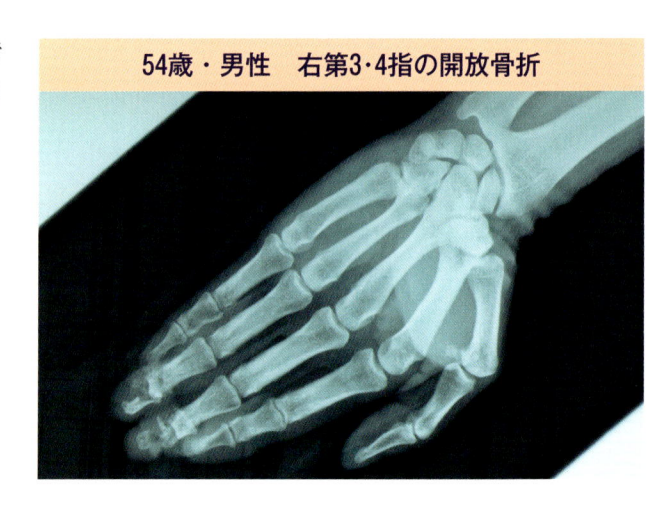

オベルスト法の手技

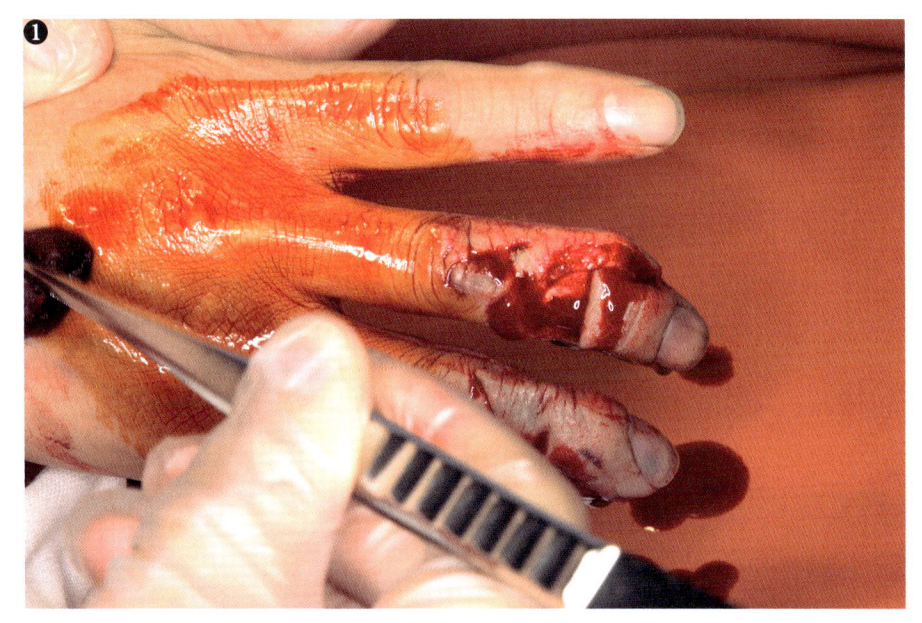

❶ 神経ブロックを行う指の中手指節関節を中心に、その左右を広範囲に十分消毒する。
オベルスト法での神経ブロックは、1本の指に対して橈側、尺側の2か所の刺入が必要である。
また、1回刺入したら、背側と掌側の指神経をブロックするイメージで局所麻酔薬を注入する。

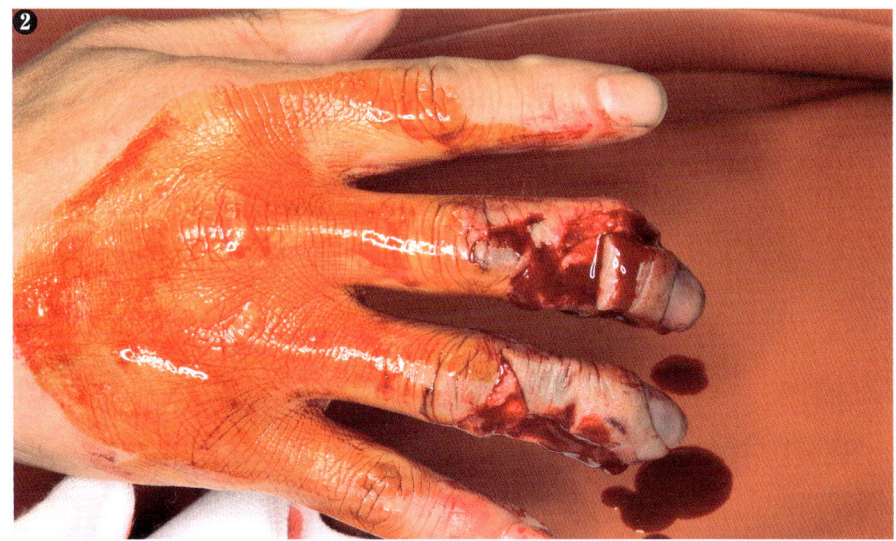

❷ ポビドンヨードが乾燥するまでしばらく待つ。

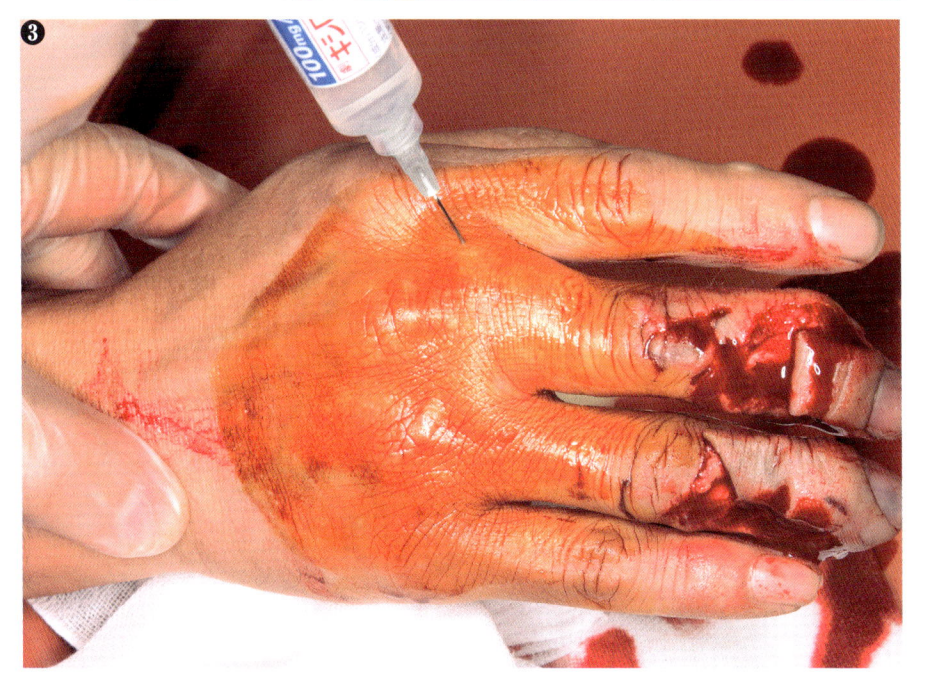

❸ 指神経への神経損傷を避けるため、26Gより細く、先端が鈍なブロック針を用いる。
まず、第3指橈側の指背面から針を進め、注入前にいったんシリンジを引いて、針先が血管内にないことを確認したうえで、1%リドカインを1〜2mL注入し、背側指神経をブロックする。
この際、十分な麻酔作用が得られないからといって、10mL以上の局所麻酔薬の投与は行わない。指が腫脹してしまい、末梢循環不全を起こす恐れがあるためである。
また、神経損傷を防止するために、針の刺入は1回にとどめる。

❹ さらに針を深く刺し、掌側指神経へ1%リドカイン1〜2mLを注入する。

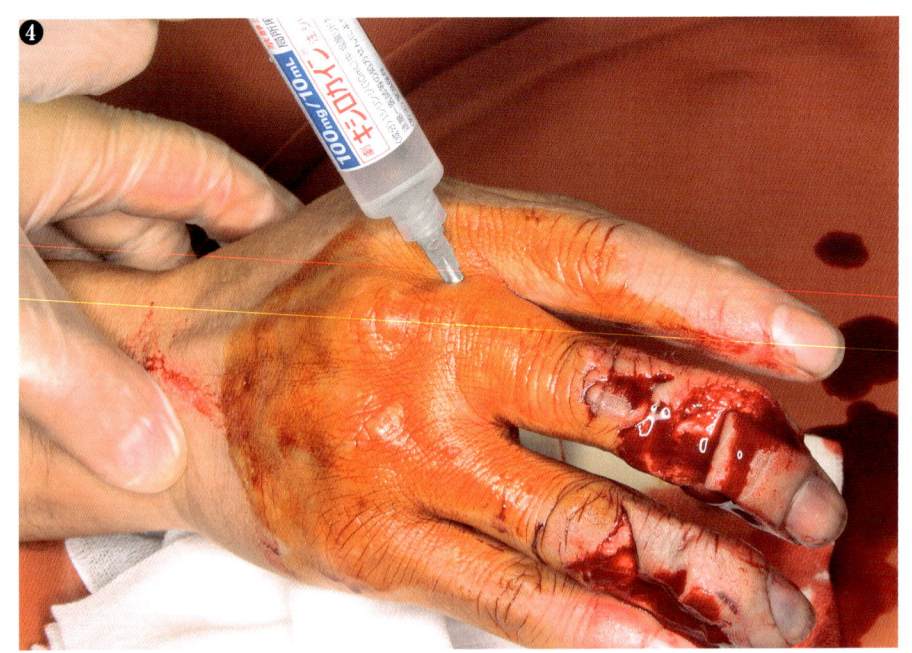

❺ 同様に第3指尺側の指背面から針を進め、1%リドカイン1〜2mLを投与し、背側指神経をブロックする。

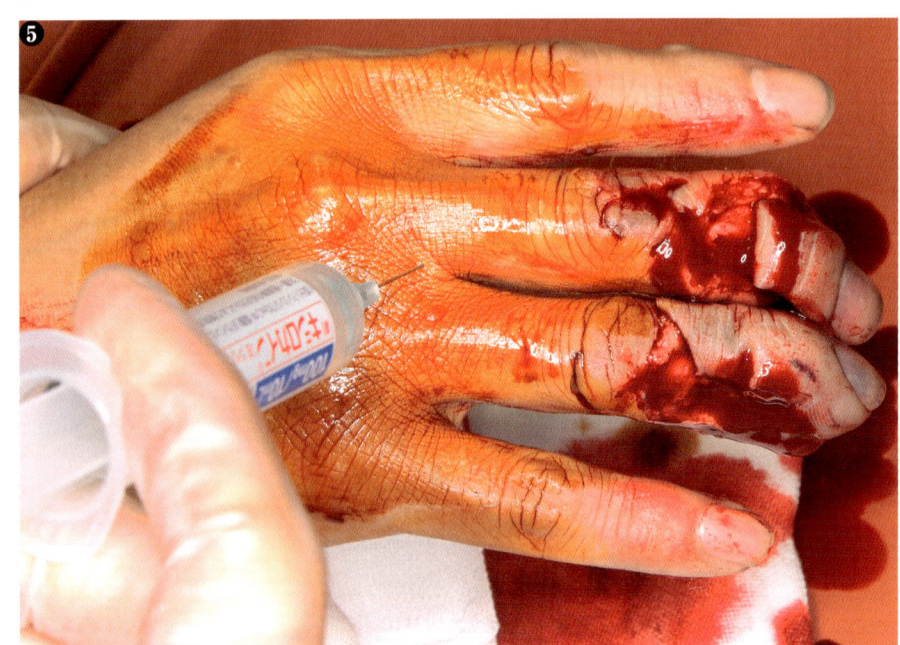

❻ 針を進め、掌側指神経のブロックを行う。
ここまでで、第3指に対する神経ブロックは終了である。

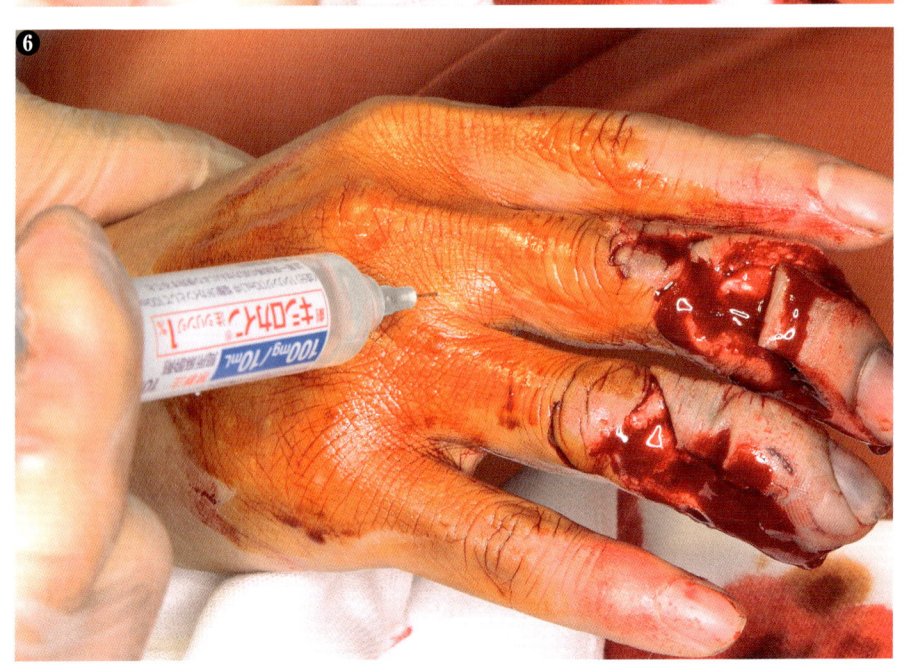

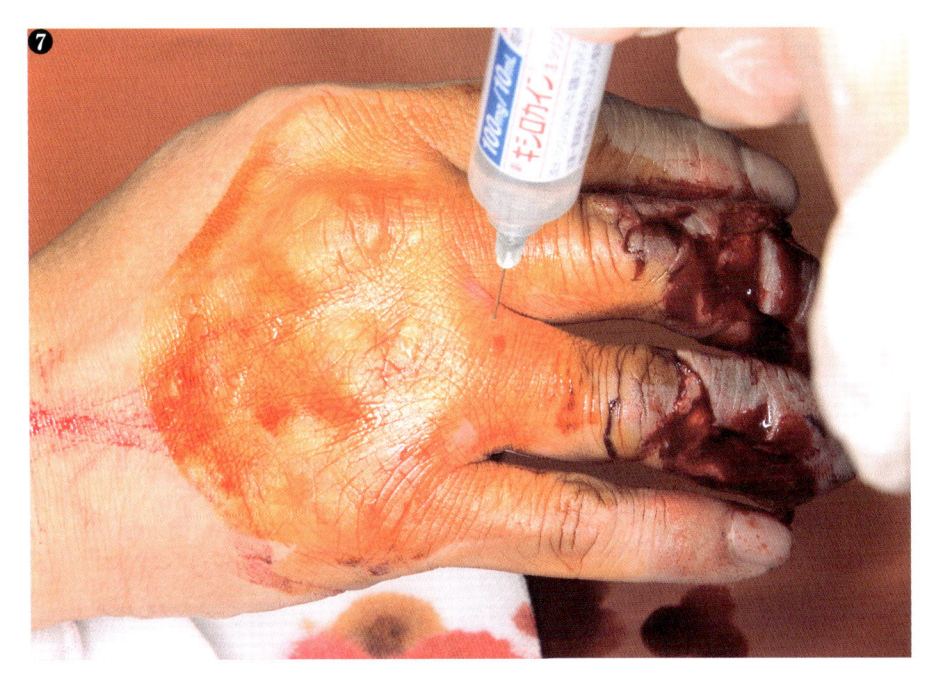

❼ 次いで、第4指に対する神経ブロックを行った。
第4指橈側から先ほどと同様に、1%リドカイン1〜2mLの投与を行う。
写真では示されていないが、さらに針を進めて、掌側の神経ブロックを行う。

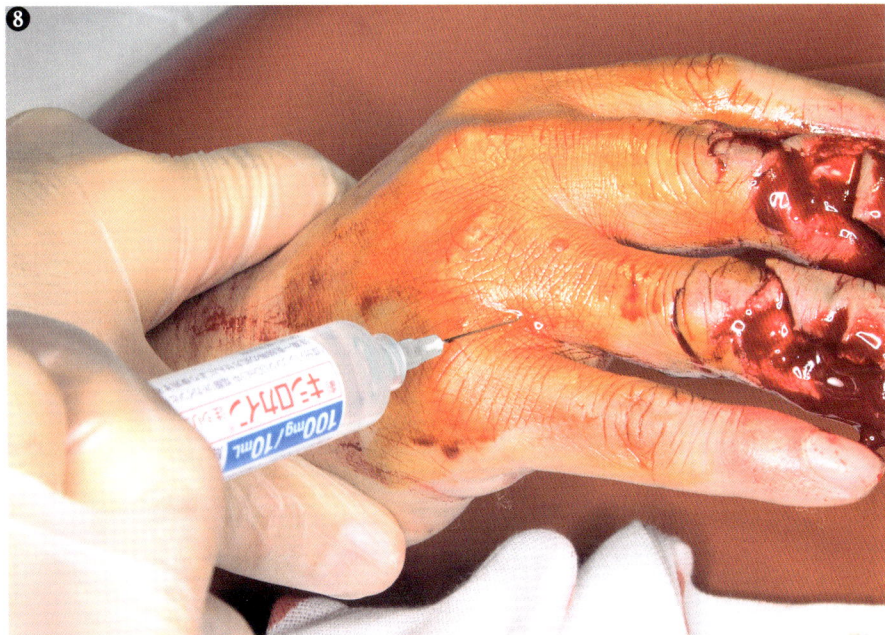

❽ 第4指尺側にも、さらに背側指神経のブロックを行う。

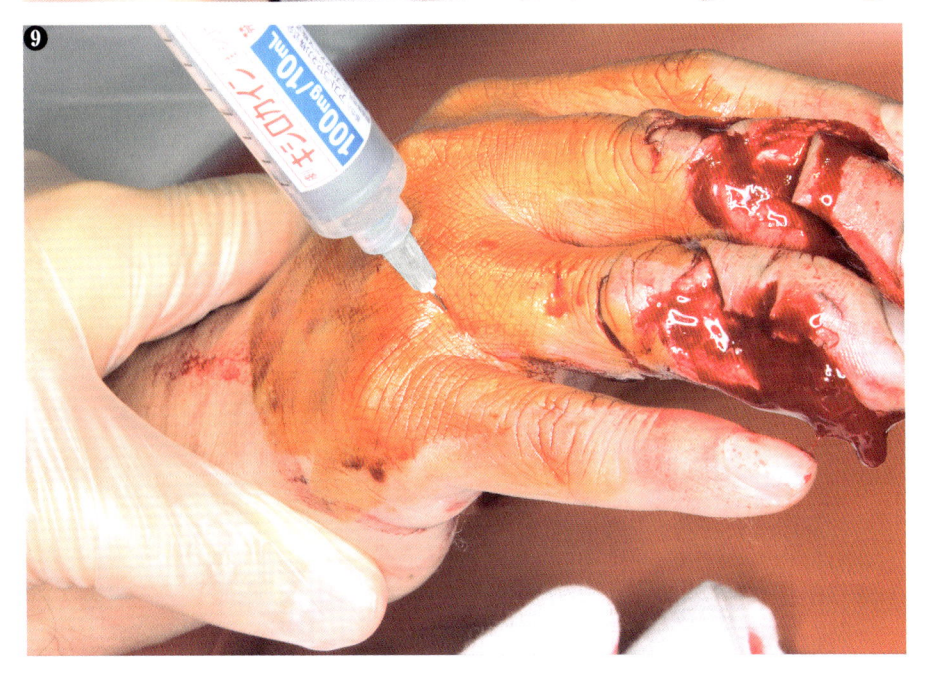

❾ 第4指掌側神経のブロックを行い、手技を終了する。

5-④ 創傷処置法

"When caring for wounds, the ultimate goal is to restore the physical integrity and function of the injured tissue without infection."

創傷処置は外傷患者の診療に際して、最も多く遭遇する治療である。

しかしながら、一言に「創傷」といってもその形態は多種多様で、創傷処置の仕方によっては感染などの合併症や機能障害を残すこともある。ただ単に系統だった処置をすればよいというわけではなく、時には専門医や上級医へのコンサルトなどを的確に行う必要がある。

ここでは、創傷処置に対するアプローチの仕方について解説する。

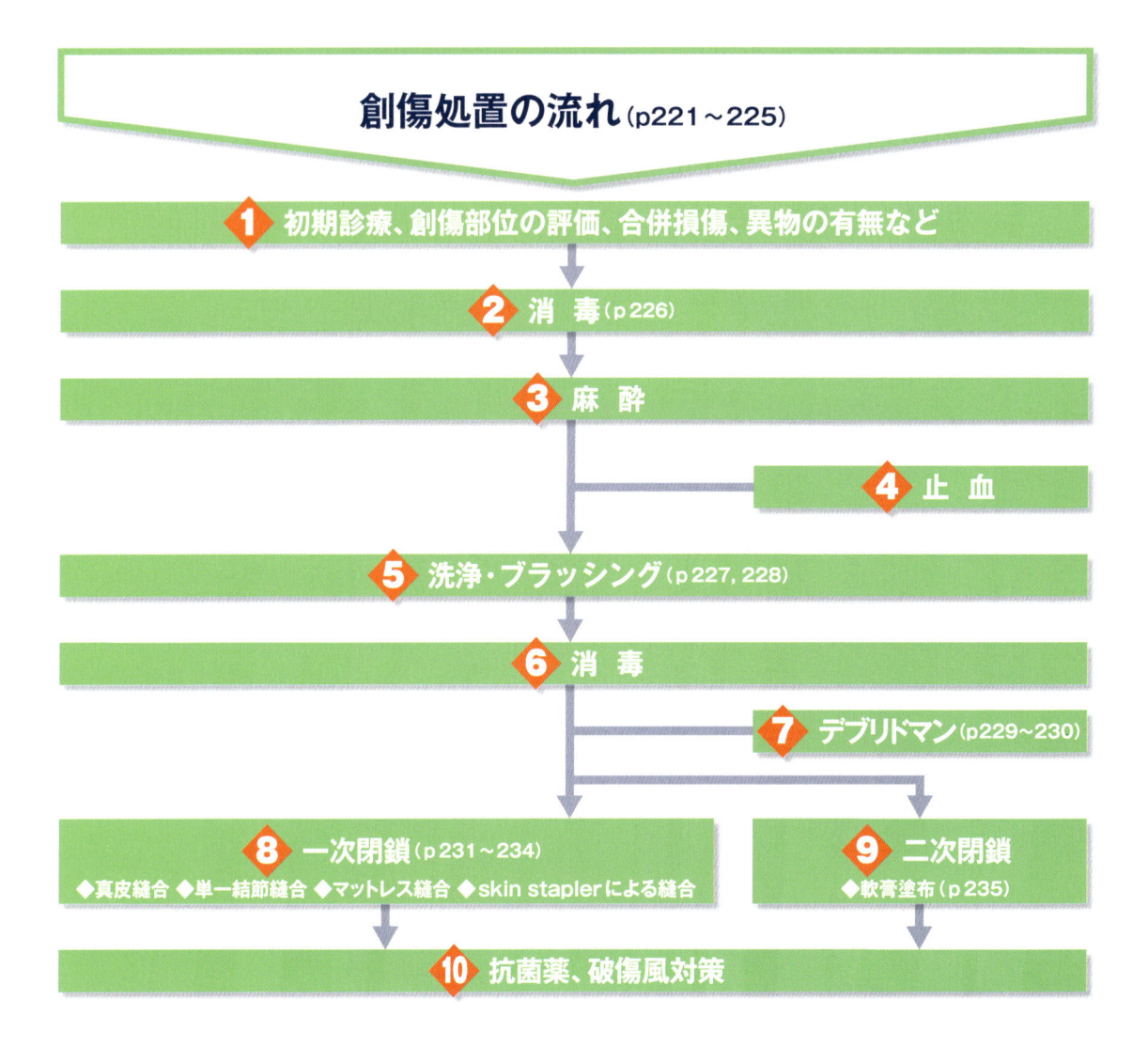

創傷処置の流れ（p221～225）

1. 初期診療、創傷部位の評価、合併損傷、異物の有無など
2. 消 毒（p226）
3. 麻 酔
4. 止 血
5. 洗浄・ブラッシング（p227, 228）
6. 消 毒
7. デブリドマン（p229～230）
8. 一次閉鎖（p231～234）
   ◆真皮縫合　◆単一結節縫合　◆マットレス縫合　◆skin staplerによる縫合
9. 二次閉鎖
   ◆軟膏塗布（p235）
10. 抗菌薬、破傷風対策

初期診療、創傷部位の評価、合併損傷、異物の有無など ［フロー1］

◆JATEC™（外傷初期診療ガイドライン）に基づいた初期診療を行う。

◆primary surveyとその蘇生が最優先である。

◆頭部挫創からの活動性出血は、ショックになることもあるため注意する。

◆secondary surveyにて、AMPLEの聴取、ならびに全身の外傷をもれなく確認する。

AMPLE
- **A**llergy：アレルギー歴
- **M**edication：服用中の治療薬
- **P**ast history & **P**regnancy：既往歴、妊娠の有無
- **L**ast meal：最終の食事
- **E**vents & **E**nvironment：受傷機転や受傷現場の状況

◆ガラス片や異物の創内混入が疑われる場合には、必ず画像検査（単純X線、CTなど）を行う。

◆開放骨折、神経・腱損傷などは、処置する前に評価し、上級医・専門医にコンサルトする。

◆創傷とは、「外傷によって、身体の組織または臓器の連続性が絶たれ、それが外表面、体内の管腔、また体腔に向かって開放されているもの」と定義されている。「創にきずあり、傷にきずなし」といわれるように、狭義では「創」は皮膚の破たんを伴う損傷を指し、「傷」は皮膚の破たんを伴わない損傷を指す（例：擦過傷、熱傷、挫創、切創、銃創など）。

◆また、成傷物体により鋭的損傷と鈍的損傷とに区別できる。それぞれの主な創傷を以下に挙げる。

鋭的損傷（penetrating injury）		鈍的損傷（blunt injury）	
刺創	◆針、アイスピック、小刀などが刺入されて生じる。刺し傷。	挫創	◆交通事故など鈍体の打撲作用により皮膚が破綻した創。
切創	◆ナイフや包丁など鋭利な刃部が長軸方向に引かれて生じる。切り傷。	裂創	◆皮膚が過度に伸展されて、生じる皮膚の破綻。
銃創	◆銃器より発射された弾丸による損傷。	擦過傷	◆鈍体により表皮が剥離した傷。

麻 酔 ［フロー❸］

◆キシロカイン®(lidocaine hydrochloride)などを用いる。エピネフリン入りのものを使用すると、血管収縮による止血効果ならびに作用時間の延長効果が期待できる。ただし、指趾や陰茎、鼻先、耳介などは、組織壊死を引き起こすため、禁忌である。

◆挫滅創などで局所麻酔が困難である場合には、キシロカインゼリー®を当てておくだけでも麻酔効果が得られる。

◆創縁より注射すると痛みが少ない。

◆針はできるだけ細いものを用いる。

◆特に指の麻酔などは、麻酔液を注入しすぎることで循環障害を起こすことがあるため、入れすぎない。

◆神経損傷の評価は、麻酔する前に必ず行う。

止 血 ［フロー❹］

◆基本は圧迫止血である。

◆動脈性出血があれば、縫合止血、結紮止血、あるいは電気メス＆バイポーラーにより止血することも考慮する。

◆頭部挫創からの活動性出血は、すべての検査が終わるまで処置しないでいると、ショックとなることもあるので、止血目的に縫合してもかまわない。

◆出血点が不明であるにもかかわらず、やみくもに縫合したり、電気メスで凝固したりすることは避ける。特に顔面は、顔面神経などの走行にも注意する。

◆とにかく、あわてずに止血点を探すことが重要である。

◆ターニケットを用いる際は、上級医と行うこと（神経損傷など合併症に注意）。

◆止血困難と判断したら、迷わず上級医・専門医を呼ぶ。

二次閉鎖　[フロー⑨]

◆golden hour（6〜8時間）を過ぎた創や広範な挫滅創、汚染創などは、保存的に処置する。

◆抗生剤入りの軟膏を塗布し、湿潤環境のまま肉芽の増生ならびに局所の感染コントロールを行う。感染をコントロールした後に外科的閉鎖をすることもある（三次閉鎖）。

◆近年、銀含有創傷被覆材や局所陰圧閉鎖療法、細胞増殖因子・サイトカイン療法が注目されてきている。

抗菌薬、破傷風対策　[フロー⑩]

◆一般的に、グラム陽性球菌に有効なペニシリン系や第一世代セフェム系を予防投与する。

◆いかなる外傷でも、予防的投与は受傷4時間以内に開始し、投与期間は72時間を限度とする。

◆当院では、CEZ 1g×4/日を原則とし、グラム陰性菌もカバーしたい時にはTOB 120〜180mg×1/日を併用する。

◆破傷風予防は、明らかに最近、予防接種した場合などを除き、ほとんどの症例で行う。

◆破傷風トキソイドの筋注を計3回（受傷日、1か月後、6か月後）行う。

◆患者の免疫状態ならびに創の状態（高度の汚染が疑われる）によっては、破傷風免疫グロブリン（Tetanus Immune Globulin：TIG）の静注を行う。

創傷縫合法

縫合法にはいくつかの方法があるが、重要なことは、①各層をきちんと合わせること、②皮下に死腔を作らないこと、③適度な緊張で寄せることなどである。挫滅がひどい場合や感染創などは、二次閉鎖を目指すべきであるし、皮下に死腔がある場合にはドレーンを留置すべきである。

また、創傷治癒を妨げないよう、創周囲の血流確保に注意する。強く糸を締めすぎたり、表皮が内反してしまうとせっかく合った創も治癒が遅延してしまう恐れがある。上記のことをふまえて、各種縫合法について以下に解説する。

皮下縫合

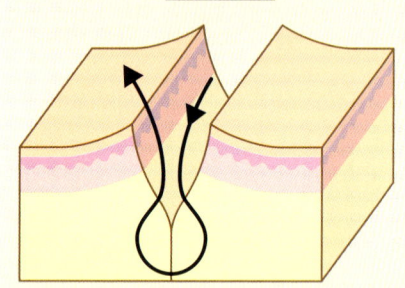

皮下の死腔をなくすために行う。できるだけたくさんの皮下組織に糸を通し、糸は締めすぎない。

真皮縫合

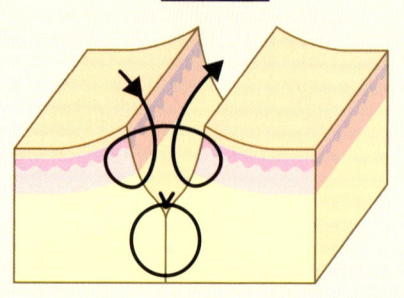

皮下組織より針を通し、真皮層を確実に拾うように刺出する。その後、真皮層よりしっかり刺入し死腔を作らないように皮下組織層より刺出する。

真皮縫合＋皮下縫合

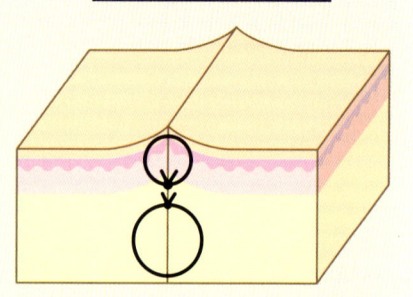

真皮縫合を行った後、結節にできるだけ近いところで糸を切ると、その後、容易に結節が皮下に埋没される。真皮埋没縫合とも呼ばれている。

単一結節縫合

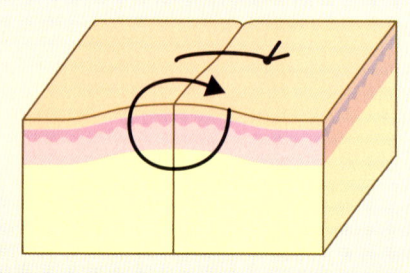

もっともよく行われている縫合法である。ある程度、創縁どうしが寄っている場合には、これを用いてもよい。内反しやすいので、縫合後に必ずチェックする。
もし、内反してしまうような創であれば、マットレス縫合などに変更すべきである。

skin stapler

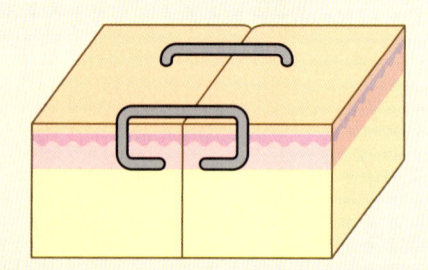

創縁がある程度寄っている場合に用いる。創縁の修正はやりづらい。当科では、内反を防ぐために介助者が両創縁を合わせてから行うようにしている。

水平マットレス縫合

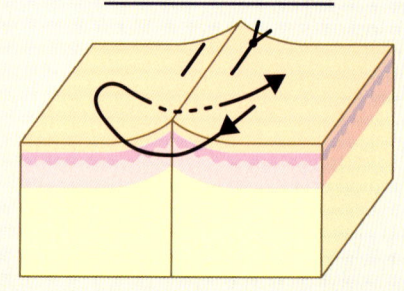

比較的浅く、緊張がかかる創に行う。創と平行になるように両サイドに糸を通す。

垂直マットレス縫合

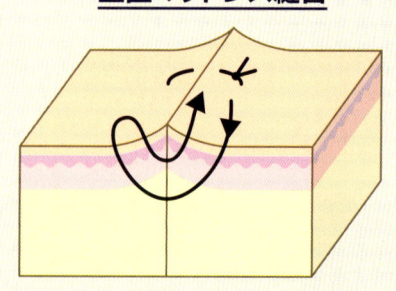

緊張がかかる創によく行われる方法である。皮下組織を通す際には、死腔を作らないようにし、返して真皮層を通す際には、創の高さがずれないように注意する。
縫合後には、針が通った4点を結ぶ線が、創に垂直に一直線上に並んでいなければならない。

創傷処置の流れ

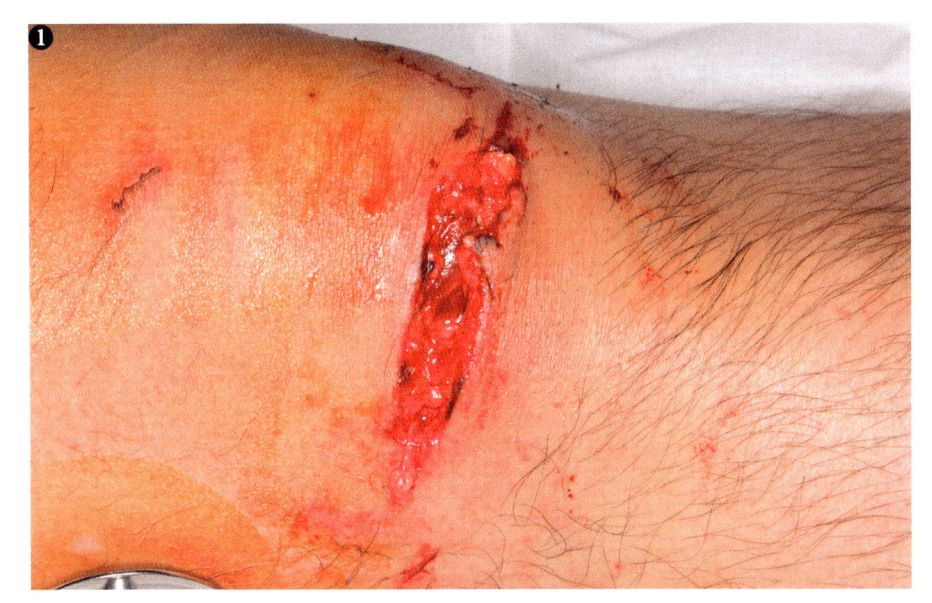

❶ 受傷機転や既往歴などを確認し、創の形、深さ、辺縁の状態、汚染の有無などを確認する。
異物がないことを確認しながら、十分な生理食塩水で洗浄する。
剃毛は行わなくてもよいが、縫合に支障をきたすようであれば、体毛を短く切る。

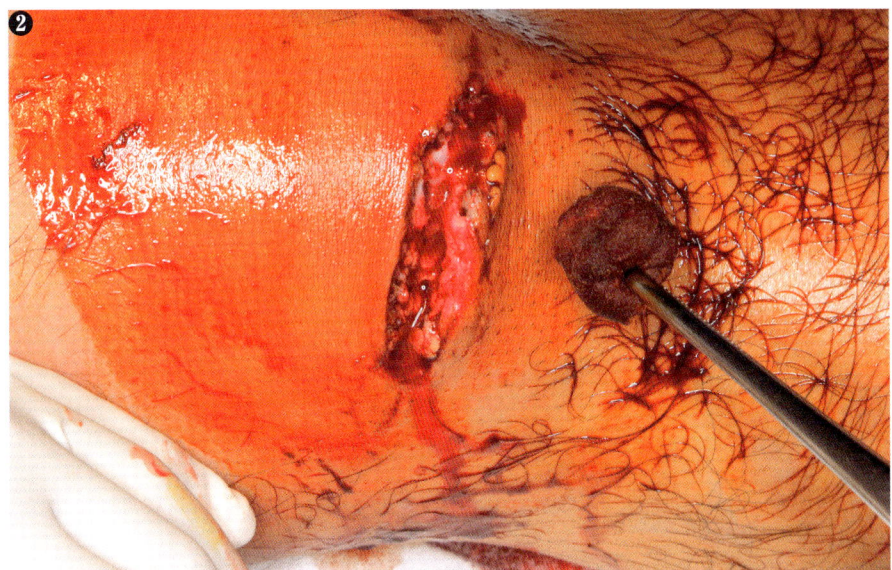

❷ 創を中心に十分な範囲を消毒する。なお、消毒剤にはポビドンヨードを用いることが望ましい。
一般にポビドンヨードは、効果が現れるまでに数分かかるといわれており、時間をおいてから処置を開始する。

❸ 清潔野を確保するために、滅菌ドレープをかける。
できるだけ、全身を覆うものが好ましい。複数部位に外傷を伴う症例などは、同時に処置を行うなどして清潔野をつくることも有効である。

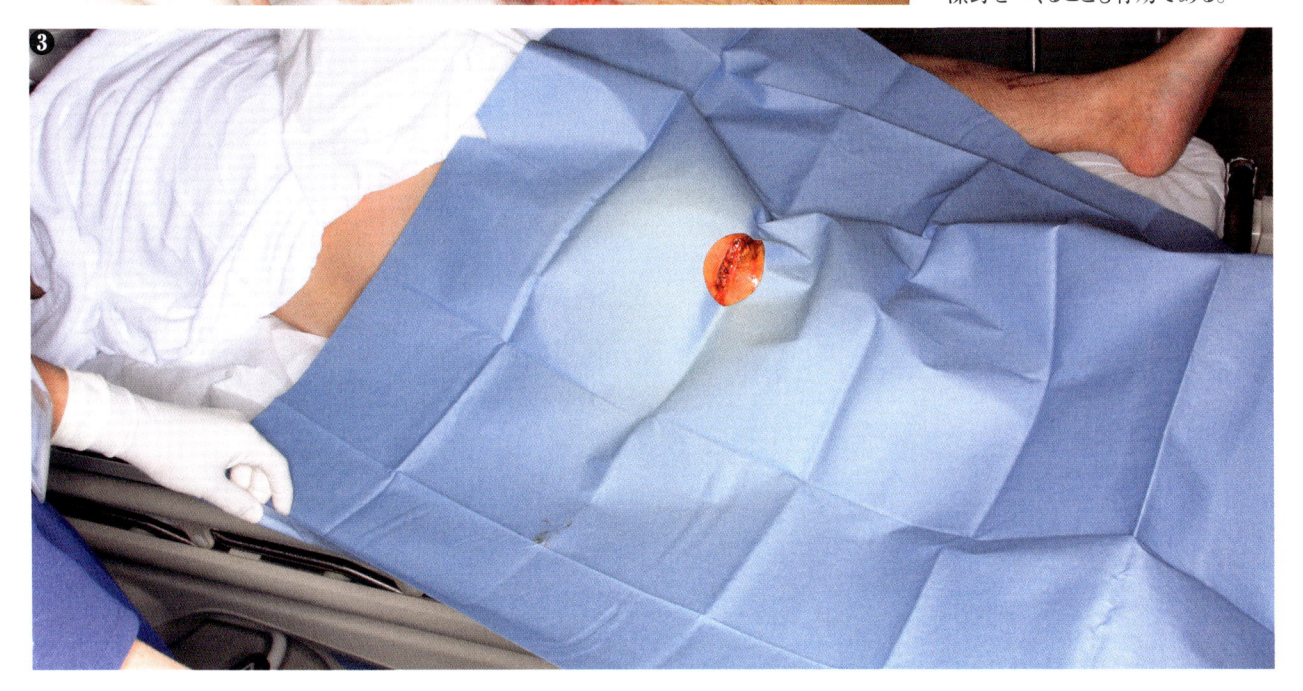

❹ あらかじめ縫合に必要な道具を用意しておく。

縫合糸は、顔面なら5-0や6-0ナイロン、四肢体幹なら2-0や3-0、4-0ナイロンというように、縫合部位に合わせた糸を複数用意しておく。

真皮縫合などを行うのであれば、吸収糸（バイクリルなど）も準備する。

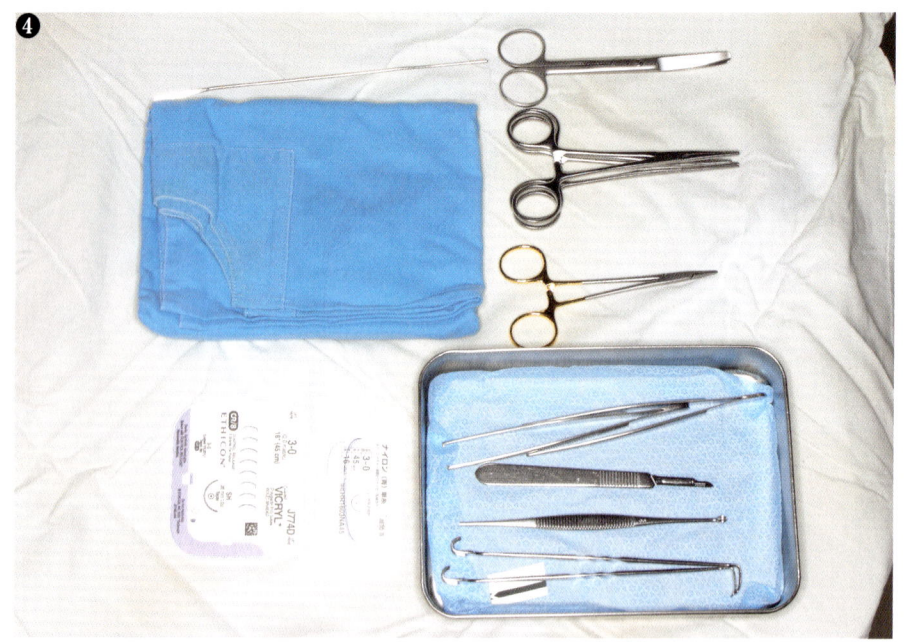

❺ ゾンデで創の深さならびに異物を確認する。

皮下にポケットを形成しているようなことも多く、創口よりすべての方向にゾンデを挿入しながら、ドレーンの有無や留置する方向などを考えておく。

異物が見つかる場合もあり、その際には再度、洗浄、異物除去が必要となる。

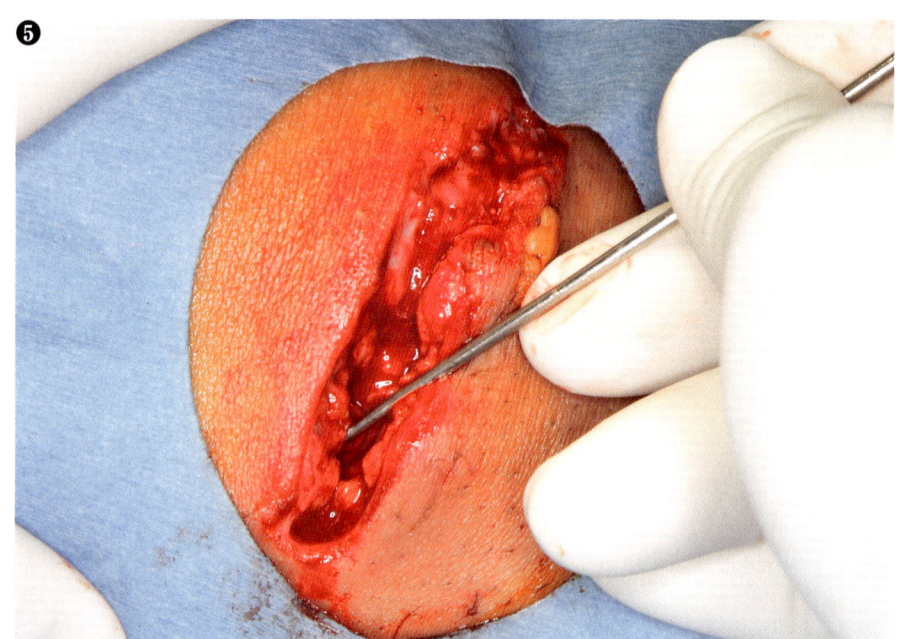

❻ 創縁の形状が不整であれば、デブリドマンを行う。No.15メスなどを用いて、創縁がきちんと合うように整えていく。

ただし、顔面の組織は、血流が豊富で壊死の危険性も低いため、できるだけ温存する。

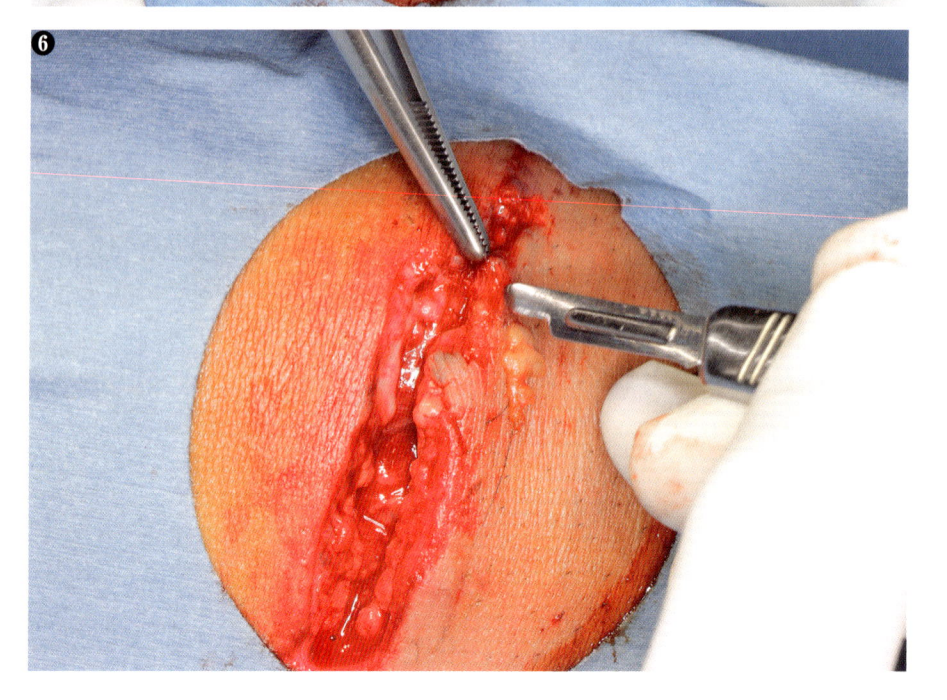

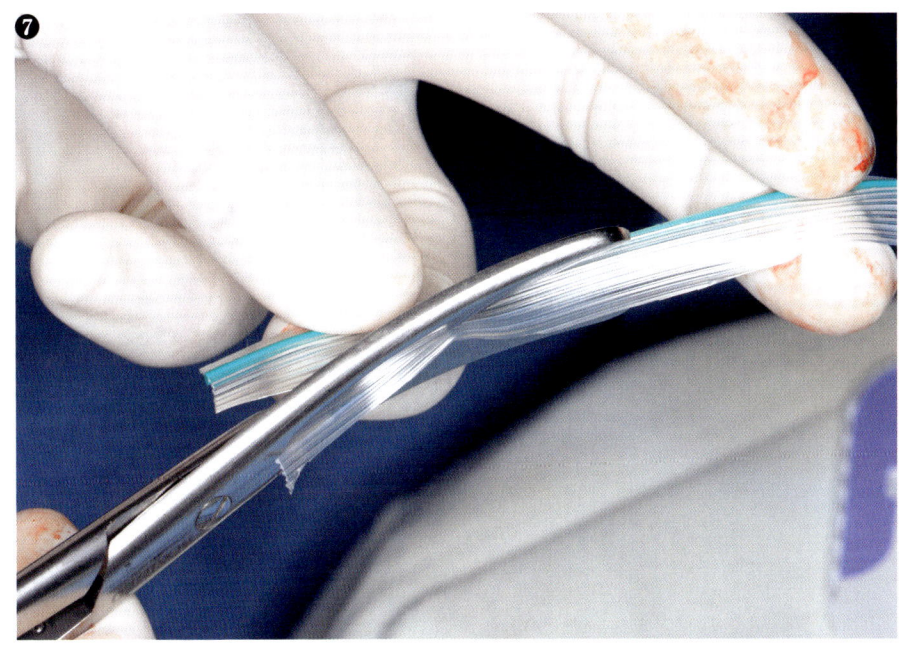

❼　ドレーンを創の大きさに合わせる。

ポケットが細く長い場合には、写真のように細く切るなどして、できるだけ創底までドレーンが届くようにする。

長さは、創口から2〜3cm程度出るくらいで切っておく。

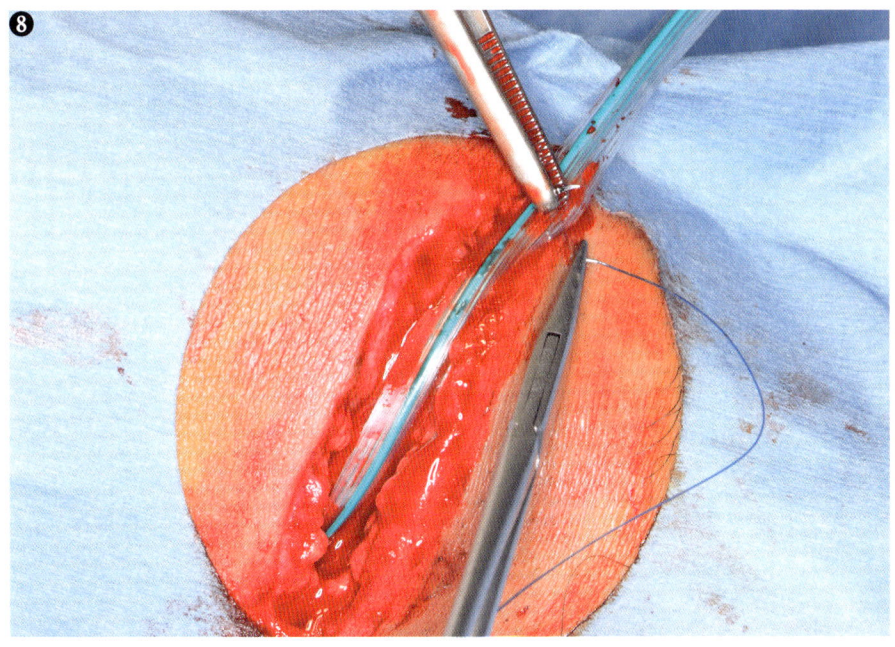

❽　皮下ポケットのいちばん奥にドレーン先端を留置し、固定のために1針かける。

なお、ほかの縫合糸と区別できるようにしておくと、抜去の際に便利である。

❾　創口が大きく、縫合後の創部にテンションがかかるようなら、皮下縫合を行う。

糸は吸収糸を用いる。ドレーンを一緒に縫い込まないよう注意する。

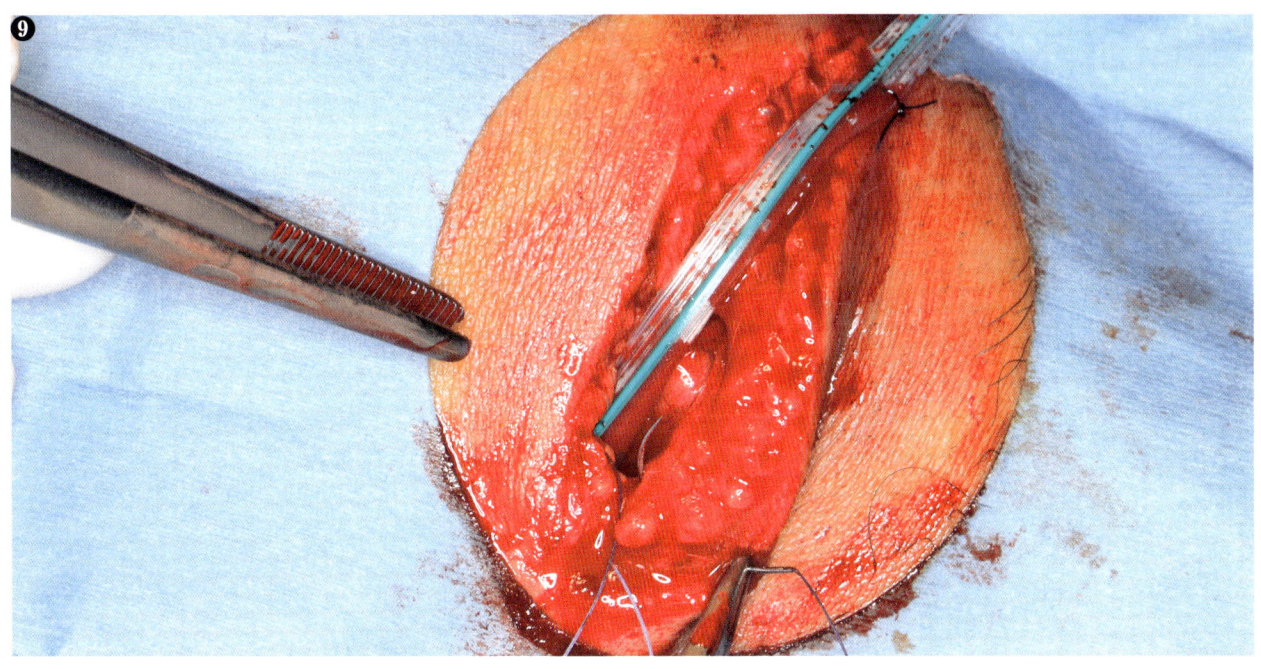

❿ 皮下縫合が終了したところである。
有効な皮下縫合ができていれば、創縁は写真に示したように、ほぼ接するくらいに寄るはずである。緊張がかかる部位であれば、創縁が外反隆起するように皮下を寄せると、瘢痕が目立ちにくくなる。

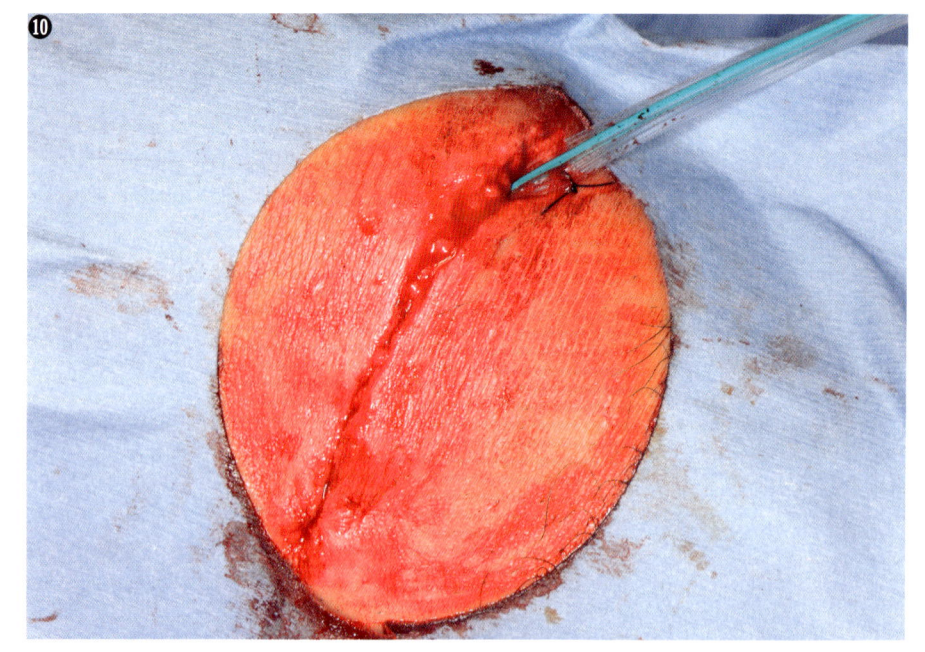

⓫ 最後に、表皮縫合を行う。創縁を密着でき、創に緊張がかからないよう、垂直マットレス縫合（p233参照）を用いるのがよい。
この際、結節は血流がより豊富な側に置くとよい（フラップ状の創ではフラップの反対側に置く）。
皮下縫合で創縁が寄っていれば、表皮縫合は締めすぎないように注意する。

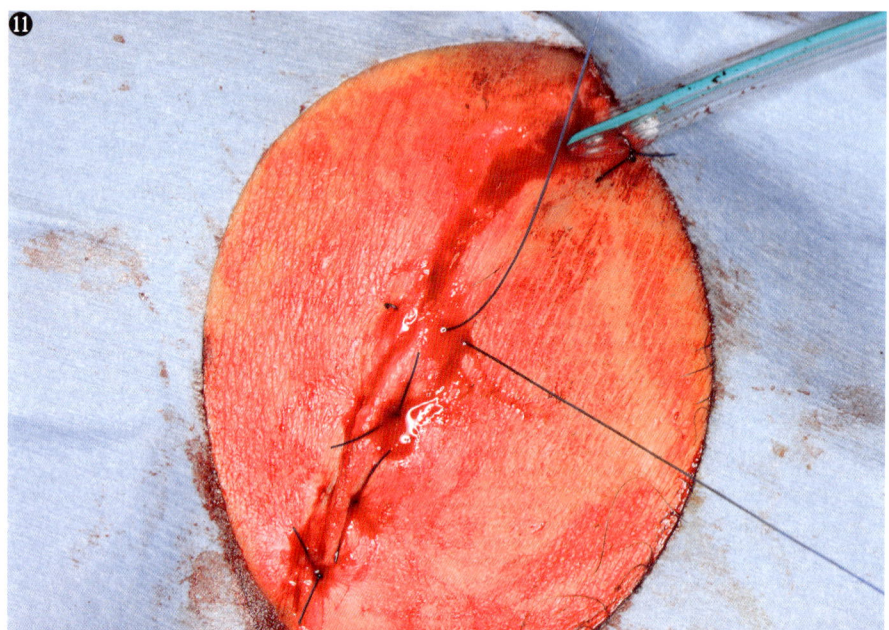

⓬ 縫合が終了したところである。表皮がきれいに接しているか、縫合糸が緩んでいないか、ドレーンを縫ったりしていないかなど確認する。

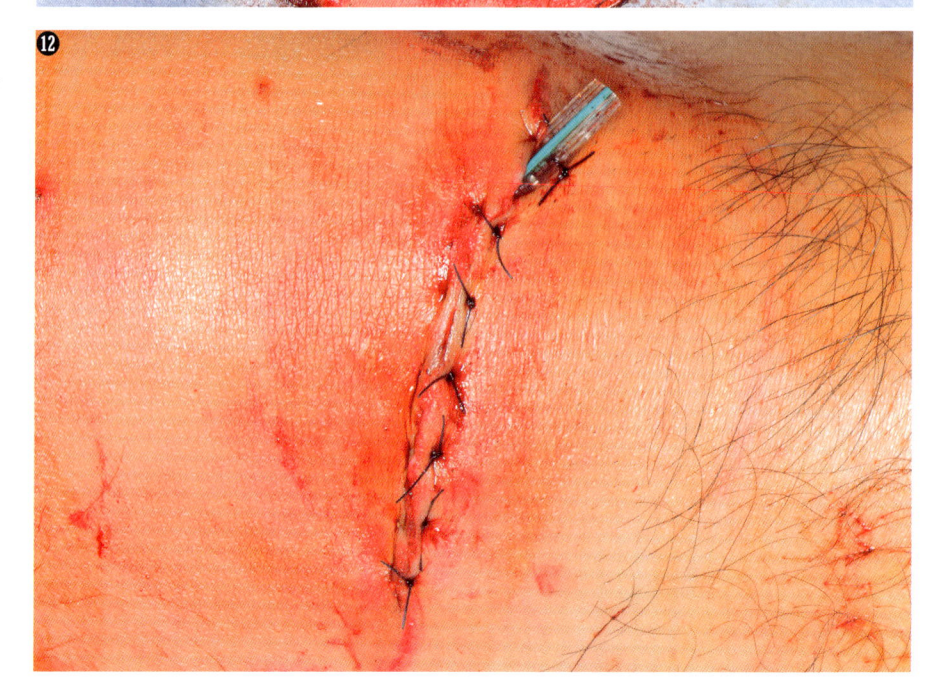

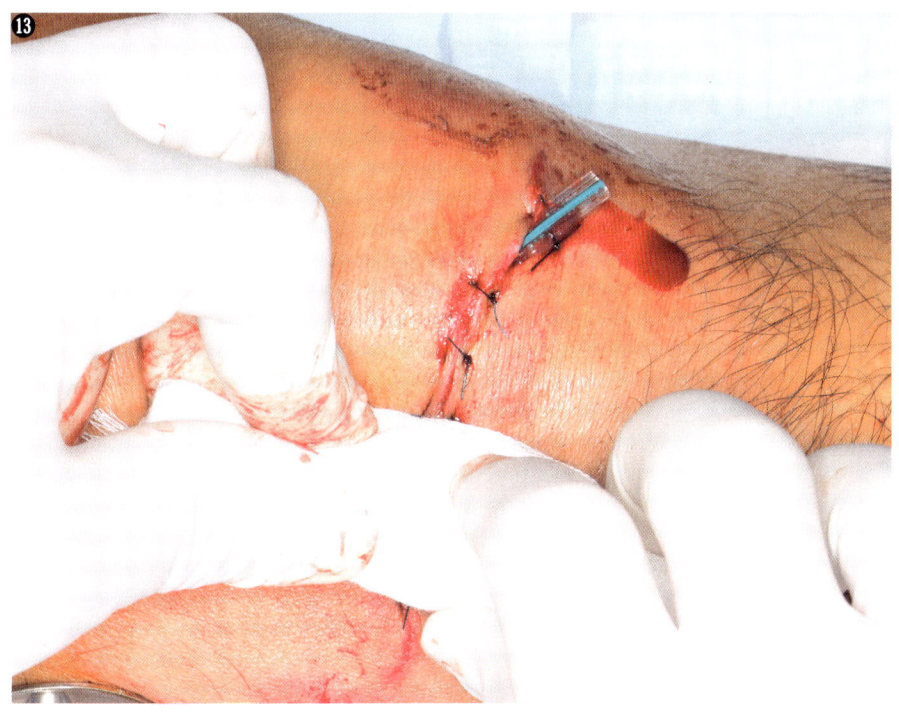

⓭ 次に、ガーゼを俵状に丸めて、創に沿ってミルキングを行う。
ドレーンの位置が有効であれば、皮下に貯留した血液がドレナージされるのが確認できる。
これを何度か繰り返すことにより、創傷治癒の妨げになるような皮下血腫をできるだけ取り除く。

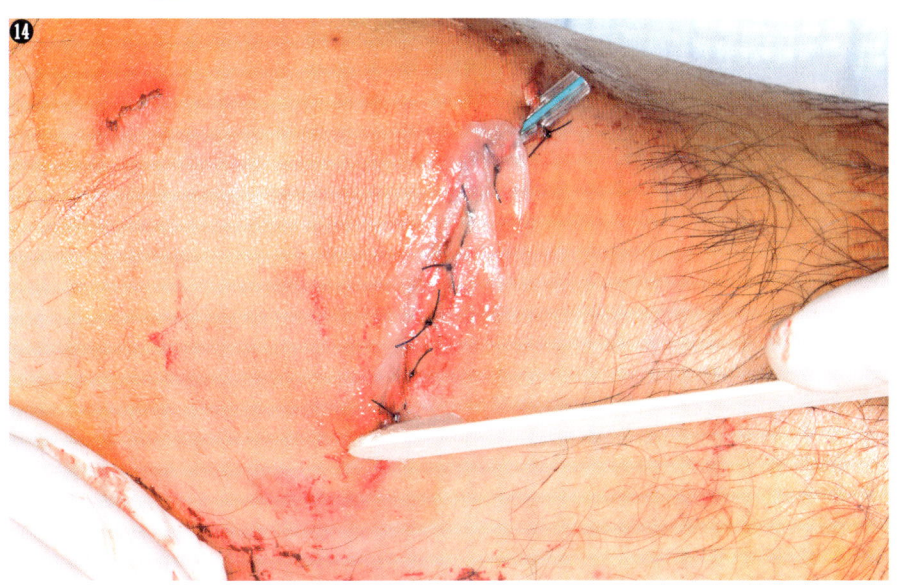

⓮ 創部に軟膏を塗布する。
ここでは、抗菌薬入り軟膏としてゲンタシン®軟膏を用いている。
舌圧子などで、創がみえなくなるくらい(厚さ約1cm)塗布する。

⓯ 最後に、十分量のガーゼを用いて、その上から包帯を巻き、圧が常に創部にかかるように固定し、処置を終了する。

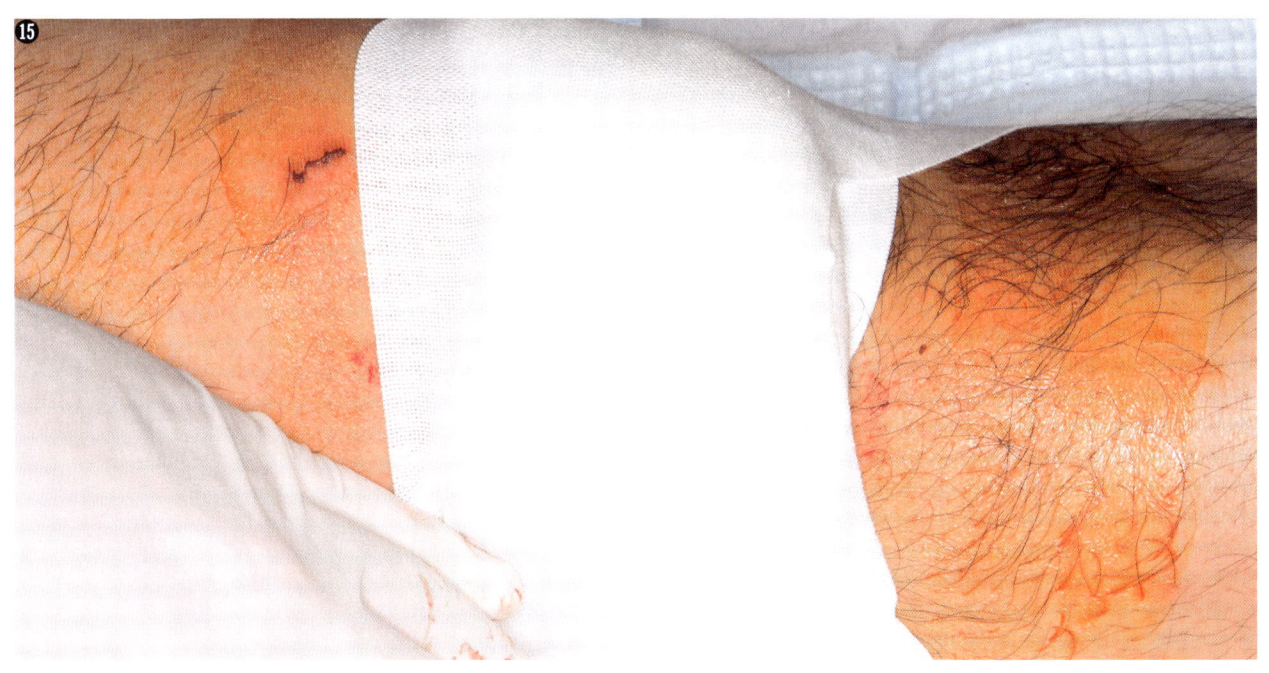

消 毒

❶ 創部を露出し、消毒後にそのまま処置が行える環境を整える。ポビドンヨードを十分にしみこませた綿球を用いて、まず創縁に沿わせながら消毒する。

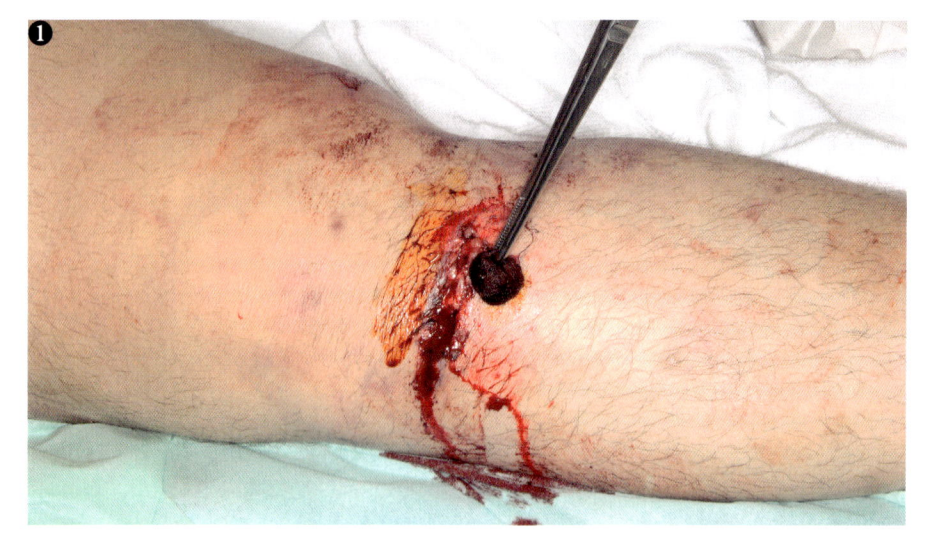

❷ その後、ポビドンヨードで消毒した部位がまんべんなく広がるように、一筆書きで円を描きながら消毒範囲を広げていく。
この際、一度消毒した円の内側には、絶対に戻らないよう注意する。
一定の範囲まで消毒した後、ポビドンヨードの綿球を新たに用いて、同様に創縁より外側に円を描くように消毒する。
これを2〜3回繰り返す。

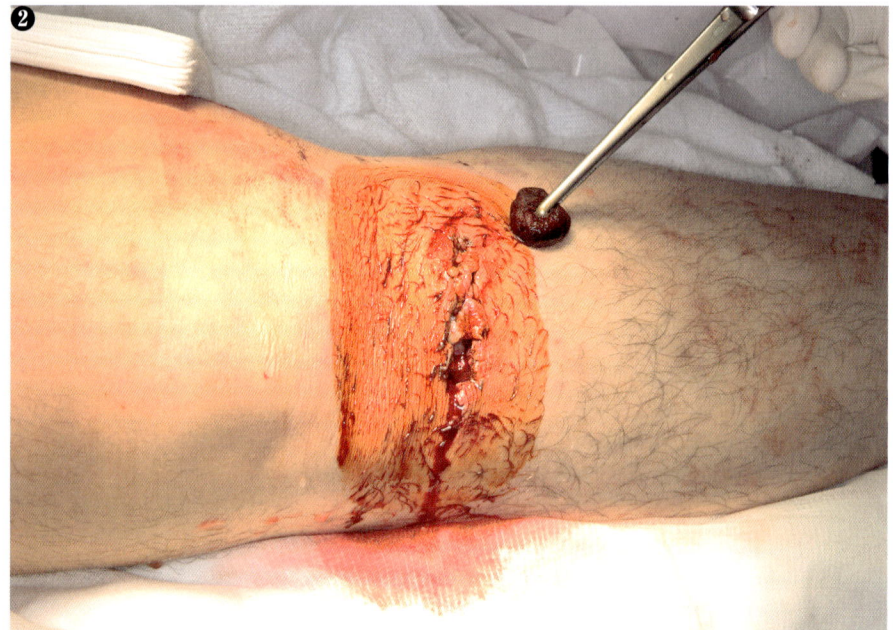

❸ 消毒が終了したところである。一般にポビドンヨードは、効果が現れるまでに数分かかるといわれており、十分に時間をおいてから処置を開始する。

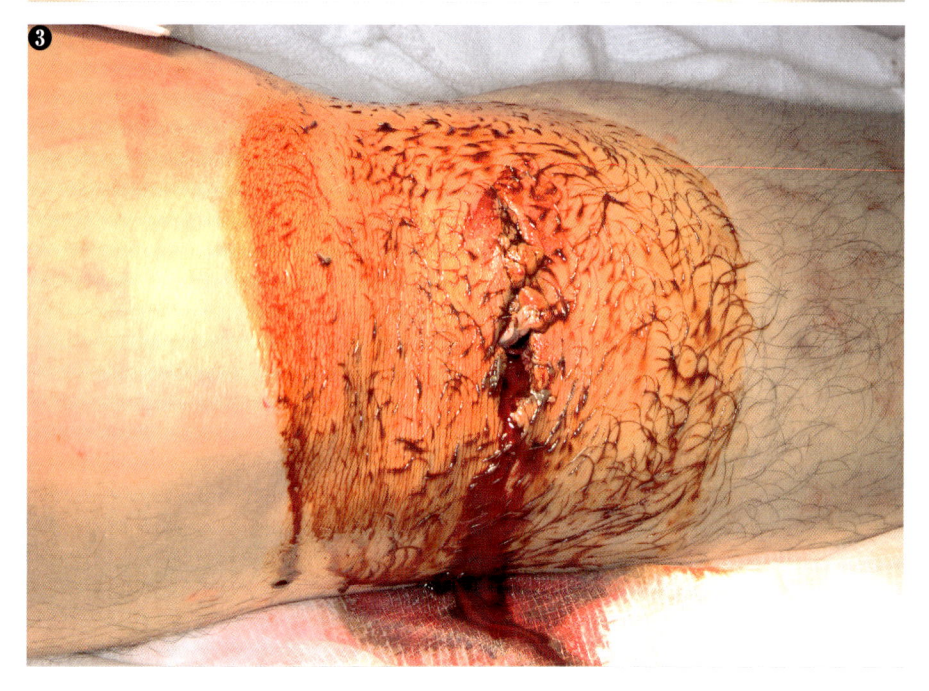

創洗浄法

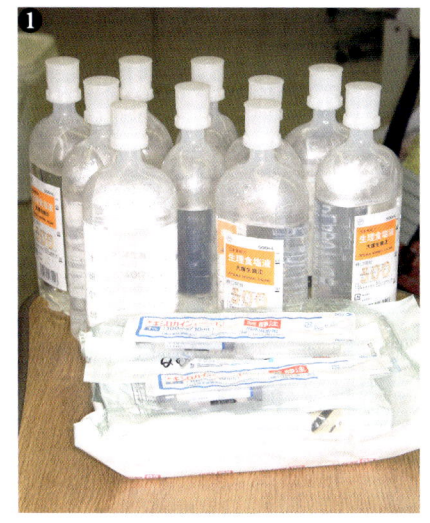

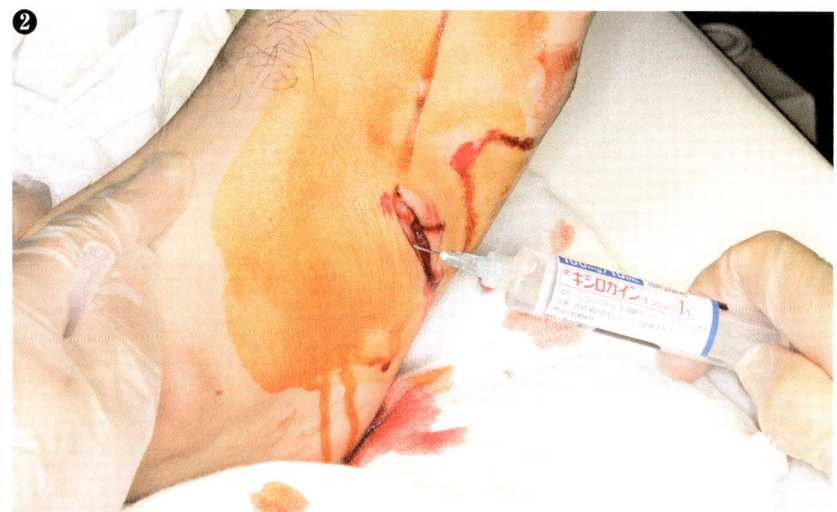

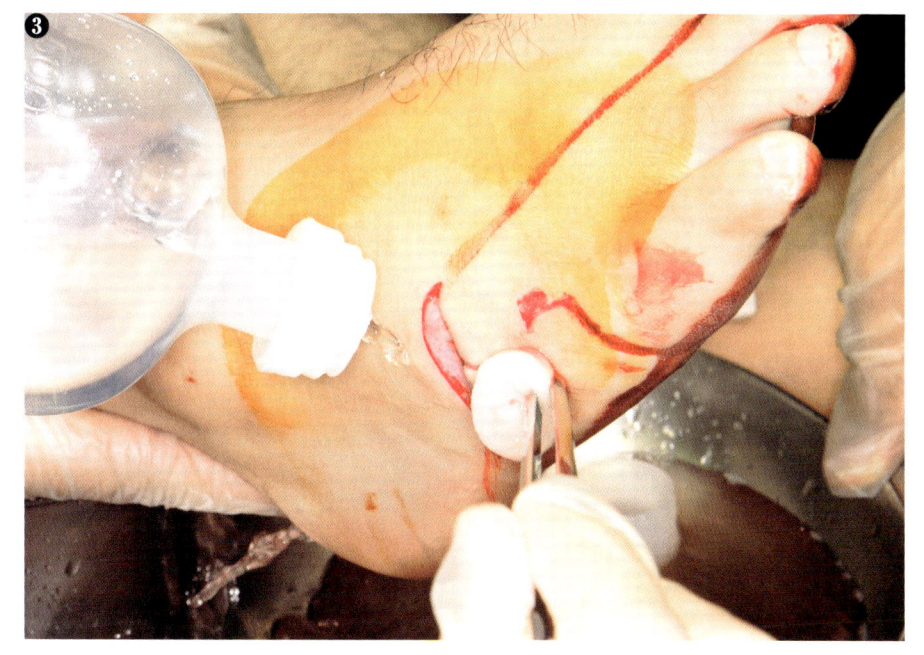

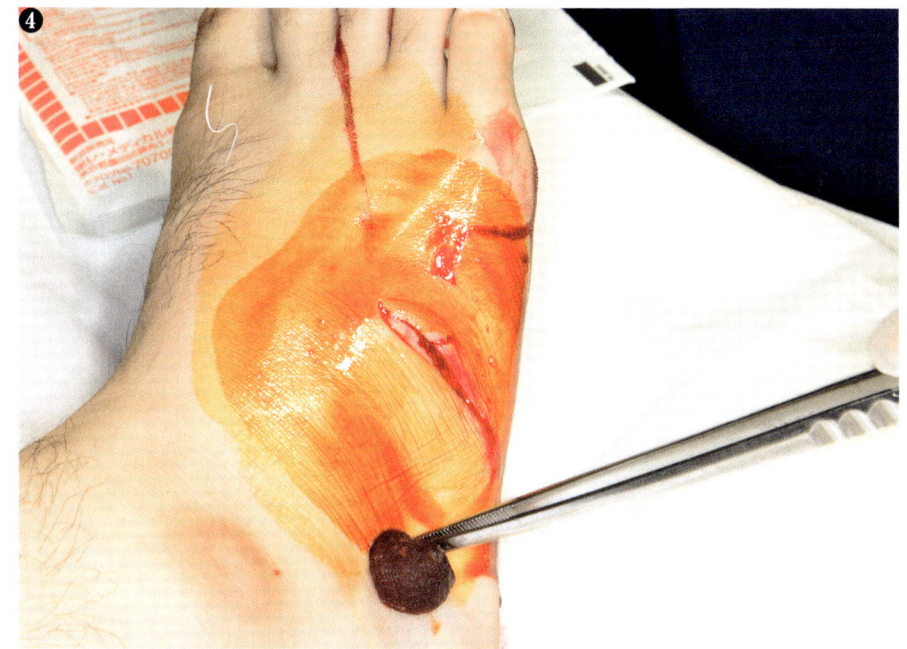

❶ 創洗浄に必要な物品を用意する。基本的には生理食塩水を用いる。大量に使用する場合や、洗浄する部位が多数ある場合には、低体温の予防に加温生理食塩水を用いる。
鎮痛薬はキシロカイン®を準備する。

❷ 創を中心に十分な範囲を消毒し、局所麻酔を行う。
麻酔が効いてから、ゾンデを用いて創の深さなどを確認するとともに、創内に異物が混入していないかを調べる。

❸ 創を十分量の生理食塩水で洗浄する。受傷機転、汚染状況、創の大きさなどにもよるが、写真のような創では、最低でも500mL以上で洗浄する。
この際、滅菌歯ブラシで異物を取り除くように、しっかりとブラッシングするとよい。
異物のない非汚染創では綿球を用いてもよい。

❹ 洗浄後、再度消毒し、縫合の準備にとりかかる。
滅菌覆布の穴よりも広く消毒するのはもちろん、処置中、安全に処置ができるように、体位変換、ベッドの調整、物品の配置なども考える。

ブラッシング

❶ 左腓腹部の挫滅創である。あらかじめ局所麻酔を行う。この症例では、キシロカインゼリー®を用いている。

❷ 麻酔が効いたら、滅菌歯ブラシを用いてブラッシングする。

❸ 異物がないか、時々確認しながら行う。

❹ 創内の異物を除けるだけの圧をかけ、方向も変えながらブラッシングを行うとよい。出血するのを恐れて、異物を創内に残さないよう注意する。

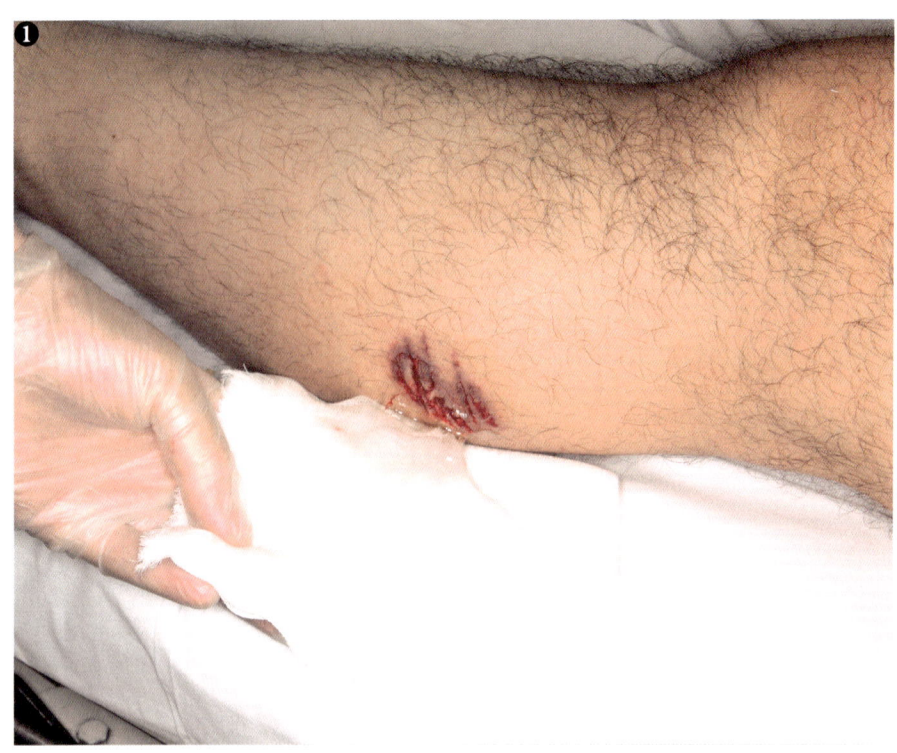

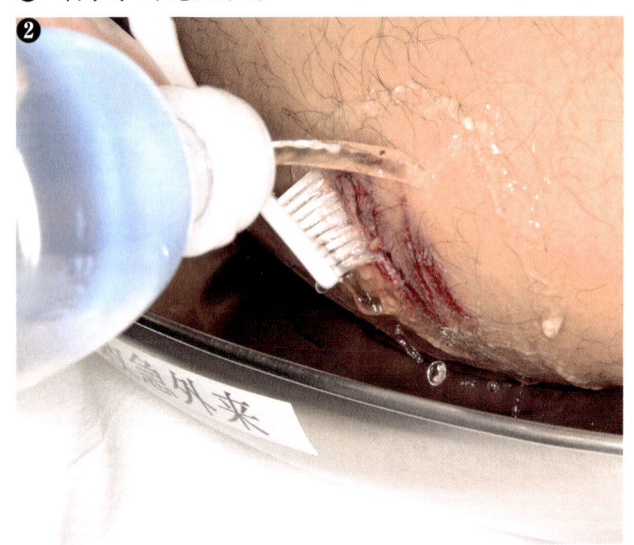

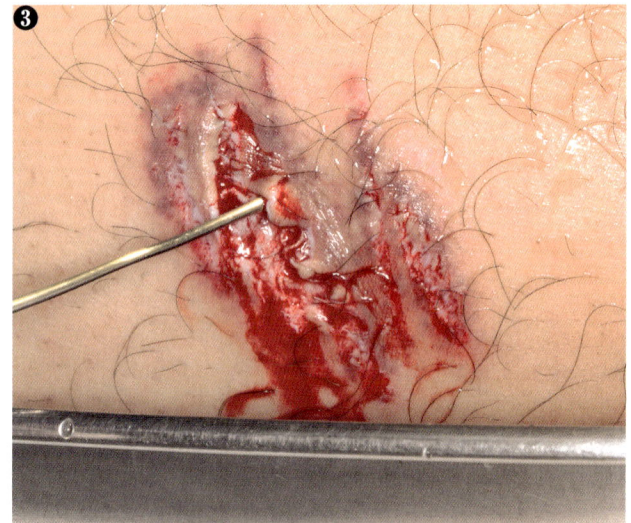

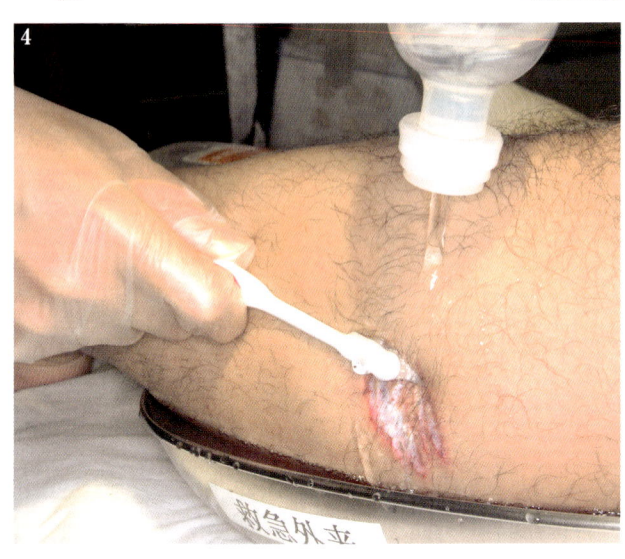

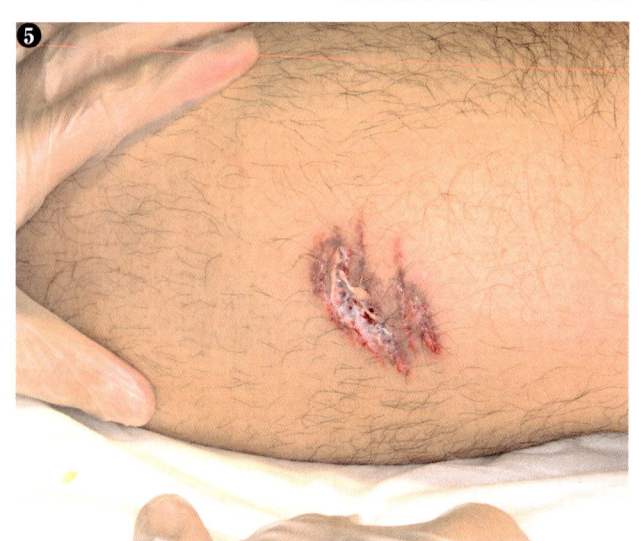

❺ 終了時の状態である。

デブリドマン

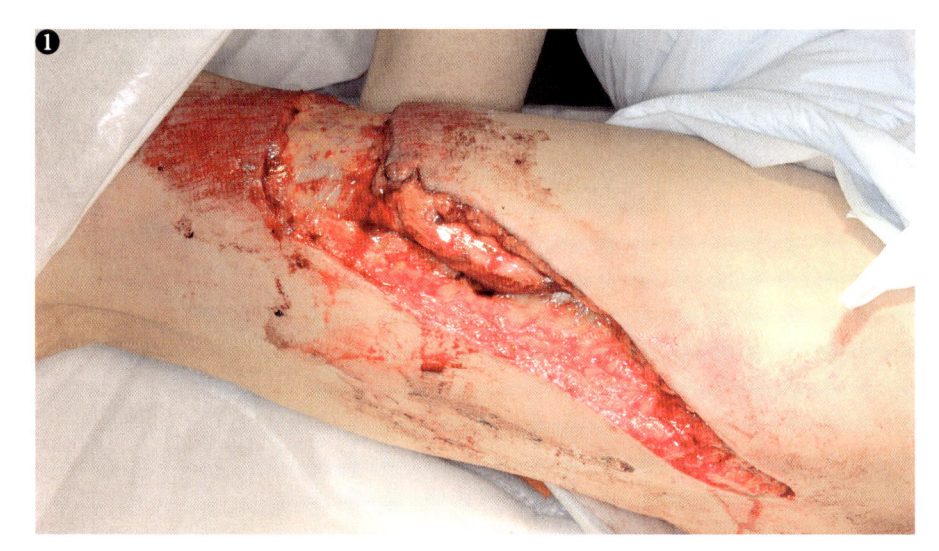

❶ 左大腿部の挫創である。創縁はほとんど整だが、一部挫滅している部分もみられる。
バイタルサインなど全身状態に問題がなく、血管損傷などの合併症も認められなかったことから創処置となった。

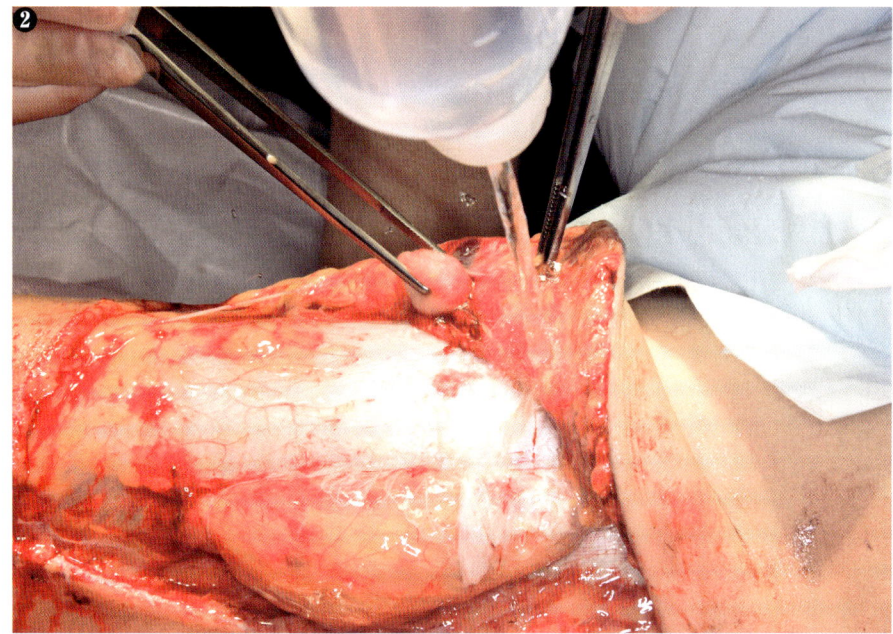

❷ 局所麻酔の後、生理食塩水で洗浄した。
創傷がこれだけ広範囲に及ぶ場合には、局所麻酔は希釈した0.5%キシロカイン®を用いるとよい。
生理食塩水は大量に使用することが予想されるため、低体温の予防に加温生理食塩水を用いる。

❸ 洗浄後、再度消毒し、縫合する準備を行う。

❹ 挫滅している組織は、剪刀にて切除する。
切除組織が多くなりすぎると、縫合した後に緊張がかかり、縫合不全の原因となるので注意する。

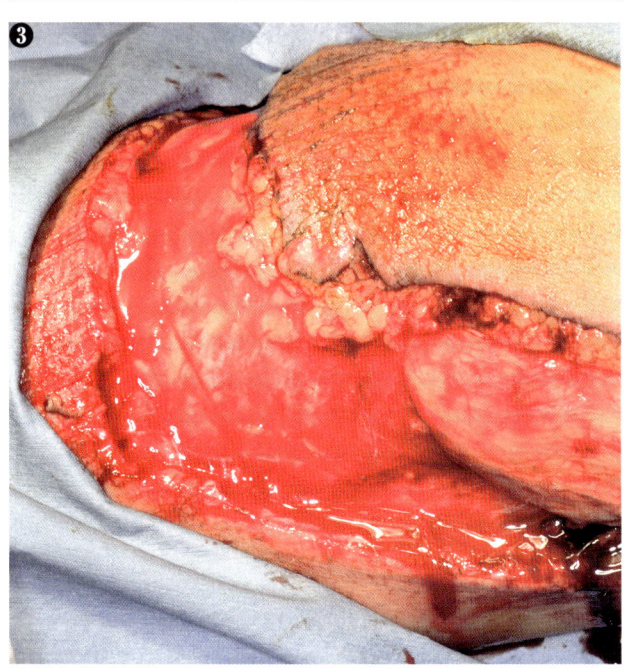

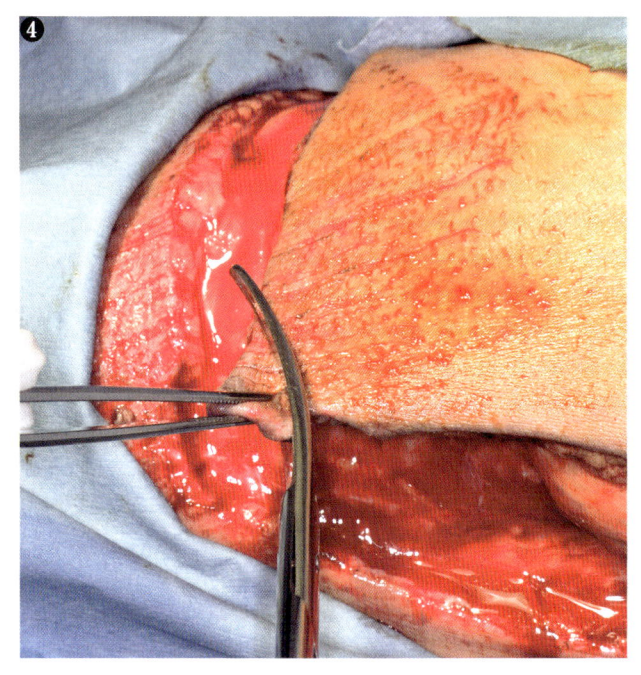

❺ 反対側の創縁も併せてトリミングする。

必ず、縫合する反対側の創縁がきちんと合うのを確認する。

緊張がかかるのであれば、皮下組織を剝離したりトリミングする量を減らしたりする。

万が一、寄せることができなければ、人工真皮による創閉鎖なども考慮する。

❻ 縫合を行う。

写真のように緊張がかかる部位であれば、皮下縫合で創縁をしっかりと寄せるようにすると、創瘢痕が目立ちにくくなる。

できる限り死腔をなくして、皮下血腫を予防する。

❼ 縫合が終了したところである。

こうした広範囲の創になると、死腔となりそうな部位に、複数本のドレーンを留置する。

デブリドマンを行った皮膚がきれいに合っているのがわかる。

できる限り、皮下にたまった血液をドレーンより排出させ、圧迫しながら包帯で固定し処置を終了する。

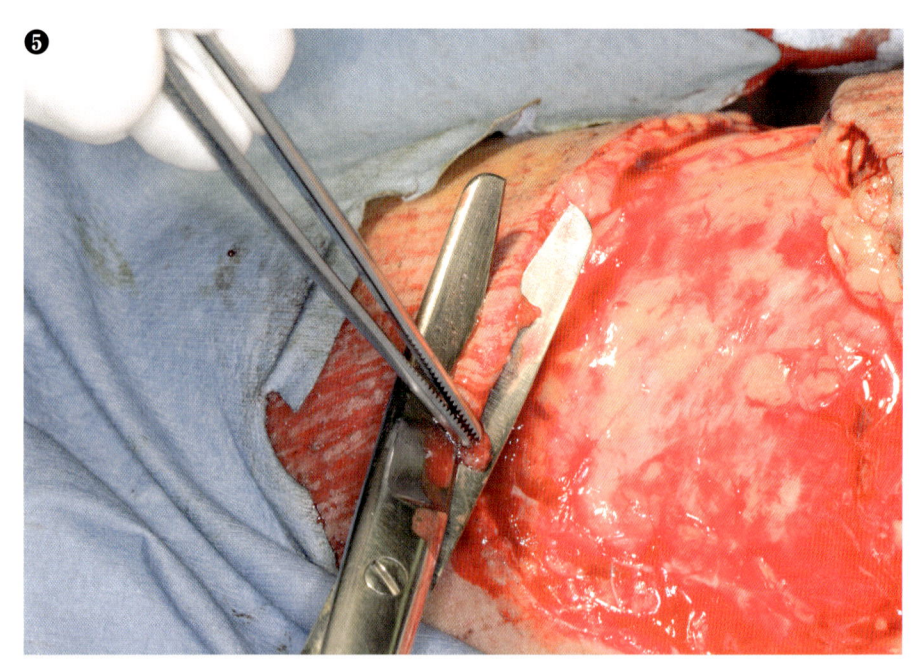

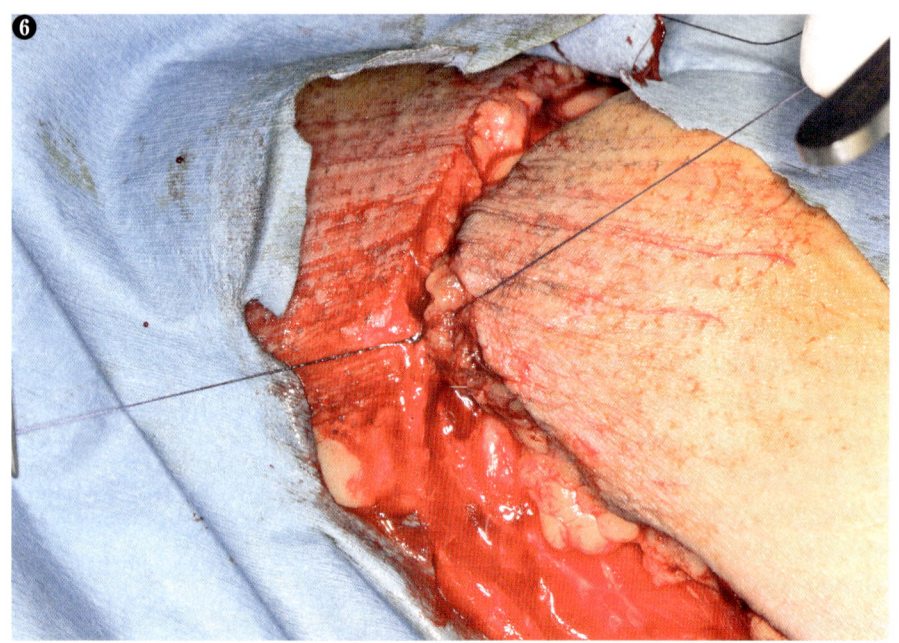

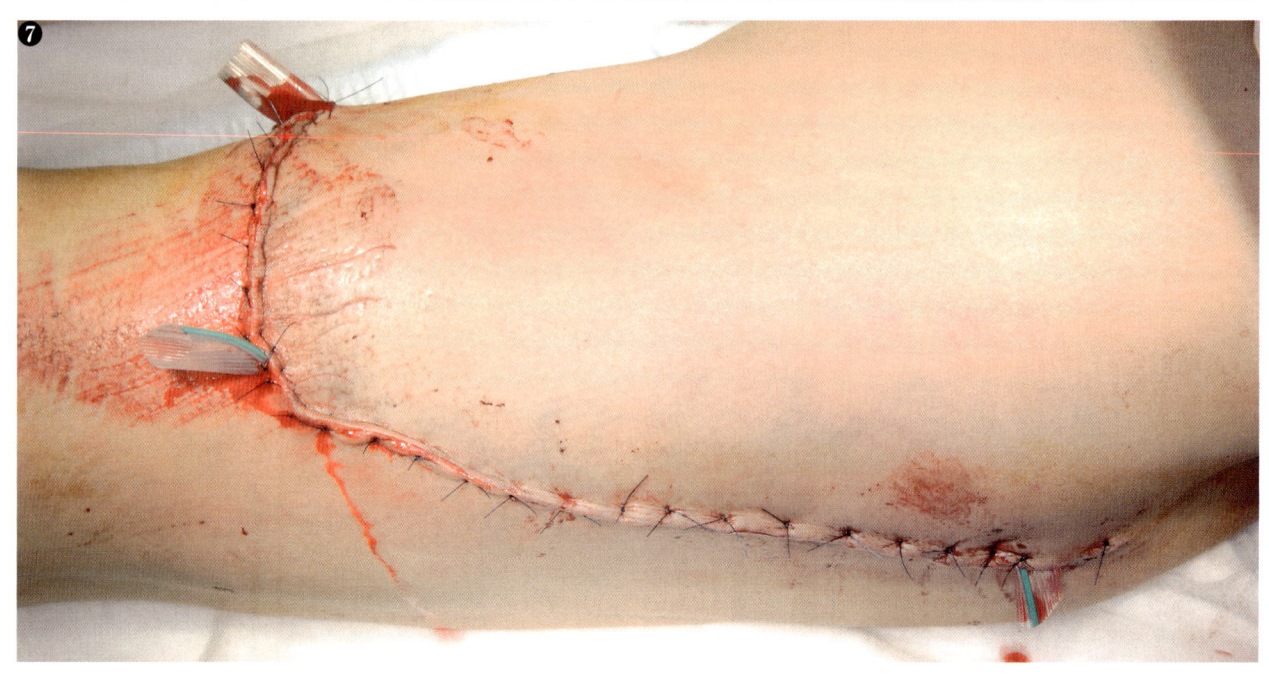

真皮縫合

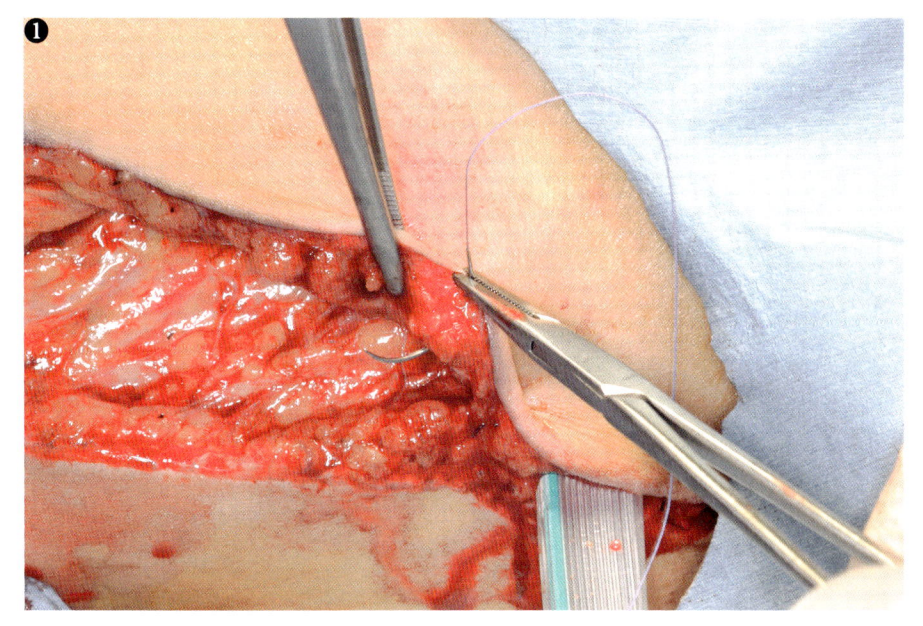

❶ 真皮層から皮下組織にかけて糸をかける。
この際、十分な組織に糸をかける。より緊張がかかる部位であれば、刺入点よりも表皮に近い部分に運針することにより、創縁が外反隆起するように皮下を寄せることができるようになり、創瘢痕が目立ちにくくなる。
創縁より外側に、軽くえくぼができるのがポイントである。

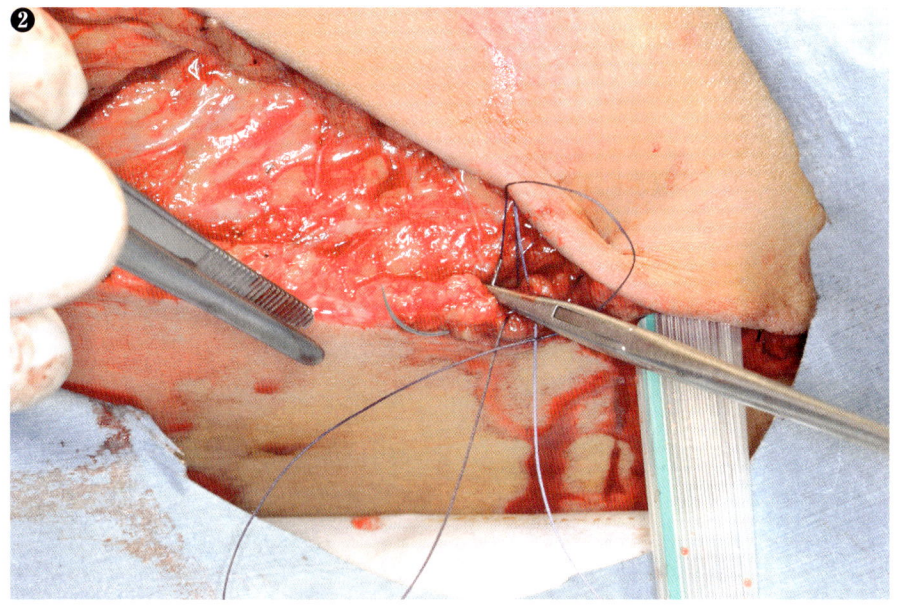

❷ 反対側には、皮下組織から真皮層に糸をかける。
両側の刺入点、刺出点が合うようにする。

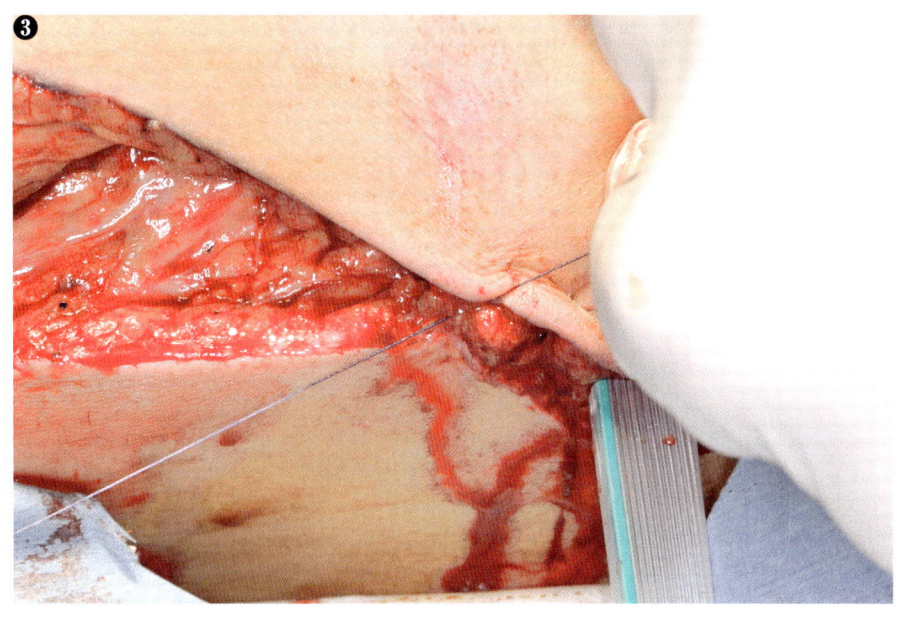

❸ 表皮縫合とは異なり、創と平行に結紮する必要があるため、緩まないよう注意する。
有効な皮下縫合ができていれば、創縁は写真に示したように、ほぼ接するくらいに寄るはずである。

単一結節縫合

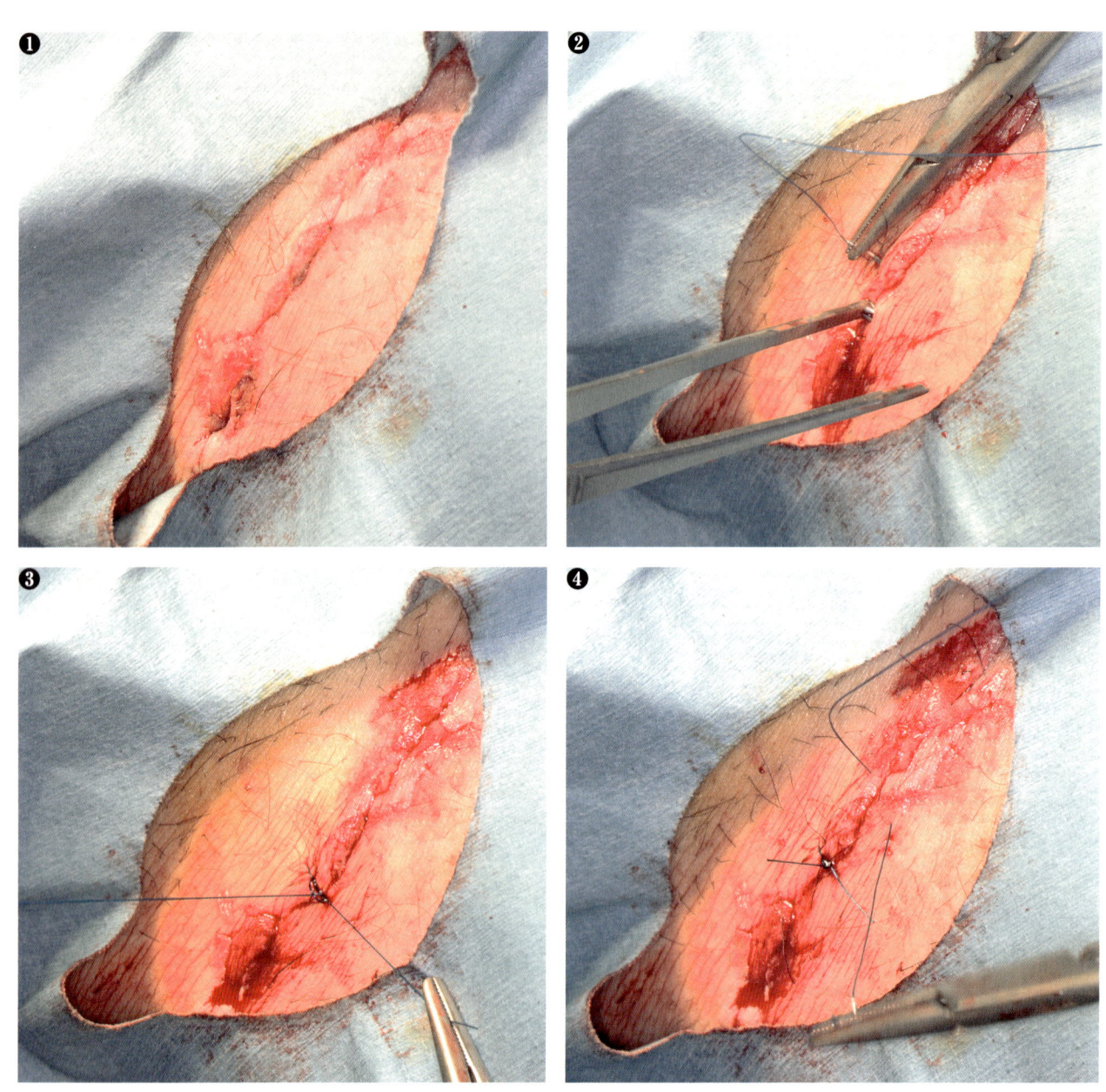

❶ 創を洗浄して異物を取り除く。消毒をし、清潔野を確保する。

❷ 針の彎曲に沿って刺入する。この時、創の深さと、刺入点から創縁までの距離が同じになるように運針する。

❸ 創が緩まないように結紮する。

❹ 縫合と縫合の間隔は、1cmくらいあけるとよい。

❺ 単一結節縫合が終了したところである。

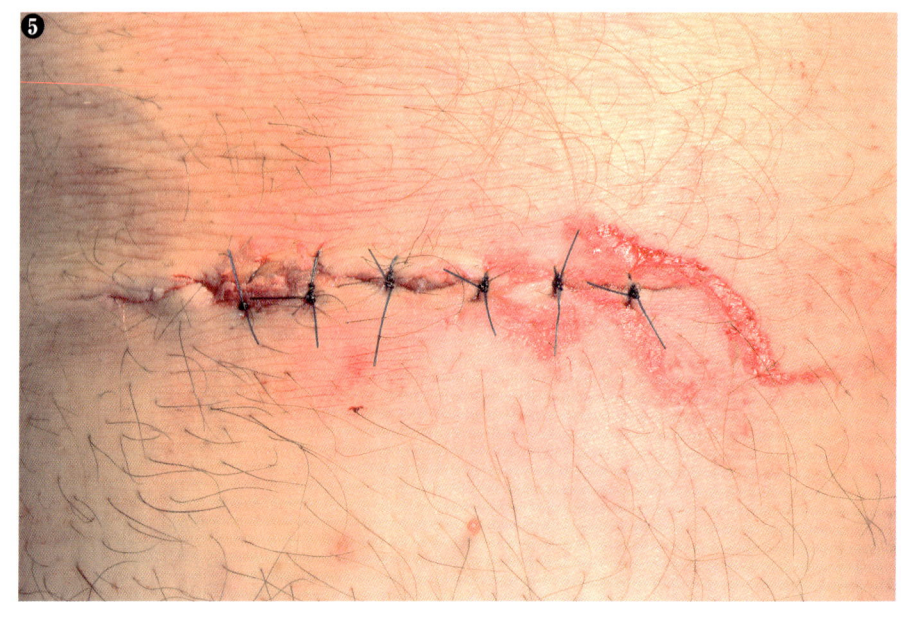

マットレス縫合

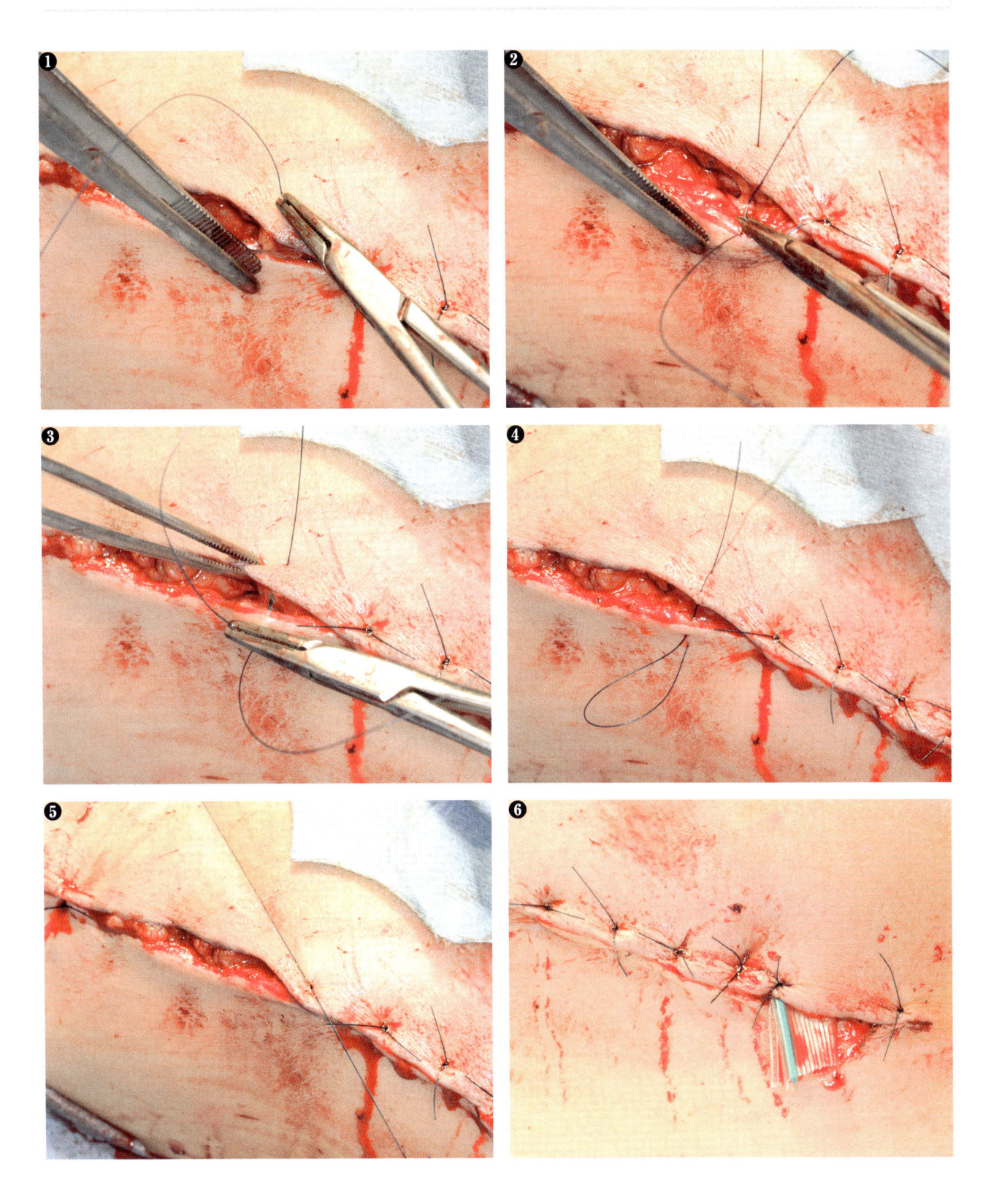

❶ マットレス縫合は、創に緊張がかかる場合に行う。創が深い場合は垂直マットレス縫合、浅い場合は水平マットレス縫合を用いる。
ここでは、垂直マットレス縫合を示す。まず、深層に組織を十分にとるよう糸をかける。

❷ 反対側も同様に糸をかける。

❸ 浅層は、できるだけ浅く糸をかける。

❹ 4つの刺入点が直線状になっていることを確認しながら、縫合する。

❺ 表皮が、盛り上がりながら寄るくらい結紮する。

❻ 垂直マットレス縫合が終了したところである。縫合創の表皮部は、ほとんど緊張がかからず、軽度に盛り上がる程度がよい。

skin staplerによる創閉鎖

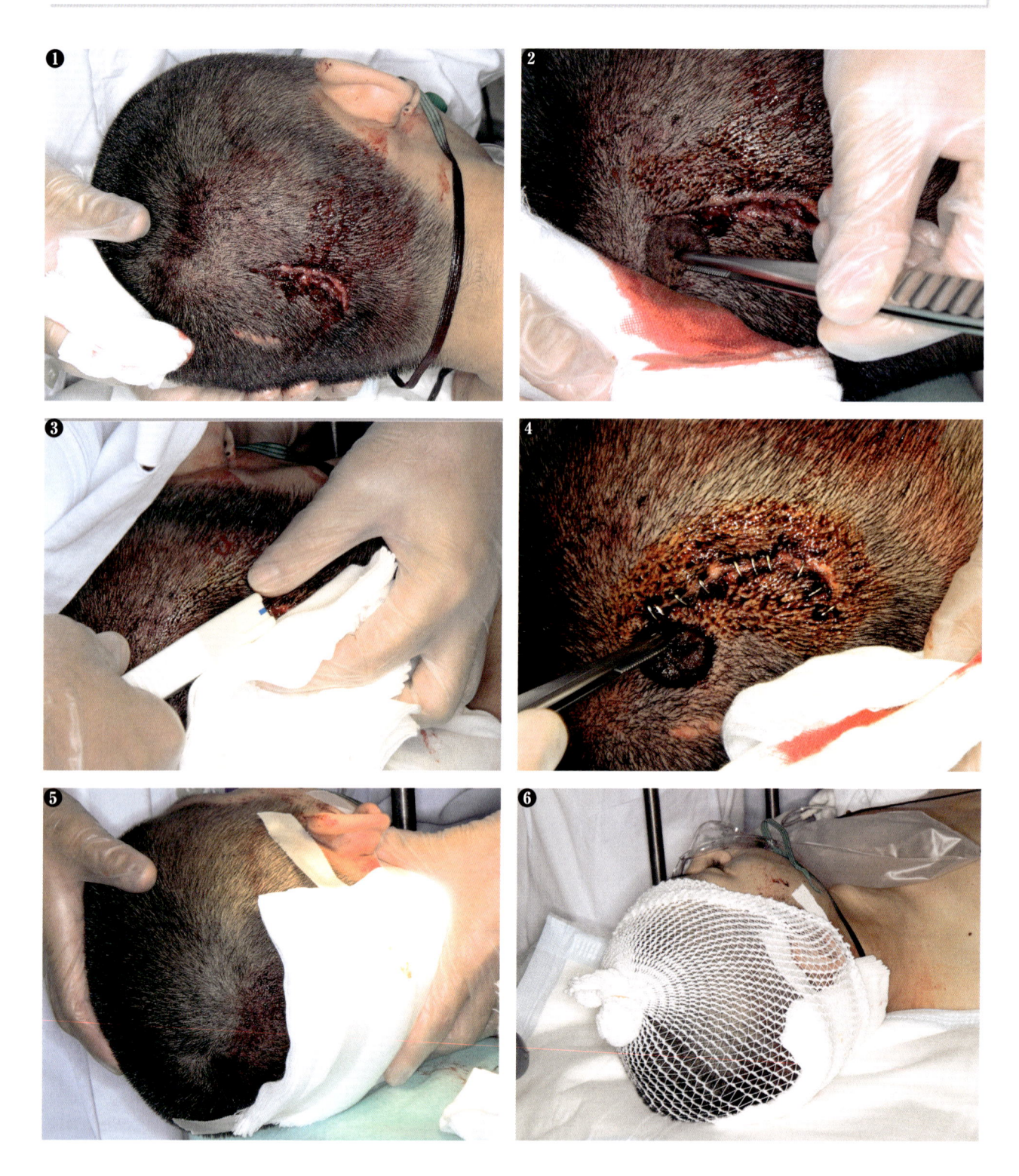

❶ 創を確認し、必要であれば創周囲の頭髪（体毛）を短く切っておく。
まず、創周囲に局所麻酔を行い、ブラッシングをしながら、異物の除去ならびに創の洗浄を行う。（詳細は「創洗浄法」「ブラッシング」の項目を参照。）

❷ 創の消毒を行う。（詳細は「消毒」の項目を参照。）

❸ 対側の手で創を寄せながら、創縁の端より等間隔にstaplerで創を閉鎖する。staplerでは創縁が内反することがあるので、両方の創縁が密着するように、適宜鈎ピンなどで創縁を外反させるとよい。

❹ 創を閉鎖したら再度、消毒を行う。

❺❻ 処置当日は、滲出液などがあるため、ガーゼで保護しておくほうがよい。
一般的な絆創膏では固定が不十分なので、ネットや包帯などを用いるとよい（特に頭部）。

軟膏塗布

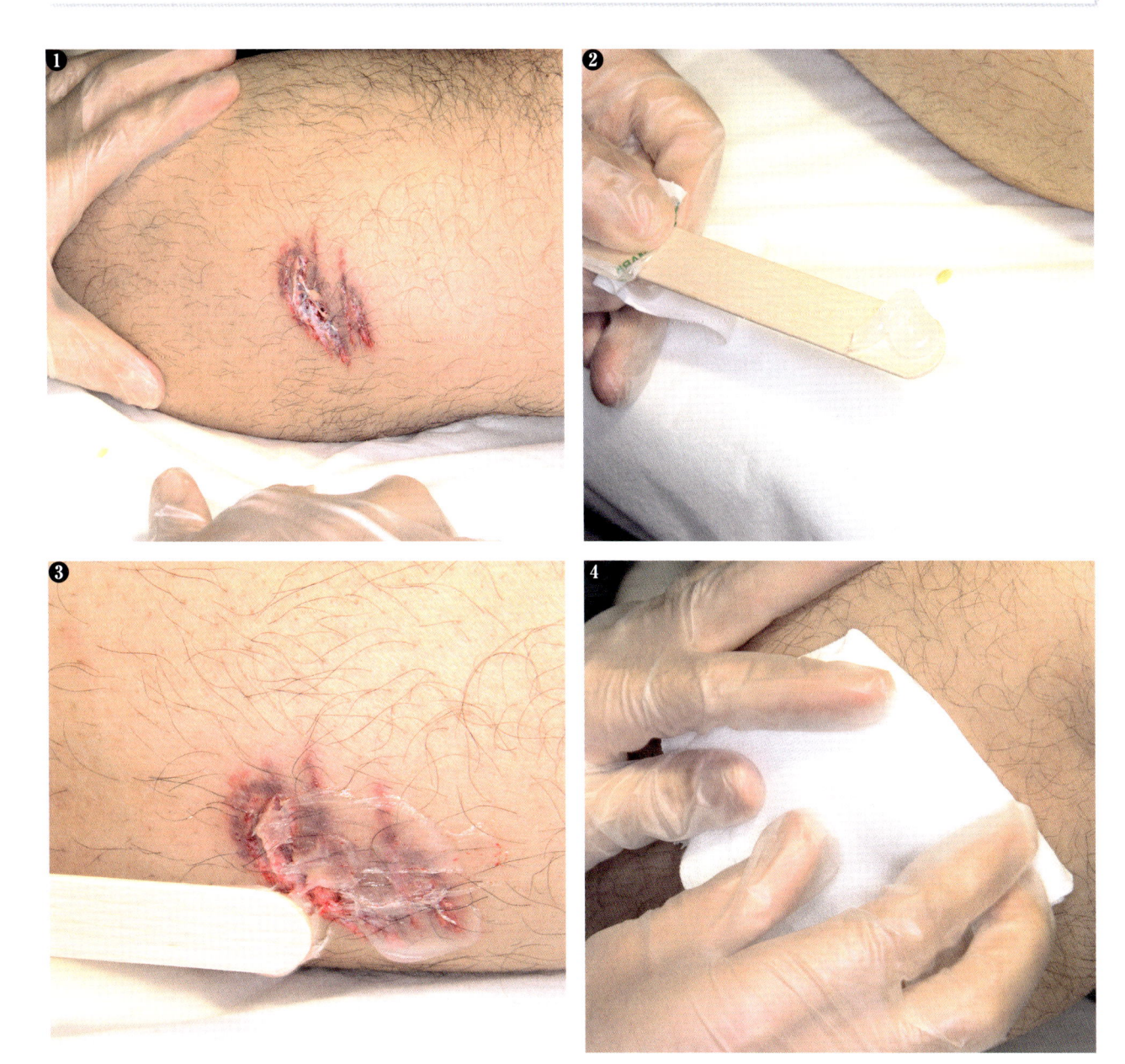

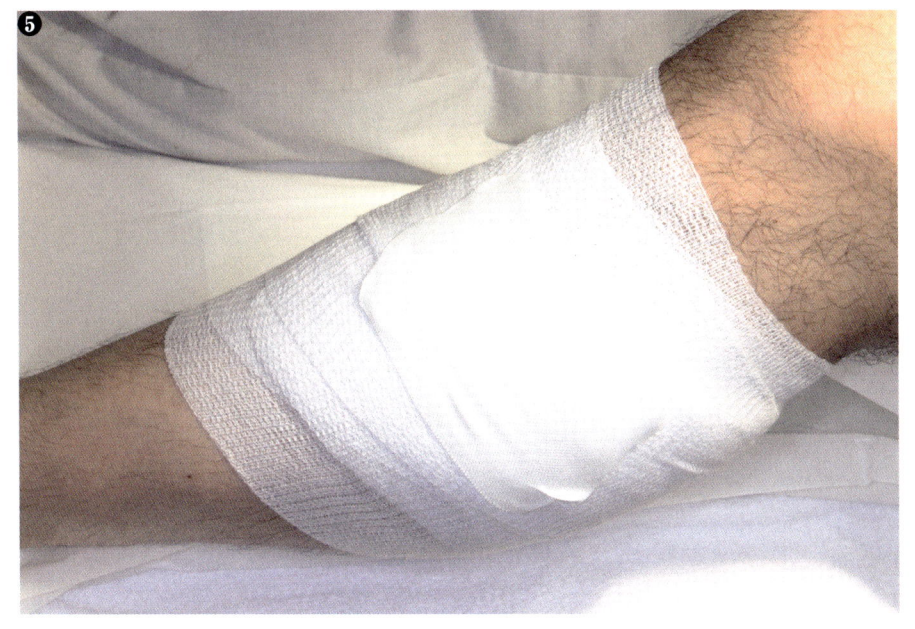

❶ 創を洗浄し、異物を取り除く。止血もこの段階で行っておく。

❷ 舌圧子に適量の軟膏をのせる。原則として、清潔に扱うこと。塗布は1度で行うのが望ましい。

❸ ムラのないよう、一面に軟膏を塗布する。創部を乾燥させないためにも、1cmくらいの厚さがよい。

❹ ガーゼで圧迫しながら創部を覆い、包帯で固定する。

❺ 処置が終了したところである。

5-⑤ 創部消毒・ドレッシング法

　創部消毒、ドレッシングに関しては、近年様々な方法が報告されているが、現時点ですべての創傷に対して、共通して行える方法は存在しない。

　汚染物質や感染組織がある場合、まず、それらを除去（デブリドマン）することは必須であり、その後の処置に関しては、創傷部の状態（深さ・面積・汚染の程度・滲出液の量など）を見極め、創傷に適した処置を選択することが大切である。

　ここでは、当科で行っている処置法について紹介する。

必要物品

❶剪刀（デブリドマン時使用）　❹ゾンデ
❷ガーゼ　　　　　　　　　　　❺綿球
❸鑷子　　　　　　　　　　　　❻洗浄用ボトル（水道水を入れる）　など

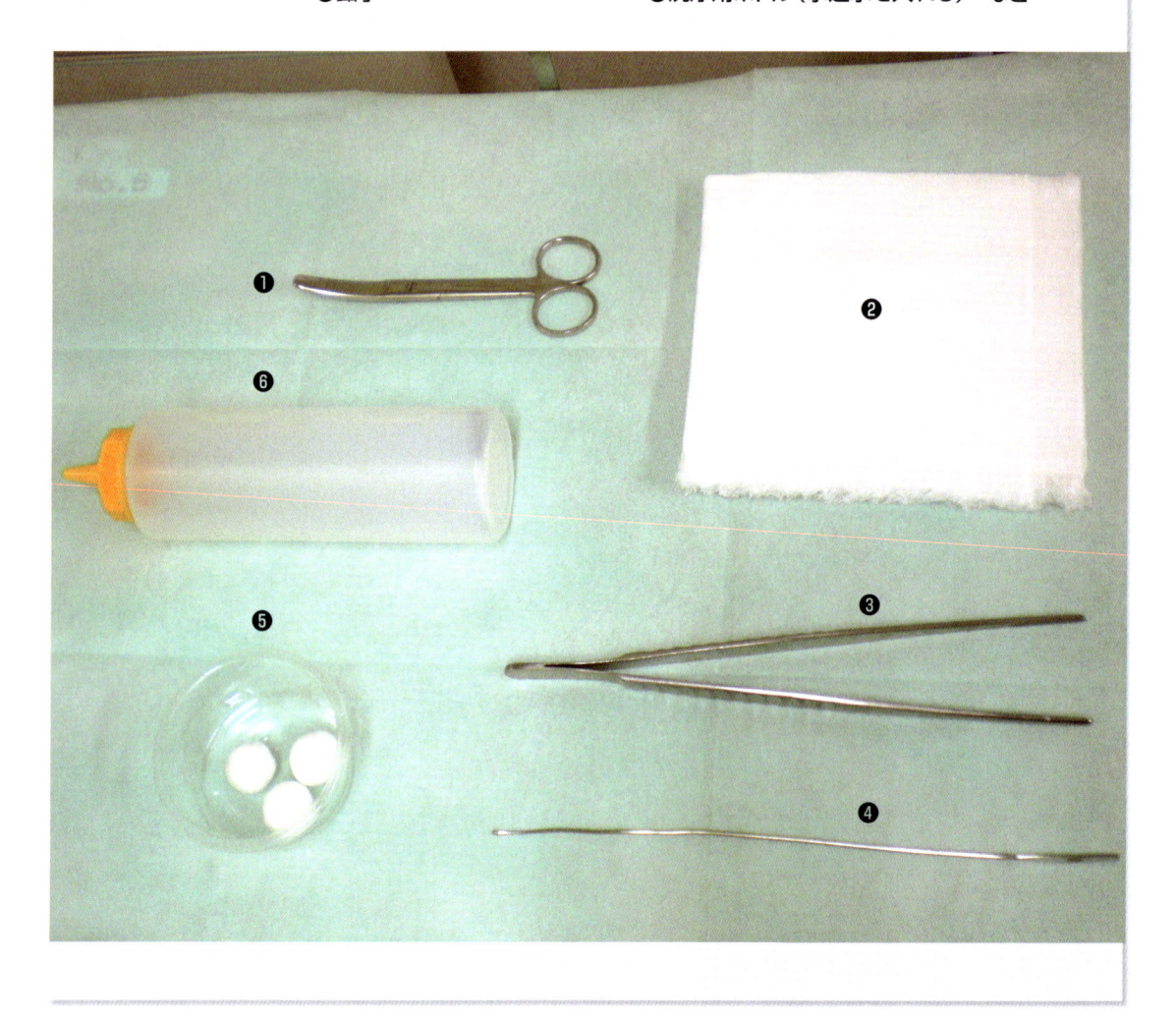

創傷被覆材

創傷被覆材は感染の防止、出血・滲出液の吸収、圧迫と安静保持、湿潤環境の維持（疼痛軽減）など、創傷治癒に有利な環境を整えるのに役立っている。その特徴と適応を**表1**に示す。

創傷被覆材

❶ポリウレタンフィルム（パーミエイド®）
❷ハイドロコロイド被覆材（デュオアクティブ®）
❸ハイドロファイバー®（アクアセルAG®）
❹アルギン酸塩被覆材（ソーブサン®）
❺ポリウレタンフォーム被覆材（ハイドロサイト®）

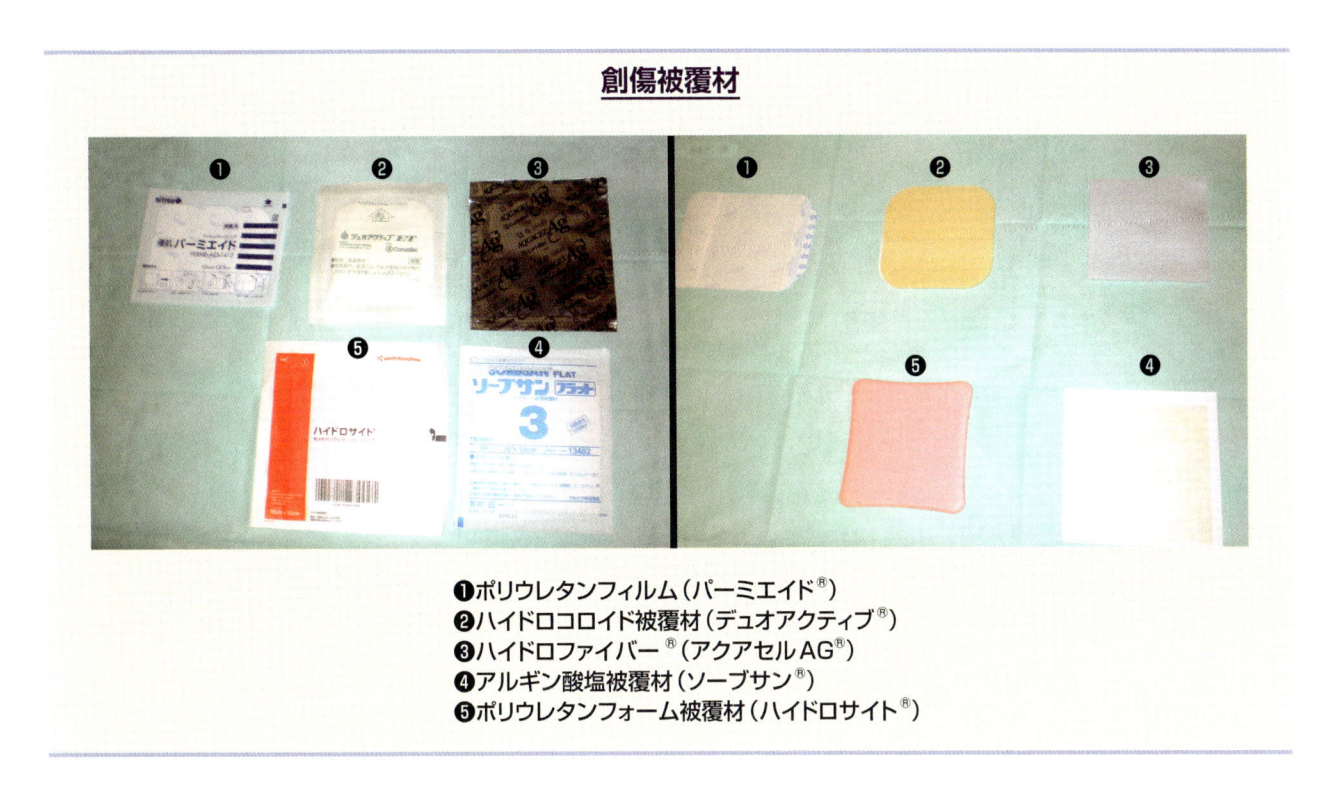

表1　創傷被覆材の特徴と適応

種類	特徴・適応
ポリウレタンフィルム	・接着剤つきの透明フィルム。 ・浅く、滲出液のない創傷で使用。透明であるため、創傷の状態が常に確認できる。
アルギン酸塩被覆材	・昆布の一種から抽出されたアルギン酸塩の不織布。強力な止血作用があり受傷直後の創傷に使用。 ・滲出液を吸収しゲル化するため、創傷面に固着しない。フィルム材で密封する。
ハイドロファイバー®被覆材	・繊維が滲出液を吸収し、ゲル化する。 ・細菌などを内部に閉じ込め、創部への逆戻りを防ぐ。 ・銀イオンを放出し、滲出液に含まれた細菌を迅速に抗菌する。 ・感染を引き起こす可能性が高い創傷や死腔のある創傷に適応。
ハイドロコロイド被覆材	・滲出液を吸収しゲル化。治療に最適な湿潤環境を維持。血管新生、肉芽増殖、上皮形成を促進。 ・創傷部全体を保護し、汚染や感染から守る。防水性、柔軟性に優れているため指外傷で有用。 ・薄いものは半透明で顔面外傷に使うと目立たない。
ポリウレタンフォーム被覆材	・3層構造のスポンジ様被覆材。外層は水や空気を通さない疎水性のフィルム、内層は創傷に固着しないフィルム、中間層は吸水能力に富む層。 ・深い皮膚軟部組織欠損、滲出液の多い創傷に最適。

症例1　30歳・男性：左橈骨遠位端骨折術後、感染兆候なし、滲出液なし

❶　創部の消毒法は創中心部から創周囲へ向かって行う。
現在は、生理食塩水や水道水で洗い流す方法をとっている。

❷　創周囲の消毒・洗浄でぬれた部分をガーゼでふきとり、フィルム材の粘着をよくする。

❸❹　透明のフィルム材で創を被覆する。
包交時に1日1回は創見する。滲出液がなく感染兆候もなければ、毎日消毒・洗浄する必要はない。

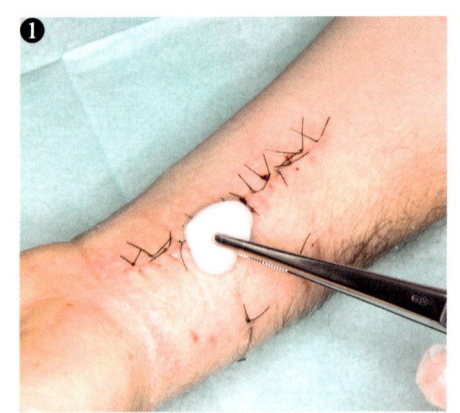

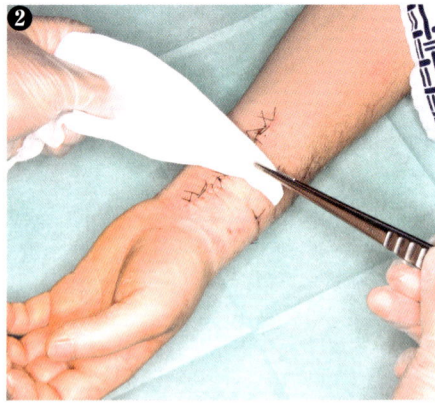

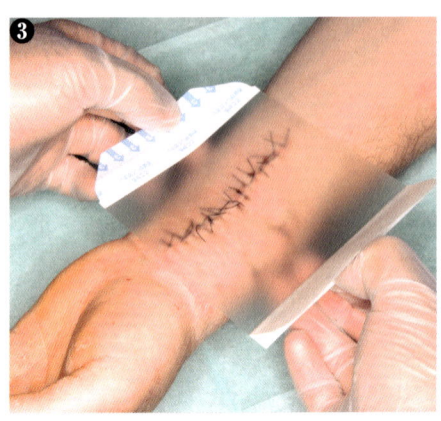

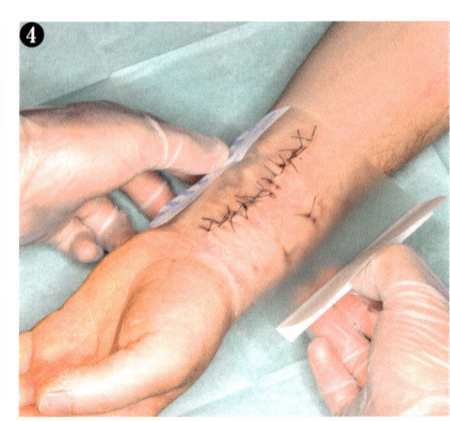

症例2　25歳・男性：左脛骨腓骨骨折、術直後、感染兆候なし

❶　ガーゼ交換時、ガーゼがはがれにくい場合は、痛み・出血を伴うため無理に引きはがさない。

❷　ガーゼ上、またはガーゼ付着部に洗浄液（水道水など）を流し、ゆっくりとはがすと痛みなく除去できる。

❸❹　フィルム材を貼付し、閉鎖ドレッシングとする。

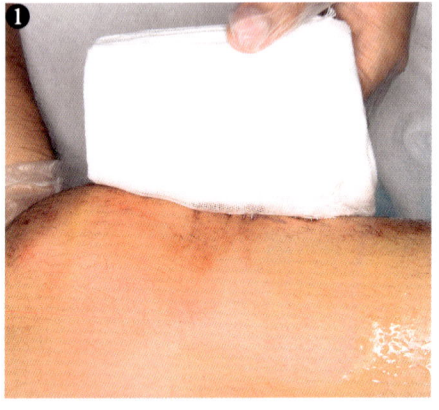

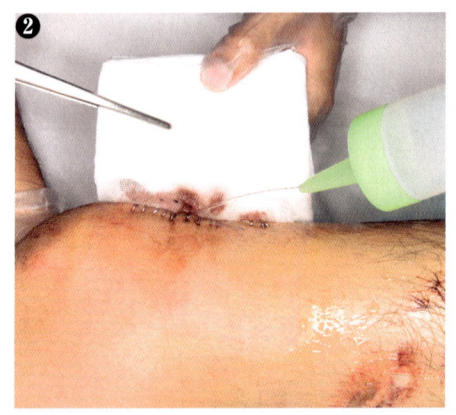

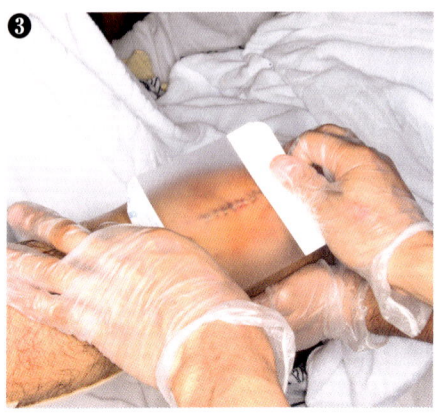

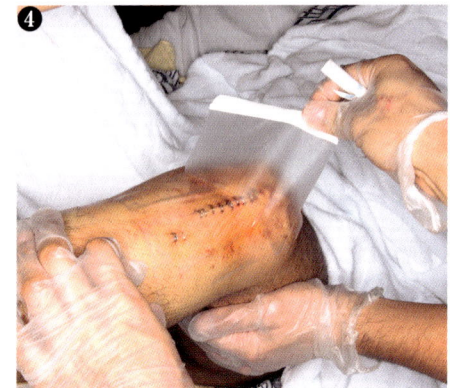

症例3　48歳・男性：交通外傷、腹腔内出血（腸間膜損傷）、開腹術後創感染

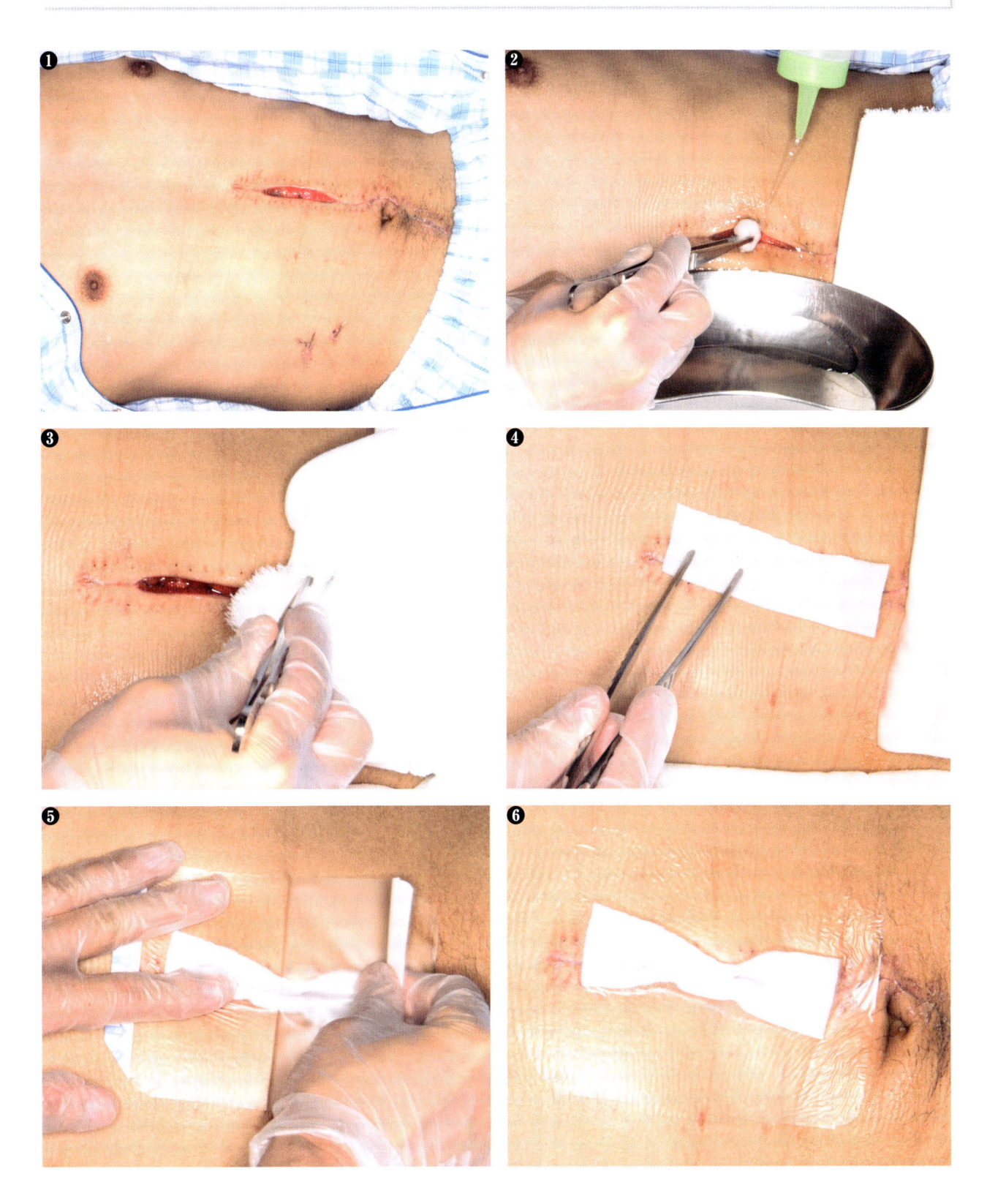

❶　開放創とし、壊死組織、感染組織は十分にデブリドマンを行う。

❷　生理食塩水（水道水でも可）などで、十分に洗浄する。この時、膿盆や紙おむつなどで、周囲が汚れないよう工夫する。

❸　清潔なガーゼで周囲をふきとる。

❹　感染・壊死組織をデブリドマンした後の凹みのある部に適した被覆材（アクアセルAG®）を充填する。

❺❻　その上から、フィルム材で閉鎖ドレッシングとする。

滲出液の量や創の深さに応じ、適切な被覆材を選択する。

感染・壊死組織を完全に除去することが最も大切である。

症例4　28歳・男性：左橈骨開放骨折術後感染

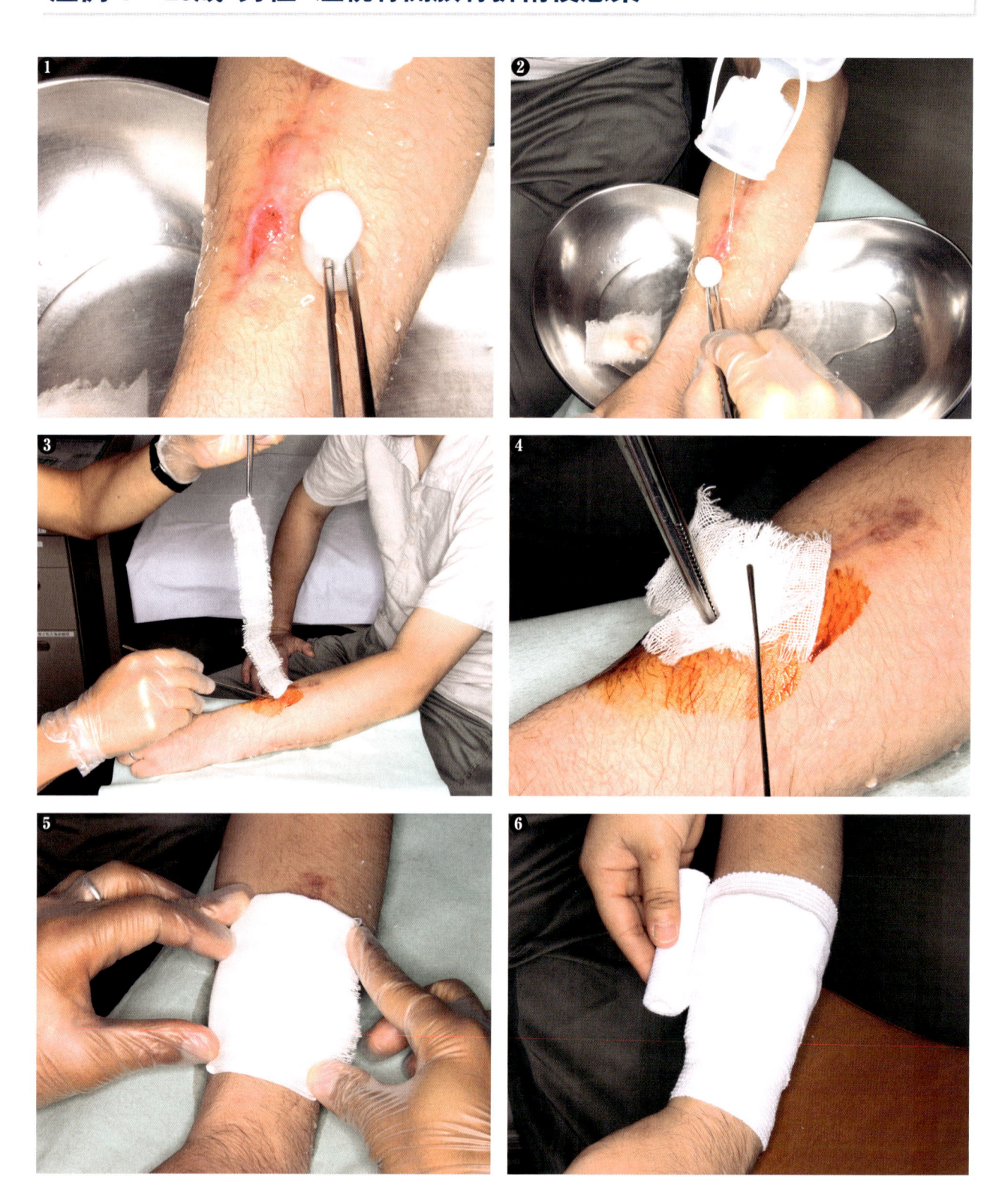

❶❷　ORIF（プレート固定）後3か月、外来フォロー中に発赤・疼痛・腫脹がみられ、切開排膿を行う。外来にて連日、処置を行っている患者である。生理食塩水にて洗浄し、創の深さや範囲をゾンデで確認する。創が深い場合はサーフロー外筒つきのシリンジで内部も十分洗浄する。

❸❹　込めガーゼを挿入し、創が閉じないようにするとともに毛細管現象により滲出液のドレナージを行う。
この方法には賛否両論あるが、ドレナージのためのひとつの方法ととらえている。ナイロン糸でドレナージを行う方法もある。
創を埋め尽くすほど、ガーゼを無理に押し込めないようにする。
前述した通り、創が閉じない程度に詰めればよい。

❺❻　上からガーゼで覆い、包帯を巻く。

症例5　42歳・男性：左下腿開放骨折　創外固定・経皮ピンニング術後

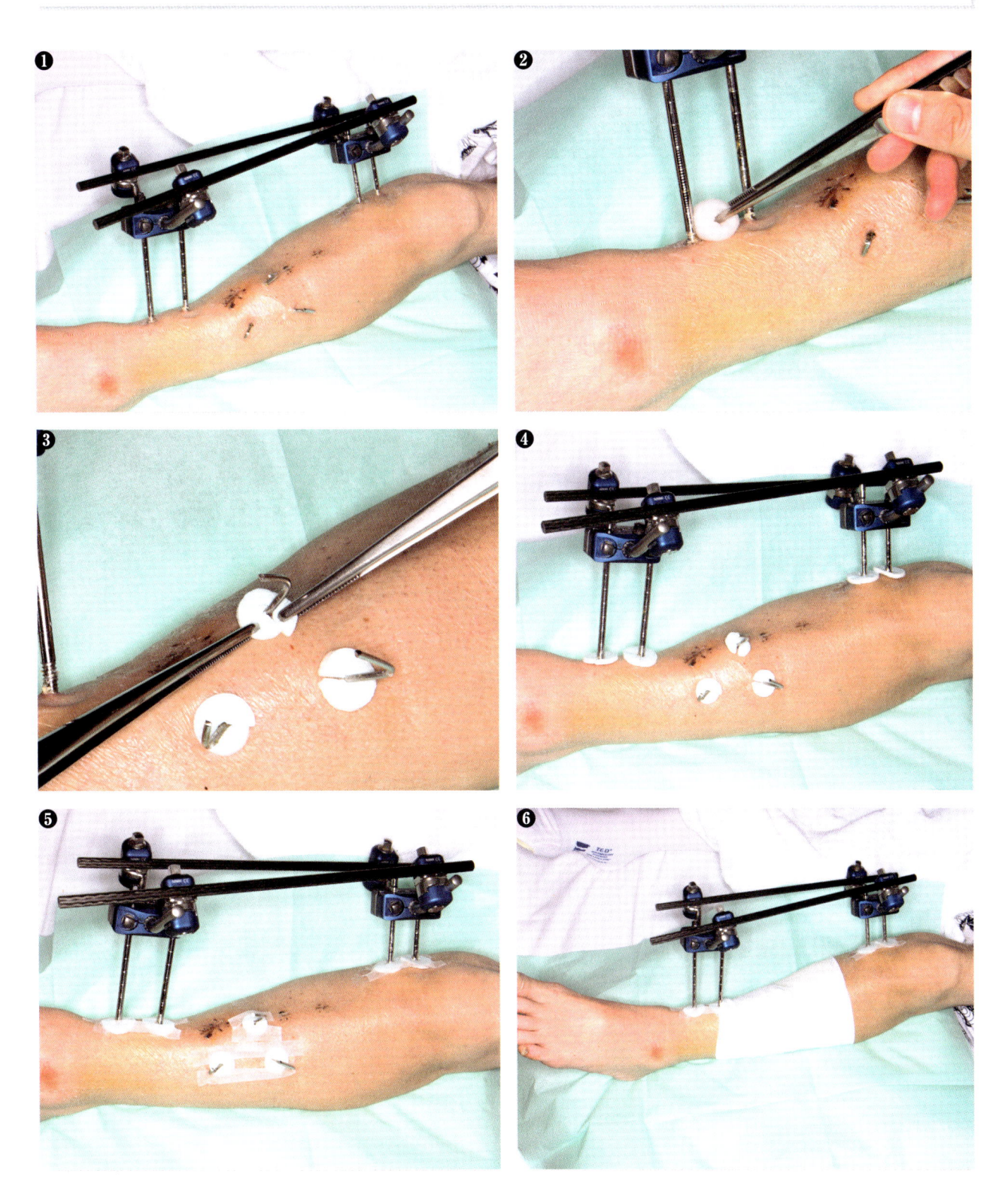

❶❷　ピン刺入部の感染（発赤・滲出液の量や性状）を確認し、洗浄（水道水で可）を行う。

❸❹　術直後では滲出液が多いため、割ガーゼ（Yガーゼ）やさばきガーゼで刺入部を被覆する。
滲出液が減少したら、当科ではバイオパッチ®を使用している。バイオパッチ®は毎日交換する必要はなく感染兆候がなければ、週に1回の交換でよい。
ピン刺入部の感染兆候が洗浄の処置を繰り返しても治まらない時は、創外固定のピンを抜去し、直達牽引に速やかに変更することが望ましい。

❺❻　バイオパッチ®が浮き上がらないよう、テープで固定する。
キルシュナー鋼線をガーゼで保護し、包帯を巻く。

5-⑥ 陰圧閉鎖療法

　陰圧閉鎖療法とは、創面全体を閉鎖性ドレッシング材で覆い、創面を陰圧に保つことによって創部を管理する方法であり、略称はNPWT (Negative Pressure Wound Therapy)である。

　欧米ではすでにV.A.C.® Therapyとして製品が普及している。急性・慢性を問わず、皮膚欠損や潰瘍、感染を伴う創に対してこの方法は有効であり、広い疾患に適応がある。創面をスポンジで被覆し、吸引陰圧を加える結果、感染のコントロールに加えて肉芽形成が促進され、治療期間の短縮に寄与する。

　2009年6月現在、V.A.C.® Therapyは正規輸入されていないが、ここでは本邦で調達可能な物品を用いたNPWTを紹介する。

適応
- 感染を伴う創傷・手術創
- 開放骨折などにみられる皮膚欠損
- 皮膚潰瘍
- 植皮術後
- 術後リンパ漏など

禁忌
- 活動性出血創

必要物品
- スポンジ：❶3M™レストン™
- チューブ：❷Argyle™ストマックチューブ
- パテ：❸コロプラスト製スティックペースト、❹コンバテック製イーキンシール®など
- 滅菌済フィルムドレッシング材：日東電工製パーミエイド®

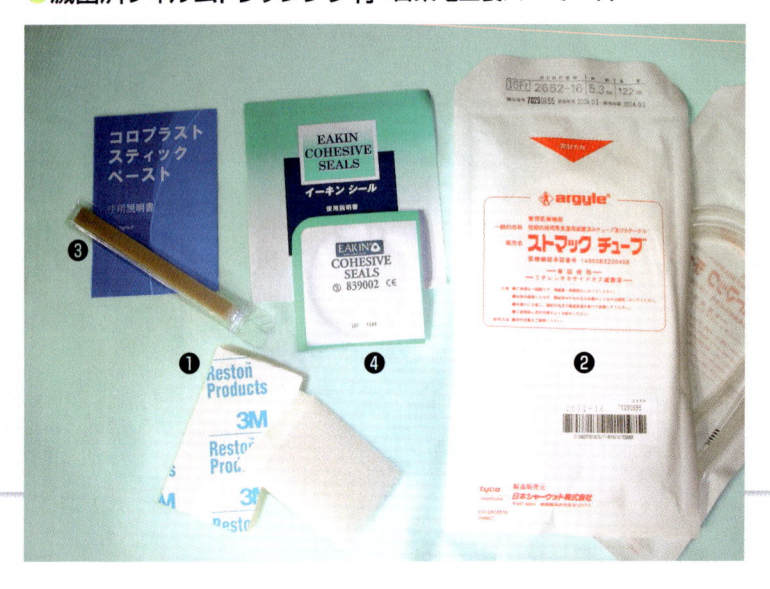

V.A.C.® Therapyについて

欧米で市販されているKCI社のV.A.C.® Therapyを紹介する。

このシステムは創面をスポンジで被覆し、内圧100〜125mmHgで吸引し、陰圧を加える結果、細菌数は減少し、感染をコントロールすることができる。肉芽形成が促進され、治療期間は短縮する。

V.A.C.® Therapyに用いるスポンジには2種類ある。V.A.C.® GranuFoam™はポリウレタン製の黒いスポンジで、穴が400〜600μmと比較的大きく、深い創に適する。一方、V.A.C.® Vers-Foam™はポリビニルアルコール製の白いスポンジで皮膚欠損など浅い創に向いている。

スポンジのほか多穴式吸引管（T.R.A.C.® Pad）と透明ドレッシング材、携帯式持続吸引装置（V.A.C.® ATS®）を用いる。このシステムの利点は携帯式であることであり、患者は治療中も離床が可能である。

図1 V.A.C.® Therapy

深い創の場合 / **浅い創の場合**

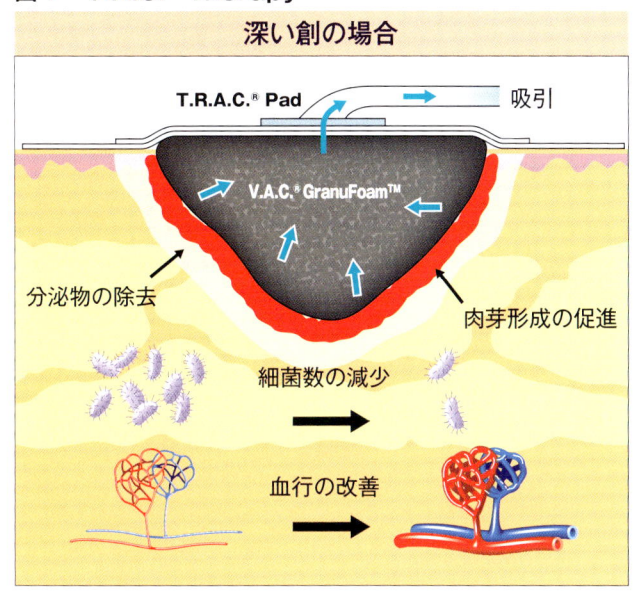

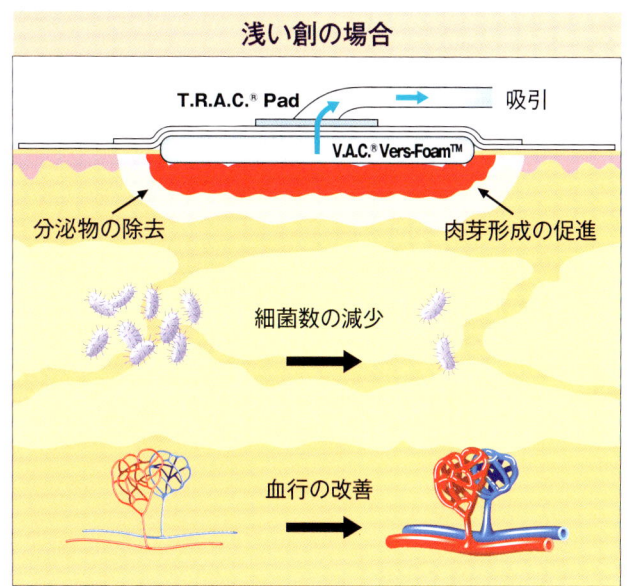

表1 V.A.C.® Therapyのスポンジ

	特徴
V.A.C.® GranuFoam™	●ポリウレタン製 ●穴が400〜600μmと比較的大きく、深い創に適する
V.A.C.® Vers-Foam™	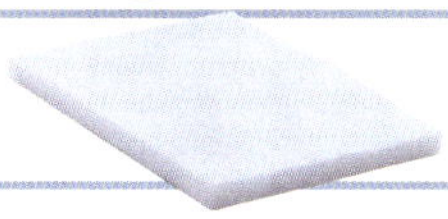 ●ポリビニルアルコール製 ●皮膚欠損など浅い創面に適する

V.A.C.® ATS® システム

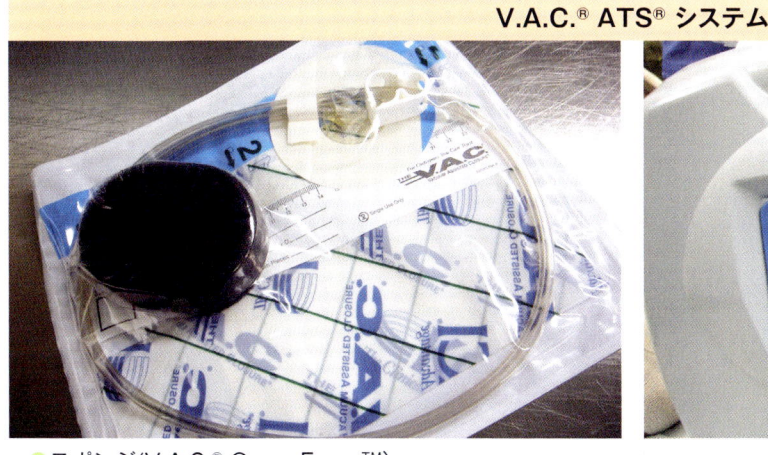

● スポンジ（V.A.C.® GranuFoam™）
● 多穴式吸引管（T.R.A.C.® Pad） ● 透明ドレッシング材

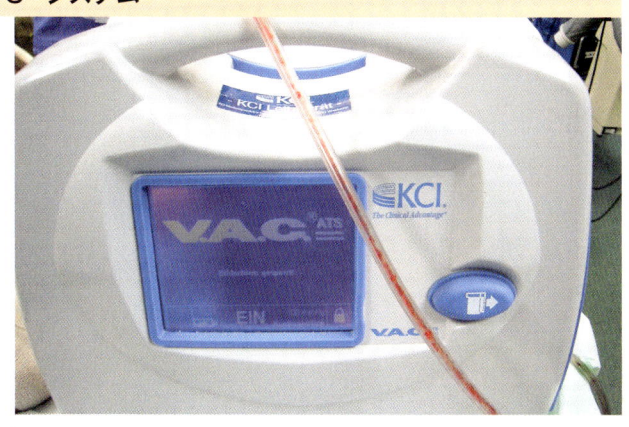

● 携帯式持続吸引装置（V.A.C.® ATS®）

陰圧閉鎖療法の手技

❶ 下腿開放骨折に対して、観血的整復固定術を施行し、皮膚欠損に対して陰圧閉鎖療法を開始した。
まず創面をよく観察する。感染や肉芽形成の状況の経過をみる。そして、定期的に細菌培養を提出する必要がある。
なぜならば、陰圧閉鎖療法で感染がコントロールされれば、植皮や再縫合のタイミングが早く訪れるからである。

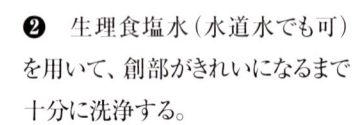

❷ 生理食塩水（水道水でも可）を用いて、創部がきれいになるまで十分に洗浄する。
生理食塩水の量は創面積によって異なるが、写真では250mLを使用している。
ピンセットに挟んだ綿球などを用いて、愛護的に創面を清潔に保つ。
この時、不良肉芽の存在に気付けば、これを適宜除去してもよい。

❸ ガーゼでいったん、創部と創部周囲の皮膚をよく乾かす。
これは、乾かし方が不十分だと、フィルムドレッシング材が皮膚にしっかり接着せず、すぐにはがれてしまうからである。

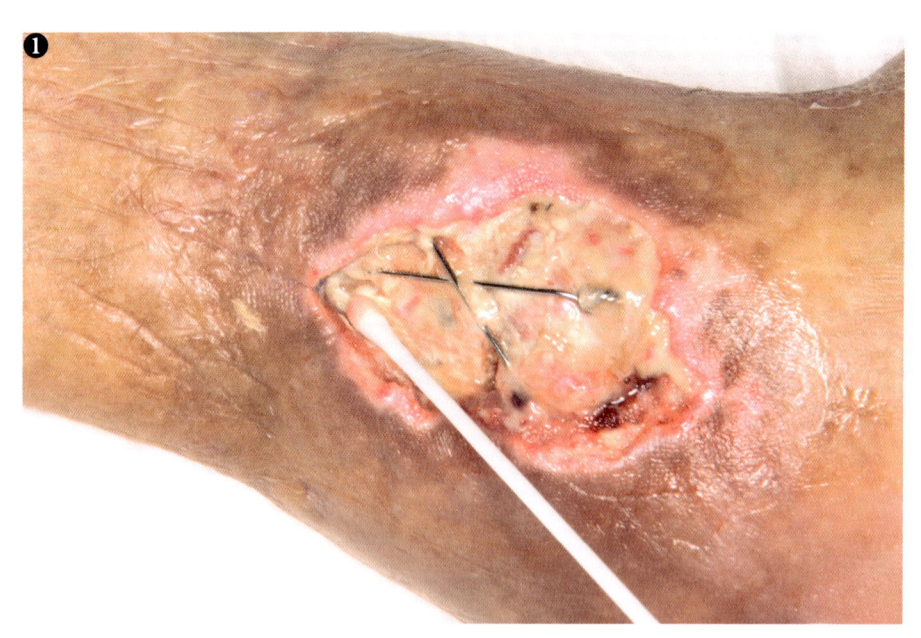

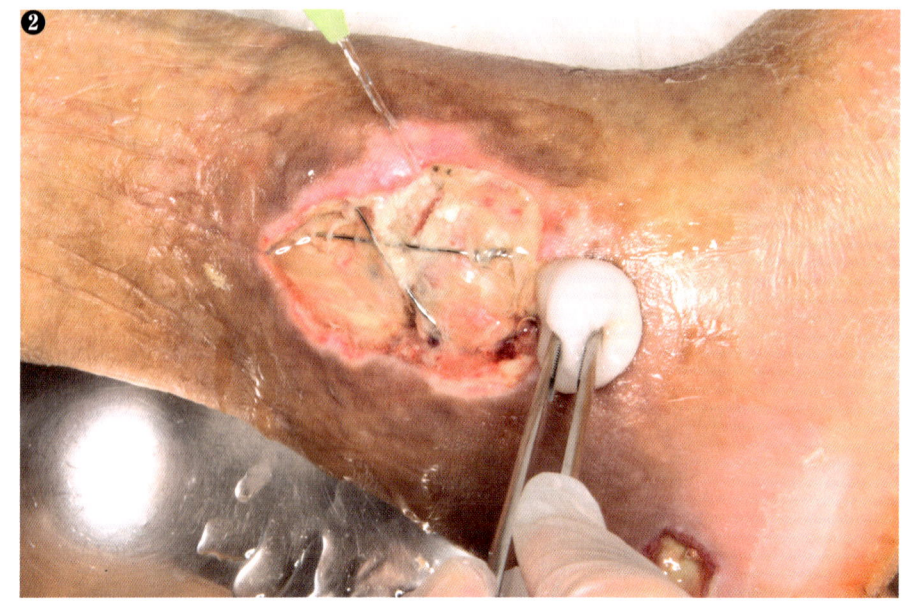

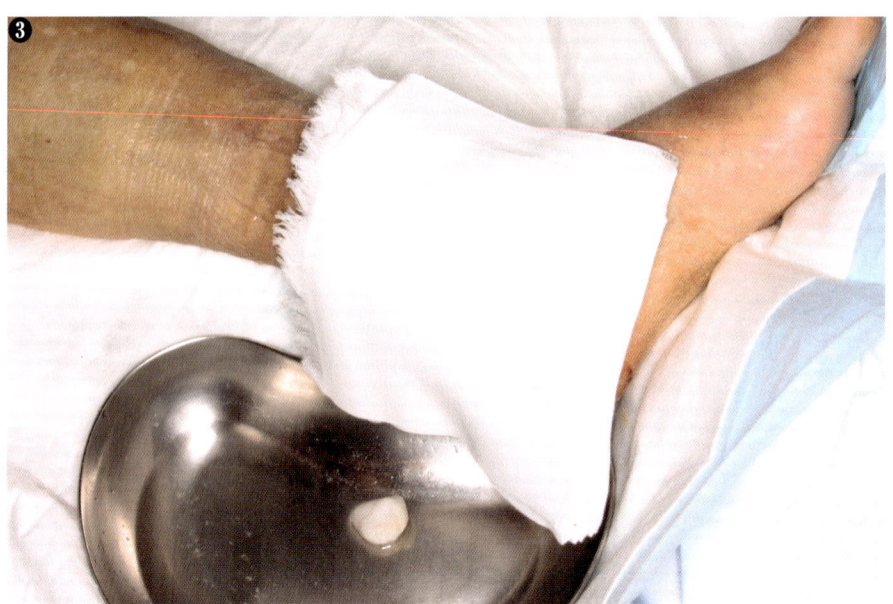

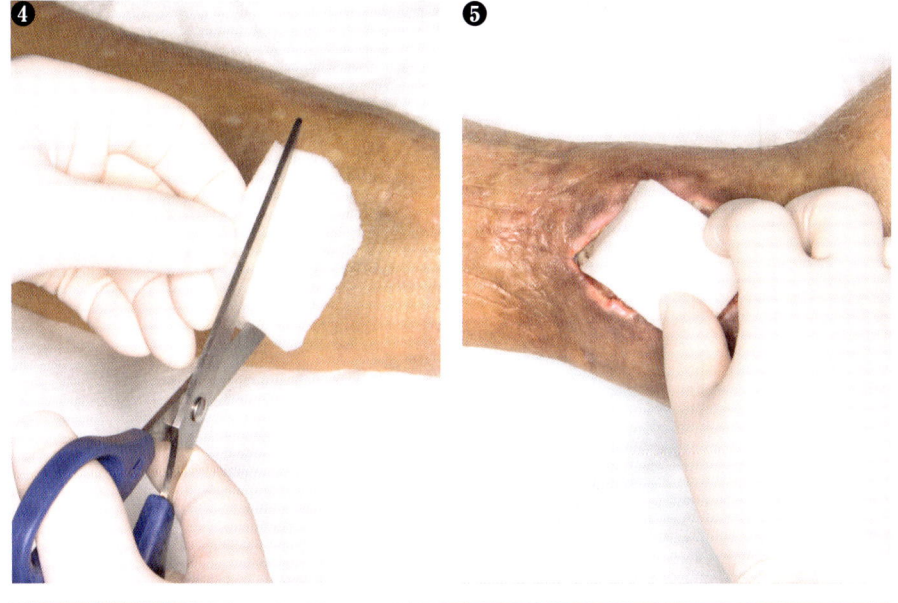

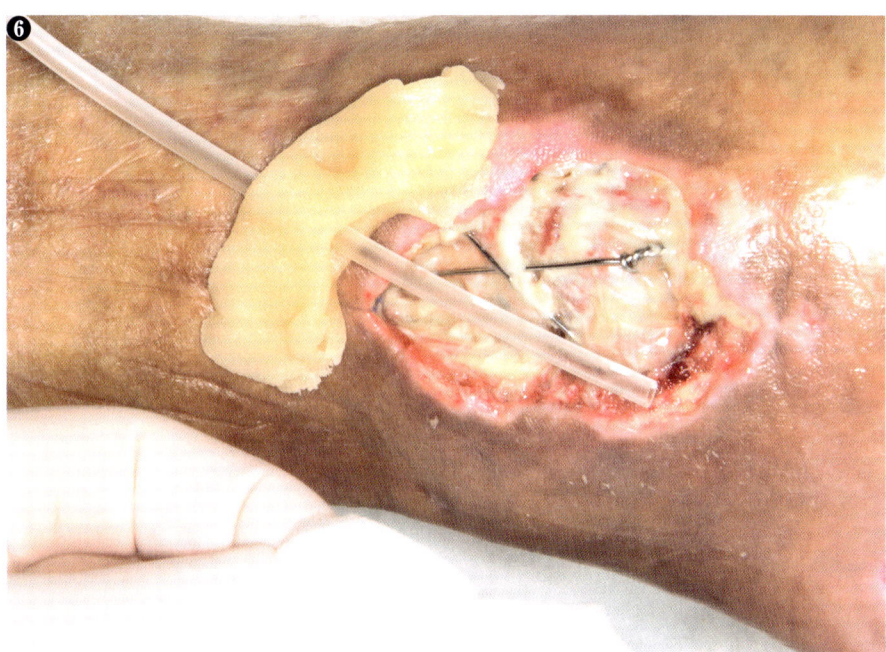

❹❺ あらかじめガス滅菌されたスポンジ（3M™レストン™）を創部に合わせて、適当な大きさに切る。スポンジは吸引した際に、小さく硬くなる。
縦横の大きさは創面積に合わせるが、厚みに関しては余裕をもたせ、皮膚よりも1〜2cm高くなる大きさにするとよい。

❻ パテを傷口外縁の一部に貼り付けて土台を作成し、さらにチューブをパテで挟んで固定する。
パテは、チューブ周囲からのエアリーク防止と、チューブが直接皮膚を圧迫することによる壊死を予防する目的で用いる。
チューブは多穴性で、側孔からスポンジを均一に吸引させなければならない。当施設では、16Fr Argyle™ストマックチューブを使用している。

❼❽ スポンジに割を入れ、チューブをスポンジ内に挟みこむようにする。チューブの側穴が、すべてスポンジ内部にしっかりと挟まれていないと、均一で十分な吸引が期待できないので注意する。

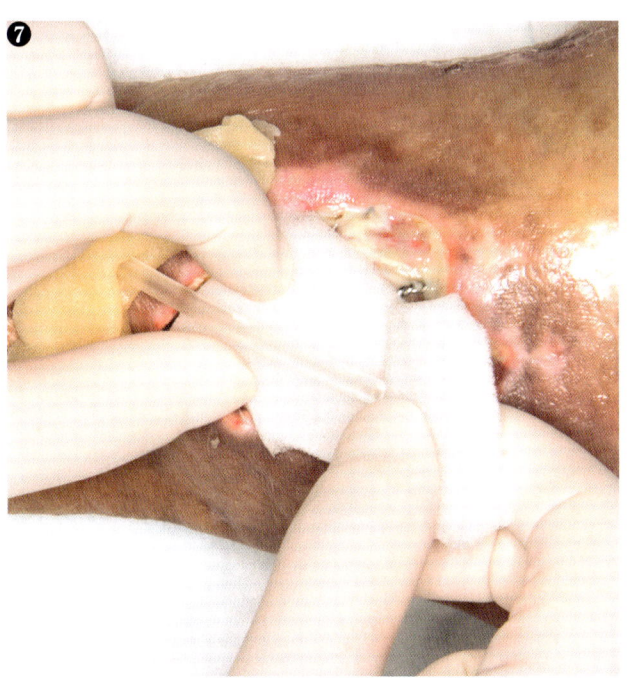

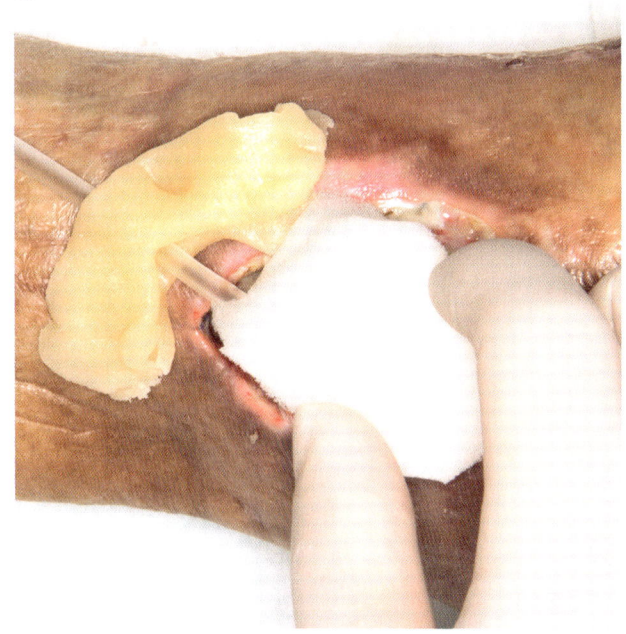

❾ 滅菌された透明ドレッシング材を、創部全体が覆われるように貼る。

エアリークがないようしっかりと密着させる必要がある。

ここではパーミエイド®を使用しているが、表面が破損していたり、覆われていない部分があっては有効に吸引できないので注意する。複数枚を重ねて貼ることもある。

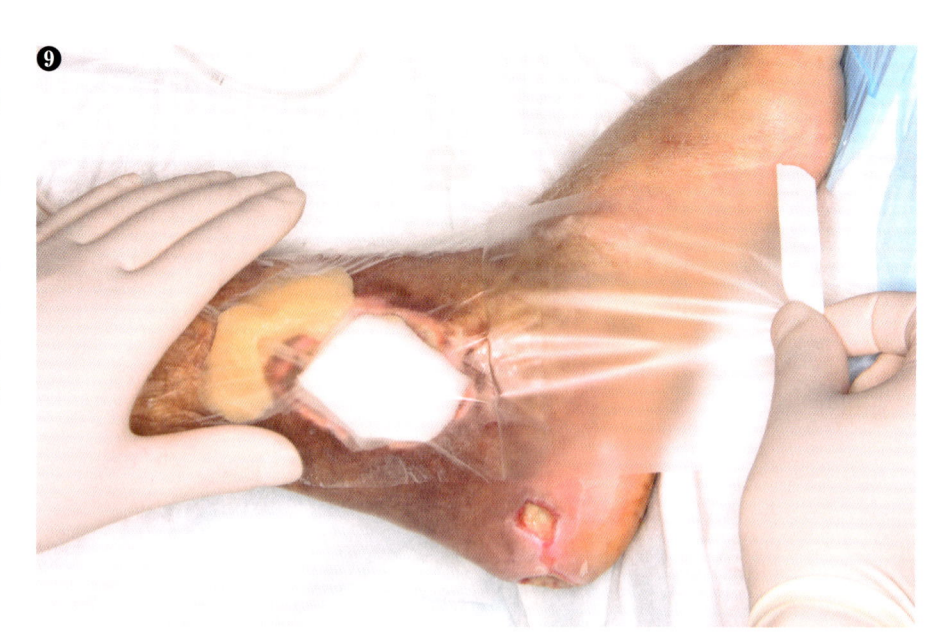

❿⓫ 吸引装置に接続し、約100mmHgで持続吸引を開始する。スポンジはへこみ、小さく硬くなり、陰圧閉鎖療法が始まったことが確認できる。

スポンジの交換処置は創部の汚染状況により異なるが、5日前後を目安に行っている。

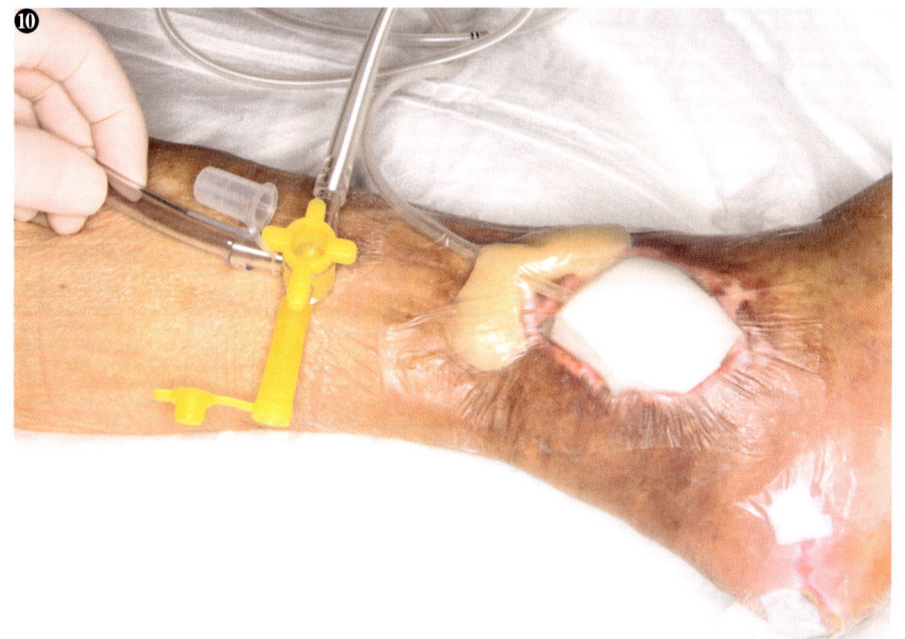

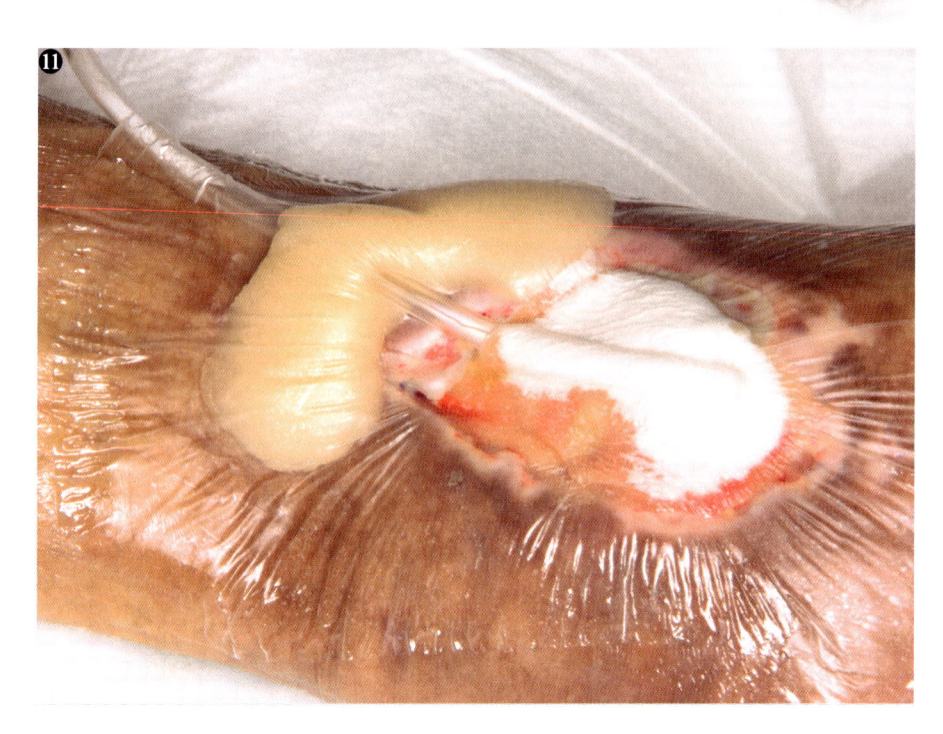

5-⑦ 熱傷処置・植皮術

　熱傷が広範囲に及ぶ場合（Ⅱ度以上が15%以上）、体液喪失による循環管理や気道熱傷に対する気道・呼吸管理などの全身管理が必要とされる。

　患者の年齢、熱傷面積・深達度、気道熱傷の有無などが重症度を決めるため、早期にそれらを評価し、外科的処置（デブリドマン・植皮）を含めた適切な処置が必要となる。

必要物品
Zimmer社製

【採皮】
❶デルマトーム
❷メッシュ台（メッシュ収容器）
❸刷毛
❹1.5倍/3倍プレート
❺デルマトームブレード
❻ドライバー
❼パラフィン
❽メッシュ（メッシュグラフトⅡ®）
❾ラチェットハンドル
❿ワイスプレート（採皮の幅を調節する）

【デブリドマン、植皮後の処置】
⓫電気メス
⓬鑷子
⓭フリーハンドデルマトーム、剃刀
⓮ボスミンガーゼ
⓯消毒液
⓰ガーゼ・包帯
⓱生理食塩水
⓲軟膏類
⓳ソフラチュール
⓴スキンステープラー　　など

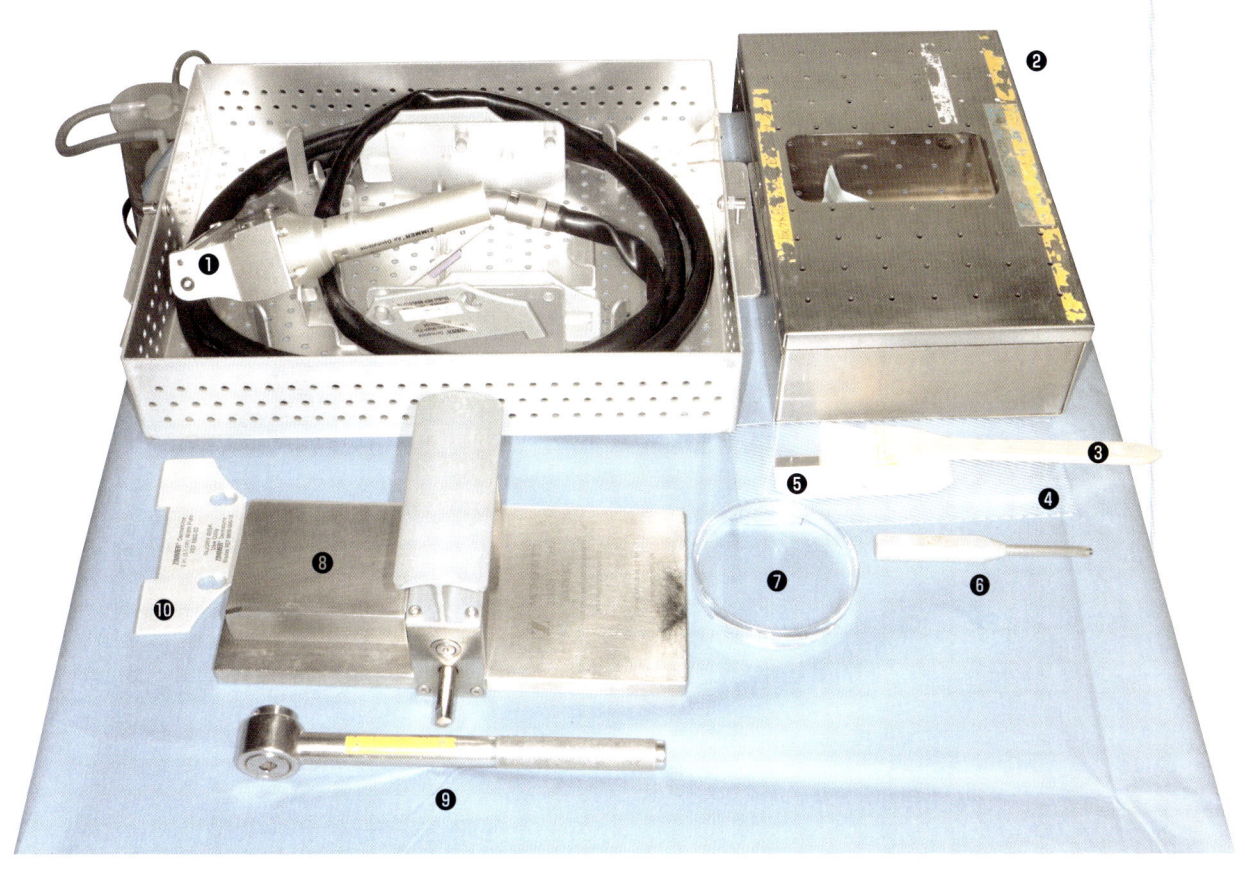

熱傷の深度、デブリドマン

熱傷の深度は図1のように分類される。壊死組織は、デブリドマンを行って除去する。デブリドマンには次に示す2つの種類がある(図2)。

tangential excision(接線切除)：熱傷創面に対し、接線方向に壊死組織を切除し除去する方法。果物の皮を削ぐように点状出血がみられるまでフリーハンドデルマトームや剃刀で繰り返し行う。利点は術後の整容性・機能性に優れる。欠点はviableな組織との境界がはっきりせず、壊死組織を取り残す恐れがある。また出血が多い。

fascial excision(筋膜上切除)：Ⅲ度熱傷に対して適応がある。筋膜上で、皮下組織を含めた壊死組織を電気メスを用い切離していくため、手技が容易で短時間で施行可能であり、出血も少ない。欠点は、術後瘢痕拘縮・陥凹変形が起こる。

図1　熱傷の深度

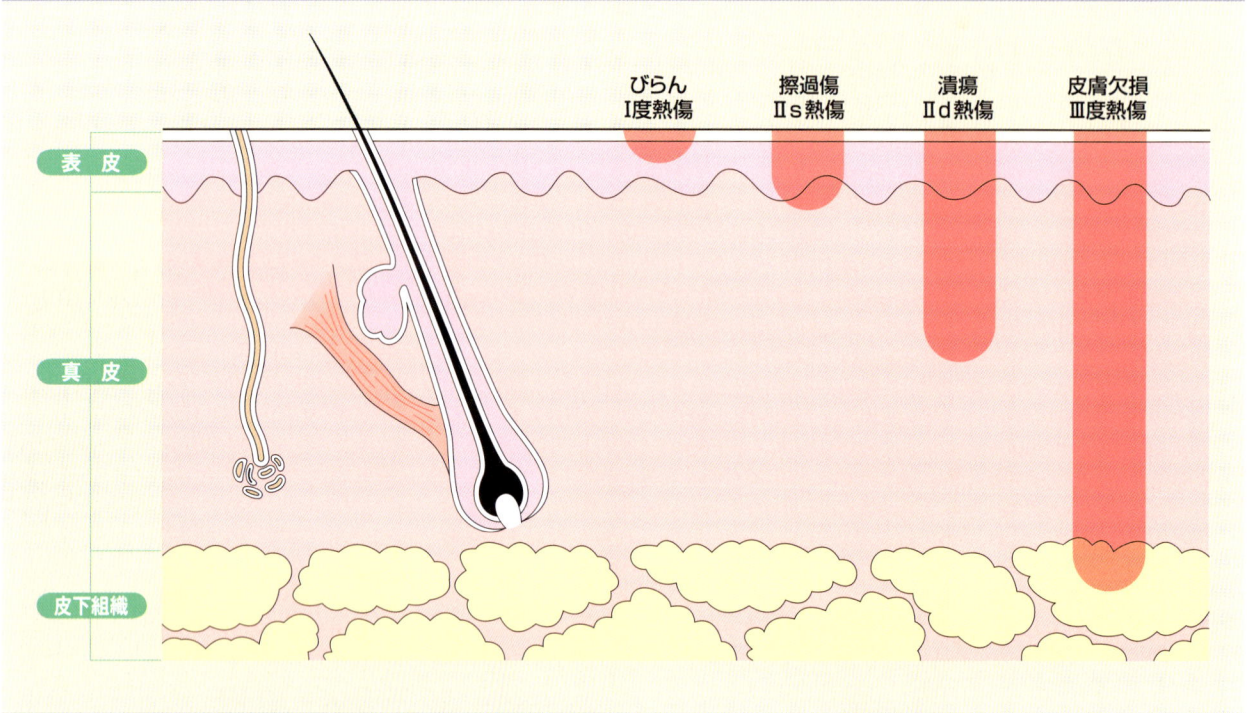

深度	障害組織	外見	症状	経過(治癒期間)
Ⅰ度	表皮(角質層)	紅斑	疼痛、熱感	数日
Ⅱ度(浅達性)(SDB)	表皮全層	水疱(水疱底発赤)	強い疼痛	約10〜15日
Ⅱ度(深達性)(DDB)	真皮(乳頭下層)	水疱(水疱底貧血)	強い疼痛 知覚鈍麻	3〜4週間 瘢痕治癒
Ⅲ度(DB)	真皮全層 皮下組織	壊死(羊皮紙様)	無痛性	自然治癒なし 瘢痕拘縮

図2　デブリドマンの種類

初療時の処置

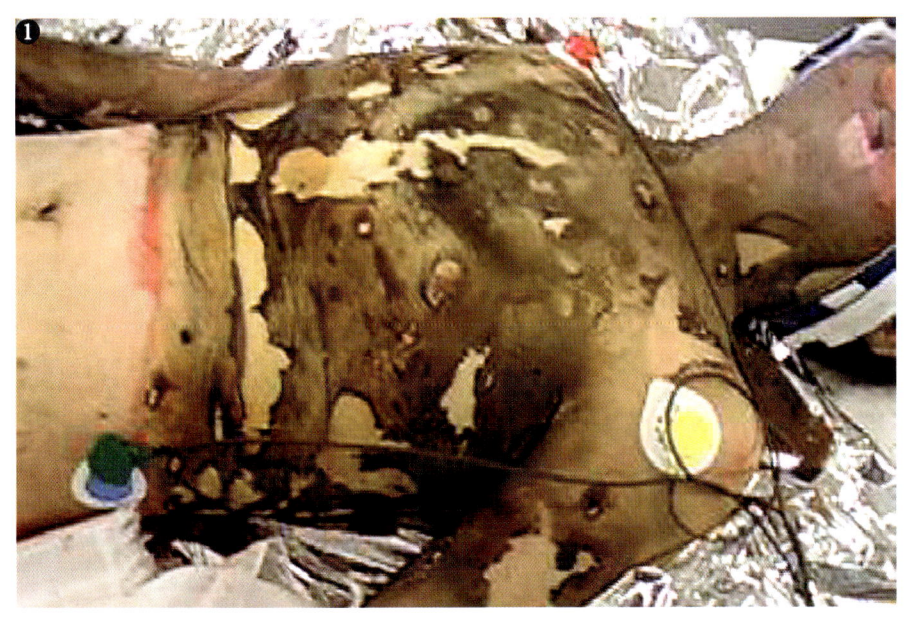

❶ **69歳・女性：ガソリンをかけ焼身自殺を図った患者：**
全身Ⅲ度熱傷。初期治療（静脈ライン確保、気管挿管）を行う。

❷❸ 背部を含めた全身の観察を行い、熱傷面積・深度を評価、算定する。Baxterの式などを参考に初期輸液を開始する。

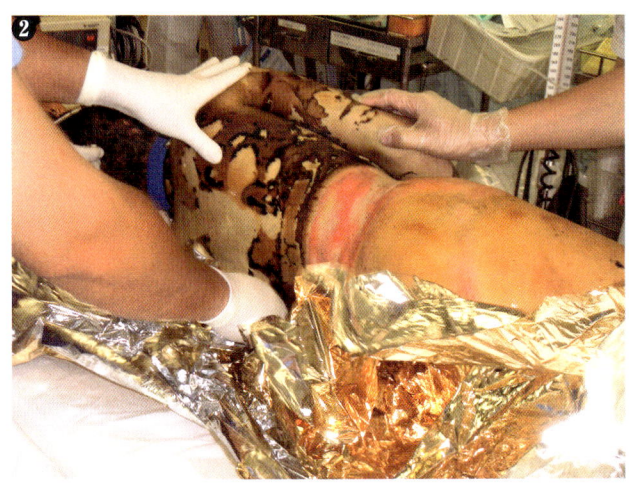

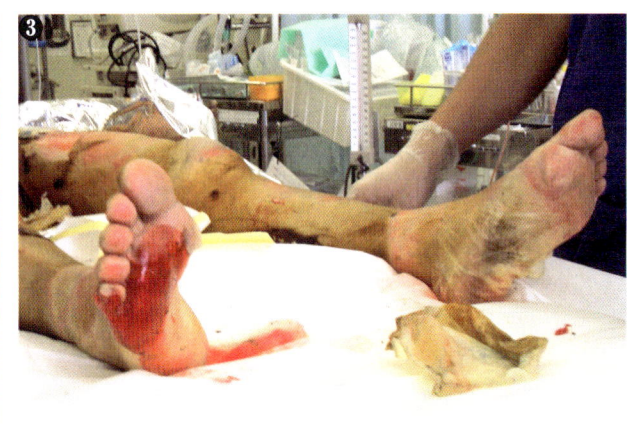

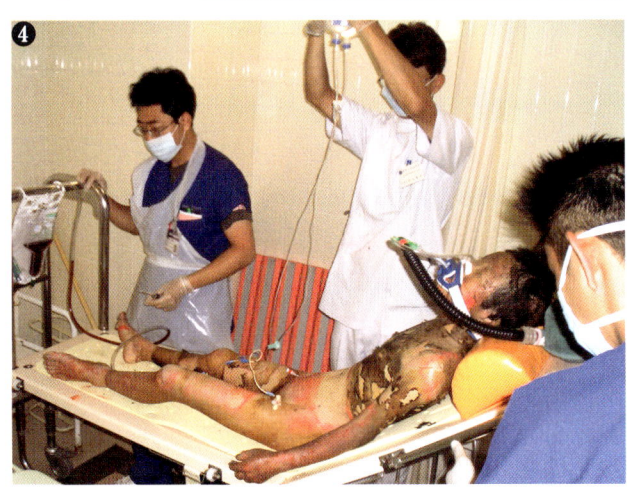

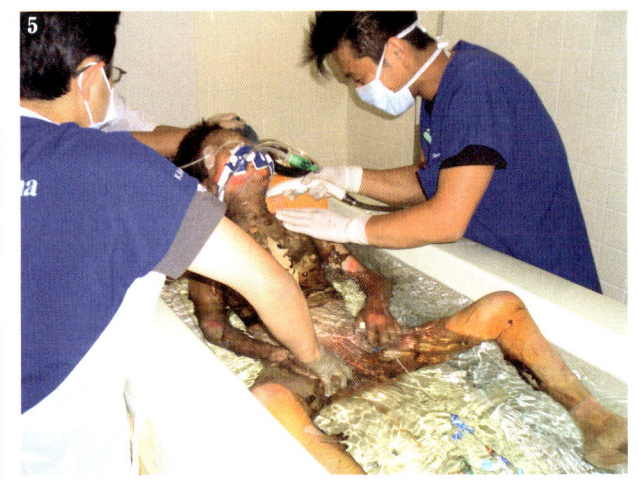

❹ 煤や汚れを落とすため、入浴専用のストレッチャーに移動させる。ライン類を整理し、ライントラブルに注意する。熱傷患者の一報が入ったら浴槽にお湯を準備しておく。

❺ 浴槽内で温水シャワーで汚れを落とす。液体せっけんで軽く手でなでながら洗う。
この際、十分鎮痛を行う必要があり（ケタミンなど）、また呼吸管理のためのスタッフを必ず確保する。洗浄後は水分を素早くふきとり、保温に努める。

遊離分層植皮術

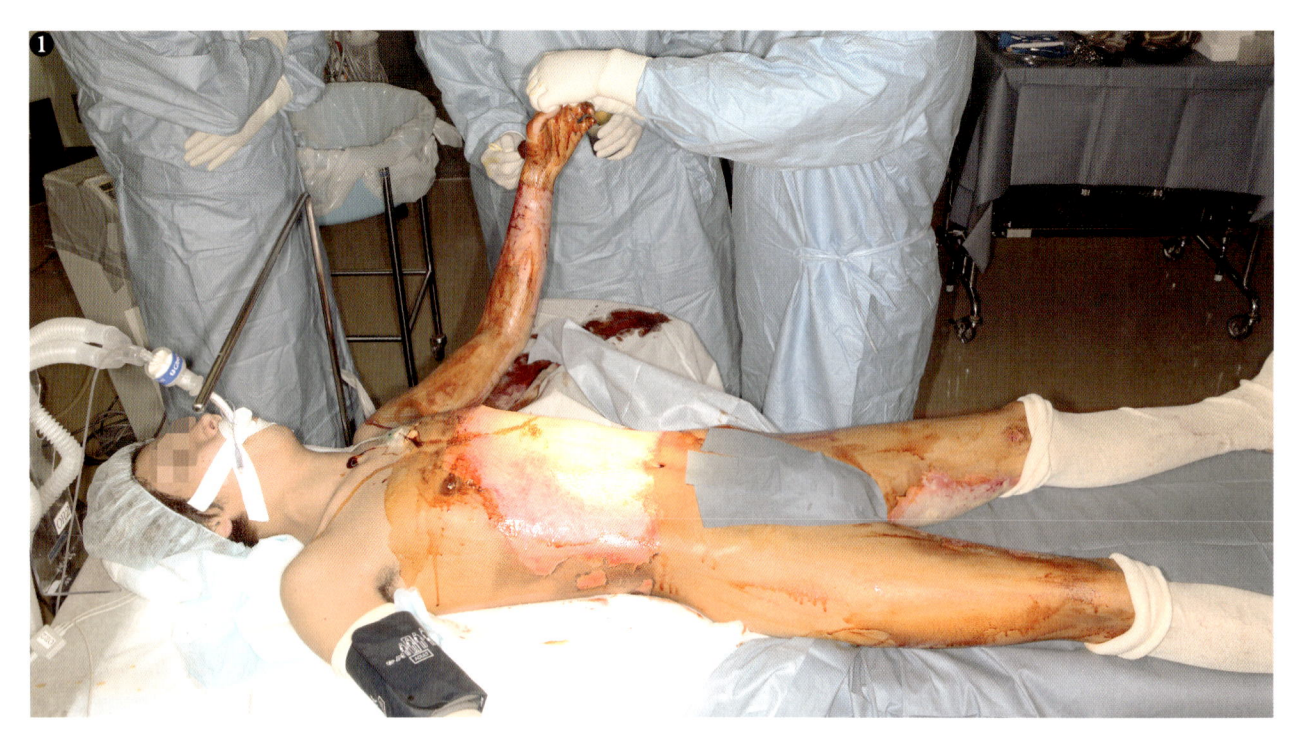

デブリドマン

❶ 19歳・男性：焚き火中衣服に引火し受傷、Ⅲ度20%：
採皮部と熱傷部（植皮部）を十分に消毒し、覆い布をかける。

❷ Ⅲ度熱傷部をフリーハンドの採皮刀にて、刃を左右に動かしながら創面に対し接線方向に壊死組織を切除（デブリドマン）する。出血がみられる層まで行う。

❸ デブリドマンが終わった部分は、ボスミンガーゼを置いて圧迫止血を行う。
活動性の出血があれば電気メスで止血し、出血を最小限にとどめるよう注意する。
電気メスは2本以上準備しておく。

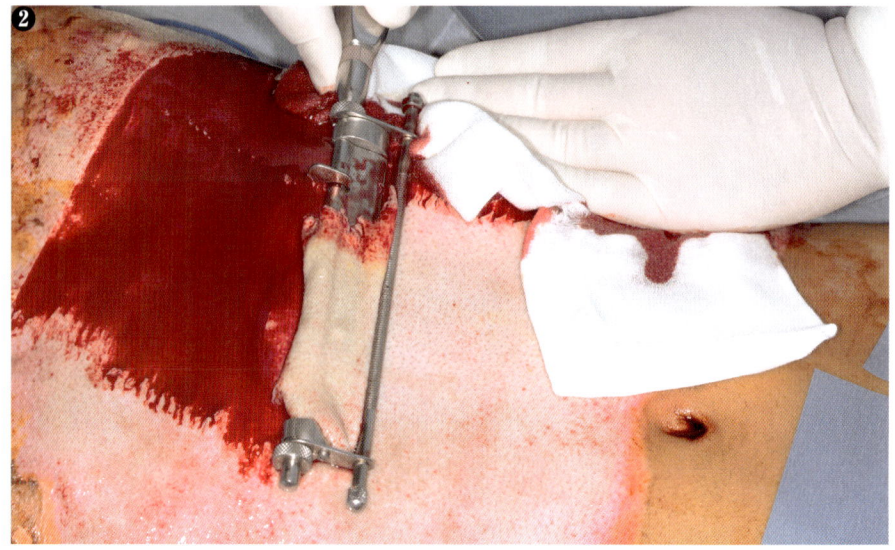

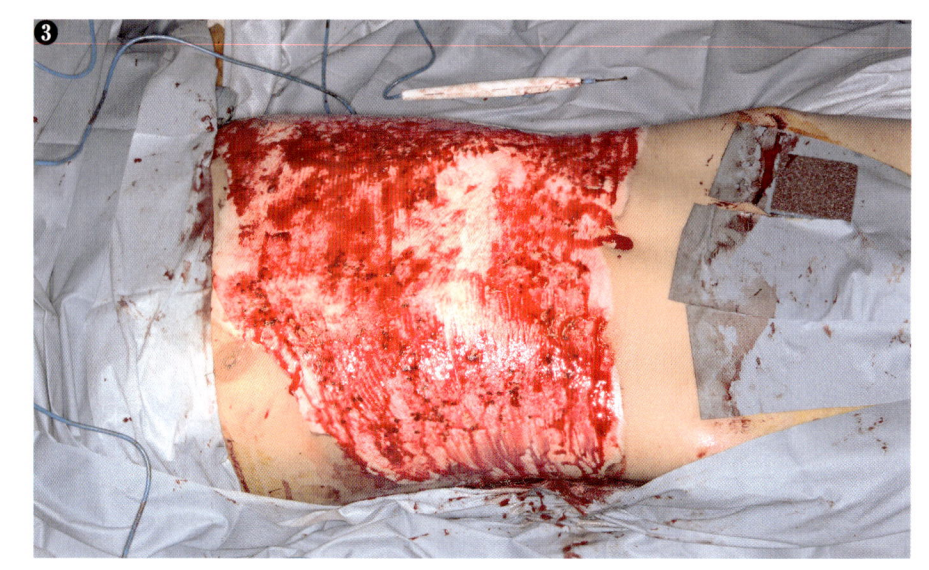

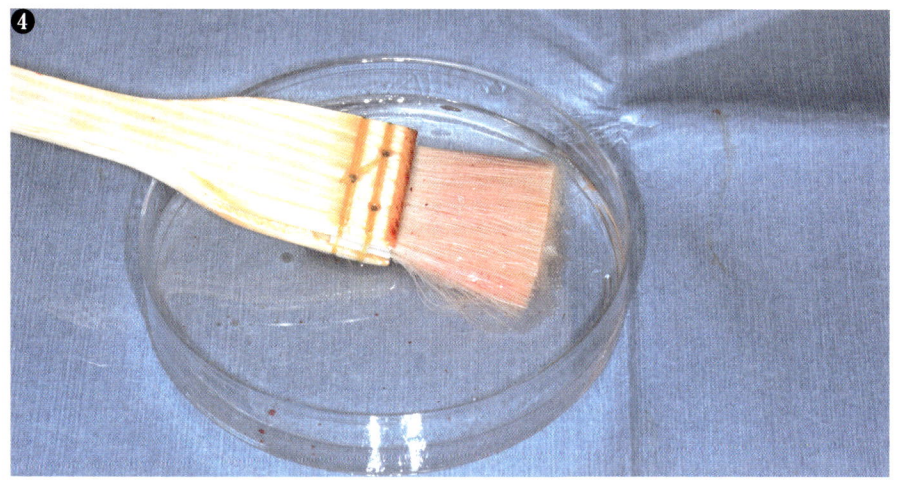

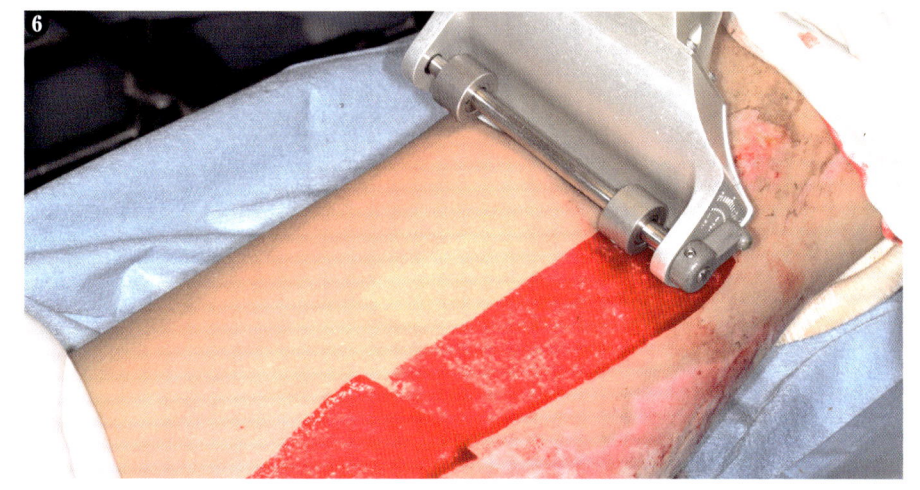

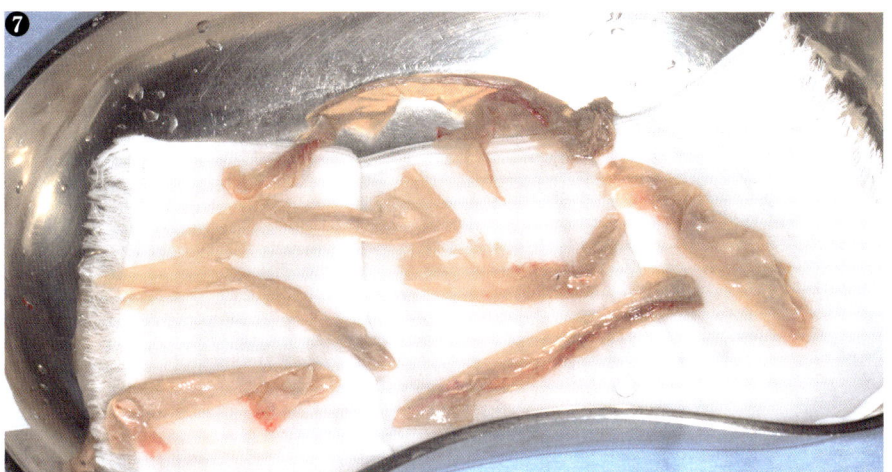

採　皮

❹❺❻　大腿部からの採皮を行う。採皮もデブリドマン施行と同時に開始する。

手術が長時間となることで出血量の増加、低体温を引き起こすため、可能な限り短時間で手術を終わらせなければならない。（当施設では2時間以内を目標にしている。）

このため面積の大きい植皮術は多くの人数（4～6人）で行う必要がある。

生理食塩水でポビドンヨードを洗い流した後、滑りをよくするためパラフィンを十分に塗布する。

皮膚を十分に伸展させ、エアデルマトームで採皮を行う。当施設では7～8/1000 inch（約0.2mm）での採皮を行っている。

❼　採皮した移植片は、生理食塩水に浸しておく。

写真でわかる 外傷基本手技　251

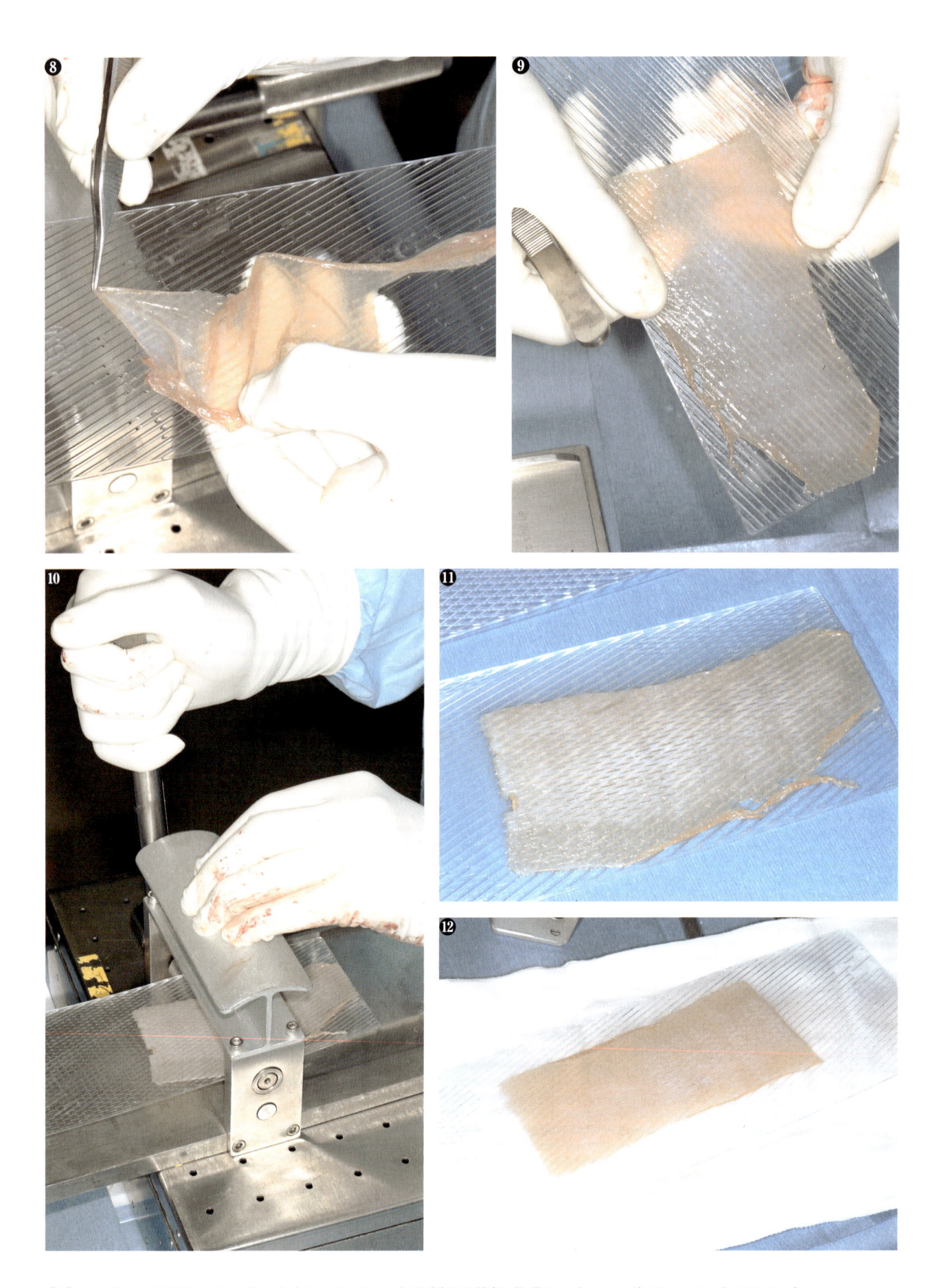

❽❾ 1.5倍または3倍メッシュプレート（プレートの凹凸がある面）に移植片の付着面を上にして、しわにならないように広げる。移植片の表裏を間違えないように注意する。また、無鉤鑷子を使うと作業しやすい。

❿⓫ 安定した台の上にメッシュ機械を置き、プレートをセットし、ハンドルを前後に動かしメッシュをかけていく。

⓬ メッシュをかけ終わったプレートは生食ガーゼで覆い、乾燥を防ぐ。

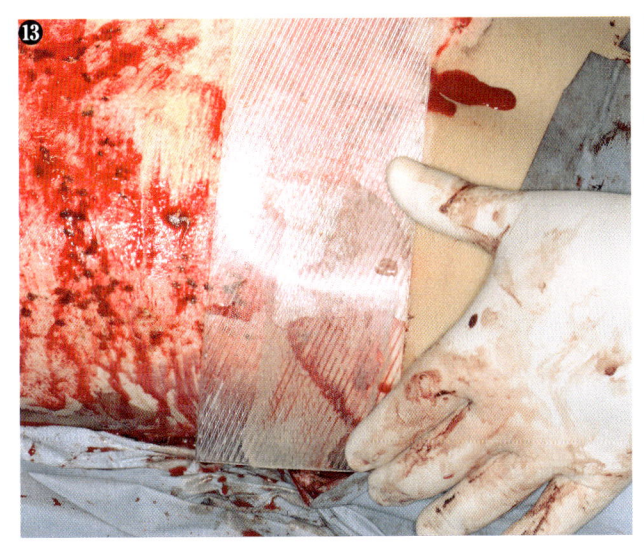

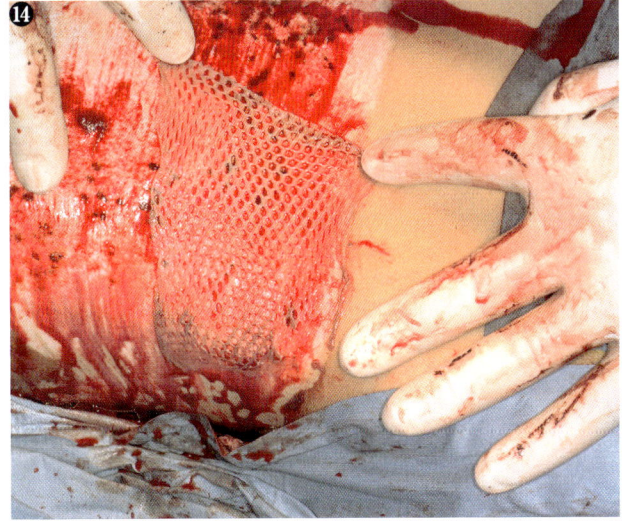

植 皮

⓭⓮⓯⓰ プレート上の皮膚を止血確認した植皮部に合わせて載せていく。
皮膚を可及的に広げ、スキンステープラーにて固定する。

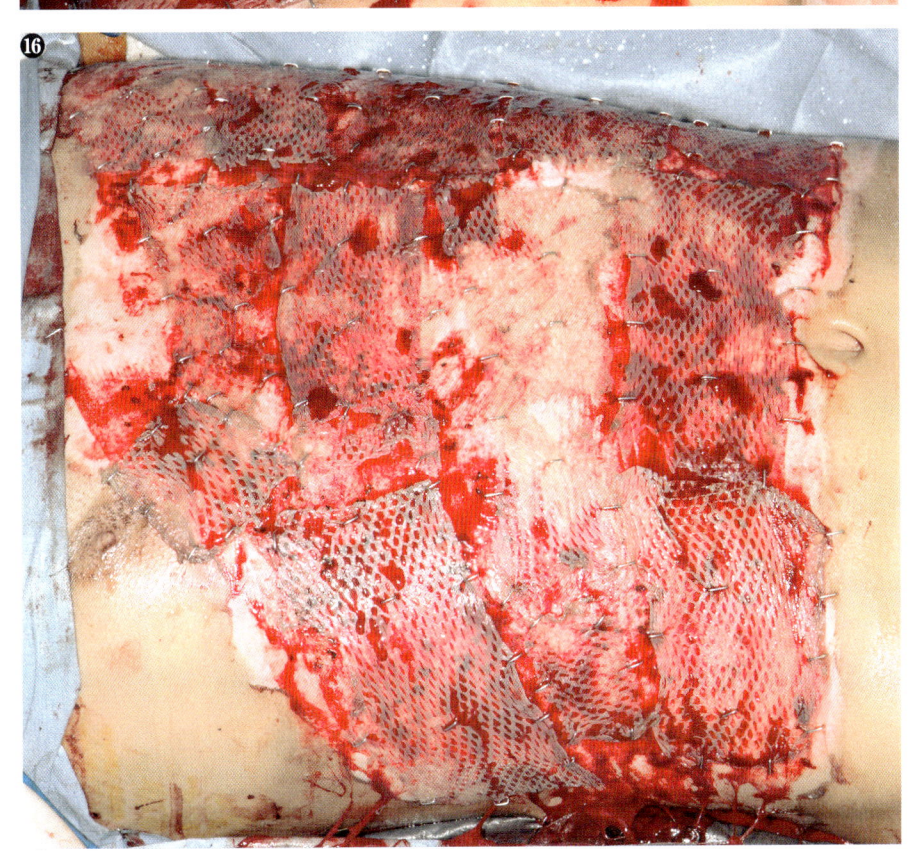

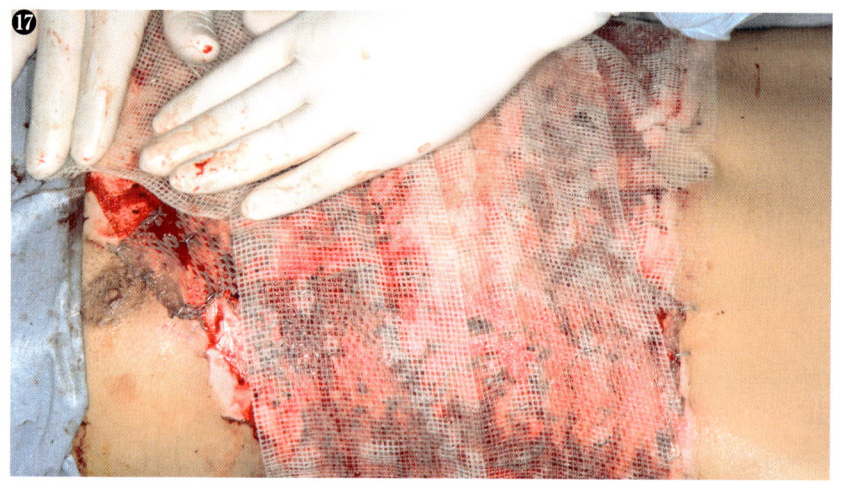

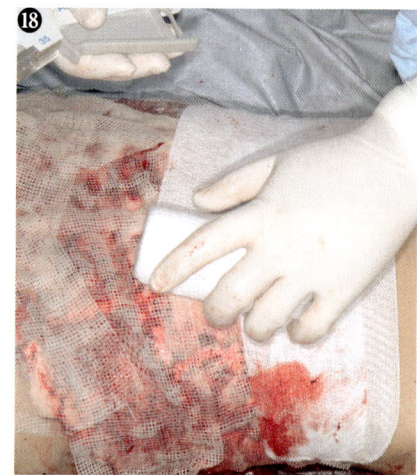

❼ 植皮が完了したら、次にソフラチュール®を上から重ねていく。

❽ その上から包帯で、移植片がずれないよう圧着させる。
包帯を折り返す際にステープラーを用いる(tie over)。

❾⓴ さらに、その上から軟膏(当施設ではポリミキシンBを使用)を厚めに塗り、植皮部の乾燥を防ぐ。軟膏は大量に使用するので500gのビン詰めのものを2〜3本準備しておく。

㉑ 最後に熱傷用ガーゼで覆い、網タイツやX-dry®を装着し終了。基本的に1週間は包交せず、1週間後に皮膚の生着程度を評価する。熱傷用ガーゼに出血が多い場合、ガーゼのみを交換する。時に出血部を確認し、電気メスでの止血を要することもある。

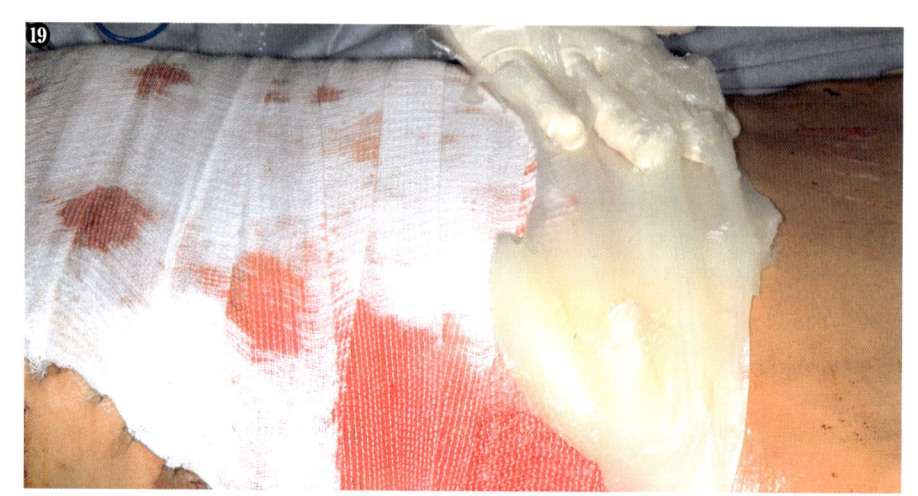

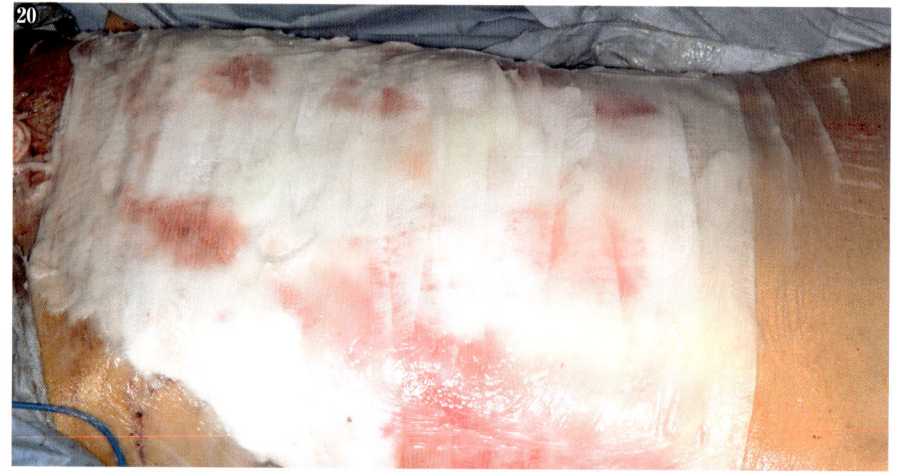

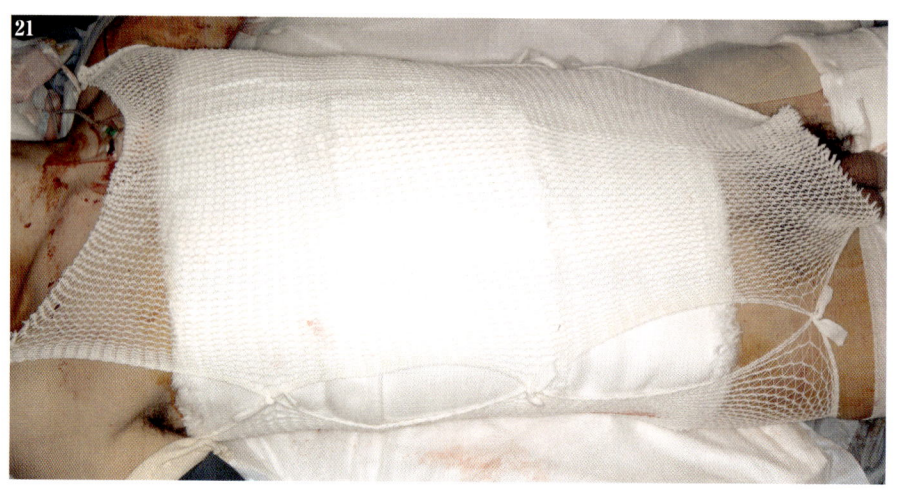

減張切開

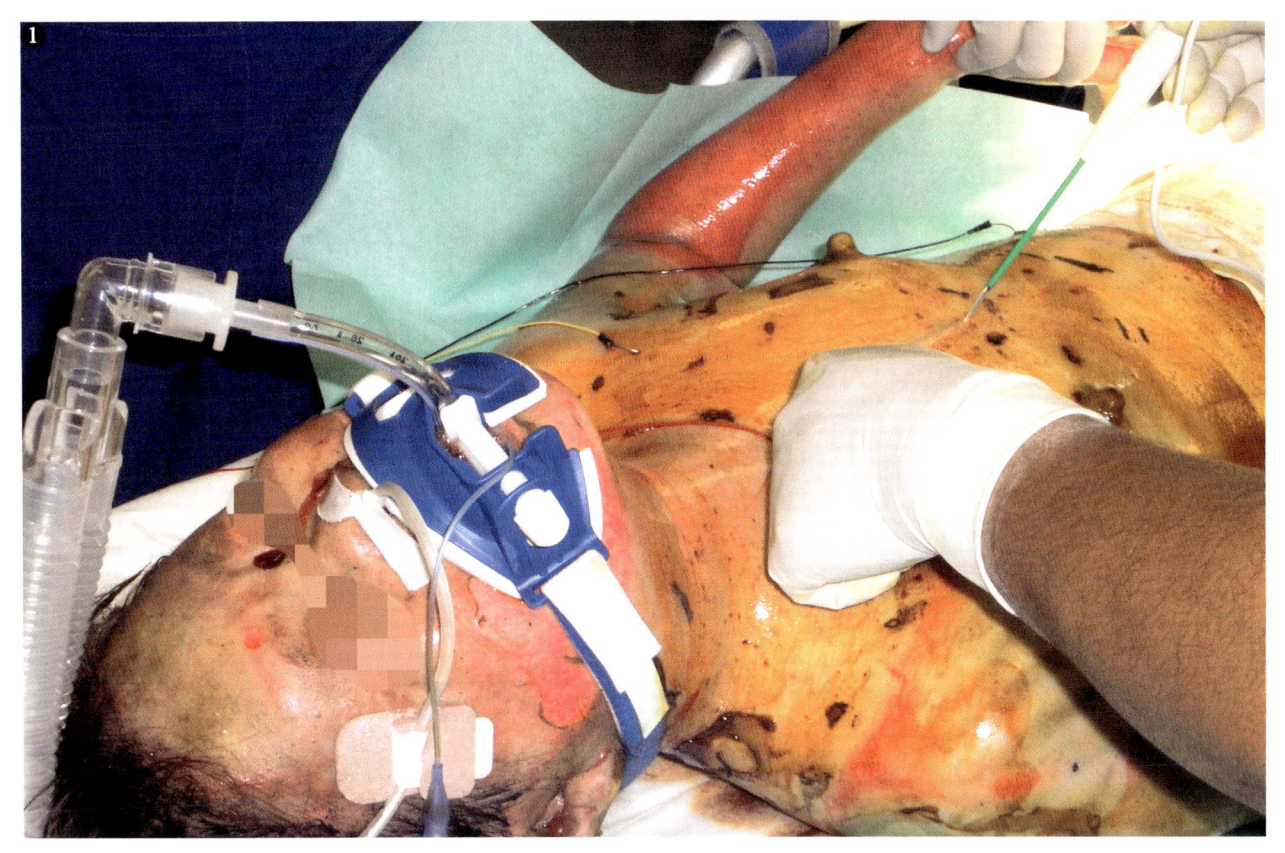

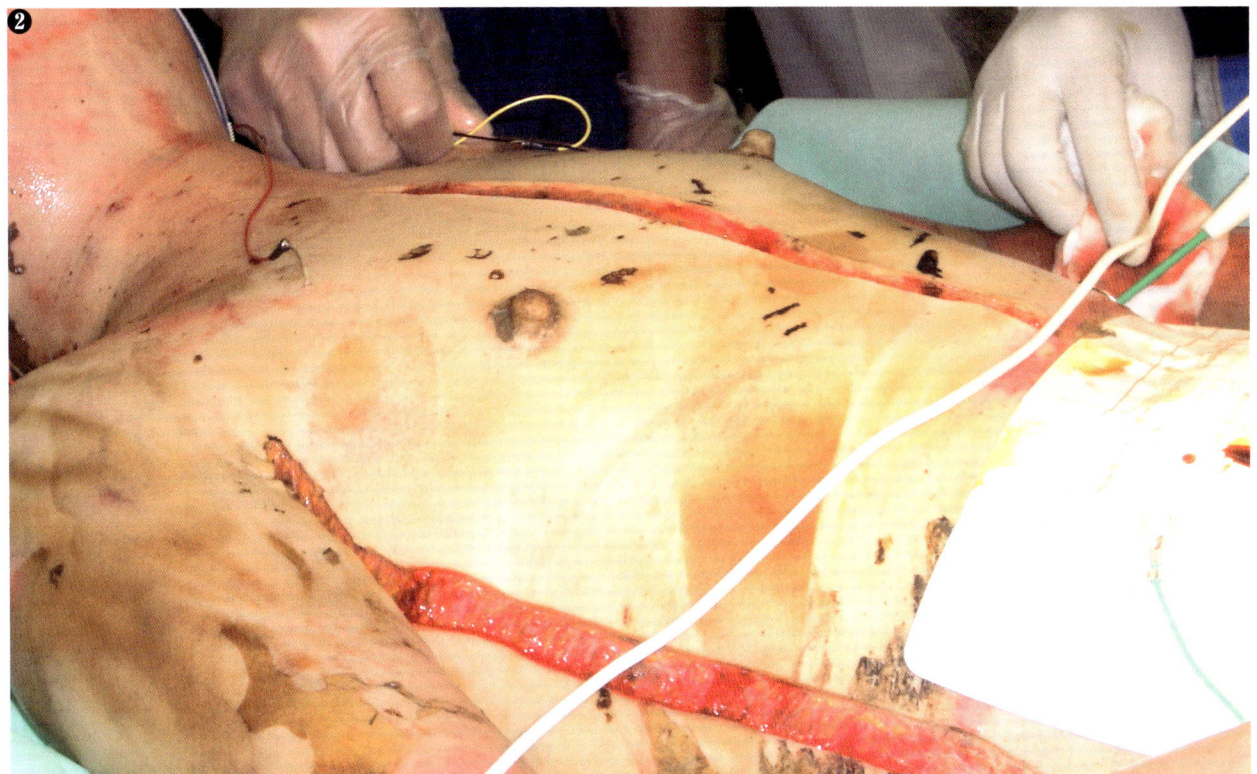

❶ 前胸部広範熱傷Ⅲ度：
DDBやDBが胸部の全周性に及ぶと、皮膚の伸展性の制限や、炎症・大量輸液により受傷後数時間で進行してくる浮腫のため、呼吸障害を引き起こす。

❷ その場合、電気メスを用いて長軸方向に焼痂切開を加えて、減圧する。
筋膜上切開で、皮膚の圧が開放されればよい。

索引

い

胃管挿入法 …………………39-40，44-45
一次閉鎖…………………216
胃内送気…………………11
陰圧閉鎖療法……………242，244

え

エアウェイ ………………10，28，30
エコー検査 ………………72

お

オブチュレータ……………27，38
オベルスト法 ……………209，211-213

か

開胸心マッサージ ………82，84
開口度……………………14
開窓法……………………166
介達牽引法………………174，181
外傷初期診療……………200
外傷初期輸液療法………46
下顎挙上法………………8-10
覚醒下気管挿管…………22
肝動脈塞栓術……………133

き

気管支ファイバーガイド下気管挿管法
…………………………13，28-29
気管切開法………………34-35
気管チューブ交換法 ……27
気管内吸引法……………23
気道確保…………………8，10，13
気道確保困難アルゴリズム………19
気道閉塞…………………8，15
ギプスカット ……………161-163
ギプス固定材料 …………151
ギプス固定法……………154
ギプスシーネ法 …………168，171
ギプスシャーレ法…………161，167-169
救急室開胸………………83
急速輸液・輸血法 ………55-57
胸腔ドレナージ法 ………108，110
胸腔ドレナージユニット ……109，115
胸腔内出血検出法………76
矯正法……………………166
局所麻酔薬………………194，207-211，213
緊急気道管理……………19
緊張性気胸………………11，17-18
筋膜上切除………………248

け

経カテーテル的動脈塞栓術 ……131，135，192
経腱鞘指神経ブロック法 ………212
経口気管挿管法…………13，21
経尿道的導尿法…………100-101
経皮的心肺補助…………92
経皮的大動脈遮断………78-80
経鼻気管挿管法…………24-25
血管アプローチ …………132
結紮止血法………………206
牽引法……………………174
減張切開…………………190-194，197-199，255

こ

鋼線牽引法………………174-175
喉頭展開困難評価法……………14
骨盤創外固定法…………140，143-144
骨盤部動脈塞栓術………133
骨盤輪骨折の分類法……141
コンパートメント症候群 ………190-194，196-199

さ

採皮………………………247，251
サムスパイカギプス ……160
三角巾固定法……………172
三次閉鎖…………………219

し

- 止血帯止血法……………………200, 202
- 止血法……………………………200
- シース挿入法 …………………69
- シーツラッピング ……………141, 143, 204
- ジャクソン・リース ……………12
- 初期診療…………………………217
- 初期輸液療法……………………56
- 植皮………………………………188-189, 192, 247, 253-254
- 静脈切開法………………………46
- 静脈路確保………………………46
- シリンダーギプス ……………159
- 神経ブロック …………………212-215
- 浸潤麻酔法………………………207, 209
- 診断的腹腔洗浄法………………124-125, 127
- 心嚢開窓術………………………120
- 心嚢穿刺法………………………119-121
- 心嚢内出血検出法………………77
- 真皮縫合…………………………220, 231
- 真皮埋没縫合……………………220
- 迅速挿管…………………………13, 15

す

- 垂直マットレス縫合 …………220, 224, 233
- 水平マットレス縫合 …………220, 233
- スピードトラック牽引法 ……174, 181

せ

- 石膏ギプス ……………………162
- 切断・断端形成 ………………183-184
- セルジンガー法 ………………99, 136
- 穿刺カニューレ留置法 ………63
- 前腕橈側皮静脈確保……………48

そ

- 創外固定法………………………141, 147
- 創傷処置法………………………216
- 創傷被覆材………………………237
- 創傷縫合法………………………220
- 創洗浄法…………………………227
- 創部消毒…………………………236
- 塞栓物質…………………………132, 139
- 損傷四肢重傷度スコア ………183

た

- 体外式膜型人工肺………………92
- 大腿骨遠位骨幹端部での牽引…179
- 大動脈遮断バルーン留置 ……61
- 単一結節縫合……………………220, 232

ち

- 中心静脈路確保…………………46-47
- 直視下大動脈遮断法……………82, 88
- 直接圧迫止血法…………………200-201
- 直接法……………………………207
- 直達牽引法………………………174-175

て

- 提肘固定法………………………173
- デブリドマン……………………185, 188, 216, 222, 236, 239, 247-248, 250

と

- 頭部後屈あご先挙上法 ………9-10
- 導尿法……………………………100
- 動脈切開カニューレ留置法 …66
- 動脈路確保………………………61-62
- 徒手整復…………………………155
- トリミング ……………………230
- ドレッシング法…………………236
- ドレーン抜去法 ………………116

な

内頸静脈確保 …………………… 49
軟膏塗布 ………………………… 235

に

二次閉鎖 ……………… 216, 219-220
尿道損傷 ………………… 101-102

ね

熱交換器 ………………… 56, 96
熱傷処置 ………………………… 247
熱傷の深度 ……………………… 248

は

肺門部遮断法 ……………… 82, 90
バイトブロック ………………… 44
バッグバルブマスク …………… 12
バルーンカテーテル挿入法 …… 101-102
バルーンカテーテル留置 ……… 100
ハンギングギプス ……………… 159

ひ

皮下縫合 ……………… 220, 223-224,
　　　　　　　　　　　 230-231
菱形法 …………………………… 207
皮線上皮下1回注入指ブロック法
　………………………………… 212
ヒップスパイカギプス ………… 160
表皮縫合 ……………… 224, 231
ピン＆プラスターギプス ……… 160

ふ

ファイバースコープ ……… 28, 30-31
フォルクマン拘縮 ……………… 193
腹腔内出血検出法 ……………… 73
副子固定法 ……………… 150, 152

ブラッシング ……………… 227-228
プラスチックギプス ……… 156, 159, 161-162
プラスチックギプス固定法 …… 153, 155, 168
プラスチック性ギプスシーネ … 151, 168

へ

ベーラーギプス ………………… 160

ま

末梢静脈路確保 ………………… 46-47
マットレス縫合 ………………… 233
マランパチーの分類 …………… 14

も

盲目的経鼻挿管法 ……………… 26
モールディング ………………… 158

ゆ

遊離分層植皮術 ………………… 250

よ

用手気道確保 …………………… 8-9

り

両側内腸骨動脈塞栓 …………… 133
輪状甲状靱帯切開 ……… 13, 20, 32, 34
輪状甲状靱帯穿刺法 …………… 32-34

ろ

ログロール ……………… 148-149

数字

1回注入指神経ブロック法 ……… 212
2人法，人工呼吸 ……………………… 11
5P ……………………………… 152，191

A

Allen's test …………………… 61-62
AMPLE …………………………… 217
AO分類 …………………………… 141

B

Beckの三徴 ………………………… 120
bronchovenous air embolism … 82

C

cannot ventilation, cannot intubation
……………………………………… 14
C-clamp法 ……………………… 141
Chiu法 …………………………… 212

D

Diagnostic Peritoneal Lavage … 124
difficult airway management algorithm
……………………………………… 19

E

ECテクニック ……………………… 10
Emergency Department Thoracotomy
……………………………………… 83
Extracorporeal Membrane Oxygenation
……………………………………… 92

F

fascial excision ………………… 248
Focused Assessment with Sonography
for Trauma（FAST）……… 72

H

Hackenbruchの菱形法 ………… 207

I

Interventional Radiology ……… 131
intra-aortic balloon occlusion … 61

M

Mallanmpati Classification …… 14
Mangled Extremity Severity Score
……………………………………… 183
mouth opening ………………… 14

N

needle manometer法 ………… 194
Negative Pressure Wound Therapy
……………………………………… 242

P

Percutaneous Cardiopulmonary Support
……………………………………… 92
PTBギプス ……………………… 159
pulmonary hilar twist ………… 91

R

Rapid Sequence Intubation …… 15

S

Sellick法 …………………… 16，21
skin stapler ……………… 220，234
sugar tongue法 ………………… 151

T

tangential excision …………… 248
transcatheter arterial embolization
………………………………… 61，131

W

Whetzel法 ……………………… 212
Wilson risk score ……………… 14

写真でわかる VISUAL TEXTBOOK OF TRAUMA CARE
外傷基本手技

2009年11月1日　初版第1刷発行

［監　修］益子邦洋・松本 尚
［発行人］赤土正幸
［発行所］株式会社インターメディカ
　　　　　〒102-0072 東京都千代田区飯田橋 2-14-2
　　　　　TEL. 03-3234-9559
　　　　　FAX. 03-3239-3066
　　　　　URL. http://www.intermedica.co.jp

［印　刷］凸版印刷株式会社
ISBN978-4-89996-239-7

定価はカバーに表示してあります。